江苏省精品教材建设项目·医学影像信息学

医学成像的物理原理

汤乐民　包志华　编著

科学出版社
北京

内 容 简 介

医学影像信息学是起源于医学影像学、数字图像处理学、计算机科学和网络信息技术的一门发展中的交叉学科。本丛书探讨了医学影像信息学包含的基本技术和方法，以及它在提高医疗企业信息化水平方面的应用，重点放在对医学影像信息学基本原理和应用需求的叙述上，并覆盖当前与临床诊断和治疗有关的医学影像信息学的主要内容及进展。

本书是丛书的第一篇：医学成像的物理原理，书中所涉及的内容及讨论的深度适合作为高等院校生物医学工程、医学信息学、医学影像学、电子科学与工程、计算机科学与技术、仪器科学与技术等相关专业学生的教材或教学参考书，也可供相关领域与专业的科研及工程技术人员参考。

图书在版编目(CIP)数据

医学成像的物理原理/汤乐民，包志华编著. —北京：科学出版社，2012.10
江苏省精品教材建设项目 · 医学影像信息学
ISBN 978-7-03-035346-7

I. ①医… II. ①汤… ②包… III. ①影像诊断－高等学校－教材
IV. ①R445

中国版本图书馆 CIP 数据核字(2012)第 193394 号

责任编辑：潘志坚 闵 捷/责任校对：张凤琴
责任印制：黄晓鸣/封面设计：殷 靓

科学出版社 出版
北京东黄城根北街 16 号
邮政编码: 100717
http://www.sciencep.com

广东虎彩云印刷有限公司印刷

科学出版社编务公司排版制作
科学出版社发行 各地新华书店经销
*
2012 年 10 月第 一 版 开本：787×1092 1/16
2025 年 1 月第十七次印刷 印张：22 插页：4
字数：496 000

定价：88.00 元

丛书前言

医学影像信息学是起源于医学影像学、数字图像处理学、计算机科学和网络信息技术的一门发展中的交叉学科。本丛书探讨了医学影像信息学包含的基本技术和方法，以及它在提高医疗企业信息化水平方面的应用。

丛书的第一主题主要介绍医学成像的物理原理：提供一个关于临床诊断所应用的不同成像模式的概述，重点放在对每一种成像模式的物理基础和工程性质的区别上，并且覆盖当前与诊断有关的医学成像研究的主题及有关进展。丛书的第二主题主要讨论医学图像处理、存档与通信：首先介绍数字图像处理的基本方法、医学图像分割、医学图像描述与分析、医学图像配准与融合、医学体数据三维可视化、医学图像压缩等主题；接着重点介绍医学影像信息学中PACS的主要研究内容及相关技术，包括PACS体系架构、PACS与放射信息系统(RIS)及医院信息系统(HIS)的集成，PACS与网络及数据存储、PACS与工作站、PACS与医学工业标准的关系、PACS的实施策略等。

本丛书编写的出发点有三个：一是为了使工程背景的学生熟悉临床/医疗环境的各个方面，使他们能够在医学影像信息学领域适当地运用自己的技能和知识；二是为了使医学背景的学生获得足够的工程技术专业知识，以解决临床环境中的具体问题；三是为了使医学信息学专业的学生成为医学影像信息学领域的专家，并获得处理多样性医学影像数据的能力。

在编写过程中作者参考了大量的中英文文献，在此对所有被引用文献的作者表示感谢。由于本书谋划时间较长，加上案头工作繁杂，在罗列参考文献时可能有所遗漏，在此谨向相关文献的作者表示衷心的谢意。

本丛书的出版得到了江苏省精品教材建设项目、江苏省高等教育教改研究课题的资助。刘春、王娟、杨韬、李洪君等老师以及研究生张砚满、夏建国、陈香、唐玉婷为本书做了大量的文字校对和绘图工作，在此一并致谢。

书中如存在不足和疏漏，诚恳地希望各位读者以及相关领域的各位专家学者批评指正。

汤乐民　包志华

2012年6月

目　　录

医学成像是许多临床诊断和治疗过程的核心。从 1985 年伦琴发现 X 射线开始，各种成像模式被不断研发出来并随之用于临床，包括模拟和数字 X 射线投影成像、X 射线计算机断层成像(CT)、磁共振成像(MRI)、核医学成像(NMI)、超声成像(US)等。除核医学成像外，最初的成像模式都可归类为结构成像，作用是显现人体内部组织(器官)结构的细节。现在，关于组织(器官)功能甚至化学物质代谢的信息已经能够检测和实现可视化，其中最受关注的是正电子发射断层扫描(PET)。

各种成像模式所依据的物理原理不同，决定了不存在理想的单一成像模式。因此，能提供更全面的诊断信息的图像融合技术成为数字医学成像发展的趋势之一。典型的是 PET 与 CT、MRI 同机融合的 PET-CT、PET-MRI 系统，它们已经在或正在疾病诊断与治疗上表现出前所未有的临床价值。

本书主要介绍医学诊断所应用的不同成像模式，重点概述每一种成像模式的物理原理和工程知识，并且讨论当前与诊断有关的医学成像研究的主题及有关进展。

通过本书内容的学习，读者应该做到：

1) 了解电离辐射成像模式涉及的物理参数；

2) 描述影响电离辐射成像质量的物理参数；

3) 能使用反投影方法重建简单的 CT 图像；

4) 解释 PET 与 CT 图像形成的区别；

5) 了解非电离辐射成像模式涉及的物理参数；

6) 描述脉冲序列如何影响 MRI 图像对比度；

7) 掌握如何从 MRI 成像获得功能信息的方法；

8) 理解影响非电离辐射成像质量的物理参数；解释 B 型超声成像、MRI 成像中图像伪影的来源及应对对策；

9) 了解除 X 射线摄影、CT、MRI、超声成像和核医学成像外，目前临床正在应用或可能应用的成像技术。

第 1 章　投影 X 射线成像

投影 X 射线成像(projection X-ray imaging)被公认是医学影像学历史上的首个医学成像模式，在所有的影像学检查手段中占 60%~70%的份额。长期以来，增感屏-胶片系统一直是 X 射线成像所使用的图像探测器，而新型图像探测器和数字 X 射线成像技术的问世与应用，代表了该领域最近三十多年来的主要进展。本章介绍了 X 射线的产生及其特性、传统平面 X 射线图像探测及形成、数字平面 X 射线成像机制，并阐述与之相关的基础理论和应用价值。

1.1　X 射线的产生及特性

1895 年 11 月，德国物理学家伦琴在研究稀薄气体放电时发现了 X 射线。X 射线的发现及其在医学诊断上的应用，开创了人类利用电离辐射等能量源进行医学成像的历史，对医学科学的进步与发展产生了巨大影响。

1.1.1　X 射线的产生机制

X 射线的产生机制可以分别从宏观和微观的角度进行解释。X 射线产生的宏观机制主要涉及热电子产生、加速电场及阳极靶的性质；微观机制则主要描述高速电子与靶物质的相互作用过程。

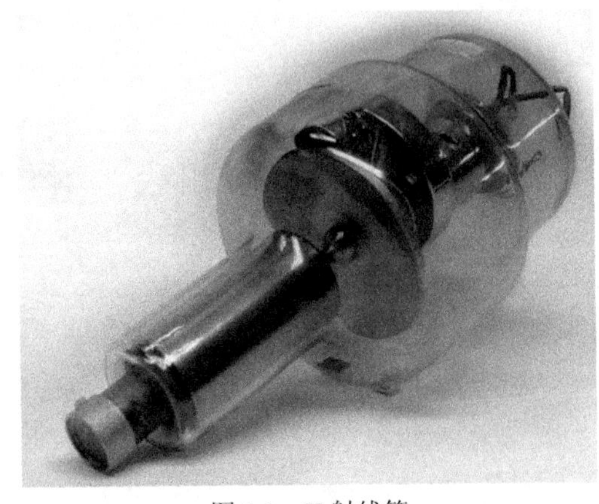

图 1.1　X 射线管

1. X 射线管

X 射线管(图 1.1)是一个高度真空的热阴极二极管，是 X 射线成像设备的能量源。X 射线管的焦点及 X 射线管焦点上 X 射线量的分布对于 X 射线成像质量有重要的影响。X 射线管产生的 X 射线作为一种电磁波，具有电磁波所有的共同属性。

(1) X 射线的产生条件

高速运动的电子撞击物质受阻而突然减速时都能产生 X 射线。X 射线的产生必须具备三个条件：①电子源，能根据需要随时提供足够数量的电子；②真空条件下高电压产生的强电场，能使电子流高速运动；③能够经受高速电子撞击而产生 X 射线的障碍物(靶面)。

(2) X射线管的基本结构

如图1.2所示，X射线管主要由阴极、阳极组成的管芯与管套组成，管芯与管套间充满了耐高压的绝缘油。阴极一般有大小两组灯丝，阳极是一个固定或旋转的靶面,它们共同安装在一个真空的玻璃管内，X射线从管套上留有的X射线窗射出。

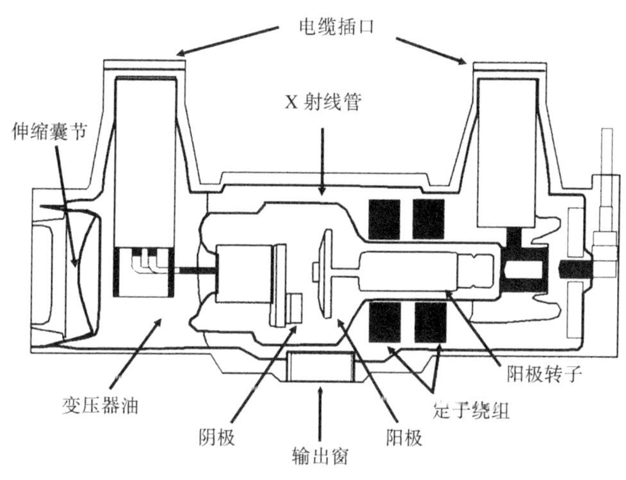

图1.2　X射线管结构

1) 阴极(cathode)　阴极是X射线管的负极，包括灯丝和聚焦杯两部分。灯丝采用熔点为3410℃的钨丝绕制而成。为增加电子的发射率和延长灯丝的寿命，在钨丝中掺有微量元素钍。

灯丝电流是X射线管的一个主要技术指标。灯丝电流的大小由灯丝电路来控制，形成的电流变化范围从几安培到几十安培不等。阴极发射电子的发射率取决于灯丝电流。从灯丝发射的电子经高压加速后撞击在靶上，此时加在两极之间的加速电压称为管电压，这种加速后的电子束流称为管电流。管电流的变化范围从几毫安培到几百毫安培。调节电流束流斑点大小和电子发射方向的聚焦电路称为聚焦杯，其作用是保证束流的斑点尽可能小。

管电流的大小受到管电压和灯丝电流的影响。对于任一给定的灯丝电流，X射线管电流将会随着管电压的升高而增大，当管电压升高到某一值(饱和电压)时，管电流达到其最大值。这个时候进一步增加管电压，将不再会使管电流增大。超过饱和电压，只有通过提高灯丝的温度才能增加管电流。

2) 阳极(anode)　阳极是X射线管的正极，具有三个主要功能：①作为导电体，阳极接收从阴极发射出的电子并将它们传导至与X射线管相连的电缆，使其能返回高压发生器；②作为机械支撑物，阳极为X射线管的靶提供强度支撑；③作为热辐射体，从阴极发射出的电子与阳极发生作用时，它们的动能约有99%都转换成热量，这些热量首先通过阳极传导出去，大容量X射线管一般还要再用油浴(oil bath)方式散热。实际上，阳极如何恰当地散热，是大容量X射线管设计和制造过程中需要克服的技术难题之一。目前阳极包括固定式和旋转式两种类型，前者常用于具有特殊用途的不需要大的管电流和大功率的系统，如牙科摄影、床边摄影、C 型臂 X 射线机等。而为了保证有能力在很短的时间内产生高强度的 X 射线束，大容量 X 射线管的阳极通常采用后者。

靶是阳极中受电子轰击的区域。在固定阳极 X 射线管中，靶就是一镶嵌在铜栅极上的钨合金。而在旋转阳极 X 射线管中，整个旋转的圆盘都是靶。在钨中加入其他金属(通常为铼)能够增加它的机械强度，从而可以承受高速旋转的应力。在普通的 X 射线摄影中，一般用钨作为靶材料，这是因为：①钨是一种具有较高原子序数($Z=74$)的物质，产生 X 射线的效率较高而且可产生高能 X 射线；②钨的热传导性几乎与铜的完全相同，是一种能够有效散热的金属；③钨具有很高的熔点(3410℃)，能承受大的管电流而不会出现伤痕或起泡。乳腺摄影的专用 X 射线管的阳极靶是用具有较低原子序数的钼或铑制成的，用于产生低能量的 X 射线。表 1.1 给出了这些具有良好散射能力的材料的特性。

表 1.1 X 射线靶的特性

元素	原子序数	X 射线/keV	熔点/℃
钼	42	17.4	2600
铑	45	19.7	3200
钨	74	59.0	3410

3) 焦点(focal spot) 灯丝发射的电子经聚焦加速后撞击在阳极靶上的面积称为实际焦点或电子焦点。X 射线管的实际焦点在垂直于 X 射线管轴线方向上投影的面积，称为有效焦点(effective focal spot)或光学焦点。两个焦点及其关系如图 1.3 所示，它们之间通过靶倾角 α 建立起一定的关系。靶倾角被定义为靶的表面相对于 X 射线输出方向的夹角。设实际焦点的长度为 A，宽度为 B。经过投影后，有效焦点的宽度 b 仍等于实际焦点的宽度，而有效焦点的长度 a 则变成了 $A\sin\alpha$，短于实际焦点的长度。因此靶倾角越小，有效焦点的长度越小，有效焦点的面积也越小。

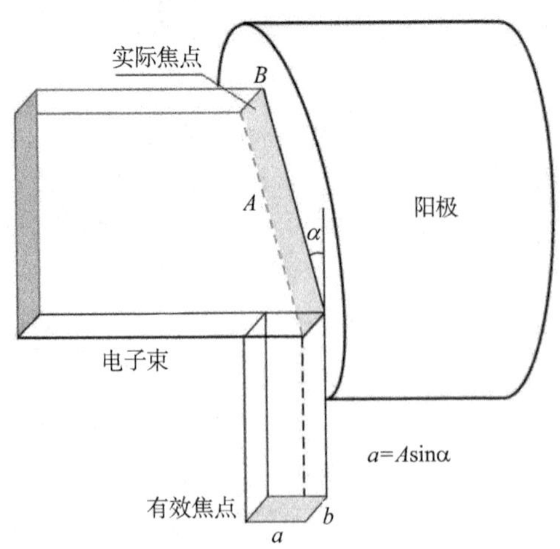

图 1.3 实际焦点和有效焦点的关系

实际焦点的大小直接影响 X 射线管的散热和影像的清晰度。从有利于散热的角度出发，希望实际焦点的面积越大越好。但是实际焦点面积越大，有效焦点的面积也随之增大，从而对影像的清晰度产生重大影响。缩短灯丝长度或减小靶倾角可缩小有效焦点，有利于改善影像的清晰度(图 1.4)。但是随着单位面积上电子密度的增加，实际焦点的温度也会快速上升，阳极将承受很大的功率，可能导致 X 射线管稳定性降低。由此可见，影像清晰度和 X 射线管散热之间的关系必须权衡考虑。

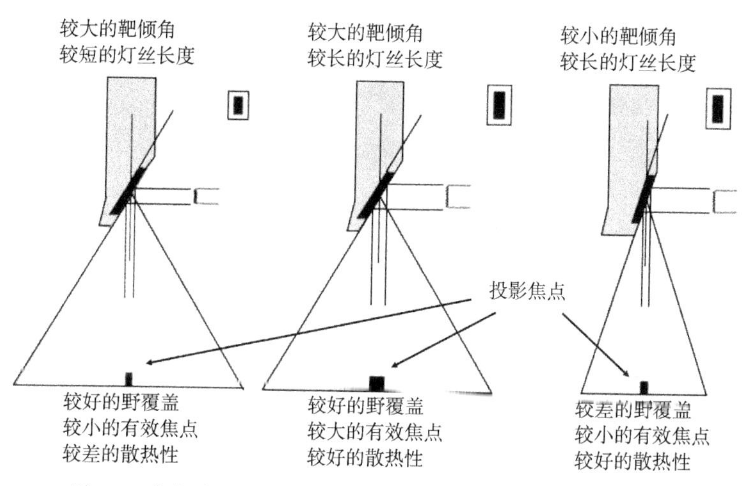

图 1.4　靶倾角、灯丝长度与有效焦点、承载功率之间的关系

2. 韧致辐射和标识辐射

X 射线是高速电子在与物质相互作用时产生的，其作用过程相当地复杂，通常认为电子需要经受很多次与靶原子的碰撞才能失去它的全部能量。能量损失的形式主要分为碰撞损失和辐射损失。碰撞损失是高速电子与原子的外壳层电子发生作用时形成的，通过电离或激发最终以热量的形式表现出来。辐射损失是高速电子与原子的内壳层电子或原子核相互作用的结果，该过程将能量转化为 X 射线辐射。X 射线管发射出的 X 射线光子的频率不是单一的，图 1.5 给出了一个典型的 X 射线管发生的 X 射线光子的能量分

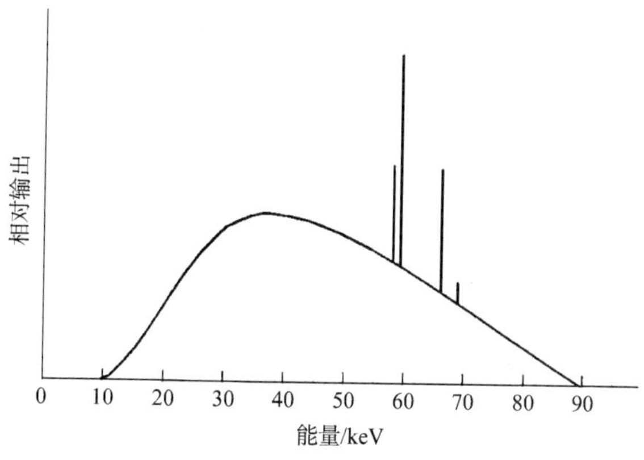

图 1.5　X 射线光子能量谱

布。由图 1.5 可见，在一个变化平缓的光子分布曲线上叠加了两个频带很窄但光子强度很大的尖峰。已有的研究表明，这两种状态具有不同的物理机制，前者对应了“韧致辐射”过程，而后者则对应了“标识辐射”过程。

(1) 韧致辐射

当高速电子从原子核附近掠过时，它受到靶原子核库仑场的作用而急剧减速，并改变其原有的轨迹。根据经典电动力学，带电粒子运动速度改变时必然伴随电磁辐射。若电子损失的能量为 ΔE，则电磁波的频率由 $\Delta E = h\nu$ 确定。电子的这种能量辐射称为韧致辐射(Bremsstrahlung radiation)，这种辐射所产生的能量为 $h\nu$ 的电磁波称为 X 射线光子。韧致辐射的强度与靶核电荷数的平方成正比，与带电粒子质量的平方成反比。因此，高原子序数的靶材料有助于形成强的韧致辐射。因为在韧致辐射过程中电子速度的改变是连续的；每个高速电子与靶原子作用时的相对位置不同，各相互作用对应的辐射损失也不相同，所以韧致辐射的 X 射线能谱是连续谱(continuous spectrum)。钨靶 X 射线管发射的连续谱如图 1.6 所示。从图 1.6 可看到，连续谱的 X 射线强度是随波长的变化而连续变化的；每条曲线都有一个峰值；曲线在波长增加的方向上都无限延展，但强度越来越弱；在波长减小的方向上，曲线都存在一个仅由管电压 V(kV) 决定的最短波长，称为短波极限，计算公式为

$$\lambda_{\min} = \frac{hc}{eV} = \frac{1.24}{V}(\text{mm})$$

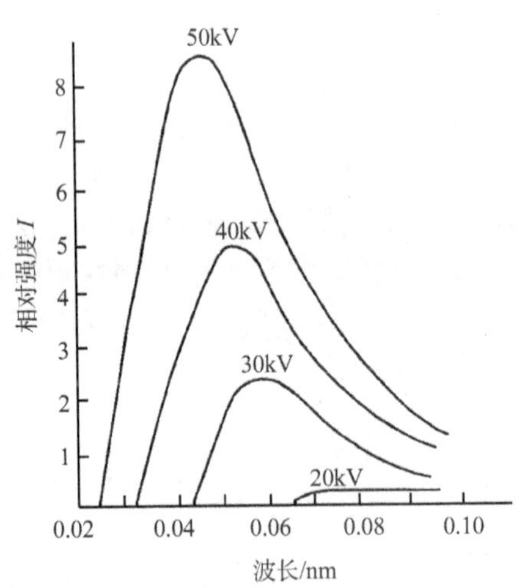

图 1.6 钨的 X 射线连续谱

随着管电压 V 的降低，X 射线辐射强度也随之减小，且每条曲线的峰值向右移动。

(2) 标识辐射

当高速电子进入靶时，如果它与原子内壳层某个电子发生强烈的相互作用，就有可能将一部分能量传递给这个电子，使其从原子中脱出，于是原子内壳层因失去电子而出

现一个空位。按能量分布最低的原则，处于较高能级的外壳层电子必然要向较低能级的内壳层跃迁，填充该空位，进而在跃迁过程中以 X 射线辐射的形式释放多余能量，产生的 X 射线的波长由这两个电子的轨道能级差决定。不同的靶物质，其原子结构不同，辐射出的 X 射线的波长也不相同，这种由靶物质所决定的 X 射线称为标识 X 射线(characteristic radiation)，其谱线为线状谱(line spectrum)。

图 1.7 给出了标识钨原子的 K、L、M 和 N 能级以及产生的 K 系、L 系标识 X 射线。若被撞击出的是 K 层电子，则空出来的位置就会被 L、M 或更外层的电子来填充，并在跃迁过程中发射一个光子。这样辐射的几条谱线便组成 K 线系。类似地，如果是 L 层的电子获得能量后脱离原子，则在 L 层形成的空位将由 M、N 或 O 层电子填充，于是在跃迁过程中辐射的 X 射线组成 L 线系。总之，电子由不同能级到达同一壳层的空位时所辐射的谱线就组成一个线系。

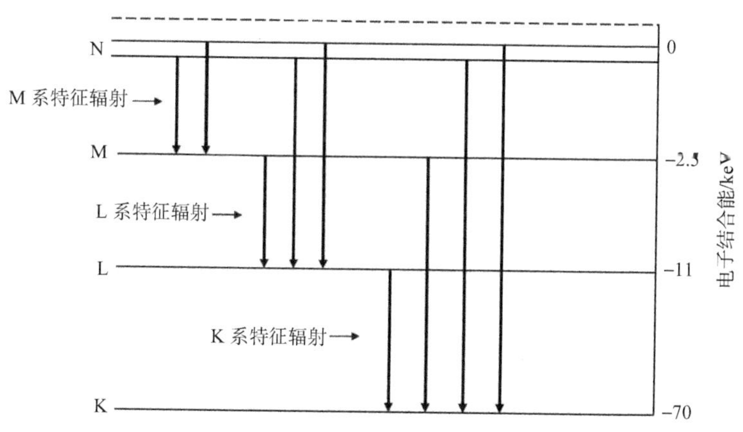

图 1.7　钨原子能级和 K 系、L 系标识 X 射线

发生标识辐射的概率取决于运动的电子是否具有足够的能量，加速电子的能量(管电压与电子电量的乘积)应大于原子某一壳层电子的结合能。显然，管电压是其中的决定性因素。例如，钨靶 X 射线管，在 50kV 以下只发射连续 X 射线，但当管电压升高到 70kV 以上时，则在连续谱上叠加了线状 X 射线谱。管电压继续升高，虽然连续谱会发生很大变化，但线状谱线的位置始终不变(即波长不变)，只是强度增加。

由于原子内各壳层轨道能量随原子序数增大而增大，原子序数越高，能级差越大，辐射的标识 X 射线的波长越短。所以，原子序数高的元素产生的各线系标识 X 射线的波长要小于原子序数低的各线系相对应的标识 X 射线的波长。标识 X 射线主要用于原子壳层结构研究和化学元素分析，对于 X 射线成像无意义。

3. X 射线的滤过

X 射线在到达作用对象前，要经过 X 射线管的玻璃外罩、X 射线管周围的变压器油、出射窗等固定安装的组件材料，由此引起的滤过称为固有滤过(inherent filtration)。可以用基准材料的质量等效滤过概念来定量地描述固有滤过，即将组件材料对 X 射线的衰减换算成达到同样衰减效果(利用半价层)所需的基准材料的厚度。对标称 X 射线管管电压不超过 150kV 的 X 射线管组件，基准材料采用纯度为 99.9%的铝(密度为 2.70g/cm^3)；对标称 X 射线管管电压超过 150kV 的 X 射线管组件，基准材料采用纯度为 99.9%的铜(密度为 8.9g/cm^3)。表 1.2 给出了典型 X 射线管组件的铝材料质量等效滤过。从表 1.2 中可看出，对于 X 射线管而言，其固有滤过与 0.9mm 的铝材料质量等效滤过相当。

表 1.2　典型 X 射线管的质量等效滤过

固有滤过材料	厚度/mm	铝材料质量等效滤过/mm
玻璃外罩	1.40	0.78
变压器油	2.36	0.07
出射窗	1.02	0.05

除了固有滤过外，X 射线离开出射窗后在其行程中还会穿透各种介质，在穿透过程中 X 射线同样也会受到滤过作用，一般将这些滤过作用称为附加滤过(additional filtration)。而狭义的附加滤过是指置于 X 射线管出射窗的不同厚度的某种金属滤过板。固有滤过加上附加滤过称为 X 射线束的总滤过(total filtration)。滤过对于 X 射线成像是必要的，在由各种能量的光子组成的 X 射线束中，低能成分比较丰富，而低能 X 射线比高能 X 射线更容易受到介质的滤过，这是由于光电吸收的发生概率与射线光子能量的三次方成反比。在成像检查时，这些低能光子几乎全被患者皮肤和浅表组织吸收，增加了患者的辐射剂量，但对 X 射线成像几乎无贡献。可以使用由特定的金属材料制成的滤过装置选择性地滤除某一能量以下的低能光子。

图 1.8 是一个钨靶 X 射线管分别在无滤过、固有滤过及附加滤过后形成的 X 射线能谱。根据上述滤过原理，滤除低能光子的效果可在能量谱图中看出。随着从无滤过到固有滤过再到附加滤过的作用，光子数的高度在减少，而波形逐步向高能量端移动。

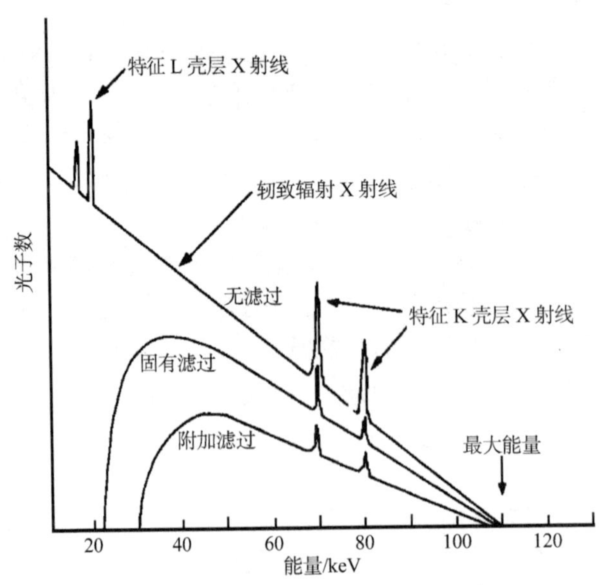

图 1.8　不同滤过施加后 X 射线的能量谱

4. X 射线的本质

X 射线是电磁辐射谱中的一部分(图 1.9)，X 射线的波长范围为 6×10^{-11}~5×10^{-6}cm，医学诊断所用 X 射线管的管电压通常为 40~150kV，相应的 X 射线波长为 8×10^{-10}~3.1×10^{-9}cm。从本质上说，X 射线与可见光、紫外线、红外线、γ 射线完全相同，具有波粒二象性。

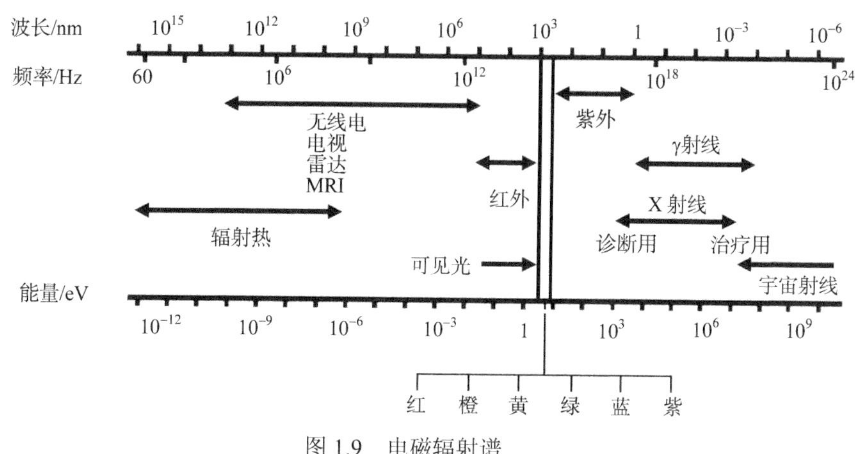

图 1.9　电磁辐射谱

1） *波动性*　X 射线的波动性主要表现在以一定的波长和频率在空间传播，在真空中的传播速度与光速相同，可以用波长、频率等物理量来描述，并发生反射、干涉和衍射等现象。

2） *粒子性*　X 射线与物质相互作用时表现出了粒子性：每个光子具有一定的能量、动量和质量；能产生光电效应；能激发荧光物质发出荧光。

1.1.2　X 射线效应

X 射线是一种高能辐射类型的电磁波，除具有电磁波的共同属性外，还具有一些特殊的物理、化学和生物效应。

1. 物理效应

1) *穿透作用*(penetration action)　穿透作用是指 X 射线穿过物质时不被吸收的本领，不仅与 X 射线的能量有关，还与被穿透物质本身的结构和原子性质有关。光子能量越大，产生的 X 射线波长越短，穿透物质的作用越强。物质的原子序数高、密度大，吸收 X 射线量多，X 射线穿透力相对较弱；物质原子序数低、密度小，吸收 X 射线量少，X 射线穿透力相对较强。X 射线对人体各组织穿透性的差异是 X 射线医学成像的基础。

2) *荧光作用*(fluorescence action)　某些荧光物质(如钨酸钙、铂氰化钡、硫化锌镉及某些稀土元素等)受到 X 射线照射时，物质原子发生电离或被激发处于受激状态，当被激发的原子恢复到基态时，便可释放出荧光。具有这种光特性的物质称为荧光物质，这种物质发生的荧光称荧光作用。透视用的荧光屏、摄影中用的增感屏、影像增强器的输入屏都是基于这种特性制成的。

3) 电离作用(ionization action) 中性原子受到 X 射线照射，原子核外电子脱离原子轨道而成为带电离子的过程称为电离。虽然 X 射线本身不带电，但具有足够能量的 X 射线光子撞击物质原子中的轨道电子，使电子脱离原子产生第一次电离；脱离原子后的携带较大能量的电子又与其他原子碰撞，形成第二次电离。电离作用产生的带电正、负离子在固体和液体中会很快复合，而在气体中可由正负电极吸引相反极性的离子形成电离电流。收集气体中的电离电荷，测定它的大小，就可推断 X 射线的量。X 射线剂量仪就是基于这种原理制成的。电离作用是 X 射线损伤和治疗的物理基础。

2. 化学效应

1) 感光作用(sensitization action) X 射线照射到胶片，由于电离作用，胶片上的卤化银发生光化学反应，出现银颗粒的沉淀，称为 X 射线的感光作用。X 射线穿透人体后的强度分布不同，使卤化银的感光度发生差异，经显影后产生不同的黑化度，显示出人体不同密度的影像。根据这种原理可进行 X 射线摄影。

2) 着色作用(pigmentation action) 某些物质(如铂氰化钡、增感屏、铅玻璃、水晶等)经 X 射线长时间照射后，其结晶体脱水渐渐改变颜色，发生脱水、着色，称为着色作用或脱水作用。

3. 生物效应

生物细胞(特别是增殖性细胞)经一定量的 X 射线照射后，可以产生抑制、损伤甚至坏死，即为 X 射线的生物效应(biological effect)。不同组织细胞对 X 射线的敏感性不同，会形成不同的损伤/修复机制。放射治疗中的光子束治疗利用了 X 射线的生物效应。

1.1.3 X 射线的量与质

从 X 射线管靶面发出的 X 射线在空间各个方向上的分布是不均匀的，也就是说，在不同方位角上的辐射强度不同。X射线辐射强度在空间的分布主要受入射电子的能量、靶物质、靶的厚度及靶倾角等因素的影响。

1. X 射线强度

空间某一点的 X 射线强度(intensity)是指单位时间内通过垂直于 X 射线传播方向的单位面积上的光子数量与能量乘积的总和。可见，X 射线强度是由光子数目和光子能量两个因素决定的。X 射线管长轴方向上的 X 射线强度分布是非对称性的，近阳极端的 X 射线强度小，近阴极端的 X 射线强度大；而 X 射线管短轴方向上的 X 射线强度分布基本是对称的。

2. X 射线的量与质

在放射学实践中，常用 X 射线的量与质来表示 X 射线的强度和硬度，量代表 X 射线光子的数量；质则指 X 射线的能量。

管电压一定时，X 射线管管电流的大小反映了阴极灯丝发射电子的情况。管电流大，说明单位时间撞击阳极靶的电子数多，由此产生的 X 射线光子数也成正比增加；照射时间长，X 射线量也成正比增加。因此，在 X 射线诊断中作为一种简便的近似的方法，可以用 X 射线管管电流与照射时间的乘积来间接反映 X 射线的量，通常以毫安秒(mAs)为单位。

X 射线的质表示 X 射线的硬度，即穿透物质本领的大小。X 射线的质只与光子的能量有关，而光子的能量又与管电压和滤过的厚度有关。所以，X 射线的质可由管电压和滤过间接表示。这是因为管电压越高，电子到达阳极靶时具有的速度越大，电子的能量越大，产生的连续 X 射线的波长更短，穿透物质的本领更强；附加滤过越厚，软射线成分被吸收越多，X 射线的有效能量提高，线质越硬。

3. 影响 X 射线强度的因素

影响 X 射线强度(量与质)的因素很多，也很复杂。构成靶物质的原子序数越高，原子核电场越强，连续辐射的概率就增大。靶原子序数不仅能影响 X 射线的量，还对 X 射线的有效能量(X 射线质)有一定的影响，当原子序数提高时，高能 X 射线数量的增加值远大于低能 X 射线数量的增加值。随着原子序数的增加其相应的电子结合能也提高，直接导致更高能量的标识辐射。管电流的大小并不影响 X 射线的质，管电流越大，表明单位时间内撞击阳极靶面的电子越多，产生的 X 射线强度也就越大。当管电压增加时，虽然灯丝发射电子的数目没变，但每个电子所获得的能量增大，因而产生高能 X 射线的成分增多，且数量增大。只有管电压大于激发电压时才能产生标识 X 射线，而标识 X 射线的能量与管电压无关。附加滤过的总体结果就是伴随着 X 射线量的减少，提高了 X 射线束的平均能量(更硬的 X 射线质)。附加滤过使得 X 射线平均能量相对提高，有时也称其为 X 射线束的硬化。不过，标识 X 射线和 X 射线的最大能量并没有受影响。

1.1.4　X 射线与物质的相互作用

X 射线与物质的相互作用过程是辐射能量在物质中的传递和转移过程。当 X 射线与物质相互作用时，通过电离和激发的过程，把能量传递给其他物质，其能量被不同程度地吸收。X 射线在物质内传播过程中的强度减弱，包括吸收衰减(absorption attenuation)和扩散衰减(diffusion attenuation)。

1. X 射线与物质相互作用的主要形式

X 射线穿透物质时能量将会逐渐减弱，其强度随吸收物质的厚度按指数关系 $I = I_0 e^{-\mu x}$ 规律衰减。衰减包括吸收和散射两种原因，所以衰减系数 μ 由两部分构成。

X 射线光子不带电，因此不像带电粒子那样通过静电作用发生电离。X 射线光子能量被吸收的形式主要有光电吸收、康普顿效应和电子对生成。此外还可能发生相干散射和光核反应，这些是与辐射防护相关的过程。

(1) 光电吸收

光子与物质原子的轨道电子(主要是内壳层电子)碰撞，把能量全部传递给轨道电子，使之脱离原子，光子消失，这种作用过程称为光电吸收(photoelectric absorption)，如图 1.10 所示。脱离原子轨道的电子称为光电子。发生光电吸收后，原子内壳层上出现了一个空位，于是该原子处于激发态，但这一空位很快由外层轨道电子填充，轨道电子从外层向内层跃迁的过程中必然释放出多余的能量，这个能量以 X 射线辐射的形式表现出来。因此，在光电吸收发生时，入射光子消失，最终的产物是光电子、该元素的标识 X 射线和带电的离子。

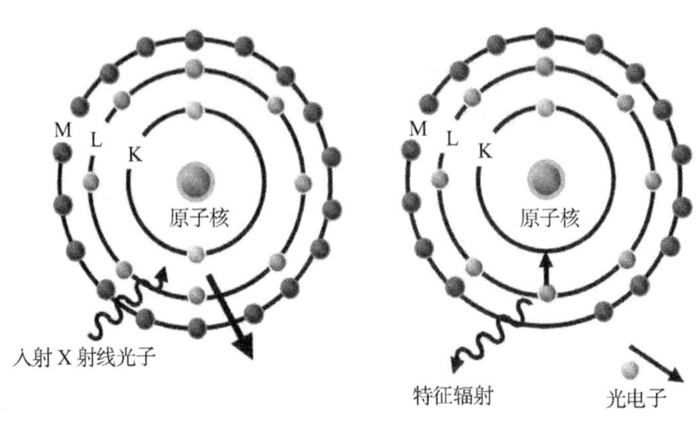

图 1.10　光电吸收

光电吸收发生概率与入射光子的能量及吸收物质的原子序数有关。光电吸收发生概率与入射光子能量的三次方成反比，随着入射光子能量的增大，光电吸收发生的概率迅速减小；光电吸收发生的概率与原子序数的三次方成正比，随着吸收物质原子序数的增大，光电吸收发生概率迅速增加。以放射诊断为例，对于常用的 X 射线而言，在原子序数较高的物质(如骨骼)中，光电吸收占主要地位；在低原子序数的物质(如软组织)中，发生光电吸收的概率较小。因此，光电吸收可增加人体不同组织对射线的衰减差别，在骨骼和软组织之间就会产生强烈的对比。

(2) 康普顿效应

能量较高的 X 光子与原子的核外电子碰撞，将一部分能量传递给电子，使之脱离原子轨道成为自由电子，入射 X 光子本身能量降低，运动方向发生改变，此过程称为康普顿效应(Compton effect)，如图 1.11 所示。释放出的电子称为康普顿电子，也称为反冲电子，经散射后的入射光子称为康普顿散射光子。

康普顿效应发生的概率与光子的能量和吸收物质的每克电子数有关，当 X 光子的能量为 500~1000keV 时，康普顿效应比较明显；康普顿效应涉及的是吸收物质中的自由电子，因此其发生概率与原子序数无关，仅与物质的每克电子数相关。

康普顿效应对平面 X 射线摄影将产生不利的影响。一方面，康普顿效应使 X 射线方向改变，可能导致对显示的组织与病灶的错误定位，而且还会降低图像的锐利度；另一方面，康普顿散射产生的散射线能量与原射线的相差不大，并且在整个空间呈较对称的分布，给辐射防护增加了困难。

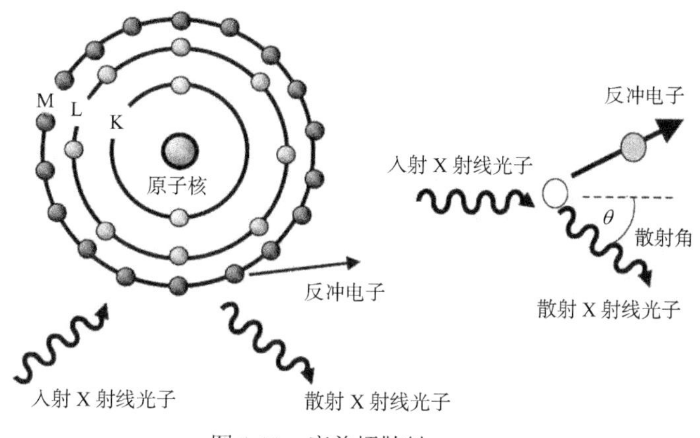

图 1.11 康普顿散射

(3) 电子对生成

若入射光子的能量大于 1.02MeV，即大于两个电子的静止质量所对应的能量时，它与物质的相互作用将产生一种新的现象，其中 1.02MeV 的能量在物质原子核电场作用下转化为一个正电子(positron)和一个负电子(negatron)，余下的能量变成电子对的动能。这一现象叫作电子对生成(pair production)，如图 1.12 所示。

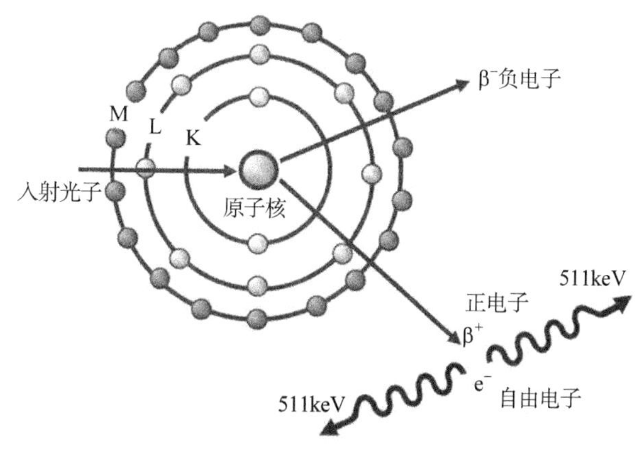

图 1.12 电子对生成

获得动能的正负电子在物质中通过电离或辐射的方式损失能量。当正电子与物质中的原子相互作用后将逐渐失去动能而停止下来时，它与一个自由电子结合并转化为能量相同(均为 511keV)、飞行方向相反的两个光子，这一过程称为电子对湮灭(pair annihilation)。原子电子对生成的发生概率大约与原子序数的二次方成正比。在核医学中，诊断用的γ射线一般能量较低，不发生电子对生成。

光子与物质作用的三种主要形式与光子的能量和物质的原子序数 Z 有关。由图 1.13 可见，低能光子与高原子序数的物质以光电效应为主；中能光子与低原子序数的物质以康普顿散射为主；电子对生成则主要发生在高能光子和高原子序数的物质中。

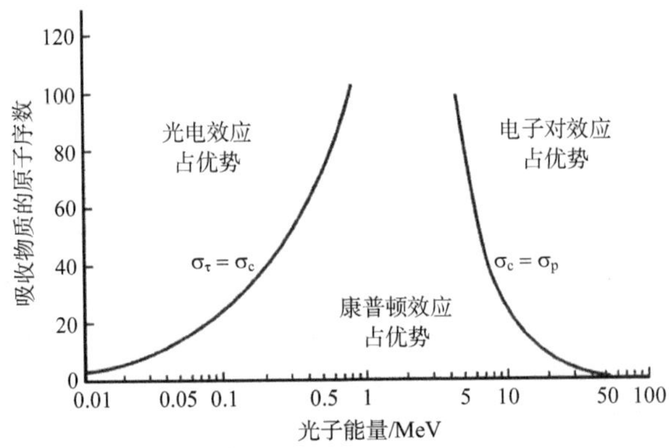

图 1.13 三种主要作用方式与光子能量、吸收物质原子序数的关系

2. X 射线扩散衰减

自焦点发射出来的 X 射线点光源向空间各个方向辐射，在半径不同的各球面上，其强度的减弱(能量分散)遵循距离平方反比定律(图 1.14)，即 X 射线源发出的辐射强度 I，随着离开 X 射线源的距离 r^2 的增加而减小，有

$$\frac{I_1}{I_2} = \frac{r_2^2}{r_1^2}$$

因此，在 X 射线摄影中，通过改变焦点至胶片的距离(焦-片距)，可以调节 X 射线的强度。

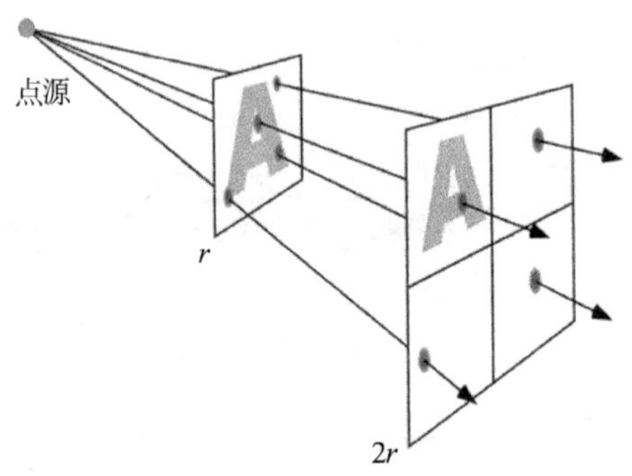

图 1.14 距离平方反比定律

1.2 医用 X 射线探测器

诊断 X 射线成像依赖于 X 射线在患者体内的衰减，透射的 X 射线束被探测器探测，形成描述 X 射线与人体相互作用的患者解剖结构的二维图像。作为图像探测和形成装置，X 射线探测器可被分为模拟 X 射线探测器和数字 X 射线探测器两大类型，前者如 X 射线胶片及增感屏-胶片系统、X 射线影像增强器、成像板(imaging plate，IP)等；后者

如平板探测器。它们的任务是记录穿透患者身体后的 X 射线能量的重新分布，并结合其他技术手段最终将这种能量分布转换为可视化的二维图像。

1.2.1 医用 X 射线探测器的特征

理想的 X 射线探测器应以 100%的探测效率来捕获透射 X 射线，保留 X 射线信息的统计完整性，响应的 X 射线信息没有任何分辨率的丢失，并将局部吸收的 X 射线能量在观察设备上转换为可见光模式，用于显像和诊断。X 射线探测器实际上是一个能量积分器，不具备甄别单个基于入射光子能量的探测事件的能力。部分原因是用于 X 射线成像及后面所要介绍的 X 射线计算机断层成像的 X 射线，并不是严格意义上的单能 X 射线；更主要的原因是探测器本身的能量区别能力被非常大的 X 射线光子通量所淹没。然而为获得高信噪比(signal-to-noise ratio，SNR)的图像，需要有效的 X 射线吸收，这主要通过使用高原子序数和高密度物质制造的探测器来实现，以借助光电吸收和康普顿散射的相互作用提高 X 射线衰减的概率。

量子捕获效能(quantum detection efficiency，QDE)用来描述一个 X 射线探测器在某个给定能量时探测入射辐射的概率，转换效率(conversion efficiency，CE)则描述了 X 射线探测器对信号的放大能力，而信号是与由吸收的 X 射线转换而来的 X 射线通量成比例的，这些信号用于形成最终的 X 射线图像。利用由高原子序数(如铯、碘、钆、钨)和宽大厚度组成的探测器可以获得高的 QDE。

闪烁晶体具有将 X 射线转换为可见光子的高 CE 特性。光敏感材料如胶片、光电倍增管(photomultiplier tube，PMT)或光电二极管(photodiode)将信息记录为光密度(optical density，OD)模式或电子电荷。直接 X 射线探测器不使用光，取而代之的是基于 X 射线探测获得的电荷积累。X 射线信息转换为输出图像依赖于 QDE 和 CE 两个方面的共同作用。

为了解 X 射线成像系统信噪比(SNR)的传递作用，影像物理学家引入了一个源于 20 世纪 60 年代评价天体物理摄影系统成像质量的物理量——量子检出效率(detective quantum efficiency，DQE)，用来测量信息捕获的有效性，描述从探测器输入到探测器输出的 SNR 的传递特性。DQE 等于图像中获得的信噪比的平方与入射探测器的信噪比的平方之比，后者完全由入射 X 射线光子的数量决定。DQE 在评价 X 射线成像系统 SNR 传递特性的过程中起着非常重要的作用。

需要注意 DQE 不同于 QDE。一个探测器可以具有非常高的 QDE，但是如果探测器的 CE 较低，次级信息不能被有效的转换，DQE 将因此处于较低的水平。如果输出信号受到其他噪声源(如电子噪声)的污染，即使 QDE 不再变化，DQE 也将有所下降。DQE 的决定需要通过对序列图像在严格控制的条件下进行复杂的分析来实现。计算 DQE 需要空间分辨率特性，如利用调制传递函数(modulation transfer function，MTF)；还有噪声特性，如利用噪声功率谱(noise power spectrum，NPS)等的测量。

1.2.2 模拟 X 射线探测器

这里的“模拟”指的是连续变化、可测量大小的数据，如 X 射线增感屏引起的亮度变化及基于胶片连续响应变化的记录等。增感屏-胶片盒(screen-film cassette)是静态成像中应用最为广泛的模拟 X 射线探测器。

1. X 射线胶片特性

(1) 医用 X 射线胶片

X 射线胶片集图像形成、记录、显示与存储等多种功能于一体，是大多数 X 射线摄影过程所使用的输出介质。依据不同的应用目的，有种类繁多的医用 X 射线胶片可供选择，如常规 X 射线摄影胶片、多幅相机胶片、激光相机胶片、影像增强器胶片和特种胶片等。

1) 胶片结构　医用 X 射线胶片的构造如图 1.15 所示，其结构由片基、结合层、乳剂层和保护层组成。片基分为纤维素酯片基和聚酯片基两种，它不但直接决定胶片的机械性能，而且还影响着胶片的照相性能。片基与乳剂层之间涂有黏结剂，以便乳剂层紧密地黏附在片基上，防止在胶片生产和显影定影过程中脱落。乳剂层由对光线敏感的乳胶体薄层组成，在乳胶体中均匀地分布着卤化银微颗粒，X 射线胶片卤化银的晶体颗粒平均直径约 1.75μm。曝光的 X 射线胶片，经过显影、定影后，胶片感光层中的卤化银被还原成金属银残留在胶片上，形成由金属银颗粒组成的黑色影像。乳剂层外面是一层薄薄的保护膜。

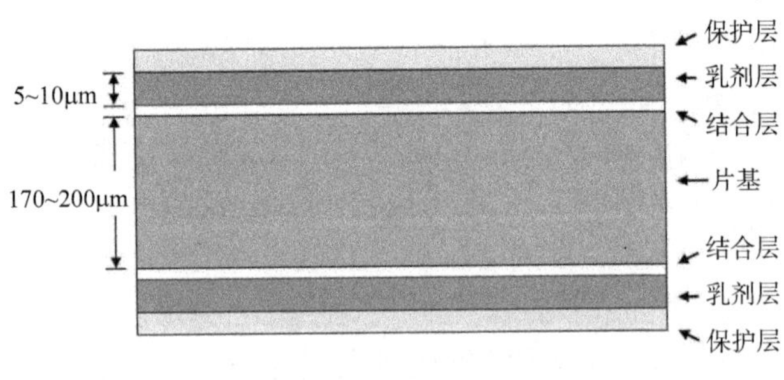

图 1.15　胶片结构

胶片的主要特性是感光，即接受光的投照并通过化学反应形成潜影(latent image)。经过对带有潜影的胶片进行显影、定影、冲洗和干燥等处理，使胶片上的潜影转变为可见的灰度(gray)图像。所谓灰度指的是明暗或黑白的程度。

2) 胶片光密度　在常规放射摄影中，使用增感屏(参阅下节)首先将 X 射线图像转换为一幅可见光图像，再形成胶片上的黑色银颗粒的可见模式。最终，变黑的程度与到达增感屏的辐射强度有关。胶片上黑色的程度称为光密度(optical density，OD)，光密度也被称为胶片密度或影像密度，简称密度。胶片越黑，光密度越大。在临床上，被成像组织的物质密度高，吸收 X 射线多，在 X 射线图像上呈现白色影像；反之，被成像组织的物质密度低，吸收 X 射线少，在 X 射线图像上呈现黑色影像。光密度的定义见图 1.16。例如，如果 100 个光子入射到胶片上并仅有 1 个穿透胶片，那么密度就等于 lg(100)或者 2。诊断放射学使用的密度范围为 0.2~2.5。

(2) 医用 X 射线胶片特性

胶片特性曲线(图 1.17)是指描绘曝光量与所产生的光密度之间关系的一条曲线，这条曲线能够反映出感光材料的感光特性，由 Herter 和 Driffield 创立，故也称为 H-D 曲线。

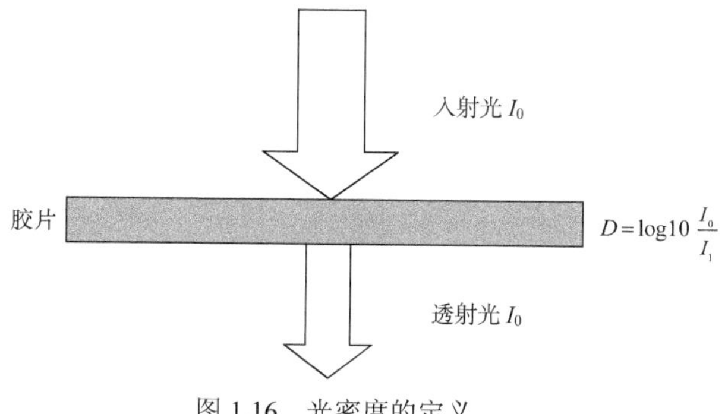

图 1.16　光密度的定义

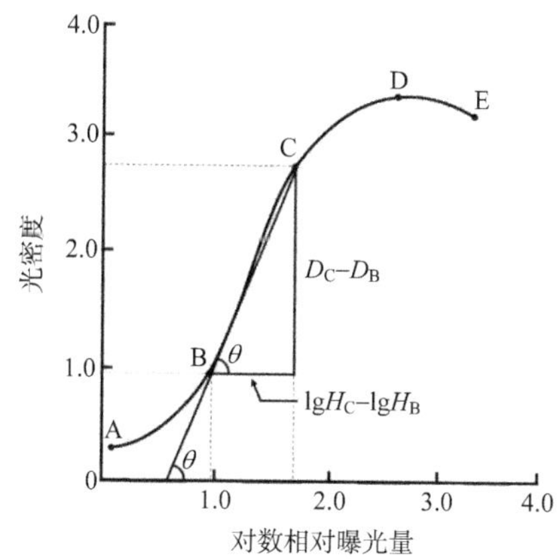

图 1.17　胶片感光特性

特性曲线的横坐标是曝光量，以对数值 $\log H$ 表示；纵坐标是光密度，以 D 表示。曝光量之所以选择为对数值，是因为：①能在紧缩的图纸内表示出很大范围的曝光量；②便于对特性曲线所反映的特性值进行分析。另外，光密度实际上也是用对数级表达的，原因是：①用对数可以方便地以小的刻度表示一个大的级差；　②人的视觉系统对光强度差异的反应遵从对数关系。

在曲线的 A~B 段(足部)，密度的上升与曝光量不是线性关系，曝光量增加很多但密度只有少量的增加，此段的影像表现为感光不足，分辨困难。曲线的 B~C 段(直线部)，密度与曝光量的增加近似呈线性关系，密度差保持一定，是整个特性曲线中曝光正确的部分，X 射线摄影应力求利用曲线的这部分直线段。曲线的 C~D 段(肩部)，密度随曝光量的增加而增加，但仍旧是非线性关系，此段的影像表现为曝光过度。曲线的 D~E 段(反转部)，随着曝光量的增加，密度反而下降，影像密度呈现逆转。

(3) X 射线胶片特性参数

特性曲线可提供胶片的本底灰雾、感光度、对比度、最大密度和宽容度等参数，以表示胶片的感光性能。

1) 本底灰雾　胶片未经曝光而在显影加工后被还原的银所产生的密度称为本底灰雾。它由乳剂灰雾和片基灰雾组合而成，一般为 0.04~0.2。

2) 感光度　用来表征胶片感光速度的大小，即胶片对光作用的响应程度。感光度的数值用胶片密度值为 1 时所需曝光量的倒数值来表示。胶片的感光度越大，所需的感光量越小；反之感光量越大。

3) 对比度及反差系数　胶片影像呈现出来的黑白之间的对比称为胶片影像对比度；被拍摄体组织的明暗差别，称为物体对比度，它应与 X 射线穿透被拍摄体组织后的 X 射线强度的差异，即射线对比度相当。胶片影像对比度 (D_C-D_B) 与射线对比度 $(\log H_C-\log H_B)$ 之比称为反差系数γ，即 $\gamma=\dfrac{D_C-D_B}{\log H_C-\log H_B}$，它也是特性曲线直线部的斜率。

4) 最大密度　对某种感光材料而言，当密度增大到一定量值时不再随曝光量的增加而上升所对应的密度值，称为该感光材料的最大密度，用 D_{max} 表示。

5) 宽容度　表示感光材料能够按比例记录被拍摄对象反差的能力，用 L 表示，它与胶片特性曲线中的直线段部分在坐标横轴上的投影值相对应。如果曝光量在宽容度范围内，那么摄影时感光材料就能正确地记录被拍摄对象的图像。宽容度与反差系数的关系是，宽容度大的胶片其 γ 值小，宽容度小的胶片其 γ 值大。

6) 解析度　也就是胶片能够记录图像空间分辨率的本领，一般用线对/毫米 (LP/mm) 表示。

2. 增感屏-胶片系统及其特性

X 射线的光子能量较高，因此直接摄影时仅有约 10%的光子通量能被胶片所利用。为获得高信噪比的 X 射线图像，可通过延长曝光时间或增加 X 射线剂量来实现。但是 X 射线检查是一把双刃剑，能够检查诊断患者的疾病，同时也会给患者带来危害。因此，必须采用一些特定的技术来提高 X 射线的利用率，从而缩短曝光时间和降低 X 射线剂量。在 X 射线摄影中，常用的是一种称为增感屏 (intensifying screen) 的增感技术。

(1) 增感屏的作用

增感屏利用了 X 射线激发荧光的特性，屏上涂有受 X 射线的照射能发出荧光的物质。放射摄影时，在暗盒中将胶片夹在两片增感屏之间，然后进行曝光。应用增感屏-胶片系统后，一幅 X 射线图像的形成，90%以上的光密度都是利用 X 射线激发增感屏的荧光体产生的可见光获得的。图 1.18 是利用增感屏-胶片系统实现 X 射线摄影的示意图。

(2) 增感屏的结构和类型

增感屏一般由基层、荧光体层、保护层及反射层或吸收层组成 (图 1.19)。基层作为荧光体的支撑物，相当于胶片的片基，大多采用聚酯、聚苯乙烯材料。荧光体层分为钨酸钙类和稀土类两大类型，钨酸钙增感屏的荧光体受 X 射线照射后发出蓝紫光，与医用感蓝 X 射线胶片匹配使用；稀土类增感屏的荧光体受 X 射线照射后发出绿光、蓝光或蓝绿光，与医用感绿 X 射线胶片或感蓝 X 射线胶片匹配使用。保护层有利于防止荧光体受到污染及物理损伤。反射层上涂有一层高反射系数的无机物，其作用是将荧光体在 X 射线激发下朝增感屏背面方向发射的荧光反射回胶片，以提高发光效率，常用于高感度增感屏；吸收层上涂有一层吸收物质，能够吸收由荧光体向基层照射的荧光，防止荧光反射到胶片，以提高图像清晰度，常用于高清晰型增感屏。

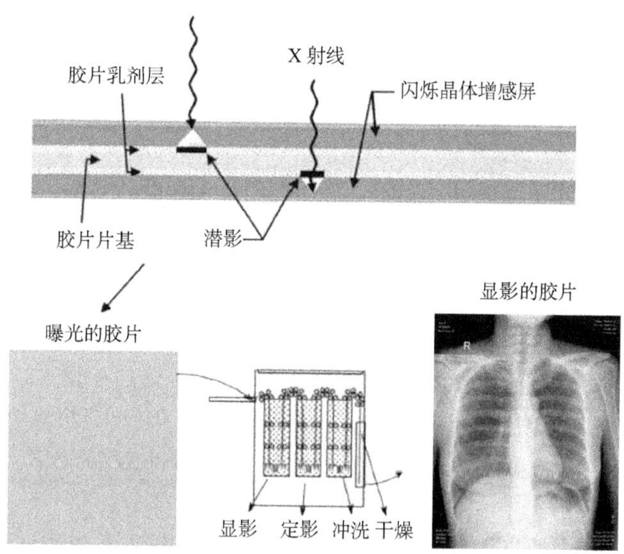

图 1.18　增感屏-胶片系统

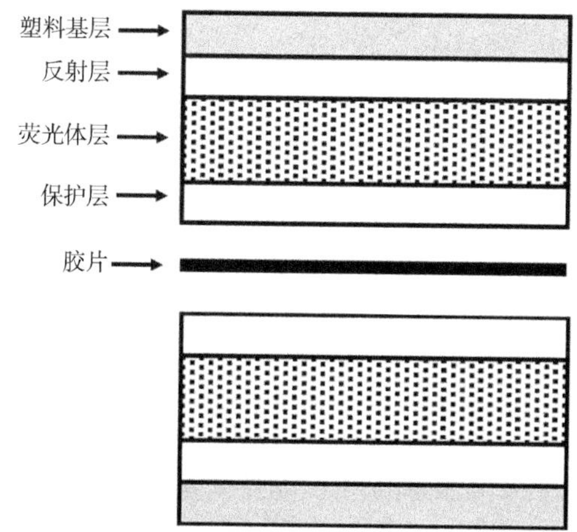

图 1.19　增感屏的结构

(3) 增感屏的特性

增感屏的特性包括增感屏的敏感特性、增感速度、荧光体的光扩散及余辉现象等。增感屏的敏感特性又称为增感率，定义为在产生同样摄影密度的条件下，用增感屏与不用增感屏所需 X 射线照射量之比，它与荧光体的性能、环境温度、曝光条件等有着密切的关系。增感速度用来比较不同增感屏之间的敏感特性，受到荧光颗粒大小、荧光体层厚度、荧光物质的类型和环境温度等因素的影响。荧光体的光扩散现象会降低图像的清晰度，该现象主要与荧光体结晶颗粒大小、涂布厚度有关。余辉现象指的是，当 X 射线照射停止时，增感屏上仍然有荧光的继续滞留，滞留荧光可能会对立即装入的第二张胶片产生影响，形成重影图像。

3. 影像增强器-电视系统及其特性

X 射线影像增强器(image intensifier)属于电真空器件，是放射摄影常用的一种 X 射线探测器(图 1.20)。影像增强器特别适用于荧光透视(fluorography)和数字减影血管造影(digital subtraction angiography, DSA)，它能够实现对人体内的运动结构和动态过程的实时成像。如果这些过程使用 X 射线胶片，那么患者需要在非常高并且是不可接受的剂量下曝光。影像增强器的使用可使得检查中所利用的动态信息最大化，并且使患者所接受的曝光剂量为最小。但是，影像增强器的图像质量不及胶片摄影的图像质量。

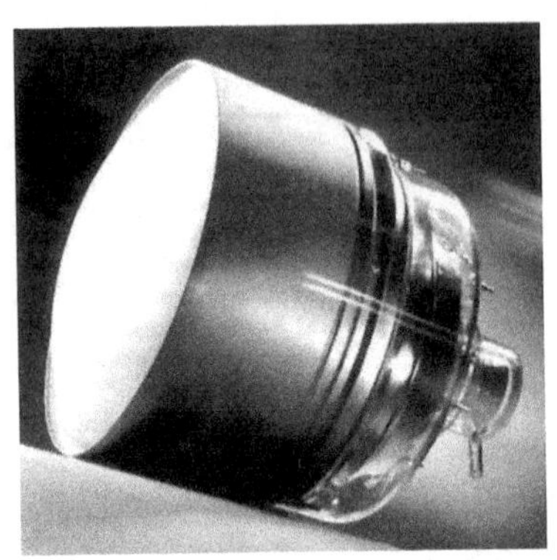

图 1.20　影像增强器

影像增强器图像形成的过程如图 1.21 所示。X 射线穿透人体后通过玻璃外罩进入影像增强管，被输入屏上的荧光层(碘化铯 CsI)所吸收，输入屏将 X 射线光子转换为可见光光子。从输入屏发射的可见光光子撞击具有光敏感性的光电阴极，从而引起光电子的发射。这些低能量的电子经过加速，聚焦于输出屏(镉硫化锌 ZnCdS)上，最终获得比输入屏上的光输出更大亮度增益(brightness gain)的可见光图像。影像增强器通常以输入屏上荧光层的直径作为其尺寸的大小，范围为 11~35cm。影像增强器的输出屏直径很小，必须将输出的可见光图像用光学系统耦合到后面的设备上去才能实际应用。这些设备包括血管造影常用的 35mm 电影摄影机、荧光透视常用的电视摄像机，以及单帧胶片摄影[又称点片(spot film)摄影]的 100mm 小片摄影机。

影像增强器-电视系统(图1.21)用光学的方法将影像增强器输出的影像耦合到电视摄像机中，形成视频信号，可实时地在监视器上观察被检查对象的活动图像及治疗中的动态情况。为记录或存储 X 射线图像，系统可配置视频磁带录像机。如果是数字化的视频信号，则采用硬盘录像机来记录或存储。X 射线图像的电视视频信号经过模/数转换成为数字信号，可以利用计算机进行多种后处理，经过处理的图像能够显示出更丰富的信息，而且还能够进行定量分析。DSA 就是这种应用的典型技术之一(参阅 1.4 数字减影)。

4. 成像板及其特性

成像板(imaging plate, IP)是记录计算机放射摄影(CR)的载体，作为 X 射线探测器使用，它在原理上与屏-片系统中的荧光增强屏相似。

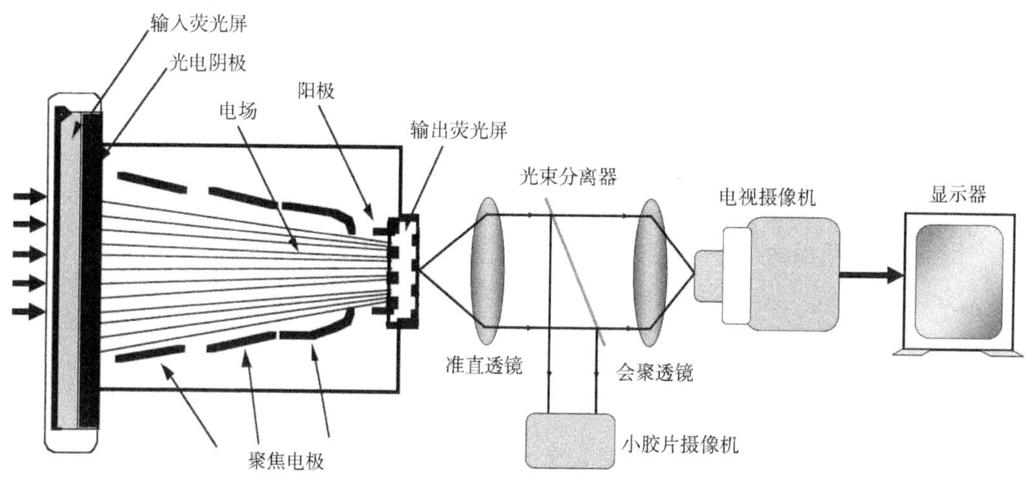

图 1.21　影像增强器-电视系统

(1) *光激励发光物质*

光激励发光(photostimulated luminescence, PSL)物质，如掺杂 2 价铕离子(Eu^{2+})的氟卤化钡(BaFX: Eu^{2+}；X = Cl，Br，I)的晶体，受到 X 射线照射时能以准稳态的形式存储一部分吸收的 X 射线能量；利用波长 633nm 的氦氖(红色)激光束激励 PSL 晶体，导致不同波长(400nm)光辐射的产生，光辐射的强度是所吸收的 X 射线能量的函数。PSL 物质具有非常宽的动态范围(图 1.22)，对于不同的曝光条件有很高的宽容度，在选择曝光量时将有更多的自由度，从而可以使一次摄影成功率显著提高，大大减少重拍次数，在一般情况下只需要一次曝光就可以得到全部可视的诊断信息。相对于传统的胶片法而言，PSL 物质的 X 射线转换率高，需要的曝光量负荷(射线剂量)也大大减少，仅为传统胶片法的 1/20~1/5。

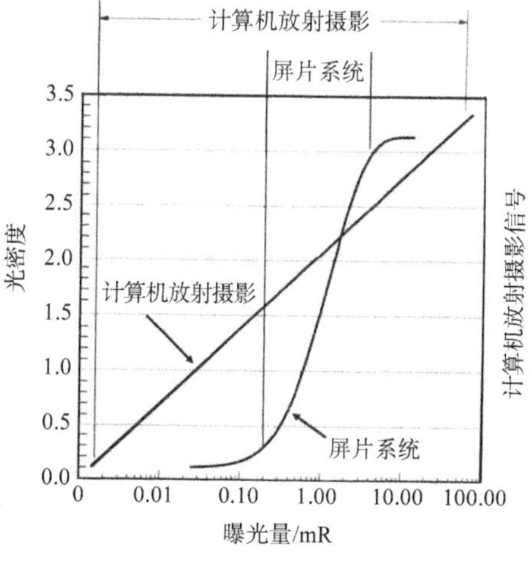

图 1.22　PSL 动态特性

(2) IP 板的结构和类型

从外观上看，IP 板就如同一块单面增感屏，由表面保护层、PSL 物质层、基层和背面保护层组成。

1) *表面保护层*　多采用聚酯树脂类纤维制成高密度聚合物硬涂层，可防止荧光物质层受损伤，保障 IP 板能够耐受机械磨损和免于多种化学清洗液的腐蚀，从而具有高的耐用性和长的使用寿命。

2) *PSL 物质层*　通常厚约 300μm，PSL 物质与多聚体溶液混匀，均匀涂布在基板上，表面覆以保护层。目前 IP 板的空间分辨率已能接近 X 射线胶片的清晰度。IP 板的类型也由初始的刚性板发展到柔性板。IP 板的 X 射线转换率也在不断提高，以进一步降低获取图像所需的 X 射线辐射剂量。

3) *基层*　相当于 X 射线胶片的片基，多采用聚酯树脂做成纤维板，厚度为 200~350μm。基层是 PSL 物质的载体，通常为黑色，背面常加一层吸光层。

4) *背面保护层*　其材料和作用与表面保护层相同。

IP 板可在普通室内明间进行操作，无须暗室处理，处理速度快。IP 板可装入标准的 X 射线胶片盒中与铅或其他适当的增感屏一起使用，曝光后，可手工将其从胶片盒取出，插入阅读器进行成像处理。在重新用于曝光之前需要使用专门的擦除器进行处理。一张 IP 板正常使用寿命可达到 2 万次以上。

根据不同种类的摄影技术，IP 板可分为标准型(ST)、高分辨率型(HR)和减影型等。

(3) IP 板信息的读取

IP 板基层上的光激励发光(PSL)物质，具有保留潜在图像信息的能力。如图 1.23 所示，当对 IP 板曝光时，PSL 物质中的电子被 X 射线所激励并被俘获到一个较高能带(半稳定的高能状态)，形成潜在影像。将曝光的 IP 板置入扫描阅读器(IP reader)内用激光束扫描，在激光激发下(激光能量释放被俘获的电子)，处于较高能级的电子将返回它们的初始能级，并发射可见光，通过光导收集蓝紫色 PSL(400nm)，再利用光电倍增管(photo-multiplier tube, PMT)将其转换为模拟电信号。由于应用目的不同，数据读出密度可为 5~40 个 pixel/mm，读出灵敏度和灵敏度范围也可根据目的进行选择。PLS 发光

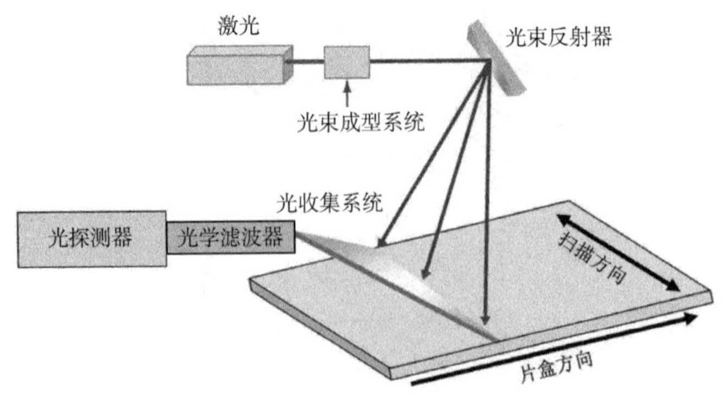

图 1.23　从曝光的 IP 板读取信息的过程

强度与形成潜在影像时的 X 射线剂量成比例(IP 板发射荧光的量依赖于一次激发的 X 射线量，可在 1：104 的范围内具有良好的线性)。

下面将会看到，模拟与数字 X 射线探测器的主要区别并不是 X 射线光子的探测和转换，而是探测器和模拟-数字转换器(analog-to-digital converter, ADC)通过空间抽样及幅值量化实现的对连续输出信号的数字化。数字信息是离散的，虽然在数字化期间会发生信息的少量丢失，但数字方式提供了一种将图像采集、记录、显示和存档分开的能力，因而可分别实现过程的优化。使用模拟增感屏-胶片探测器，输出图像的灰度级范围是固定的，而且依赖于胶片响应的特性和影像技术人员选择的曝光量。而使用数字图像，可在计算机上进行图像后处理，曝光过量或欠曝光的图像可以通过标定数据被校正到适当的灰度级范围。通过后处理算法，可修改图像分辨率和对比度，使用工作站软件和显示工具也能够容易地提取定量信息。

1.2.3　数字 X 射线探测器

数字 X 射线探测器以平板探测器(flat-panel detector, FPD)为代表，FPD 成像在成像性能、图像后处理、图像存储及图像传输等方面的优越性，使其将最终取代常规增感屏-胶片探测器成像，实现 X 射线摄影的全数字化。

1. 平板探测器的类型

从能量转换的方式可以将平板探测器分为间接转换(indirect conversion)平板探测器和直接转换(direct conversion)平板探测器两种类型(图 1.24)。前者经 X 射线曝光后，探测器先将 X 射线光子转变为可见光，然后再转换为电信号；后者在 X 射线曝光后，探测器直接将 X 射线光子转换为电信号。

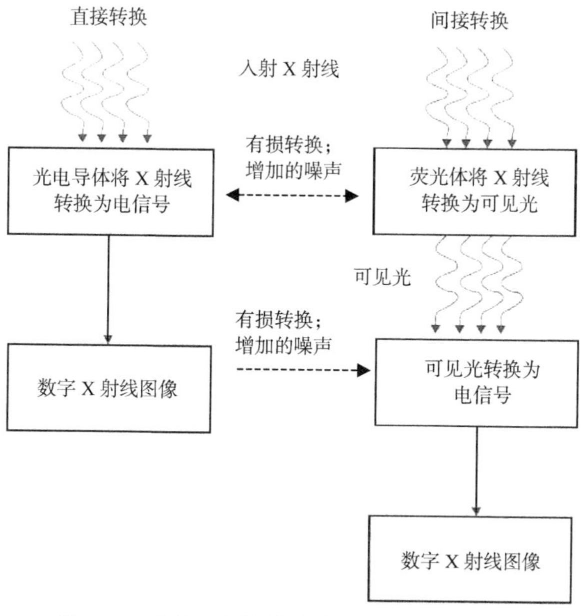

图 1.24　直接与间接数字放射摄影探测器

(1) 间接转换平板探测器

这种平板探测器的核心是光电二极管(photodiode)/非晶硅薄膜晶体管(amorphous-silicon thin-film-transistor，a-Si TFT)阵列，与阵列紧密接合的是闪烁晶体。曝光时 X 射线与闪烁晶体相互作用，闪烁晶体产生的可见光光子被光电二极管/非晶硅 TFT 阵列转换为电信号。非晶硅 TFT 通常作为信号输出的控制开关使用。图 1.25 是使用碘化铯的间接 TFT 探测器的结构断面图。

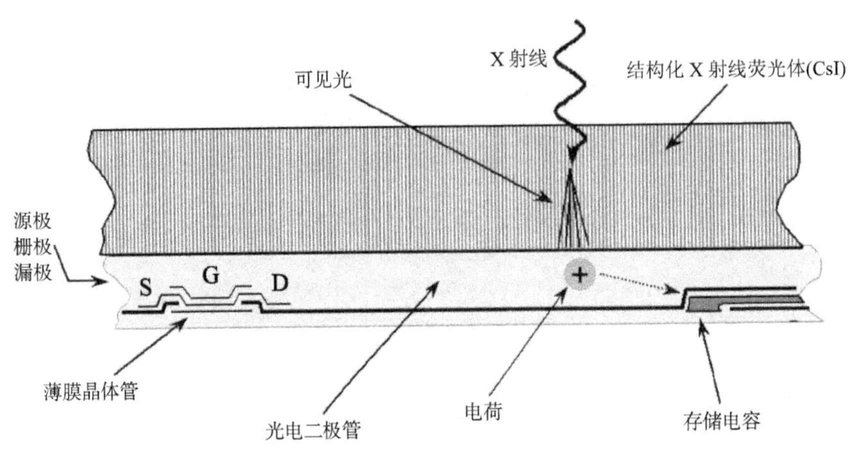

图 1.25　间接 TFT 探测器的结构断面图

1) 闪烁晶体　间接探测器使用磷闪烁晶体材料，吸收 X 射线并产生成比例数量的可见光光子，这些光子随后与 TFT 阵列上的发光二极管相互作用，在探测器单元的电容器中产生相应的电荷。磷闪烁材料可以是非结构化的，如硫氧化钆(Gd_2O_2S)；也可以是结构化的，如碘化铯(CsI)。非结构化的磷闪烁晶体材料的优点是低价格和不活跃的物理性能，但空间分辨率与吸收效率之间无法权衡是它的一个明显缺点。为得到优良的吸收效率，要求使用厚的磷闪烁晶体材料；但为获得高的空间分辨率必须使用薄的磷闪烁晶体材料。而结构化磷闪烁晶体材料在空间分辨率与吸收效率之间取得了较好的权衡。结构化磷闪烁晶体的优点是能够将可见光光子限定在针样结构中，这样可限制横向光线的扩散和提供高的分辨率，同时能采用厚的磷闪烁体材料层，以便获得优良的吸收效率。碘化铯闪烁晶体材料的脆性和轻微的吸潮特性是它的主要缺点。具有优良的吸收效率和高的分辨率，决定了结构化磷闪烁晶体材料在间接转换平板探测器上的广泛应用。

2) TFT 矩阵阵列　非晶硅 TFT 矩阵的基本结构如图 1.26 所示。每一个探测器单元内部包括 TFT、电荷收集极和电荷收集电容。连接每个单元 TFT 和电容的是选通线及数据线。在曝光期间保持 TFT 开关闭合，光电二极管产生的电荷存储于光电二极管本身的电容上，一旦 X 射线曝光结束，每次设置一根选通线为高电位以激活所有行方向与之相连的 TFT，电容上存储的电荷通过 TFT 经数据线传输至矩阵每列的电荷放大器，输出信号送入模/数转换器，每次形成一行数字图像。置原激活选通线为低电位，复位 TFT 准备下一次曝光，激活相邻的选通线对接下来的一行数据重复上述过程，依次连续进行直到整个阵列处理完。不同的应用场合对TFT的开关特性、电容的充放电速率、电荷放大器和输出级的数字化器的速度有不同的要求。例如，对于实时荧光透视成像，数据读出过程必须足够快，以便在33ms的整个周期内从所有探测器单元获取数据，这就要求TFT的开关特性、电容的充放电速率、电荷放大器和输出级的数字化器具有很高的性能。

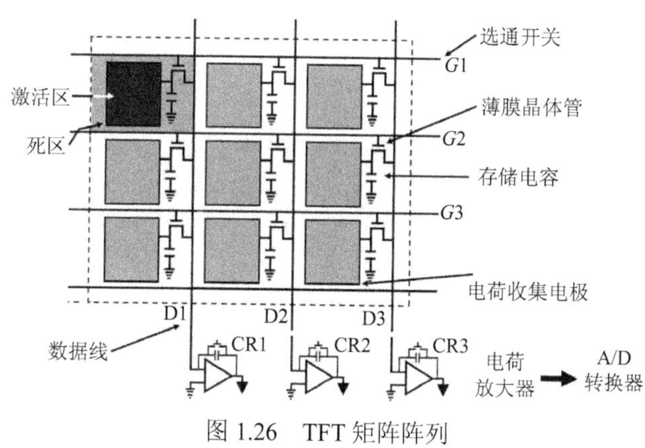

图1.26 TFT矩阵阵列

3）量子检出效率 在间接转换平板探测器中，闪烁晶体的种类及结构、耦合的光电器件的类型会直接影响量子检出效率(DQE)。碘化铯将X射线转换成可见光的能力强于硫氧化钆，但成本较高；柱状结构的碘化铯可进一步提高捕获X射线的能力，减少散射光。硫氧化钆涂层的探测器成像速度快、性能稳定、成本较低，但转换效率不及碘化铯涂层的探测器。闪烁晶体与TFT耦合的探测器，TFT阵列面积可以与闪烁晶体涂层面积相匹配，可见光不需要经过光学系统折射和反射就可以投射到TFT上，无光子损失，因此DQE较高；闪烁晶体与CCD(CMOS)耦合的探测器，CCD(CMOS)的面积无法与涂层面积匹配，还需利用光学系统的作用才能将全部图像投照到CCD(CMOS)上，损失了一部分光子，故DQE较低。

(2)直接转换平板探测器

直接转换平板探测器的核心是非晶硒(amorphous selenium a-Se)光电导体/薄膜TFT阵列。利用非晶硒材料的光电导特性可直接将X射线光子转换成电信号，与间接转换平板探测器相同，TFT仍然作为数据输出的控制开关使用。非晶硒直接TFT探测器的结构断面图如图1.27所示。

1)基本结构 硒光电导体受到X射线照射时产生电子空穴对，在外加偏压电场作用下，这些电荷以电流的形式沿电场移动，被电荷收集电极(决定像素的尺寸)所收集。探测器阵列的每个单元包含一个TFT和一个电容器，电容器存储由非晶硒产生的与入射X射线强度所对应的电荷，选通线控制TFT的开启，根据时序关系输出电信号至模/数转换器。可以看到，直接TFT探测器的阵列式电荷收集、电荷放大和模/数转换等形式与间接TFT探测器的相类似。这两种形式都提供了一种来自于探测器的真正数字输出。

2)量子检出效率 在直接转换平板探测器中，X射线转换成电信号完全依赖于非晶硒层产生的电子空穴对，DQE 的高低取决于非晶硒层产生电荷的能力。总的说来，CsI+TFT 这种结构的间接转换平板探测器的极限 DQE 高于 a-Se 直接转换平板探测器的极限 DQE。

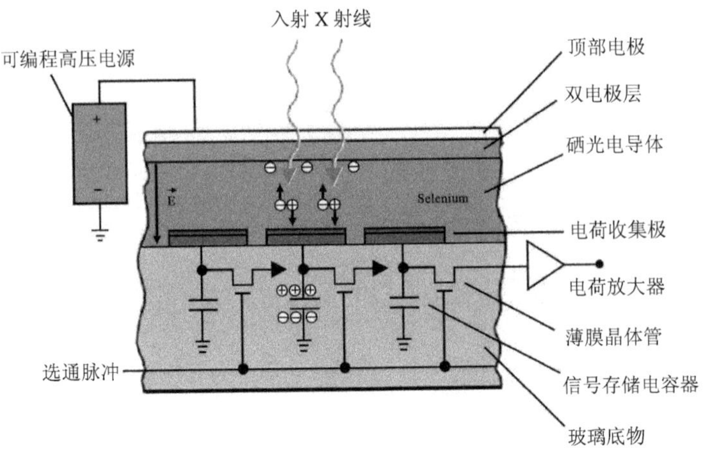

图 1.27　直接 TFT 探测器的结构断面图

2. 间接、直接转换平板探测器的性能比较

1) 直接转换平板探测器的最大优点是 X 射线光子直接转换成电信号，无中间环节，不存在其他类型探测器由增感屏或闪烁体引起光线散射而造成的图像模糊效应，避免电信号的丢失和噪声的增加，从而提高了空间分辨率。

2) 非晶硒光导材料的分辨率特性好，灵敏度高，因此量子检出效率(DQE)和调制传递函数(MTF)高，空间分辨率可达 3.6 LP/mm，动态范围可达 10^4~10^5，图像层次丰富，图像质量好。

3) 非晶硒的吸收效率高，转换特性在 1∶10 000 范围内是线性的，曝光宽容度大，容许一定范围内的曝光误差，通过图像后处理修正图像质量；配合自动曝光控制功能，可基本杜绝由曝光参数选择不当所致的重复曝光。

4) 直接转换平板探测器对环境要求高，需要较高的偏置电压；另外以硒为基础的探测器由于曝光后存在的潜影滞后，刷新速度慢，动态摄影速度受到限制。

5) 大面积的 TFT 生产工艺复杂，在工业生产中存在较大难度。

1.3　平面 X 射线成像

平面 X 射线成像(planar X-ray imaging)包括常规 X 射线摄影和数字 X 射线摄影。常规 X 射线摄影是历史上最古老的医学成像模式，可以追溯到 19 世纪的最后十年伦琴关于 X 射线的发现，而就所涉及的成像原理来说，它也是最简单的成像模式。数字 X 射线摄影则建立在成像板和数字平板探测器的发展基础上，代表了目前 X 射线成像技术的最高水平。

1.3.1　X 射线成像几何学

X 射线对成像对象的几何投影是 X 射线摄影空间位置的基础，利用焦点、成像平面与 X 射线探测器之间的相互关系，可获得满足诊断要求的 X 射线图像。

1. 焦点、成像平面和探测器三者之间的投影关系

首先讨论理想情况，忽略辐射源的尺寸，于是从成像环节的第一级就可近似认为是点辐射源(图 1.28)。穿透成像对象(如患者身体的一部分)的 X 射线确定了图像的强度。

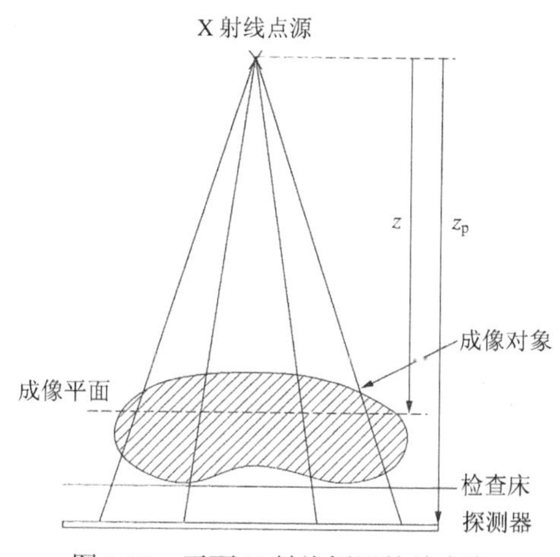

图 1.28　平面 X 射线摄影的放大率

显然，投照在二维探测器平面上的结果图像包含了整个三维体积的信息，结果图像中的每个像素理想化地代表了入射 X 射线的强度(它们携带了沿各自路径的总衰减信息)。结果图像也可以被解读为平行于投照平面的许多平面图像的混合体。

按照所看到的图像，各个平面以不同的尺度进行成像，相应的线性放大率为

$$m = \frac{z_p}{z}$$

式中，z 是放射源到某一成像平面的距离；z_p 是放射源到投照平面的距离。

从算法角度讲，因为 z 坐标轴不同位置处的目标各自对射线衰减的贡献的信息已经丢失，所以将各自平面的图像信息分开是不可能的。为了正确地评价图像信息并对其进行分类，需要考虑各成像环节的性质。

2. 有效焦点尺寸对图像清晰度的影响

X 射线源的靶面总是有一定的几何尺寸的，因此实际的 X 射线源不是点源而是一个面源。在这种情况下，成像时需要考虑 X 射线源的有效焦点对图像清晰度的影响(图 1.29)。

X 射线源的有效焦点对图像清晰度的影响可以用几何失锐(geometric unsharpness)或半影(penumbra)进行描述。根据几何关系，有

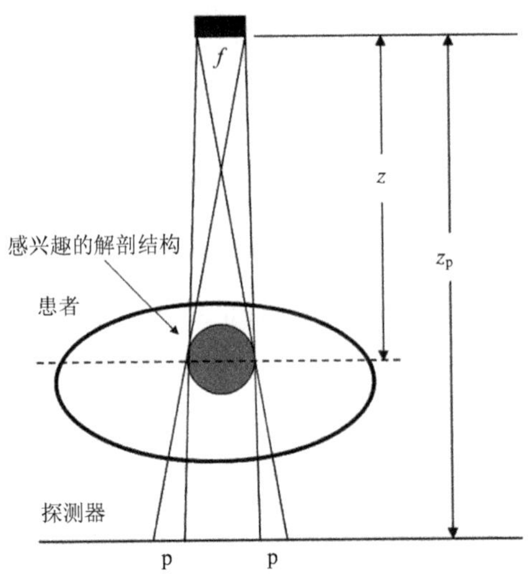

图 1.29 有效焦点尺寸对图像清晰度的影响

$$\frac{f}{z}=\frac{p}{z_p-z}$$

于是，几何失锐或半影表示为

$$p=f\frac{z_p-z}{z}$$

式中，f是有效焦点的尺寸；z是放射源到某一成像平面(或感兴趣解剖结构)的距离；z_p是放射源到投照平面探测器的距离；则(z_p-z)是成像平面到探测器的距离。可以看出，半影的大小与有效焦点的大小成正比，与成像平面到探测器的距离成正比，与放射源到某一成像平面的距离成反比。X 射线源的有效焦点面积越小，成像过程产生的半影越小，图像越清晰；反之，有效焦点面积越大，产生的半影越大，图像失锐程度越大。因此，减小半影，提高图像清晰度的方法之一是使有效焦点的面积尽可能地小；另外，还可以尽量缩短成像平面到探测器的距离(患者紧贴探测器)；或加大放射源到某一成像平面的距离(放射源到患者的距离要远)，但这个距离不能无限制的增加，因为 X 射线的辐射强度会受到距离平方反比定律的限制，即 X 射线的辐射强度随着离开放射源的距离平方的增加而减小。过低的 X 射线强度对形成清晰的图像同样是不利的。

1.3.2 模拟 X 射线成像

模拟 X 射线成像又被称为常规 X 射线摄影，采用的 X 射线探测器是胶片、胶片-增感屏系统或影像增强器。由于人体各组织、器官在密度、厚度等方面存在差异，故对 X 射线的衰减就会产生差异，当透射 X 射线与胶片相互作用时，在银盐乳胶上相应形成透射 X 射线强度的二维能量分布，最后通过化学处理过程获得 X 射线投影图像，这就是 X 射线胶片摄影。胶片摄影的空间分辨率主要由胶片感光颗粒的大小决定。同时，在摄影过程中还存在散射线的影响，散射线会增大胶灰雾度，影响图像的质量。临床上利用滤线器来吸收散射光子(图 1.30)。当透射 X 射线与荧光屏作用时，在荧光屏上就形成了由明暗不同的像点构造的图像。影像增强器的发明则大大增强了荧光屏上的亮度，同时使间接摄影及 X 射线电视系统成为可能。

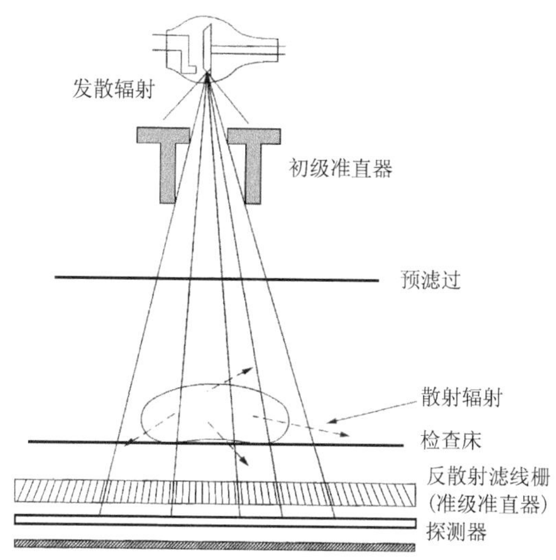

图 1.30　平面 X 射线摄影中滤线栅的使用

1.3.3　数字 X 射线成像

数字 X 射线摄影主要指的是计算机放射摄影(computed radiography，CR)和数字放射摄影(digital radiography，DR)。数字减影血管造影(digital subtraction angiography，DSA)也属于数字 X 射线成像范畴，但由于诊断对象的特殊性，在临床上常常作为一种特殊技术而单独列出(参阅 1.4 数字减影)。

1. 计算机放射摄影

CR 是由日本 Fuji 公司在 1981 年首先推出的间接读出方式的数字 X 射线摄影技术，该技术采用成像板(IP)作为 X 射线探测器，吸收穿透患者的能量，利用特殊的激光扫描器或称为成像板阅读器(IP reader)，提取 IP 板吸收的能量并形成数字图像，输入工作站进行图像后处理，以软拷贝方式，在高分辨率医用显示器上显示；或以硬拷贝方式，胶片打印输出图像。读过信息的 IP 板在进行擦除操作后可重复使用。同时，数字图像可被传输至图像存档与通信系统(picture archiving and communication system，PACS)网络进行存档及在医院内外发布。CR 图像的产生和 IP 板的应用流程如图 1.31 所示。

CR 的特点是其具有提供对图像接收器辐射曝光强度信息的能力，通常公认的指标包括曝光指数(exposure index，EI)或灵敏度(S-number)。该参数通常被用于评价图像接收器上的平均入射曝光量。如果图像接收器上的平均入射曝光量太高或太低，那么 CR 系统将做出调整，而且 EI 或 S-number 也将反映这种调整。尽管数字图像处理具有超越胶片-增感屏系统处理的优点，但是存在图像质量一致性的问题。性能的可变性可出现在 CR 的图像采集、处理、显示或存储等任何阶段，并且最终导致图像质量退化。另外，

CR 的宽曝光宽容度加上图像后处理能力也许会掩盖系统性能的可变性。

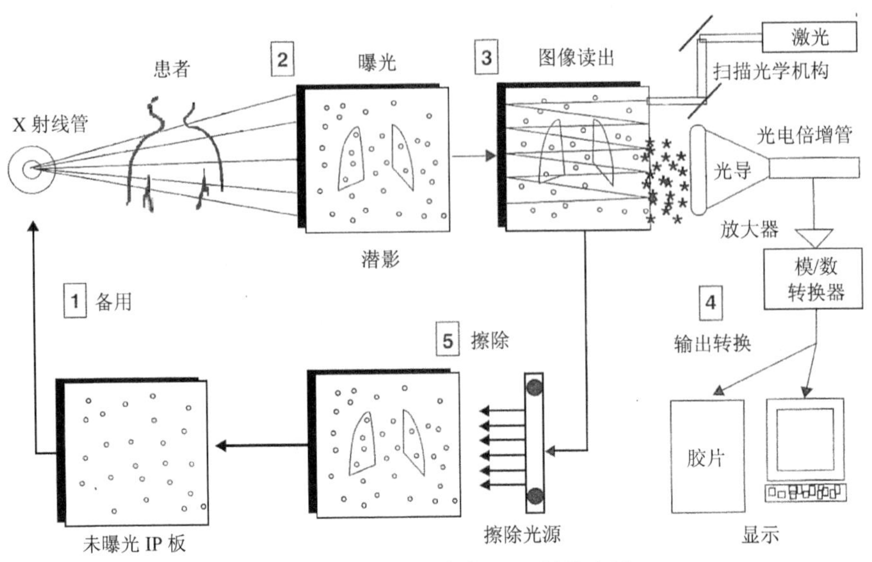

图 1.31　CR 图像的产生和 IP 板的应用

影响 CR 图像质量的主要因素是 IP 板。为得到高质量的 CR 图像，需要进一步提高 X 射线的转换效率，如增加 IP 的荧光层厚度，以提高量子检出效率；减少 IP 荧光体内颗粒的尺寸，以提高发光效率，减小 IP 的结构噪声等；提高涂屏工艺水平，使 IP 荧光层厚度尽可能均匀，减少人为散射。

2. 数字放射摄影

1995 年美国 DuPont 公司率先研制成功 DR 系统。DR 技术的核心是数字平板探测器(FPD)，根据数字平板探测器的结构和特性，目前 DR 技术可分为以非晶硅(a-Si+CsI)为代表的间接转换数字放射摄影(indirect digital radiography，IDDR)和以非晶硒(a-Se)为代表的直接转换数字放射摄影(direct digital radiography，DDR)。图 1.32 显示了基于非晶硅的 IDDR 图像的形成过程。

3. CR 与 DR 的性能比较

下面从系统功能、图像质量、控制使用及软件功能等方面比较 CR 和 DR 的主要性能与特点。

1) 系统比较　CR 使用的 IP 板与胶片-增感屏探测器非常相似，IP 板上记录的潜影仍然是模拟图像，而且 CR 可使用传统的 X 射线设备。DR 则是全数字化的产品，从根本上改变了传统的 X 射线摄影过程，应用数字平板探测器，能够在 X 射线曝光后迅速地将吸收能量直接转换成数字信号，设备是一套全新的数字 X 射线机。

2) 图像质量比较　CR 的空间分辨率为 5.0LP/mm；非晶硒(a-Se)和非晶硅(a-Si+CsI)的 DR 像素尺寸分别为 139μm 及 143μm，由此构成的平板 DR 系统空间分辨率分别为 3.6LP/mm 和 3.5LP/mm；CR 的密度分辨率为 12-bit，DR 的密度分辨率为 14-bit。

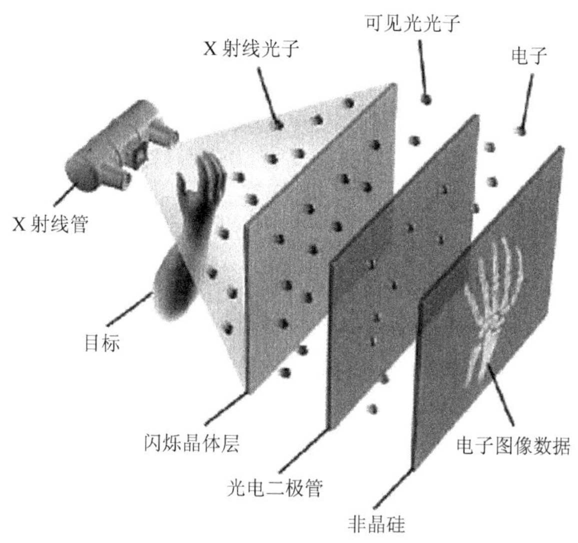

图 1.32　DR 图像的产生和 FPD 的应用

3) 操作流程比较　据有关研究报道，使用常规 X 射线摄影平均耗时为 7.5min/人，使用 CR 摄影平均耗时 6min/人，而使用 DR 摄影仅耗时 2.5min/人。CR 可方便地与原有的适合常规 X 射线摄影的 X 射线机系统配合使用，特别是可用在重症监护病房 (intensive care unit，ICU)、急诊室等特殊科室的复杂体位的摄影，而 DR 系统较适合透视与点片，摄影及各种造影检查。

4) 软件功能比较　DR 摄影采用自动曝光控制技术 (automatic exposure control，AEC)，主要通过设定不同的探测器剂量阈值，在曝光时测量透过患者的 X 射线剂量，当达到图像采集所需要的剂量后，自动关闭 X 射线系统，以保证整幅图像的一致性。在快速得到一幅数字图像后，可以立即对图像进行数字优化处理。通过 AEC 技术，配合其工作站上的多种处理模式，使成像质量稳定，且操作简单化，无需人为的调整和处理。CR 中影响图像质量的重要参数是曝光指数 (EI)，不同的部位采用不同的 EI 和 EVP (enhanced visualization processing) 值，以获得高质量的图像。

5) 被检者受照剂量的比较　CR 和 DR 的 X 射线探测器的感光曲线与普通 X 射线胶片不同，在对比度和宽容度上有较大的动态范围，再加上探测器的高灵敏度，使得数字化成像的量子检出效率可以从传统胶片的 20%~30%提高到 60%~70%，从而使 X 射线剂量可以大大降低。CR 摄影曝光量为传统 X 射线摄影的 1/2~2/3；DR 与 CR 相比更为明显，可以降低 2/3 以上的射线剂量。

1.4　数 字 减 影

数字减影 (digital subtraction) 属于图像代数运算的范畴，是在影像增强技术、电视技术、计算机技术和数字图像处理技术发展基础上形成的一种数字医学成像技术。减影的概念早在 1925 年即被提出；1934 年 Ziedes des Plantes 发明了胶片减影的方法，但胶片减影是一种模拟处理过程，方法复杂，受干扰因素多，重复性差。因此胶片减影最终未能在临床上获得广泛应用；1978 年美国威斯康星大学研究小组设计出数字影像处理器；1980 年 Mistretta 宣告了数字减影血管造影(digital subtraction angiography, DSA)的诞生。进入 21 世纪后，新一代数字平板探测器的出现并应用于临床，加快了双能量减影(dual-energy subtraction, DES)在临床的应用。双能量减影除应用于新一代的 DSA 外，还应用在最新一代的 CR、DR 及 CT 技术上。

1.4.1　数字减影血管造影

DSA 旨在增强原本很难观察到的血管结构的可视性，在这些结构中充满了高原子序数对比剂(contrast agent)。基本的减影过程需要两帧图像，一帧为注射对比剂前采集的图像 A(x, y)，通常称为掩模图像(mask image)；另一帧是当对比剂完全分布于待观察的血管结构时所采集的图像 B(x, y)，叫作造影图像(contrast image)。用造影图像 B(x, y)减去掩模图像 A(x, y)，于是两幅图像中共有的结构受到抑制，仅留下增强的充盈了对比剂的结构的图像 C(x, y)。DSA 成像原理如图 1.33 所示，临床 DSA 图像如图 1.34 所示。

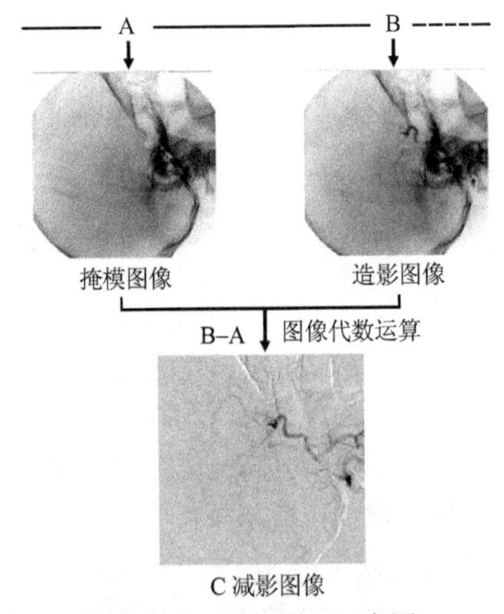

图 1.33　DSA 原理示意图

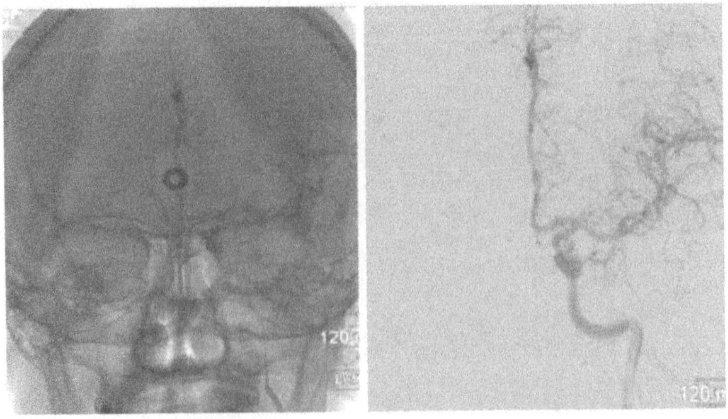

(a)造影图像　　(b)减影图像

图 1.34　DSA 图像

下面利用图 1.35 用定量的方式近似地描述上述过程，r_1~r_2 是所研究 X 射线经过的成像组织的总厚度。根据指数衰减规律，掩模图像中的测量强度为

$$I_m(x,y)=I_0\exp\left(\int_{r=r_1}^{r_B}\mu_B(r)\mathrm{d}r\right)\exp\left(\int_{r_B}^{r_2}\mu(r)\mathrm{d}r\right)$$

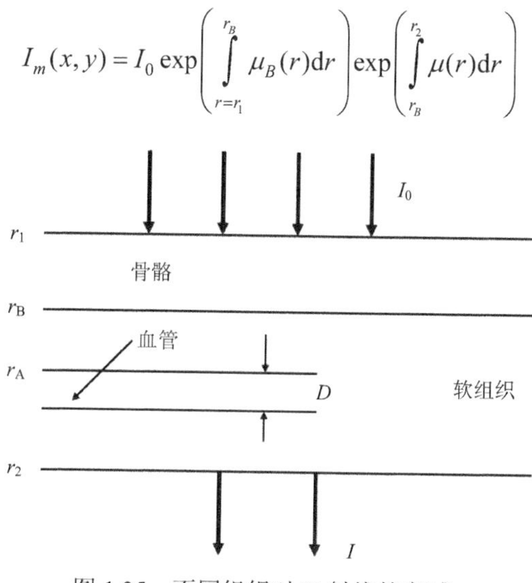

图 1.35　不同组织对 X 射线的衰减

当厚度为 D 的血管充满衰减系数为 μ_c 的对比剂时，那么强度将由以下乘积给出：

$$I_\mathrm{c}(x,y)=I_0\exp\left(\int_{r=r_1}^{r_\mathrm{B}}\mu_\mathrm{B}(r)\mathrm{d}r\right)\exp\left(\int_{r=r_\mathrm{B}}^{r_\mathrm{A}}\mu(r)\mathrm{d}r\right)\exp\left(\int_{r=r_\mathrm{A}}^{r_\mathrm{A}+D}\mu_\mathrm{c}(r)\mathrm{d}r\right)\exp\left(\int_{r=r_\mathrm{A}+D}^{r_2}\mu(r)\mathrm{d}r\right)$$

式中，r_B 是射线进入骨骼的坐标；r_A 是射线进入血管的坐标。为方便表达，分别对上述两个公式进行对数变换，再进行减法运算，得

$$\begin{aligned}\log I_\mathrm{c}(x,y)-\log I_\mathrm{m}(x,y)&=\int_{r=r_1}^{r_\mathrm{B}}\mu_\mathrm{B}(r)\mathrm{d}r+\int_{r=r_\mathrm{B}}^{r_\mathrm{A}}\mu(r)\mathrm{d}r+\int_{r=r_\mathrm{A}}^{r_\mathrm{A}+D}\mu_\mathrm{c}(r)\mathrm{d}r\\&\quad+\int_{r_A+D}^{r_2}\mu(r)\mathrm{d}r-\int_{r=r_1}^{r_B}\mu_\mathrm{B}(r)\mathrm{d}r-\int_{r_B}^{r_2}\mu(r)\mathrm{d}r\\&=\int_{r=r_A}^{r_A+D}[\mu_\mathrm{c}(r)-\mu(r)]\mathrm{d}r\end{aligned}$$

由此得到了对比剂分布的单一信息，即减影图像与对比剂的 D 厚度成正比，与对比剂的衰减系数 $\mu_\mathrm{c}(r)$ 和软组织的衰减系数 $\mu(r)$ 有关，与骨骼和软组织的结构无关。因此在减影图像中可以消除骨骼和软组织等对图像的影响，突出充盈对比剂的血管。

自然地，因为忽略了衰减的影响依赖于 X 射线的频率(光子能量)，所以上述分析结果的准确程度受到了限制。换言之，分析只有在 X 射线为单能的情况下才是准确的。尽管如此，仍然有理由在实践中使用上述分析，这是由于辐射的带宽特性引起的非线性也与辐射硬化效应有关，尚未达到线性假设不成立的水平。

减影过程中最为重要的步骤是图像配准(image registration)，配准必须保证相应的结构精确地定位在待减影的两幅图像的相同位置。如果配准不精确，在成像期间也许由于患者或患者器官的运动，减影结果将不仅增强充盈对比剂的结构，而且还将增强恰好由非精确配准引起的差异，这样的减影图像没有临床意义。

1.4.2　基本减影方式

DSA 目前存在三种基本减影方式：时间减影(temporal subtraction)、能量减影(energy subtraction)和混合减影(hybrid subtraction)，其中时间减影由于技术成熟而成为临床 DSA 最为常用的成像方式。

1. 时间减影

时间减影是 DSA 的基本减影方式。在造影剂到达前-高峰-廓清这段时间内，从感兴趣区(region of interesting, ROI)获取足够帧数的图像，继而将掩模图像和造影图像分别输入图像处理系统中两个运算器及存储器内进行处理后，两者顺次自行相减而成。由于造影图像和掩模图像两者获得的时间有先后之差，故称时间减影(图 1.36)。依据减影所用的掩模图像和造影图像的帧数及时间的差别，时间减影又可以分为下列成像方式。

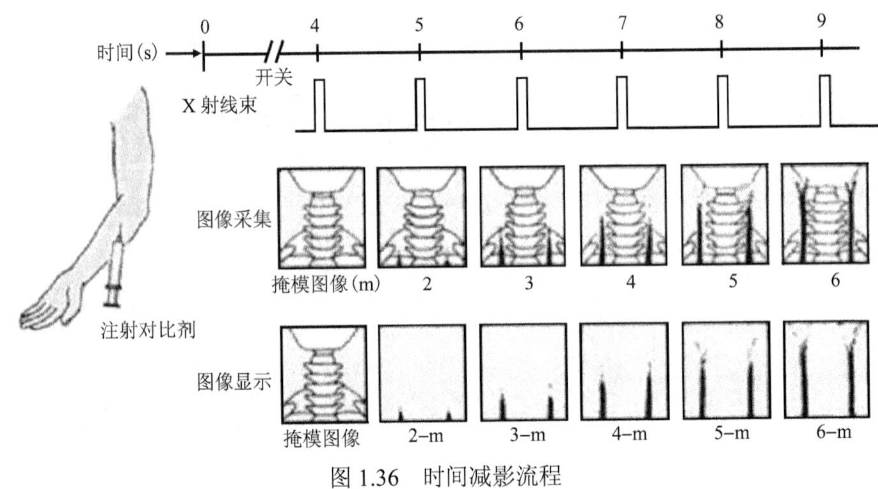

图 1.36　时间减影流程

(1) 常规成像(normal imaging, NI)方式

X 射线曝光摄得的图像中取掩模图像和造影图像各一帧进行相减而获得减影图像。掩模图像的选定尽可能在血管充盈前的一瞬间，造影图像的选定以血管内造影剂浓度最高者为宜，这是早期的时间减影方式。

(2) 脉冲成像(pulse imaging, PI)方式

采用间歇 X 射线脉冲(0.1~0.25s)同步方式，进行一连串单一的曝光，每秒获取 4~10 帧图像，选定掩模图像或数帧掩模图像的积分图像(复合再掩模图像)，再与各帧造影或数帧造影图像的积分图像(复合造影图像)分别一一相减而获得系列的减影图像。由于单

位时间内摄取的帧数少，每帧的造影剂浓度和 X 射线剂量较高，噪声相应较小，所以对比分辨率高。适用于头、颈、腹和四肢等活动度不大的部位。

(3) 超脉冲成像 (super pulse imaging，SPI) 方式

以很短的 X 射线脉冲 (10ms) 于每秒中获取 6~30 帧图像，然后逐帧高速重复减影而获一序列减影图像。应用于快速运动的器官，如心脏大血管，可获得动态减影图像。但由于每帧图像的 X 射线剂量较低，噪声也相应增加，所以对比分辨率低。

(4) 连续成像方式 (continuous imaging，CI) 方式

以连续 X 射线照射、与电视摄像机同步信号一致的连续成像速率 (25~50f/s) 获取掩模图像，并做积分处理，再与造影或复合造影图像逐帧相减而获得比 SPI 更多的连续减影图像，可动态观察心脏大血管。其缺点与 SPI 方式的相似。

2. 能量减影

能量减影的概念在 DSA 发展的初期就已经提出来了，目的是克服时间减影中患者及患者器官运动导致的运动伪影问题。但在实践中由于设备的复杂性，这种减影方式未能达到临床应用的水平。随着技术的进步，现在可完成管电压高速切换的专用 X 射线机已进入临床，为实现能量减影创造了条件。能量减影还可以把不同吸收系数的组织分开，从 X 射线图像中去除骨组织或软组织，获得仅含软组织或骨组织的图像，在 CR 和 DR 的胸腹部摄影中获得了应用，成为一种新的 X 射线检查技术。

(1) DSA 系统的双能量减影

DSA 双能量减影主要利用碘对比剂的 K 吸收缘进行。如图 1.37 所示，在质量衰减

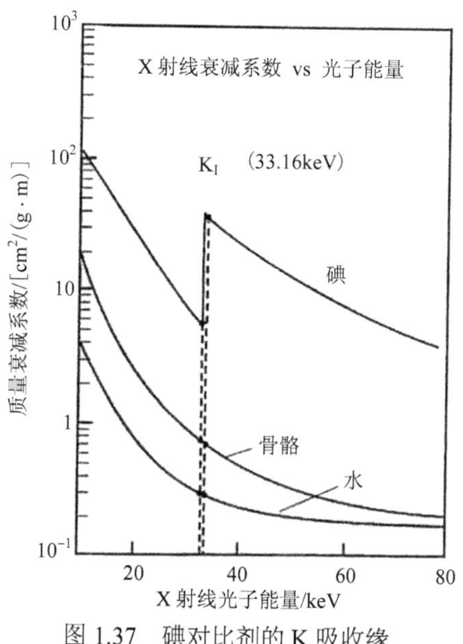

图 1.37　碘对比剂的 K 吸收缘

系数/能量曲线上，碘在 33keV 处其衰减曲线具有锐利的不连续性，该临界水平称为碘的 K 吸收缘，而骨骼和软组织(衰减特性与水相当)的衰减曲线是连续的，没有碘衰减曲线的非连续性特征。将碘对比剂引入待显示的血管内，分别用略低于和略高于 33keV 的 X 射线能量曝光。在两种能量条件下曝光的影像中，碘信号与其他结构的衰减特征有明显差异。因此，将这两种能量条件下曝光的影像进行数字减影，可得到突出碘的对比度，保留较少的骨信号，消除软组织及气体影的减影图像。双能量减影不能有效地消除骨组织影，若要进一步消除骨组织影，还需再次进行时间减影，具体内容参阅混合减影。

(2) CR 系统的双能量减影

在暗盒中放置两块 IP 板，两者之间用铜滤线器分隔(图 1.38)，曝光时穿过第一块 IP 板的射线被滤线器滤掉一定比例的软射线，较高能量的射线作用于第二块 IP 板。两块 IP 板一次曝光，同时实现能量分离，即前方的 IP 板接受低能量 X 射线，后方的 IP 板接受高能量 X 射线。一种典型的 CR 系统单曝光双能量减影技术流程如图 1.39 所示。

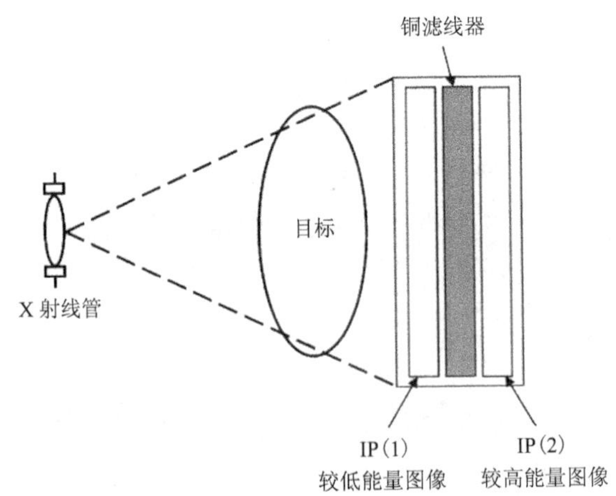

图 1.38　CR 系统单曝光双能量减影结构图

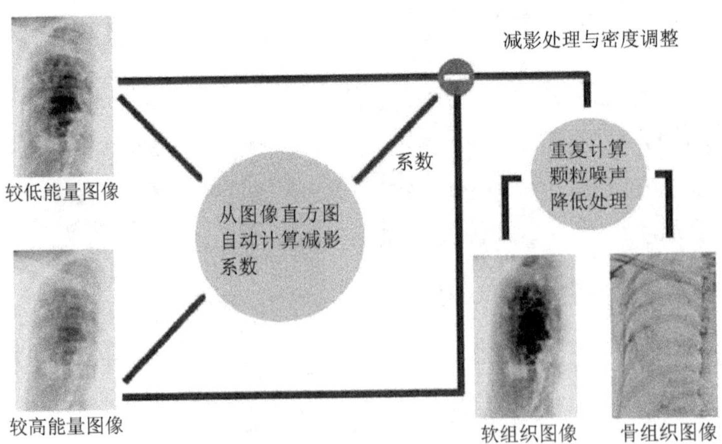

图 1.39　CR 系统单曝光双能量减影技术

显然，在这种单次曝光双能量减影法(single-exposure dual-energy subtraction)中，双能量的高低并非指管电压的高低，而是代表两块 IP 板接受到的 X 射线具有不同的能量。因此，并不要求管电压在短时间内切换。

(3) DDR 系统的双能量减影

DDR 系统中采用的是两次曝光双能量减影法(dual-exposure dual-energy subtraction)，它利用了数字平板探测器的高速响应能力。总的曝光时间控制在 200ms 以内，曝光过程中切换 X 射线管电压，如 75kV 和 150kV(低能及高能 X 射线输出量范围分别为 60~80kV 和 110~150kV)，得到两幅不同能量的影像。为消除两次曝光之间患者摄影部位的可能移动，保证两幅影像的精确配准，两幅影像曝光的间隔时间通常取 60~70ms。在如此短的时间间隔内两次曝光，时间变量可忽略不计。

(4) 两次曝光与单次曝光双能量减影法的比较

两次曝光法的优点是能量分离效果好，减影图像清晰、层次丰富、解剖细节显示好、图像具有较高的信噪比，而且成像速度快。但两次曝光之间患者自主与非自主运动导致误编码是该方法最大的缺点，另外技术上要求 X 射线管能高速切换管电压，输出高、低两种能量 X 射线束，增加了设备的复杂性；患者的辐射量也有所增加。

单次曝光法的能量分离效果明显逊于两次曝光法，减影图像的对比度和信噪比都较低。虽然可通过改进曝光条件提高能量分离效果、降低量子噪声、增大曝光量，但曝光量增大到一定程度后，IP 板固有噪声的降低不再与曝光量的增加相关，反而还会增加散射所致的噪声。有研究表明，在其他条件一致的前提下，140kV 一次曝光法的能量分离幅度只有两次曝光法的 50%，所得减影图像的残留组织对比度只有后者的 50%左右，图像的信噪比只为后者的 43%。

(5) 双能量减影法的临床应用

1) 软组织图像　通过移除遮盖在肺、纵隔上的骨组织，软组织图像能够更好地显示肺实变和结节影，可大大减少在影像上因胸部骨性组织重叠和遮挡造成的误诊漏诊率，增加肺结节的检出率，可以较好地显示气管、主支气管的病变，气道狭窄情况的判断也更为准确。

2) 骨组织图像　可以清晰显示肋骨骨折及各种肋骨病变；可以清楚显示肋骨的骨质破坏，有助于诊断骨髓瘤、转移瘤；更容易发现脊柱肿瘤，能清楚显示骨肿瘤的内部结构，如钙化、骨组织的破坏程度，肿瘤边缘的侵犯范围；可以清楚显示冠状动脉及主动脉钙化、瓣膜钙化、心包膜钙化等。图 1.40 给出了一个利用减影骨组织图像发现冠状动脉钙化的例子。

3. 混合减影

时间减影曝光期间，检查对象的轻微活动会产生移动伪影，减影过程中两帧图像不能精确重合而造成配准不良；能量减影的主要缺点表现为不易消除图像中的骨骼，还有

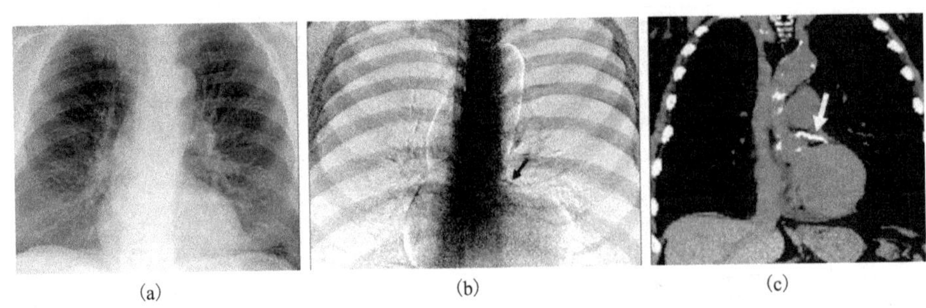

图 1.40 双能量减影的骨组织图像

(a)常规 PA 胸部 DR 图像未见异常；(b)减影骨组织图像显示左主冠状动脉钙化；(c)CT 扫描多平面重建图像证实

线束硬变和残余信号产生的副作用。混合减影技术则结合了时间减影和能量减影两种技术的优点(图 1.41)。首先通过时间减影减少骨骼结构引起的伪影，然后采用较低能量图像序列时间减影图像和较高能量图像序列时间减影图像进行能量减影，消除软组织及其运动引入的伪影。该方法几乎可同时去除骨骼和软组织，而且对运动伪影相对不敏感。

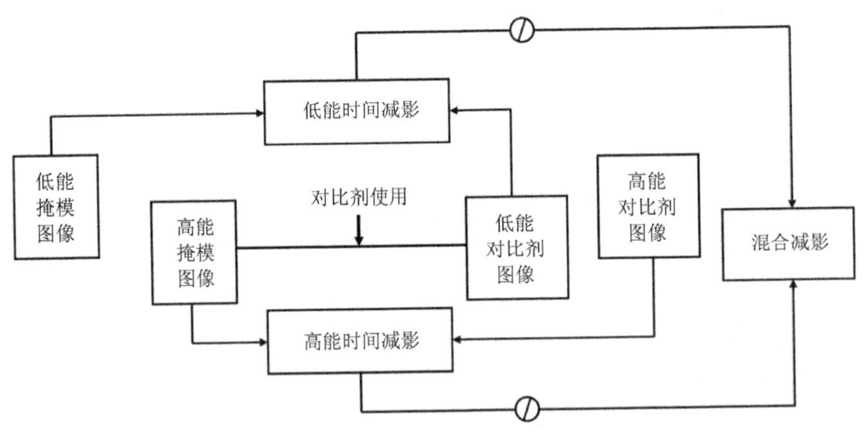

图 1.41 混合减影技术的流程框图

混合减影成像的局限性主要是混合减影图像的信噪比大约降低为时间减影的 1/2；混合减影所需的 X 射线剂量增加 30%~60%。

1.4.3 旋转 DSA 和血管三维重建

1. 旋转 DSA

旋转 DSA 是随着更强大的计算机实用化而迅速出现的一种实时旋转减影血管造影技术。1972 年，Cornelius 等描述了血管造影的旋转技术。Voigt 等使用模拟钙化的颅骨模型和颅内循环模型，探讨旋转血管造影技术应用的可能性。以后的各种研究报道介绍了旋转技术的若干应用。

旋转血管造影提供了在一次单一对比剂注射后周围血管解剖三维关系非常好的近似表达。在旋转血管造影中，一旦采集序列开始，C 型臂(C-arm)机架(图 1.42)两端的 X 射线球管与探测器同步地由左往右以每秒 40°的速率围绕造影部位旋转 220°，旋转的等中心(isocenter)是患者的感兴趣区域。数据采集在 200°范围内进行，X 射线曝光速率为 8.8f/s，5 秒共得到 44 帧掩模图像，图像矩阵为 512×512(图 1.43)。C 型臂返回初始位置开始数据采集，高压注射器以每秒 3.6ml 速率从颈内动脉(ICA)注射对比剂 18ml，机架重复掩模图像采集时的运动轨迹并采集另一组 44 帧造影图像(图 1.44)，实时减影图像显示在后处理显示器上。

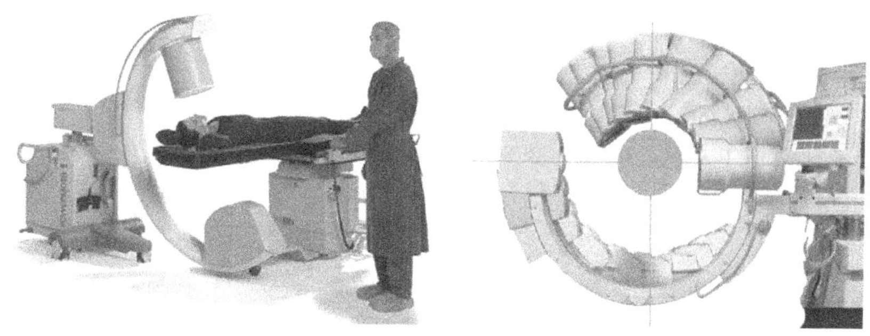

图 1.42　C 型臂及其运动方式

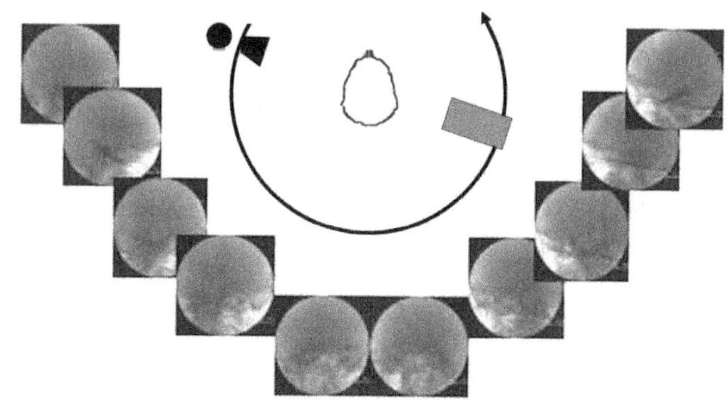

图 1.43　旋转 DSA 掩模图像采集

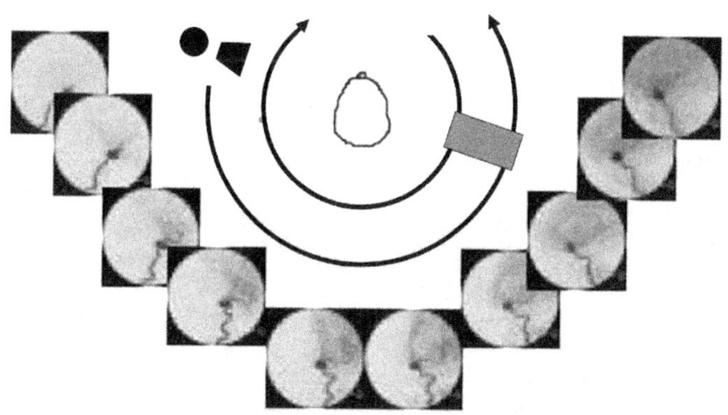

图 1.44　旋转 DSA 造影图像采集及减影图像形成

旋转血管造影技术是二维血管造影方法的一种补充，与常规血管造影技术或 2D DSA 相比，它主要改善了对动脉瘤的诊断与分析。

2. 三维 DSA

20 世纪 90 年代，随着 CT 血管造影技术发展起来的三维数字减影血管造影(three-dimensional DSA，3D DSA)开始获得临床应用。与旋转血管造影术相似，图像数据是在 C 型臂 X 射线机的机架连续弧度旋转过程中获得的，被减影的旋转图像数据被传输到计算机工作站，利用 3D DSA 软件进行后处理，重建三维血管造影图像。三维模型可以任意角度旋转，包括患者体位无法实际获得的角度，以充分揭示不同血管和结构之间的关系。三维血管显示可采用多种重建算法，如最大密度投影(maximum intensity projection，MIP)、表面遮盖显示(surface shaded display，SSD)和容积再现(volume rendering，VR)等。其中 SSD 法是计算机自动将设置阈值内的相邻像素显示成表面模型，并产生想象的光源来描绘表面影像，显示重叠的血管及其外部轮廓，具有很强的立体感(图 1.45)；MIP 法则是以沿着任一方向上灰度值最大的三维体数据作为像素值，投影形成类似血管造影的图像，不足之处是图像缺乏深度感(图 1.46)。因此，血管重建时通常将两者结合使用。VR 法重建的三维血管图像如图 1.47 所示。

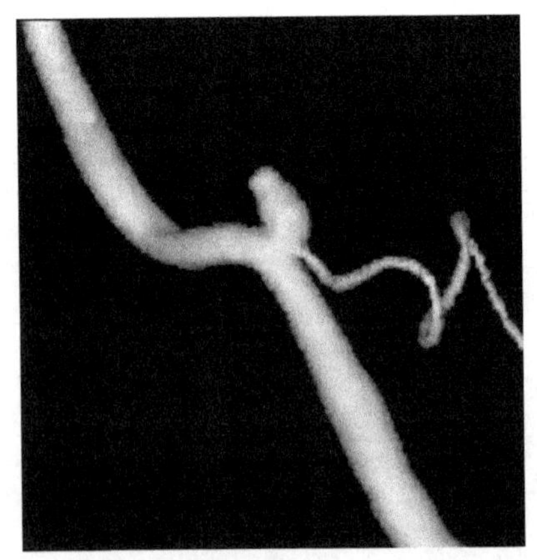

图 1.45　3D DSA 的 SSD 显示

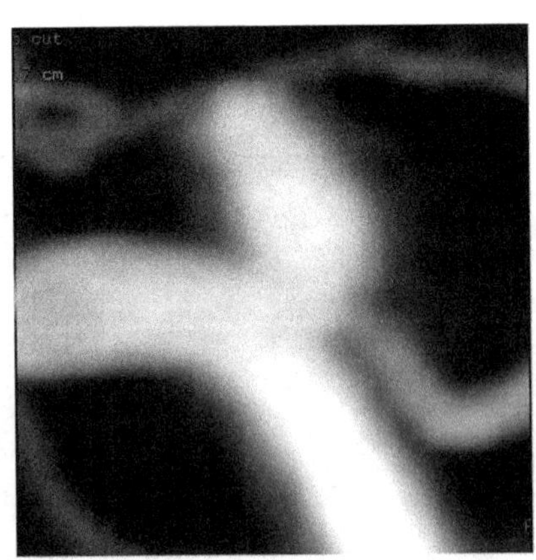

图 1.46　3D DSA 的 MIP 显示

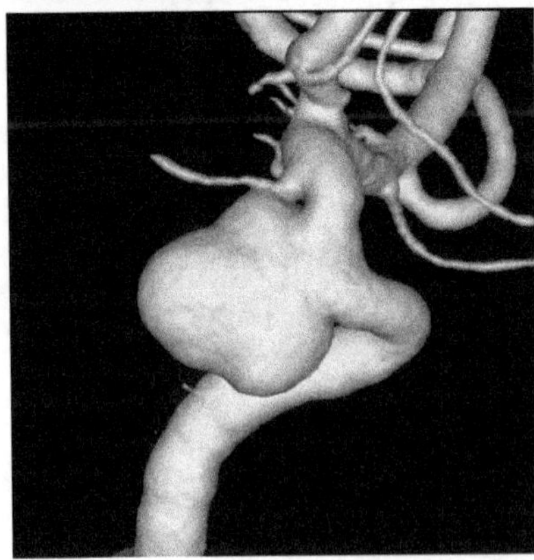

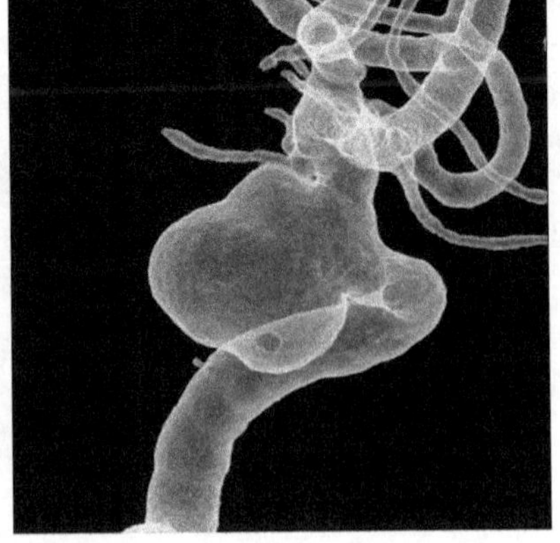

图 1.47　3D DSA 的 VR 显示

临床研究表明，3D DSA 的性能确切地优于 2D DSA，而且也明显优于旋转 DSA。

在旋转 DSA 中，虽可得到多角度的动脉瘤投影，但这些视角仅为一个单一平面的旋转，可能造成影像重叠，其局限性会影响到对复杂病例的动脉瘤形态的客观判断。3D DSA 则能够提供三维动脉瘤形态及动脉瘤与载瘤动脉之间关系的客观信息，找到清晰显示动脉瘤特别是瘤颈的最佳角度，有助于治疗方法的选择和血管内治疗方案的设计，对脑血管病变的诊断和治疗具有很大的应用价值。另外，与磁共振血管造影(MRA)或 CT 血管造影(CTA)相比，3D DSA 同样都有着更好的表现，表 1.3 显示了这三种成像模式的测量结果。研究表明，采用时间飞行(time of flight，TOF)技术的磁共振血管造影对动脉瘤的体积评价过低，CT 血管造影则估计过高，而 3D DSA 的测量结果与动脉瘤模型的真实体积最为接近(图 1.48)。

表 1.3 三种成像模式的动脉瘤体积测量

成像模式	测量值					均值±标准差	真实体积的百分比/%
	1	2	3	4	5		
CTA	817	752	808	726	809	782.4±40.8	111
MRA	587	602	594	624	580	597.4±17	85
3D DSA	751	—	—	—	—	751	107

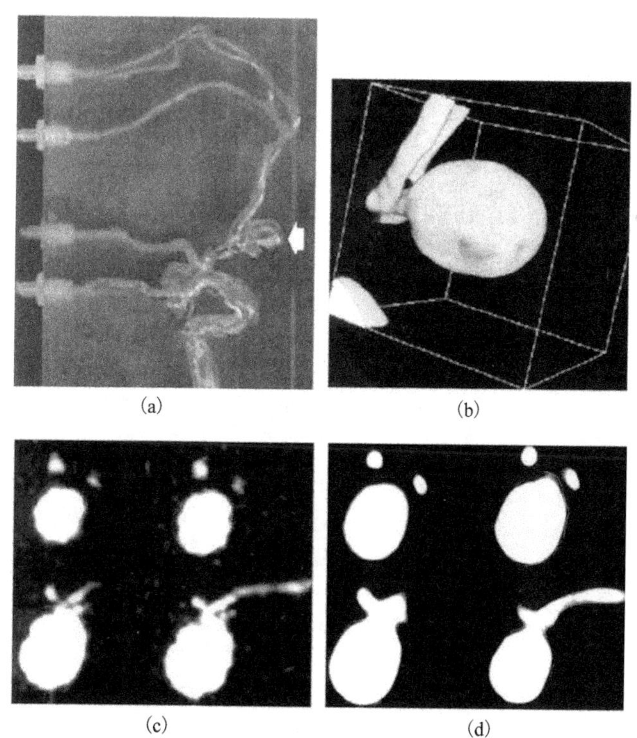

图 1.48 CTA、MRA、3D DSA 动脉瘤(模型)体积测量比较

(a)动脉瘤模型(箭头)；(b)3D DSA 动脉瘤模型图像；(c)MRA 动脉瘤模型图像；(d)CTA 动脉瘤模型图像

当然，3D DSA 仍然会受到图像伪影的干扰，而这种伪影可能潜在地影响诊断的准确性并影响临床决策。

3. 三维 DSA 的作用

目前 DSA 仍然是诊断脑动脉瘤的“金标准”，也是治疗的主要依据。但在临床上发现，由于脑血管分支多、走形复杂，颅内动脉瘤与载瘤动脉及邻近血管之间常互相重叠，常规 DSA 图像在显示颅内血管，尤其是结构复杂血管的完整空间信息方面存在不足，有时难以显示动脉瘤与病变血管及邻近血管的关系，从而难以对动脉瘤及其周围结构做出准确判断。

三维 DSA 技术融合了旋转 DSA 和血管三维重建技术，突破了常规 DSA 一次造影只能显示一个角度的局限性。它能多角度观察动脉瘤，以一个连续的过程呈现出三维、直观的血管影像效果，清晰显示出动脉瘤体、瘤颈、载瘤动脉及其与周围血管的解剖关系，有效避免邻近血管重叠或掩盖及血管扭曲产生的假阳性。特别对多发性动脉瘤和微小动脉瘤，三维 DSA 相对于常规 DSA 具有更为明显的优势。

第 2 章　X 射线计算机断层成像

X 射线计算机断层成像(computed tomography，CT)以 Radom 变换原理为数学基础，通过测定 X 射线在人体内的投影数据，利用计算机求解出在人体某断层上的衰减系数值的二维分布，然后按照 CT 值的定义将各体素的衰减系数值转换为对应的 CT 值，再应用图像处理与显示技术将 CT 值矩阵转变为灰度图像。因此，从这个意义上说 X 射线 CT 本质上就是 X 射线衰减系数成像。与传统的 X 射线成像技术相比，CT 通过准确测量组织的 X 射线衰减系数值重建图像，从而具有非常高的密度分辨率。

CT 的发明在医学成像技术发展历史上具有里程碑式的意义，它使得人类首次可以通过这种成像方式看到自身的内部结构。

2.1　X 射线计算机断层成像技术简史

CT 虽然是在 20 世纪 60 年代随着计算机技术的发展才首次成为实用的医学断层扫描成像技术，但作为其基础的数理思想可追溯到 20 世纪的前半叶。

1917 年，Radon 用数学证明了只要已知穿过同一物体层面的任何数目的线积分值，就可以计算出在这一层面内物质特性的分布。

1956 年，Bracewell 首次将 Radon 的概念应用于无线电天文学中，利用一系列由不同方向穿过太阳表面的辐射测量数据，绘制出太阳微波辐射分布。

1961 年，Oldendorf 进行了一系列实验(图 2.1)，这些实验与后来用于 CT 原理的基础实验非常类似。他的研究目的是确定是否能通过透射测量的方法鉴别出高密度结构中的内部结构。实验模体由 10cm×10cm×4cm 的塑料方块及插入的一些铁钉和铝钉组成，

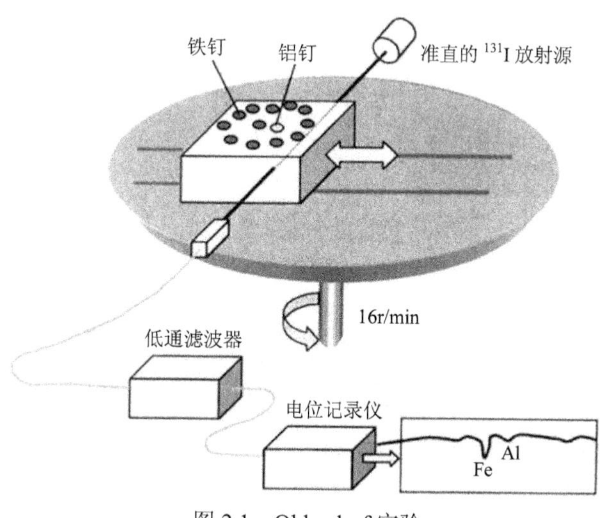

图 2.1　Oldendorf 实验

安放在一个模型列车上，沿一条轨道以 8cm/h 的速度用时钟电机拖动，整个设备放在一个旋转台上以 16r/min 的速度旋转。经过准直的 ^{131}I 源发射出平行γ射线束，并保持γ射线束始终穿过旋转中心，用 NaI 闪烁晶体(scintillation crystal)和光电倍增管(PMT)组成探测器。由分析可知，模体中的每根钉子每旋转一周都要通过射线束两次。外围的钉子以 16r/min 的旋转速度引起透射束强度较快的变化形成高频信号，靠近旋转中心钉子的平移引起透射束强度较慢的变化形成低频信号。采用低通滤波器分离出低频信号。该实验仅有一条穿过旋转中心的线能被重建出来，重建其他的线要求模体相对旋转中心做移动。完成每次扫描需要 1h，同时没有合适的手段存储数据，因此该实验无法对二维结构进行重建。

1957 年和 1963 年，Cormack 两次用实验证明了他的关于由放射线投影重建图像的数学方法，指出计算出放射线吸收系数在人体内分布的重要性。在 1963 年的实验中，使用的是一个不对称铝-塑料模体，其外圈是一个铝圆环象征骨骼，内部填充树脂表示软组织，在树脂内的两个圆盘代表肿瘤，采用准直的γ射线束对其进行扫描。应用这个重建方法，Cormack 计算出了组成模体的材料的吸收系数。

1967 年，Hounsfield 开始了第一台临床 CT 扫描机的研制，目前他被公认是 CT 的发明人。他和 Cormack 分别独立地得到了可以由测量穿过人体不同方向的 X 射线重建人体内部结构的结论。

第一台可用于临床的 CT 扫描机于 1971 年 9 月在英国 Atkinson Morley 医院安装，1972 年 11 月检查了患囊性额叶肿瘤的第一个患者。

1972 年，Hounsfield 和 Ambrose 在英国放射学家年会上发表正式论文，宣告 EMI 扫描机的诞生，接着在同年 11 月的北美放射学会(RSNA)年会上向世界进行了发布。

1974 年，Ledley 设计出全身 CT 扫描机，进一步扩大了 CT 的检查范围，从而为 CT 全面进入临床奠定了基础。

1979 年，由于在 CT 方面所做的开创性工作，Hounsfield 和 Cormack 共同获得了诺贝尔生理学或医学奖。

自从第一台 CT 临床应用以来，CT 技术取得了巨大的进展。对比图 2.2 中早期 CT

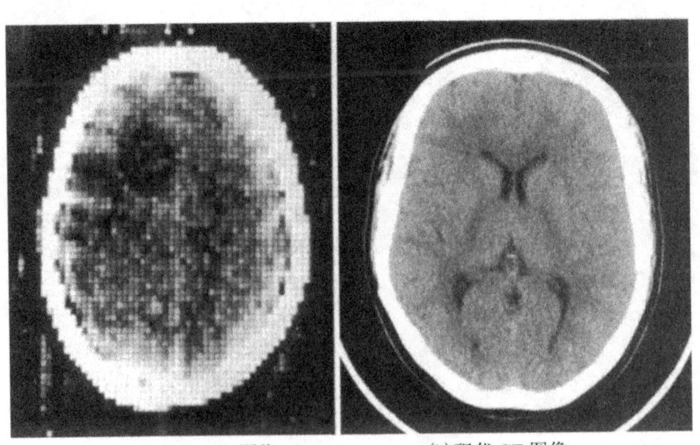

(a) 早期 CT 图像　　(b) 现代 CT 图像

图 2.2　头部 CT 图像质量的比较

图像与现代 CT 图像，可以看到空间分辨率和低噪声分辨能力有了非常明显的提高。另外一个获得改善的重要指标是 CT 的扫描时间，统计分析表明，每层的扫描时间 30 多年来以每年 1.34 倍的速率缩短。

图 2.3 列出了 CT 技术发展的主要历史事件以及对 CT 技术做出过重要贡献的主要研究者。

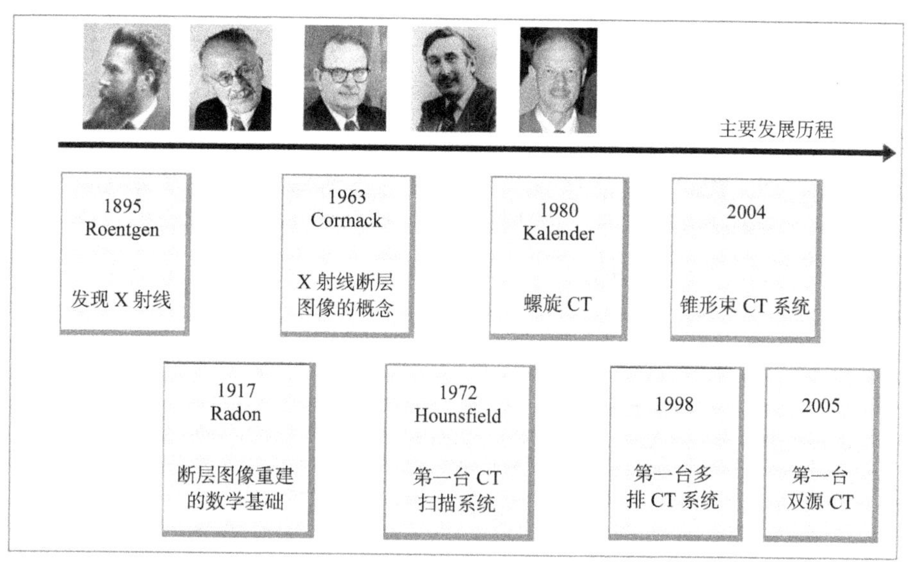

图 2.3　CT 技术主要发展历程

2.2　CT 成像基本原理

X 射线 CT 将人体组织或脏器分为一系列切片(slice)或断层，对每一个断层逐个进行成像分析，断层厚度等于 X 射线束直径。准直后的 X 射线束对人体的某一层面，从该断层侧边的不同角度照射，在射线穿过的另一端利用探测器接收多组原始数据得到该断层的一系列强度数值的过程叫作投影，若投影数目与断层上体素数目相符，则可计算出每个体素的 CT 值，根据 Radon 理论可以重建图像。

2.2.1　几个常用概念

1. 断层与解剖断面

1) *断层*　断层是指在受检体内接受 X 射线照射并欲建立图像的薄层，又称之为体层。断层有一定的厚度，在常规断层扫描中层厚就等于 X 射线束的宽度(准直宽度)，也就是 X 射线束穿过人体的厚度。在螺旋扫描中实际图像代表的层厚可以与 X 射线束的宽度(准直宽度)不一致。这是因为在螺旋扫描中，X 射线管和扫描床同时移动，造成实际层厚要大于 X 射线束的宽度(准直宽度)。

2) *解剖断面*　解剖断面是指生物体上的某一剖面，此剖面是一几何平面，而断层具有一定的厚度。一般情况下，解剖断面与断层表面在形态结构上不尽相同。断层越薄，它的两个表面的形态结构越接近于相同，当断层的厚度接近于零时，它的两个表面则接近于重合，此时断层的两个表面均接近于同一个表面的形态结构，即接近于解剖断面的剖面形态结构。CT 成像是断层成像，而断层的厚度不能是零，因此可认为某一断层的 CT 图像是该断层形态结构的某种平均，并以此平均来代表解剖断面的形态结构，即代替解剖断面的形态图像。

2. 体素与像素

1) 体素(voxel)　体素是指在受检体待成像的层面上按一定大小和一定坐标人为划分的连续分布的微小体积元(图 2.4)。对划分好的体素进行空间位置编码，建立体素阵列中各体素的坐标。一般体素的尺寸是长和宽为 1~2mm，高(体层厚度)为 3~10mm。划分方案有多种，为了计算方便，一般为 2 的 n 次幂(n 取正整数)，如 256×256(65 536 个体素)、512×512(262 144 个体素)等。

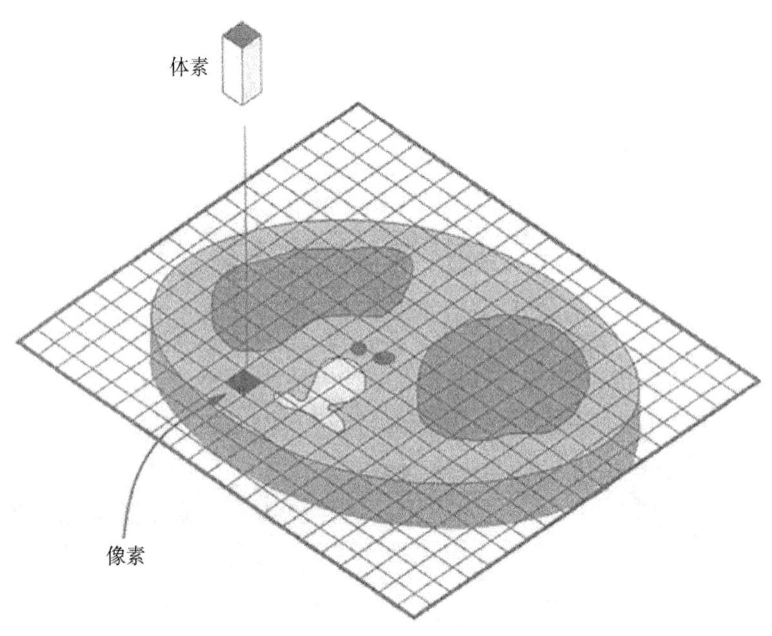

图 2.4　体素与像素

2) 像素(pixel)　像素是构成图像的基本单元。对于 CT 图像来说，像素是按一定大小和一定坐标人为划分的图像平面上的面积元。图像的尺寸不变，这样的面积元划分得越多，像素就越小，图像就越细腻，所反映的信息量就越大。如同对划分好的体素要进行空间位置编码一样，对划分好的像素也要进行坐标排序，即位置编号，以形成像素阵列。各像素的坐标排序要和体素的坐标排序相同，即像素与体素在坐标上要一一对应。划分体素与像素很重要，这是因为重建 CT 图像的一个重要思想是要使体素的坐标信息和特征参数信息被对应的像素表现。这里的特征信息一般是指人体内的衰减系数或吸收系数的二维分布。

3. 扫描与投影

1) 扫描(scanning)　扫描是为获取投影值而采用的物理技术。在重建 CT 图像过程中，首先要进行的就是对受检体的扫描。所谓扫描，是用 X 射线束以不同的方式、按一定的顺序、沿不同的方向对划分好体素编号的受检体断层进行投照，并用高灵敏度的检测器接收透射体素阵后的出射 X 射线束强度。这就是 CT 重建图像中采用的获取投影数值的物理技术，即通常所说的采集数据的扫描技术。扫描方式参阅本节后文的介绍。

2) 投影数据(projection data)　将入射 X 射线束的初始强度 I_0 与穿过人体后被衰减的 X 射线强度 I 之比的对数称为投影数据 P，投影数据的分布称为投影函数。

2.2.2　投影值测量

在 CT 中，除测量穿过人体后被衰减的 X 射线强度 I 外，还要测量 X 射线的初始强度 I_0，以便计算从 X 射线源到探测器的每条射线路径上的总衰减值 P(即投影值)。最简单的情况是采用单能窄束 X 射线测定各向同性均匀连续介质(图 2.5)。随着物体厚度的增加，其强度遵从指数衰减规律下降，衰减值是初始强度与出射强度之比的自然对数，简单地表现为线性衰减系数 μ 与物体厚度 Δd 的乘积，即

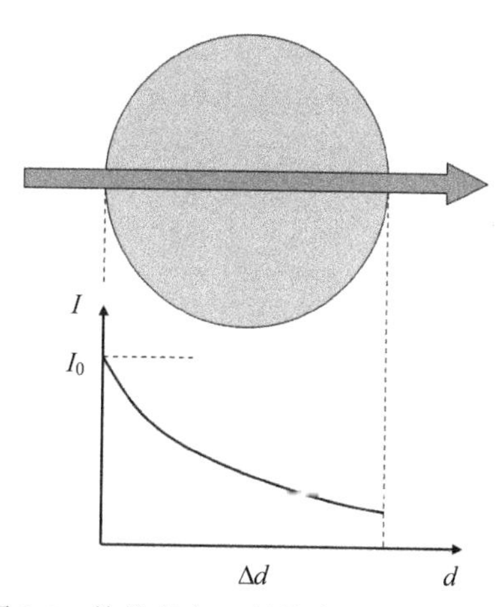

图 2.5　单能窄束 X 射线穿透各向同性的均匀连续介质

$$I = I_0 e^{-\mu\Delta d}$$

$$P = \ln\frac{I_0}{I} = \mu\Delta d$$

$$\mu = \frac{1}{\Delta d}\ln\frac{I_0}{I}$$

具有更加重要意义的情况是 X 射线作用于非均匀介质。在具体讨论之前，首先应明确一个问题，衰减系数 μ 不仅与介质的种类有关，而且还是 X 射线能量的函数。也就是说，对单能 X 射线而言，不同的介质具有不同的 μ 值；而对同一介质而言，不同能量的 X 射线对应于不同的 μ 值。这表明只有单能窄束 X 射线束透射介质衰减时才有唯一准确对应的 μ 值。但 CT 扫描所使用的连续 X 射线是具有一定能谱宽度的，而不同能量的 X 射线对应的 μ 衰减系数值大小不同。如此而言，在 CT 图像重建过程中要确定的每一体素的 μ 值，应包含连续 X 射线谱中各种能量成分所对应的不同衰减系数的成分。因此，每一体素的 μ 值，实际上应是以连续谱中各种成分所占比率为权重的各种 μ 值的加权平均值，对于连续谱来说，此加权平均值可用积分表示。可见，每个体素的衰减系数是一

个平均衰减系数，与扫描用连续 X 射线谱的有效能量相对应的衰减系数相当。在以后的讨论中将直接使用衰减系数，而不再特别指明这是一平均衰减系数。

如图 2.6 所示，在 X 射线穿透路径 l 上介质不均匀，将沿路径 l 分布的介质分成许多很小的小块，其厚度为 Δl，以至于每一小块都可看作是具有相同的 μ_i 值的均匀介质。这样，射线在介质中的衰减过程可以视为被不同介质连续的作用，由射线路径上的每一小块所产生的对总的衰减程度的贡献取决于局部衰减系数 μ_i。对这条路径中的所有小块进行累加，有

$$I = I_0 \mathrm{e}^{-(\mu_1 \Delta l + \mu_2 \Delta l + \mu_3 \Delta l + \cdots + \mu_n \Delta l)}$$

$$P = \ln \frac{I_0}{I} = \sum_{i=1}^{n} \mu_i \Delta l$$

当 $\Delta l \to 0$ 时，上式可以表示为 μ 在这条射线路径上的线积分，即

$$P = \ln \frac{I_0}{I} = \int \mu(l) \mathrm{d}l$$

式中，衰减系数 $\mu(l)$ 是随路径连续变化的函数；P 是 CT 扫描过程中采集的投影数据，在数值上等于沿射线路径上物质的衰减系数的线积分。

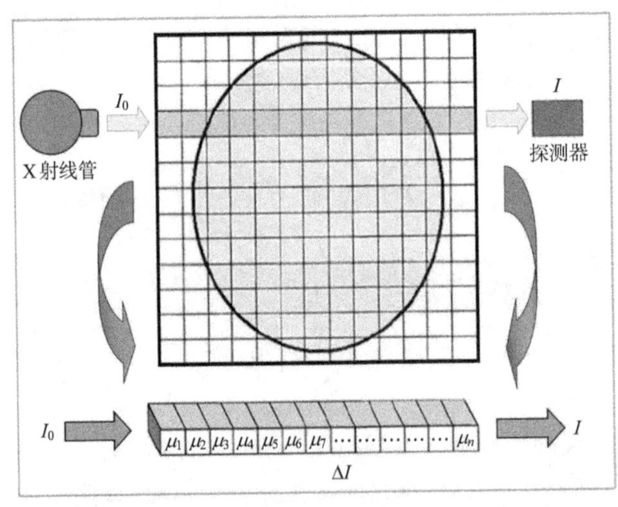

图 2.6 X 射线通过非均匀组织

人体断面图像是二维的，因此衰减系数 μ 应是平面坐标 (x, y) 的函数 $\mu(x, y)$，相应地，投影函数 P 也应设定为二维的形式，即投影 P 应是断面所在平面坐标 (x, y) 的函数 $P(x, y)$。

2.2.3 CT 扫描方式

扫描是 CT 机为重建图像而进行投影数据采集所使用的物理技术。与改善图像质量、

降低制造成本、设计友好界面、压缩设备结构等技术相比，缩短扫描时间则是 CT 技术发展优先要考虑的因素。CT 的扫描方式决定了扫描时间的长短，也成为区别 CT 的"代"(CT-generation)的重要标志。

扫描方式的不同主要取决于 X 射线管的供电方式、X 射线束的形状、探测器的数量等条件。到目前为止，出现的具有代表意义的扫描方式可归纳为 5 种，或者说，经过 30 多年的技术进步，按照扫描方式来划分已经有了 5 代 CT。

1. 第一代(单束平移-旋转扫描方式)

第一代 CT 扫描机[图 2.7(a)]多属于头部专用机，由一个 X 射线管和一个晶体探测器组成，X 射线束被准直成铅笔芯粗细的线束，称为笔形束。X 射线管和探测器环绕人体的中心做同步平移-旋转扫描运动。扫描首先进行同步平移直线扫描，当平移扫完一个选定断层后，同步扫描系统转过一个角度，再同步平移扫描，如此重复下去，直到扫描系统旋转到与初始位置呈 180°角为止。第一代 CT 共采集 43 200 个投影数据，矩阵为 80×80，形成 6400 个显示单元(像素值)，方程式数目大于像素数，因此，通过重建技术可以计算出每个像素点的值。在第一代商品化 CT 中，英国 EMI 唱片公司用 160×160 的矩阵替代了 80×80 的矩阵。

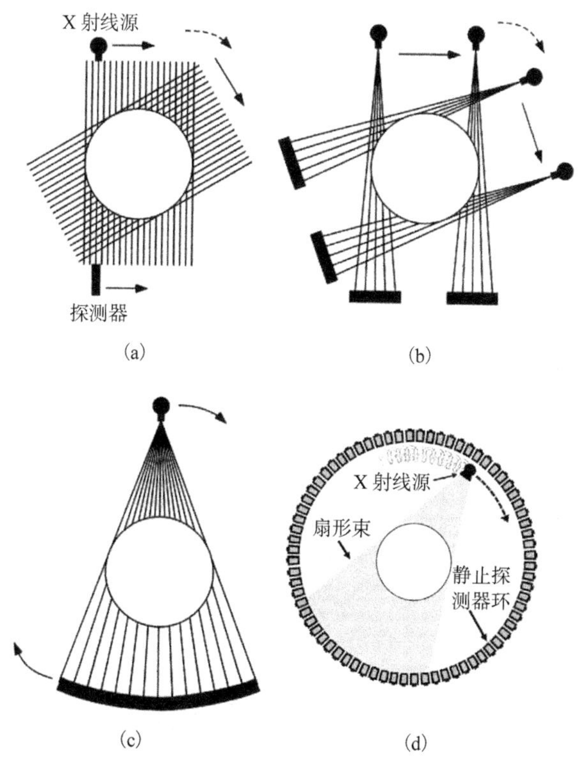

图 2.7　第一代至第四代 CT 扫描方式

(a)第一代扫描方式；(b)第二代扫描方式；(c)第三代扫描方式；(d)第四代扫描方式

第一代 EMI 型 CT 机的 X 射线利用率很低，扫描时间长，通常需要 2~5min，基本能够满足人体头部扫描的需要。但由于扫描时间比较长，很难抑制图像的运动伪影。

2. 第二代(窄扇形束平移-旋转扫描方式)

第二代 CT 扫描机[图 2.7(b)]与第一代 CT 的明显区别在于 X 射线束形状的改变，第二代 CT 改用扇形射线束，探测器数目也增加到 6~30 个。每次扫描后的旋转角由 1°提高至 3~30°。因一次 X 射线束投照的窄扇形束同时被多个探测器探测，故一次扫描能同时获得多个扫描数据，这样可以减少每个方向上平移的次数，增大扫描系统每次旋转的角度。

第二代 CT 完成一个断层的时间约为 10s，能够实现人体除心脏器官以外的各器官的扫描成像。虽然扇形射线束可以照射到更大的体积范围，但同时也产生了更多的散射线。此外，探测器的排列为直线状，对于扇形束而言，中心射束和边缘射束的测量值存在差异，需要校正，否则会形成运动伪影。

3. 第三代(旋转-旋转扫描方式)

第一代和第二代都是采用平移-旋转运动，这种运动方式限制了扫描速度的进一步提高。为了减少运动时间而取消平移运动，使得 X 射线管和探测器作为整体只围绕患者做旋转运动而进一步缩短了扫描时间。1975 年，美国 GE 公司首先推出了这种方式的 CT 机，称之为第三代 CT 扫描机[图 2.7(c)]。

第三代 CT 机有较宽的扇形角(30°~45°)，可以包括整个被扫描体的截面，探测器的数目增加为 250~700 个，排列形状为圆弧形，这种排列使扇形束的中心射束和边缘射束到探测器的距离相等，减小了中心射束和边缘射束测量值的误差。宽扇形束扫描提高了 X 射线的利用率；仅有旋转运动而无直线平移，提高了系统的可靠性。

在早期的第三代 CT 机中，X 射线管的电源和探测器信号都是经电缆传输的。电缆长度的限制使得在获取相邻的断层数据时机架只能顺时针或逆时针地旋转，机架的加速和减速过程限制了扫描速度大约每周 2s。近代的机型使用了滑环技术供电和传输数据，由于机架在连续扫描过程中以恒定速度旋转，扫描时间减少到 0.5s。后面将会看到，滑环技术的引入也是螺旋 CT 得以实现的关键。第三代扫描技术内在的优点，使其成为目前临床上应用最为广泛的一种 CT 机型。

4. 第四代(旋转-静止扫描方式)

在第四代 CT 扫描机[图 2.7(d)]中，用 600~2000 个探测器在机架内排列成静止的闭合探测器环，X 射线管发出 50°~90°宽扇形射束进行旋转扫描。在整个扫描过程中，X 射线管围绕患者旋转，而探测器保持静止。与第三代扫描方式不同，当 X 射线束扫过检测对象时，每个投影仅仅由一个探测器的测量信号形成。其投影形成了以探测器为顶点的扇形；而第三代扫描方式，每个投影形成一个以 X 射线源为顶点的扇形。第四代扫描的优点之一是相邻采样的间隔唯一地由所用的测量速率决定，较高的采样密度可以消除潜在的混叠伪像。

第四代 CT 扫描机的缺点是对散射线极为敏感。由于每个探测单元以很大的张角接收 X 射线光子，所以不能用次级准直器来有效地去除散射影响。尽管可以使用一组参考探测器或软件算法等其他散射校正方案，但随着多层CT的引入，校正的复杂性可能会显著增加。另一个问题是形成探测器环的探测器数量，因为探测器要在一个很大的圆周上环绕患者，以保持合理的X射线源-患者的距离，探测单元的数量及相关的数据采集电子线路的规模就要相当大。从经济和实用两个方面考虑，第四代扫描机已逐步被淘汰。

5. 第五代(电子束扫描)

第五代CT扫描机(图2.8)一般指的是电子束扫描机(EBCT)，诞生于1980~1984年，主要用于心脏检查。为了“冻结”心脏运动，采集一套完整的投影数据必须在20~50ms内完成。很明显，由于加在X射线管和探测器上的巨大地球引力，这一时间要求对于传统的第三或第四代CT机是十分困难的。

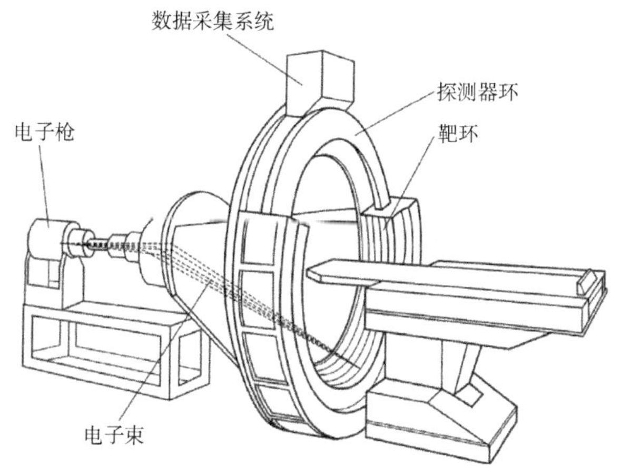

图2.8　电子束CT扫描机

在电子束扫描机中，射线源的旋转是由电子束扫描运动来完成的，代替了X射线管的机械运动(图2.9)。底部的圆弧(210°)代表多靶迹的阳极。高速电子束由精心设计的线圈聚焦并控制其偏转，沿靶环扫描。整个装置密封在真空中。扇形X射线束被准直到一组探测器，用顶部216°的圆弧表示。探测器环和靶环相互错开非共平面，其接驳部分

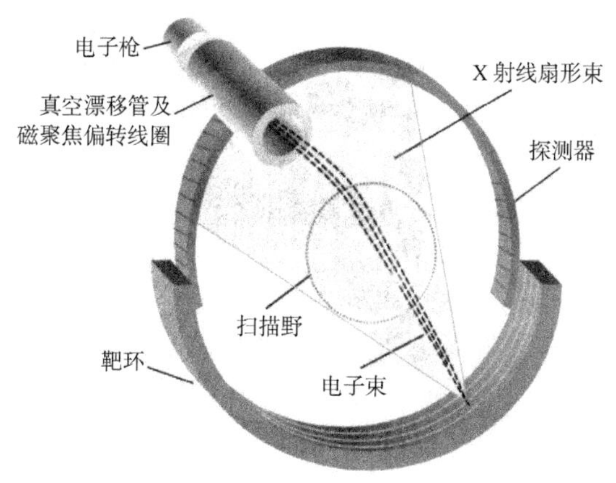

图2.9　电子束扫描方式

形成一个空间。当使用多重靶迹和探测器环时，可以在患者长轴方向覆盖 8cm 的长度用于心脏扫描。因为系统没有机械部件的运动，扫描时间可以达到 50ms。

表 2.1 对 5 代 CT 的 X 射线管及其探测器、探测器排列、扫描方式、X 射线束形式、临床应用范围及缺点进行了比较。从中可以清晰地看出各代 CT 的特点。

表 2.1　5 代 CT 扫描机的特点比较

	第一代	第二代	第三代	第四代	第五代
探测器	1 个	6~50 个	700 个以上	2000 个以上	电子枪
探测器排列	平移(旋转)	平移(旋转)	弧形(旋转)	圆形(固定)	6~8 个靶
射束形式	笔形束	扇形束	扇形束	扇形束	电子射束
扫描方式	X 射线管和探测器先平移扫描，然后旋转 1°再进行第二次扫描，共旋转 180 次	X 射线管和探测器先平移扫描，然后旋转 10°再进行第二次扫描，共旋转 18 次	X 射线管和探测器固定，对等距离旋转 1 圈绕 360°	圆形探测器固定，只有 X 射线管旋转运动 360°	大型 X 射线管内电子枪发射电子通过磁场偏转，撞击阳极靶体，沿环形靶体出射线
扫描部位	头部	全身	全身	全身	心脏、血管
缺点	扫描时间太长	扫描时间太长	环状伪影	线性伪影，患者受线量上升	患者受线量上升，价格昂贵
	5min/image	6~30s/image	2~10s/image	1~3s/image	0.01s/image

6. 双源螺旋 CT

EBCT 可以满足心脏成像对时间分辨率的要求。但 EBCT 存在两个最大的缺点：一是 z 轴的层厚为 3mm，空间分辨率低，不利于冠状动脉成像，特别是对狭窄的小于 50% 的血管病变、管腔直径小于 2mm 的血管难以显示；二是容积覆盖速率慢，使患者难以一次屏气完成整个心脏扫描。这些缺陷使 EBCT 在冠状动脉三维成像应用中受到限制，目前主要用于冠状动脉钙化分析。2005 年，西门子公司在 64 层螺旋 CT 的基础上开发出了 64 层双源 CT(dual-source CT，DSCT)系统。

(1) 双源 CT 系统概念与设计

如图 2.10 所示，DSCT 系统由两个 X 射线管及其对应的探测器组成，它们呈 90°关系安置在机架上。基于心脏扫描的需要及机架空间位置的限制，其中一组探测器(探测器 A)覆盖直径 50cm 的典型测量野；为了保持紧凑的系统几何结构，另一组检测器(探测器 B)覆盖 26cm 的较小测量野。每个探测器由 40 排自适应阵列组成，这使得可在 32mm×0.6mm 和 24mm×0.6mm 切片采集配置间进行选择。通过 z 轴的飞焦点技术，2 个连续以 0.6mm 准直宽度获取的 32 层采集数据，可组合成等中心取样厚度为 0.3mm 的 64 层投影，以这种方式每次旋转每组探测器可获得层厚为 0.6mm 的重叠 64 层图像。可供选择的机架旋转时间分别是 0.33s、0.5s 和 1.0s。用于心脏扫描，DSCT 的机架转速为每周 0.33s；其他部位扫描时还可选择每周 0.5s 或每周 1.0s 的机架转速。临床应用中，DSCT 既可启用双源(心脏及冠状动脉成像)及其相应探测器组，又可使用单源(心脏以外的其他部位成像)及其相应的探测器。每一个 X 射线管能提供 80kW 的峰值功率，它们可独立地使用各自的电压和电流设置进行工作，从而实现双能量数据采集。无论是选择单源还是双源进行扫描及数据采集，扫描模式都可以选择螺旋式或步进断层式。DSCT 是继 EBCT 之后真正意义上的在常规心率状态下可以获得心脏运动冻结图像的 CT 系统。

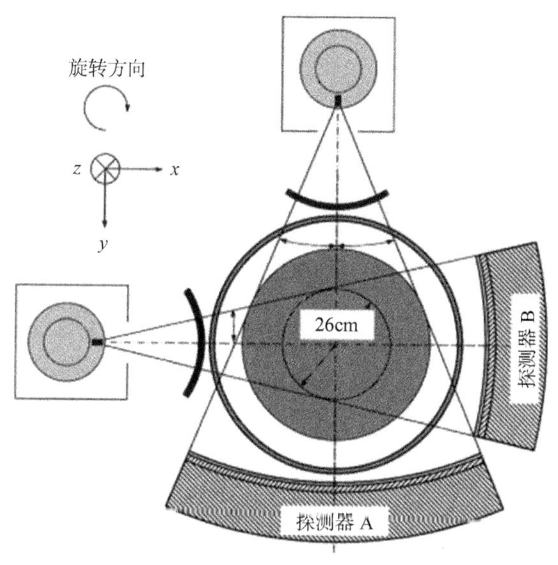

图 2.10 双源 CT 示意图

(2) 双源 CT 的特点

1) 减少扫描时间 整个胸部扫描时间仅 0.6s，呼吸门控可选(常规技术胸部扫描时间 5s，呼吸门控)；全身扫描时间仅 4s(常规技术全身扫描时间大于 10s)。

2) 提高时间分辨率 时间分辨率为 83ms，低于心脏成像所需的 100ms。

3) 消除心脏药物控制 无须使用β受体阻滞剂控制心率就能对心动过速或心率不齐的患者进行可靠的心脏成像。

4) 提供双能量成像 利用不同能量的 X 射线及组织对 X 射线的衰减特性，得到能体现组织化学成分的组织特性图像及碘剂量分布图。

5) 降低成像 X 射线辐射剂量 DSCT 能以极低的辐射剂量进行成像，如可以用低于 1mSv 的剂量完成螺旋心脏扫描，而以往常规扫描的平均有效辐射剂量通常为 8~20mSv(人每年受到的天然本底辐射量约为 3mSv)。

2.2.4 CT 值

前已提及，CT 图像的本质是衰减系数的空间分布 $\mu(x,y)$。μ 在很大程度上取决于 X 射线光谱能量，因此对 μ 的定量描述相当困难，而且直接比较使用不同管电压和滤过条件获得的 CT 图像显然不具有明确的意义。另外，CT 机中的 X 射线强度测量是一种相对测量，即测得的 μ 是相对值。据此，需要确定一个 CT 图像特性的比较标准。基于水的物理特性，将相对于水的衰减计算出来的衰减系数称为 CT 值(CT number)，如图 2.11 所示。为了纪念 CT 的发明者，将 CT 值的单位指定为 Hounsfield 单位(Hounsfield unit，HU）。

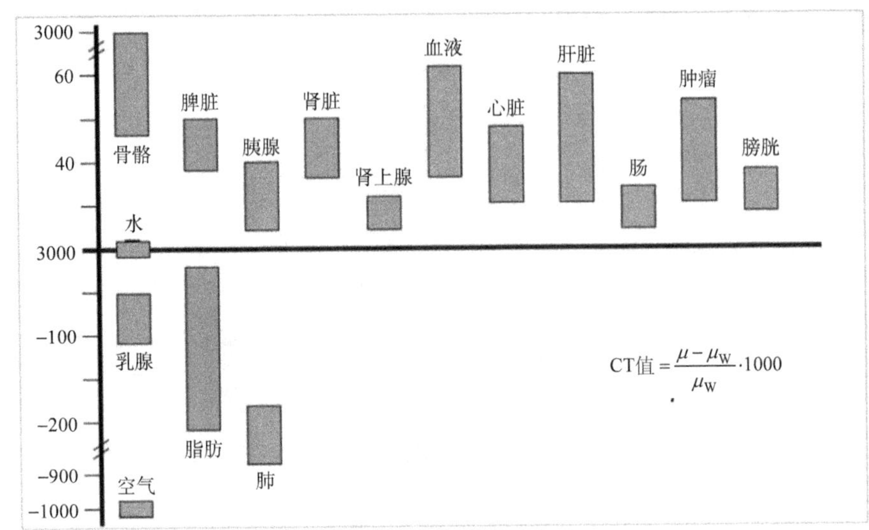

图 2.11　人体组织 CT 标尺

CT 值的定义：某一组织的 X 射线衰减系数减去水的衰减系数再除以水的衰减系数后乘以 1000，即

$$\text{CT值}=\frac{\mu_T-\mu_W}{\mu_W}\times 1000\cdot \text{HU}$$

该式被称为 Hounsfield 公式，式中，μ_T 是组织的 X 射线衰减系数；μ_W 是水的 X 射线衰减系数。因为空气和水的 CT 值几乎不受 X 射线能量的影响，所以 CT 值的标尺按空气的 CT 值 = −1000HU 和水的 CT 值 = 0HU 作为两个固定值标定。CT 值不仅表示了某物质的吸收衰减系数本身，而且也表示了各种不同密度组织的相对关系。

从图 2.11 的 HU 标尺上可以看到，因为肺组织和脂肪组织的密度较低，衰减也较低（$\mu_L<\mu_W$），所以它们的 CT 值为负值。人体其他大多数的部位都表现为正的 CT 值，这是由肌肉、结缔组织和大多数软组织器官的物理密度造成的。骨骼中钙的原子序数较高，除了密度增加之外它还增加了衰减，因此它的 CT 值较高，达到 2000HU。骨骼或造影剂的 CT 值与水相比更加依赖于 X 射线能量，这种依赖性随着能量的降低而增加，它与常规 X 射线摄影图像的对比度特性在原理上是一致的。

总之，组织的 CT 值越高，表明其密度越大；X 射线的能量越低，相同组织的 CT 值会有所增大。在临床中，现代 CT 机可提供的 CT 值范围为−1024HU~+3071HU。因此，可以获得 4096（2^{12}）个不同的 CT 值，每个像素用 12 位灰度级表示。

2.2.5　CT 窗口技术

由前述已知，CT 值的范围为−1024~+3071HU，具有很大的动态范围。但对于大多数显示设备而言，一般仅能够显示 8 位灰度级，即只能覆盖 256 个 CT 值范围所对应的灰度范围(一个 CT 值对应一个灰度)。此外，人眼一般最多能分辨 60~80 个灰度层次。这意味着人眼对灰度层次的低灵敏度，可能导致 CT 图像的诊断信息不能被充分识别。因此，出于诊断目的，需要应用窗口技术将 CT 值映射到显示设备的[0, 255]灰度范围，用窗位(window level，WL)和窗宽(window width，WW)实现特定的显示。

1. 窗口的概念

所谓窗口技术是指 CT 图像显示时使用了一个灰度映射函数来放大或增强某段范围内灰度的技术，本质上该过程把 CT 值范围相对应的($WL - WW/2, WL + WW/2$)之间的原始灰度等级映射到显示设备的全部显示灰度范围，把确定灰度范围的上限以上标定为全白，把确定范围的下限以下标定为全黑(图 2.12)。

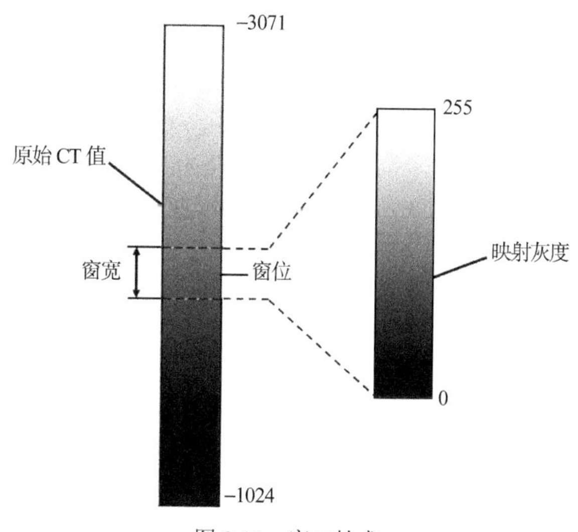

图 2.12　窗口技术

$$f(x,y)=\begin{cases}0, & \text{CT值} \leqslant WL-\dfrac{WW}{2}\\ \dfrac{\text{CT值}-\left(WL-\dfrac{WW}{2}\right)}{WW}I_{max}, & WL-\dfrac{WW}{2}<\text{CT值}\leqslant WL+\dfrac{WW}{2}\\ I_{max}, & \text{CT值}>WL+\dfrac{WW}{2}\end{cases}$$

式中，WL、WW 分别是窗位和窗宽；I_{max} 是设备的最大灰度级，如对于一个 8 位显示设备，$I_{max}=255$。

窗口定义了与CT值对应的像素值灰度范围的上下限，上下限之差称为窗宽，即

$$WW=\text{CT值}_{max}-\text{CT值}_{min}$$

窗位是窗口中央 CT 值对应的像素值灰度，等于上下限的算术平均值，即

$$WL = \frac{CT值_{max} + CT值_{min}}{2}$$

为产生能够显示多数主要结构的图像应使用宽的窗口；对于密度非常相近的组织，为获得更精细的信息应使用窄的窗口。窗口越窄，图像表现越细微，但可见的组织密度范围将减少。窗宽主要影响图像的对比度。减小窗宽可增加图像对比度，因此它非常适合于观察软组织间的差别，如脑组织图[图 2.13(a)]；增大窗宽可观察具有大的像素值范围的结构，如骨和肺图[图 2.13(b)]。窗位的选择主要决定窗口能否包含感兴趣的组织类型。为了对高密度组织成像，需要选择高值的窗位；对低密度组成成像，则选择低值的窗位。例如，提高窗位用于观察密质骨，减小窗位用于观察肺和气道。

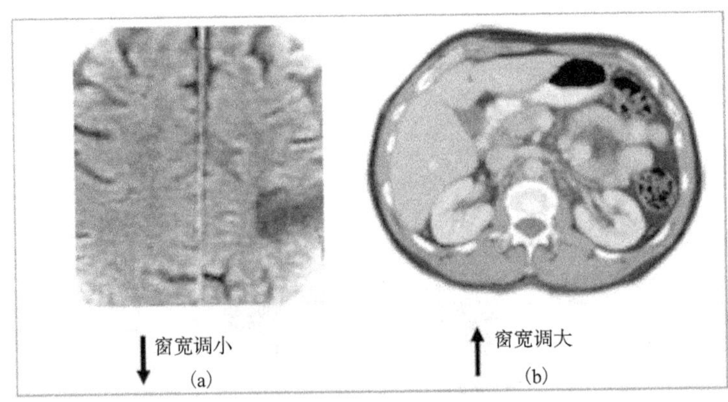

图 2.13　窗宽调节对成像组织显示的作用

(a) 50~400HU；(b) 400~2000HU

下面的两幅图像(图 2.14)再次表现了仅仅由不同窗口设置引起的图像外观的改变。软组织窗的图像除具有良好的胸壁解剖细节外，并未显示肺部的解剖细节。肺窗图像清晰地显示了肺部解剖，但胸壁和纵隔则是灰白色的。通过这些例子，可以理解为产生来自相同矩阵大小的这两幅图像是如何改变窗口的。

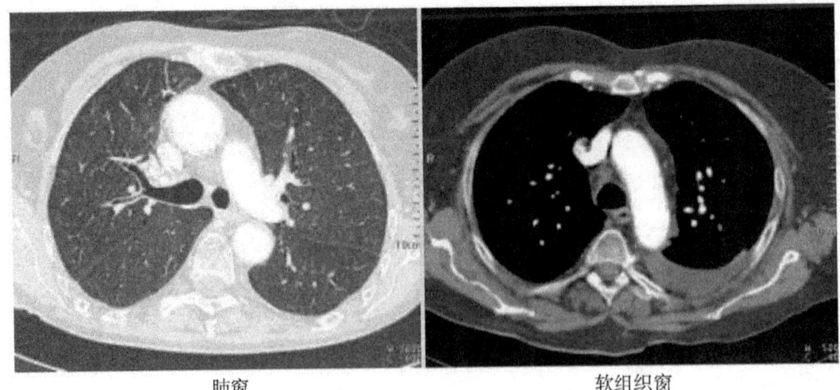

图 2.14　肺窗图像与软组织窗图像的比较

2. 窗口技术的实现

CT窗口技术可采用硬件查找表(look-up table，LUT)方式方便、高速地实现。一个查找表列出了存储的CT值与它们对应的灰度值之间的关系，线性查找表则产生输入值(CT 值)与输出值(显示灰度)之间单一可能的直线关系(图 2.15)。应用窗口技术，可以选择性地显示某一段CT值范围内的组织(器官)。

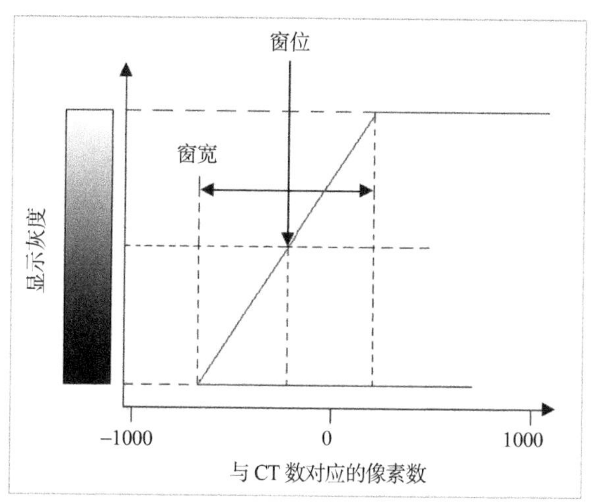

图2.15　基于线性查找表的窗口技术

可通过改变线性查找表中输入值(CT 值)与输出值(显示灰度)之间的关系，即改变灰度映射函数，达到利用窗口技术增强图像对比度和清晰显示感兴趣组织(器官)的目的。要注意的是，当窗宽保持不变而窗位提高时(图 2.16)，原来置于全白的具有较大CT值的组织进入灰度显示区，原灰度显示区内具有较小CT值的组织将置为黑，结果整个图像变暗。当窗位保持不变而窗宽增宽时(图2.17)，CT值的显示范围增大，导致CT值相近(密度相近)的组织变得不易区分。

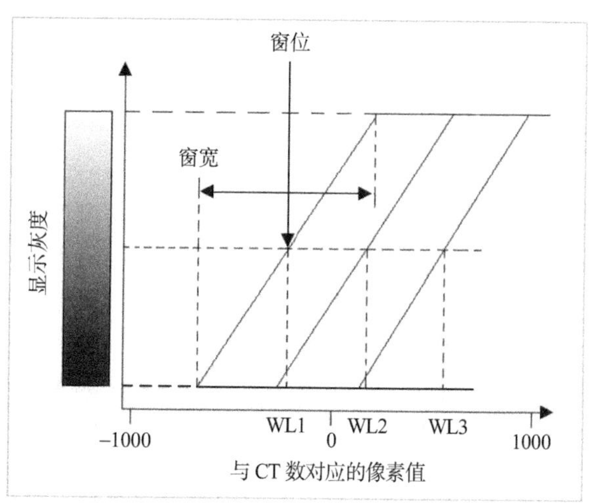

图2.16　窗宽不变，窗位提高

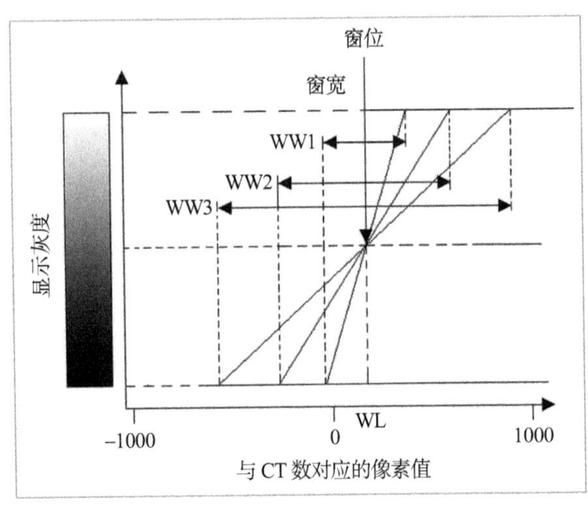

图 2.17　窗位不变，窗宽增宽

2.3　CT 图像重建

图像采集获得了一组完整的投影值，每个投影值代表沿着特定射线路径上物体衰减系数的累加或线积分。CT 图像重建的问题是如何基于这些投影值来确定各体素衰减系数分布 $\mu(x,y)$。断层图像重建虽然是一个历史相对悠久的课题，但同时仍是一个研究的重点课题。从 1917 年 Radon 首先找到由函数线积分重建该函数的求解方法以来，随着 CT 技术的发展就一直不断有新的算法提出，这些算法主要集中在探究计算复杂性与可靠性、空间分辨率、密度分辨率、时间分辨率、对噪声的敏感性、临床应用的灵活性及伪影等指标的权衡关系上。鉴于此课题的复杂性，本节仅以直观解释的方式介绍图像重建的基本原理，而不给出严格的数学推导。

CT 图像重建的基本算法可分为直接反投影法、迭代重建法和解析法三大类。其中迭代重建技术包括联立迭代重建法(SIRT)、代数重建法(ART)和迭代最小二乘法(ILST)；解析法则包括二维傅里叶变换重建法和滤波反投影法。

2.3.1　直接矩阵变换法重建 CT 图像

直接矩阵变换法是一种最容易理解的重建方法。通过由测量投影得出的 n 个独立方程式，计算出 $N\times N$ 图像矩阵中的 N^2 个未知数。如果投影测量值 $n\geqslant N^2$，就能够计算出 X 射线衰减系数 μ_i。

一个简单的例子如图 2.18 所示，假定某物质在扫描面上由 4 个均匀的部分组成，X 射线衰减系数分别为 μ_1、μ_2、μ_3、μ_4，2 个投影各进行 2 次测量，产生 4 个方程式和 4 个未知数，可以很容易求出它们的解。当扩展到 9 个未知数的 3×3 矩阵，采用如图所示的 12 个测量值，同样也可以很容易求出它们的解。

在 1967 年第一台 CT 机上使用的正是直接矩阵变换法。当时为重建一幅图像，需要

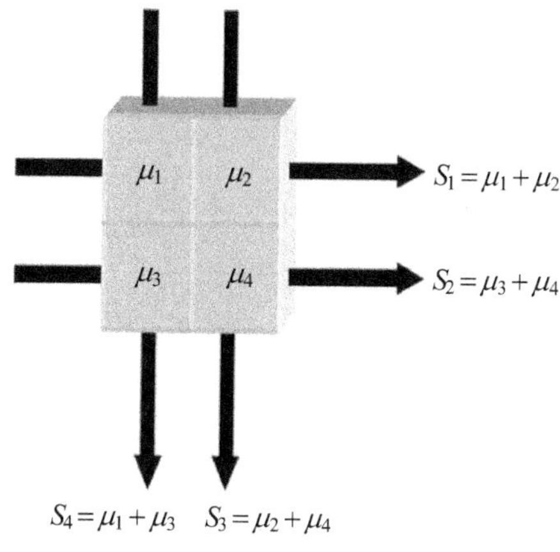

图 2.18　直接矩阵变换法

求解超过 28 000 个的并行方程式。不难看出，为获得更高的空间分辨率，当把物体分割成越来越精细的单元时，即便采用当今的计算机技术，解一组并行方程式也会成为一个难题。此外，为获得足够数量的独立方程式，需要采集超过 N^2 个的投影数据，因为有些测量可能不独立。而当方程的数量超过未知数的数量时，方程组的解未必收敛。因此，必须研究不同的重建技术。

2.3.2　迭代重建法重建 CT 图像

迭代重建过程试图求出一个和所有的投影值都匹配的二维分布。先假设一个初始分布，将其与实测的投影相比较。例如，假设初始分布为平均值 $\overline{A}$ 或 0，在每一次迭代中，计算一个投影 p_j 与沿着那条射线的重建单元的和 $\sum_{i=1}^{n} f_{i,j}$ 之差，将差值再分配到 N 个重建单元中，这里 $f_{i,j}$ 代表沿着第 j 条构成投影 p_j 的射线中的一个单元。将以上表述写为如下的数学表达式

$$f_{i,j}^{q+1}=f_{i,j}^{q}+\frac{p_j-\sum_{i=1}^{N} f_{i,j}^{q}}{N}$$

式中，上标 q 是迭代次数。

用一个 2×2 矩阵和与之相联系的实测投影值来说明迭代过程(图 2.19)。设矩阵中每一单元的放射性活度分别为 f_1、f_2、f_3 和 f_4，测量了两个垂直方向、两个水平方向及两个对角方向的 6 个投影值。

垂直射线[图 2.20(a)，图 2.20(b)]

$$f_1^1=f_3^1=0+\frac{11-0}{2}=5.5$$

$$f_2^1=f_4^1=0+\frac{9-0}{2}=4.5$$

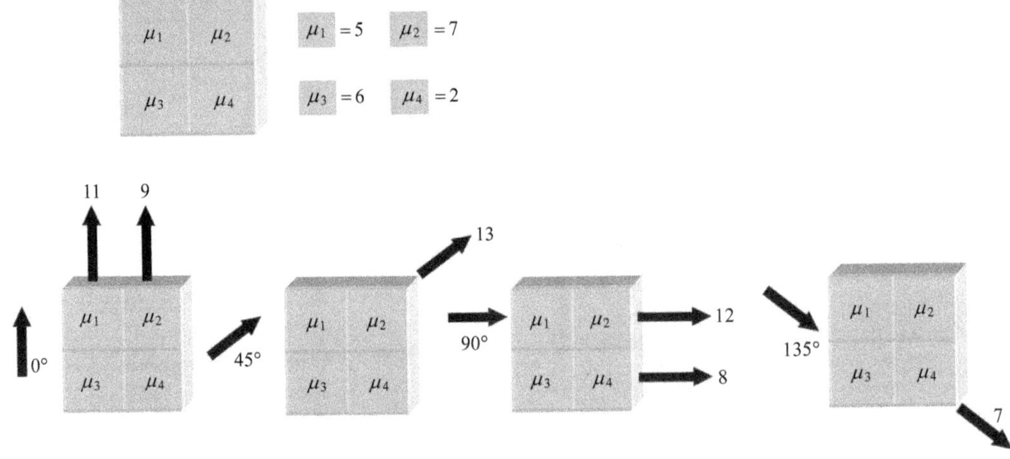

图 2.19 矩阵单元及其实测投影值

设迭代开始时各单元之值都为零。计算它们生成的投影，再将它们同实测的投影比较。计算它们的差值，除以每条线上的两个单元，再加到每一个单元中(图 2.20)。

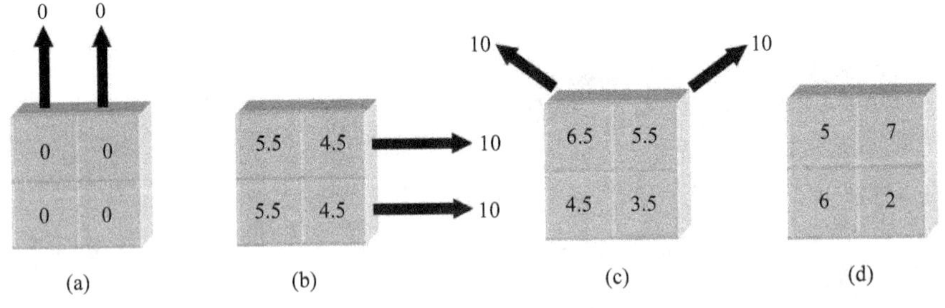

图 2.20 迭代过程示意图

水平射线[图 2.20(b)，图 2.20(c)]

$$f_1^2 = 5.5 + \frac{12-10}{2} = 6.5$$

$$f_2^2 = 4.5 + \frac{12-10}{2} = 5.5$$

$$f_3^2 = 5.5 + \frac{8-10}{2} = 4.5$$

$$f_4^2 = 4.5 + \frac{8-10}{2} = 3.5$$

对角射线[图 2.20(c)，图 2.20(d)]

$$f_1^3 = 6.5 + \frac{7-10}{2} = 5$$

$$f_2^3 = 5.5 + \frac{13-10}{2} = 7$$

$$f_3^3 = 4.5 + \frac{13-10}{2} = 6$$

$$f_4^3 = 3.5 + \frac{7-10}{2} = 2$$

至此已获得重建结果。对于更大的矩阵，需要用同一批投影值反复迭代，直到实测的投影值与计算值之间的误差足够小时停止计算。由于系统噪声导致的计算精度和较长的计算时间等问题，现代的断层成像系统已经不再使用迭代法。

2.3.3　傅里叶变换法重建 CT 图像

傅里叶变换的数学公式及其意义参阅有关参考书。在空间域，CT 重建涉及一个二维图像与它的一维投影数据集之间的关系。而通过获得图像的二维傅里叶变换以及它的每一个投影的一维傅里叶变换(图 2.21)，重建问题就可以放在频率域中加以解决。实际上，在频率域中图像与它的投影之间的关系远比它们在空间域中简单得多。这个被称为傅里叶切片定理的频率域分析方法是 CT 发展的里程碑之一。

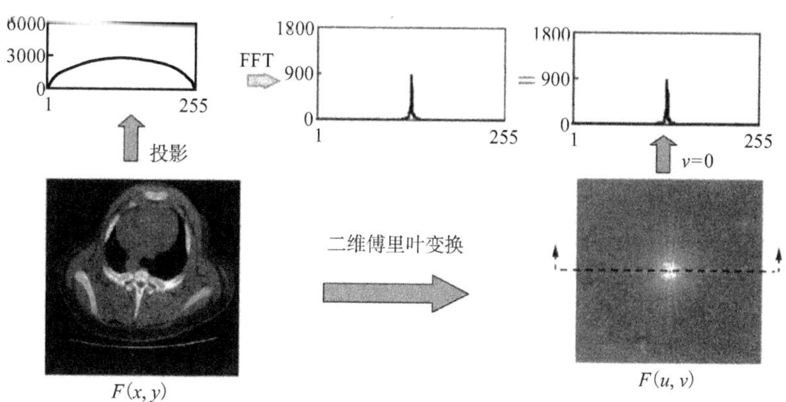

图 2.21　对于 0°的投影，傅里叶切片定理的图解

1. 傅里叶切片定理

傅里叶切片定理(Fourier slice theorem)描述了图像与它在频率域中的投影数据之间的关系。图 2.22 说明了在频率域和空间域是如何看待该问题的。在空间域，通过沿着某个特定角度射线的集成建立了图像每个投影值。在频率域图像频谱以二维网格(grid)的形式出现。每个投影的频谱(一个一维信号)用叠加在网格上的黑色线条进行描绘。网格上直线的位置如图 2.22 所示。傅里叶切片定理表明，一个投影的频谱与通过图像频谱沿着一条直线(切片)的量值是等同的。例如，投影 1 的频谱与图像频谱位于中心的列相同，投影 3 的频谱与图像频谱位于中心的行相同。注意到每个投影的频谱位于原来获取投影的相同角度的网格上。所有这些频谱包括负的频率以及以位于中心的零频率进行显示。根据傅里叶切片定理，如果在 0°～360°上获得足够多的投影，那么就可以得到重建物体 $f(x,y)$ 的傅里叶空间的所有值，只要取傅里叶反变换，就能得到重建物体 $f(x,y)$。

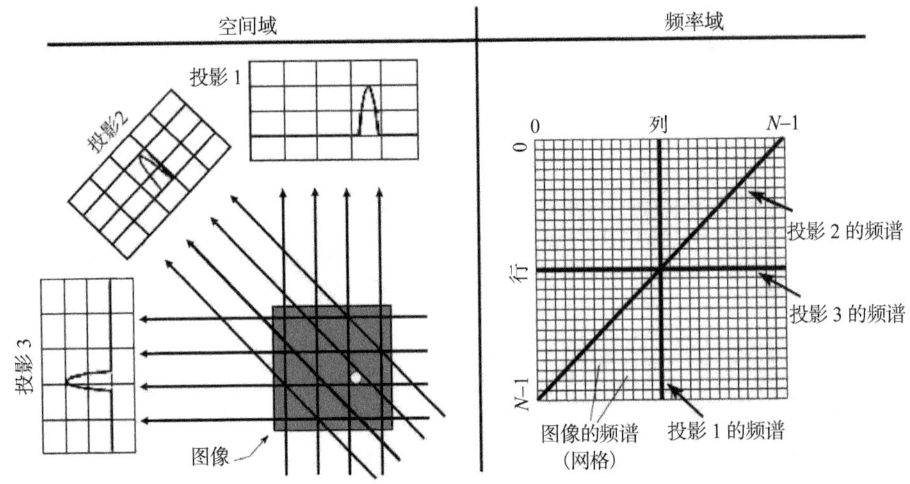

图 2.22 图像二维傅里叶变换与其每一个投影一维傅里叶变换的关系

2. 傅里叶变换重建图像的过程

傅里叶变换重建图像过程是首先求出各投影数据的一维傅里叶变换，在不同的投影角度下得到的一维变换函数可构成完整的二维傅里叶变换函数。将此二维函数做一次反傅里叶变换就得到重建图像。为了在二维反变换中采用快速傅里叶变换(FFT)算法，通常在反变换前要将极坐标转化为直角坐标的形式。如图 2.23 所示，得到一矩形被测物体的投影[图 2.23(a)]；将各个投影进行一维傅里叶变换，再把各角度上的变换结果汇集起来[图 2.23(b)]；内插求得傅里叶变换的频域曲面[图 2.23(c)]。最后进行二维傅里叶反变换后即可得到重建图像[图 2.23(d)]。

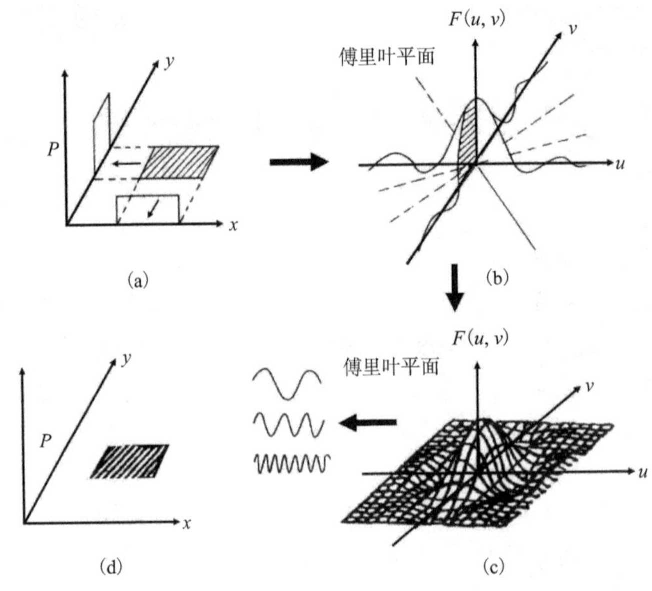

图 2.23 傅里叶变换重建过程示例

(a)原图投影；(b)投影的一维傅里叶变换；(c)二维傅里叶变换；(d)傅里叶反变换

2.3.4　滤波反投影法重建 CT 图像

1. 直接反投影法

直接反投影法(simple back-projection)又称总和法，Kuhl 和 Edwards 首先将反投影法应用在核医学成像中，完成了一个患者的断层扫描的图像重建。直接反投影法的基本思想是将原始图像在各个方向测得的投影值直接反向投影到矩阵单元中，然后在各个矩阵单元中叠加起来，重建一幅图像。

假定对一个包含三个不同衰减系数物体的简单测试体模进行扫描，得到三个角度的衰减测量的投影视图[图 2.24(a)]，对每个角度的每个视图而言，重建过程非常直接明了。其中 0°投影测量值反投回去的结果如图 2.24(b)所示。进行 4 个角度的反投影后，测试体模的图像已开始显现[图 2.24(c)]。

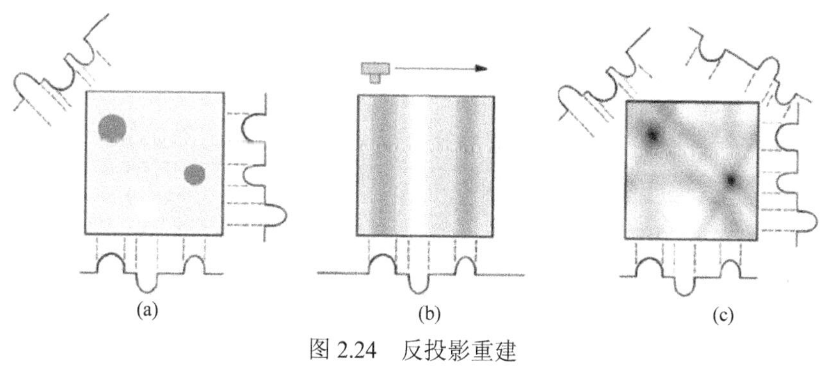

图 2.24　反投影重建

下面利用如图 2.25 所示的四体素矩阵的重建对反投影法做定性说明。设 $\mu_1=1$、$\mu_2=2$、$\mu_3=3$、$\mu_4=4$，从 0°、45°、90°和 135° 4 个方向扫描，得到投影值，再将投影值投回原体素的对应位置上。由于重复了 4 次等于每个体素上多加了基数(等于所有体素特征参数总和，也等于任一方向上投影值的总和)需减去，再通过化简即解出了 4 个体素特征参量 μ_i 值。

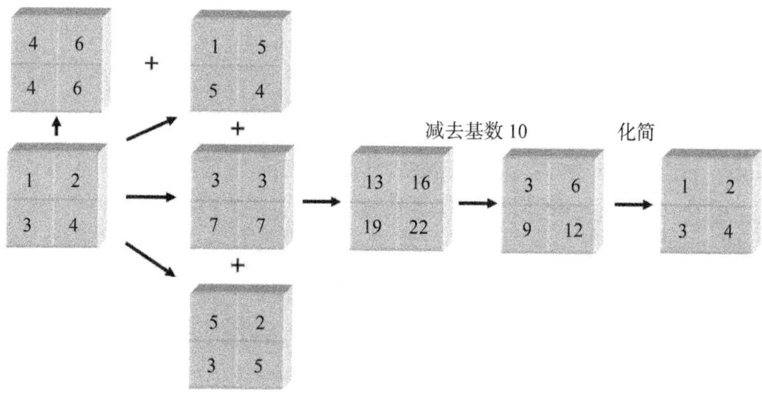

图 2.25　四体素矩阵的反投影法重建图像

直接反投影法的效率较高(每一测量就进行一次)，且仅涉及相对简单的计算。但它存在严重的缺陷，真实图像上的一个点被重建为一个圆形区域(图 2.26)，其强度随距中心距离的增加而不断地减小，因为直接反投影逆变换遍布整个区域使重叠部分以外区域的 μ_i 值不为零。从数学上可以证明，反投影重建的图像一般可描述为

$$f_b(x,y)=f(x,y)\otimes\frac{1}{r}$$

式中，⊗是二维卷积符号；r 是从观察点到像点的距离。

该式表明用于反投影的投影函数 $f_b(x,y)$ 与实际的 $f(x,y)$ 之间存在一个 $1/r$ 因子，这是造成图像模糊的主要原因，故 $1/r$ 又称为模糊因子。因此，若要获得与真实图像更为接近的重建图像，必须消除 $1/r$ 的模糊作用。有多种方法可以做到这一点，其中最常用的是滤波反投影法。

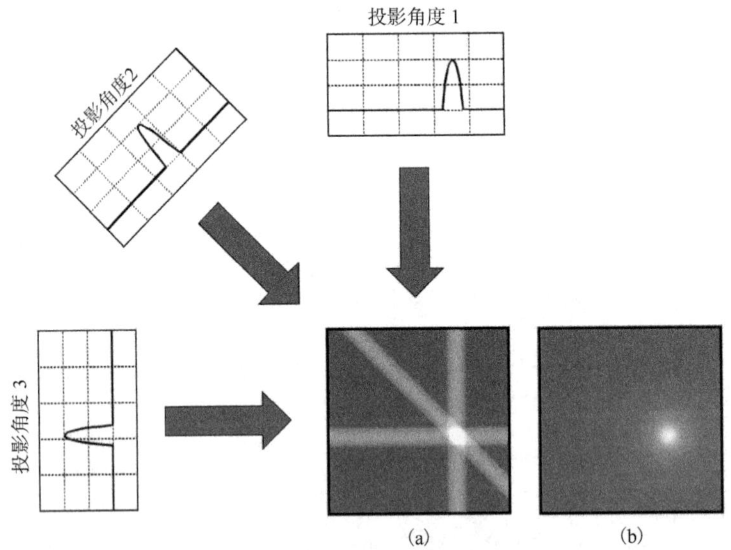

图 2.26 反投影法重建图像的星状伪影

(a) 使用 3 个投影角度；(b) 使用许多投影角度

2. 滤波反投影法

通过两个函数的卷积运算可以改变函数的形状。滤波反投影法(filtering back-projection，FBP)的基本思想是在反投影叠加之前与卷积核进行卷积运算，卷积核与反投影函数逐点相乘，然后再将结果相加。因此，滤波反投影法也称为卷积反投影法(convolution back-projection，CBP)。

从本质上说，这是一种高通滤波法，在物体的边界上能够产生正向和负向作用。对于正向信号而言会产生负向作用，这些负向作用将在每个物体细节之外拉平由反投影引起的正向信号对图像边缘的影响，消除直接反投影法产生的图像模糊现象，如图2.27 所示。更直接地说，也就是人为设计一种滤波函数(卷积核)改造投影函数，在不该出现投

影值的区域用一个相反的函数值去抵消它。设计不同的卷积核可获得不同的滤波效果，从而最终影响图像的特性，由此可以提高空间分辨率或边缘增强。当然，这些滤波函数存在空间分辨率和信噪比二者之间的矛盾，最终的选择应该在它们之间取得权衡。

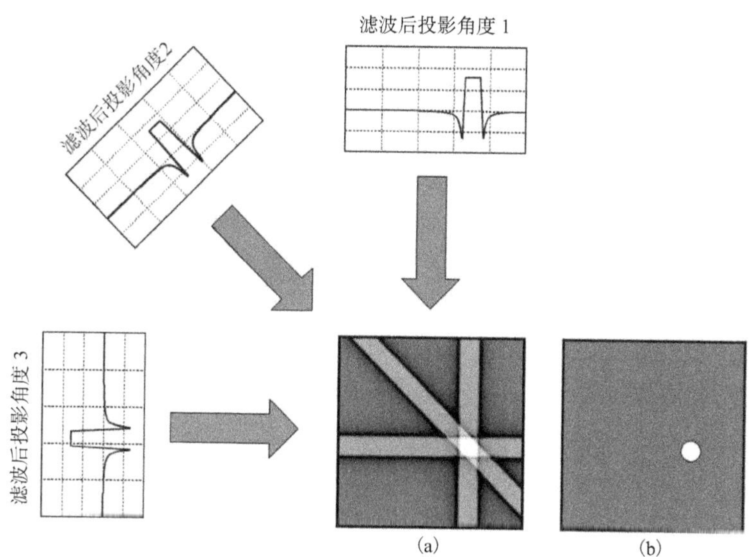

图 2.27　滤波反投影法图像重建的比较

(a) 使用 3 个投影角度；(b) 使用许多投影角度

2.3.5　CT 图像重建算法的比较

CT 技术的核心是基于投影数据重建图像的理论，其实质是由扫描所得到的投影数据反求出成像平面上每个点的衰减系数值。CT 图像重建主要有解析算法和迭代算法两大类。前者以滤波反投影法为代表，重建速度快，已经广泛用于 CT 图像重建；后者以估计理论为基础，得到的图像质量要优于解析算法，适用范围广，但重建时间长。要全面比较 CT 重建算法的优劣是比较困难的，因为有多种因素影响 CT 重建算法的最终结果。一般要预先假设投影数据是完全和理想的，在排除其他因素的情况下有条件地描述各种重建方法的特性。

滤波反投影法和傅里叶变换重建法的重建速度优于迭代算法。因为滤波反投影法和傅里叶变换重建法对于每一个投影在记录后便能立即处理，所以全部重建在最后一次投影完成后几秒内就能显示出来。而迭代算法重建是在扫描完成后集中处理的。不过虽然滤波反投影法在重建速度上快于迭代法，但由于 CT 的投影数据量巨大，所以滤波反投影法的重建时间仍然较长。改进的方法或是采用高性能计算机或是利用硬件加速。扇形束投影图像重建过程由投影数据修正、卷积函数修正和加权反投影组成，运算时间的绝大部分耗费在加权反投影阶段。通过减少该阶段的三角函数和浮点乘除的计算量，可提高滤波反投影重建的速度。

滤波反投影算法对投影数据的完备性要求较高，只有获得成像目标所有的 Radon 变换数据(完全投影数据)后才能精确重建优质的断层图像。换言之，滤波反投影算法对噪声敏感。而当数据不完全(即不能完全决定图像)时，迭代算法较为理想。通过加入许多修正因子，迭代算法使重建图像更加精确、对比度更好，较好地反映衰减系数的分布情况。同时，在数据不完全的情况下，迭代算法重建的图像质量在清晰度和平滑度方面占据明显的优势，显示出对噪声的抑制能力。使用迭代法的关键问题是其收敛性与收敛速度。

傅里叶中心切片定理及傅里叶变换重建法由于得到FFT算法的支持被认为是最理想的图像重建方法之一，特点是变换速度快，但在图像重建过程中要进行内插运算，精度不如滤波反投影法。算法的关键是将弧形的极坐标数据转换成直角坐标数据时，边缘区高频数据减少，从而造成误差。但是傅里叶变换重建法重建速度比滤波反投影法可提高 2~3 倍。

2.4 CT 图像处理与显示

由扫描和重建过程获得的一系列 CT 值构成了一个完整的图像数据集，并以数字方式存储，通过对原始图像数据集的后处理，能够在任意方向上生成二维或三维图像，提供适当的观察视图，从而获得更多的组织(器官)及病灶的解剖信息和诊断信息。这些后处理技术一般称为图像重组(image reformation)，主要包括多平面重组、表面遮盖显示、最大(最小)密度投影、容积再现、虚拟内窥镜等，它们的实现过程与图像处理技术紧密相连。

2.4.1 多平面重组

多平面重组(multi-plane reformation，MPR)是 CT 图像处理与显示最流行的一种技术。重组可以沿着一个平面或曲面进行。为了实施多平面重组，首先要建立一个基于患者的坐标系。图 2.28 显示的是基于患者的坐标系及各平面取向的定义。任何与这些平面不平行的平面称为斜面。

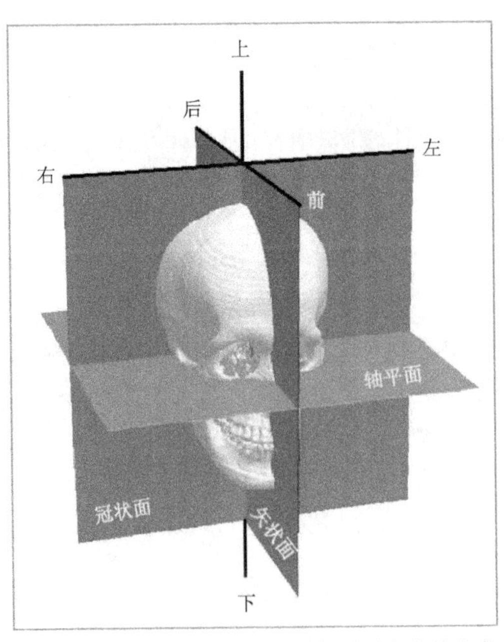

图 2.28 基于患者的坐标系及各平面取向的定义

MPR 将多个连续的平面断层图像组成三维模型，再将模型沿冠状面、矢状面或者任意斜面甚至曲面切开，并形成新的断层图像。重建得到的图像分辨率由原始扫描的纵向分辨率决定。如果原始图像的纵向分辨率（z 轴方向）与断面水平分辨率相同，即每个体素的三维大小相同，则称这样的体素具有各向同性（isotropy）。由各向同性数据形成的 MPR 断层，在任何方向上都具有相同的分辨率。为保证得到各向同性的 CT 图像，当顺序地叠加每一层横断面时在层与层之间做了插值。MPR 能从不同角度反映目标的解剖关系，有利于病变的准确定位，而且保留了像素的 CT 值信息，可以进行密度测量。若在冠状面、矢状面或轴平面上画任意的曲线，此曲线所确定的柱面所截的二维图像就是曲面重组（curved planar reformation），曲面的 MPR 图像可以了解复杂目标的解剖结构。MPR 的缺点是没有直接形成三维模型，因此不能直接进行三维测量。图 2.29 显示了利用重组获得的矢状面（右）和冠状面（中）胸部 CT 图像。

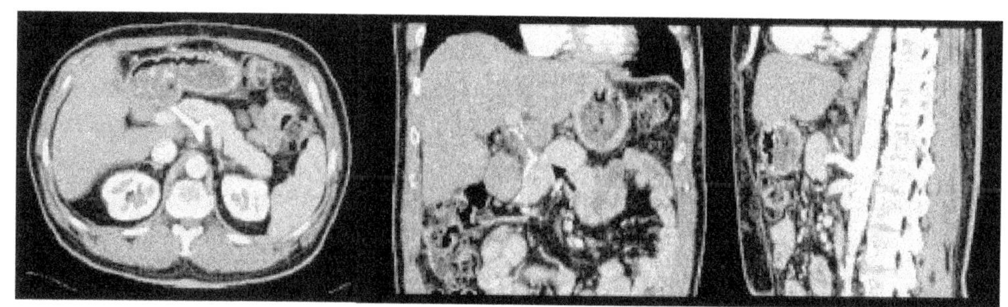

图 2.29　利用断面图像（左）重组获得的冠状面（中）和矢状面（右）胸部 CT 图像

2.4.2　表面遮盖显示

表面遮盖显示（surface shading display，SSD）是将连续断层图像形成的三维模型，以不同 CT 值或 CT 值范围为界限形成多组界面，并以光照和投影的方式，显示不同界面之间的关系。SSD 的优点是目标三维关系明确清晰、各个组织和器官都有确切的边界，用于骨骼系统（图 2.30）、空腔结构、腹腔脏器和肿瘤的显示，容易进行三维关系的测量；缺点是由于受 CT 阈值选择的影响较大，容积数据丢失较多，常失去利于定性诊断的 CT 密度，使细节显示不佳。阈值过高易造成管腔狭窄的假象，分支结构显示少或不能显示；而阈值过低图像目标边缘模糊。

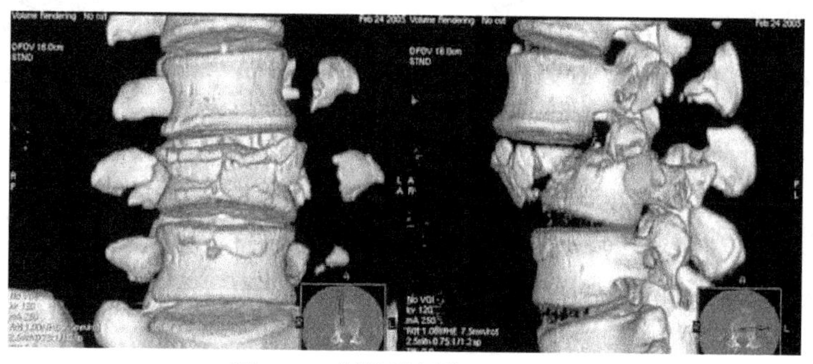

图 2.30　腰椎骨折的 SSD 重建

2.4.3　最大密度投影

最大密度投影(maximum intensity projection，MIP)利用三维数据集，根据密度变化提取与周围密度对比最大的部分构建实体的三维模型，投影到显示器屏幕上显示。MIP通过三维目标的简化来突出目标与周围的对比，从而使目标的三维关系得到清楚的显示。MIP 在显示相对简单的三维关系时比较可靠，对于复杂的关系，由于相互遮盖，很难做出准确的判断。MIP 主要应用于长而细小的目标(如血管)、血供丰富的肿瘤和含气结构的显示。腿部血管的 MIP 图像如图 2.31 所示。

2.4.4　最小密度投影

最小密度投影(minimum intensity projection，MinIP)基于 CT 扫描采集的原始容积数据集，将所选取容积中最低衰减体素投影成二维图像，即仅计算穿过所选取扫描部位每条射线上最低密度像素而投影产生的图像。

MinIP 通过投影含气低密度组织可更清晰地显示气管支气管图像和肺实质密度减低区。2mm 层厚的 MinIP 图像可将胆管附近具有干扰性强化的血管完全屏蔽，从而避免层块过厚致邻近结构中非诊断性低密度的重叠。在图 2.32 中，MinIP 显示出胰头癌(黑色箭头)造成了胆管和胰管都有扩张(白色箭头)。

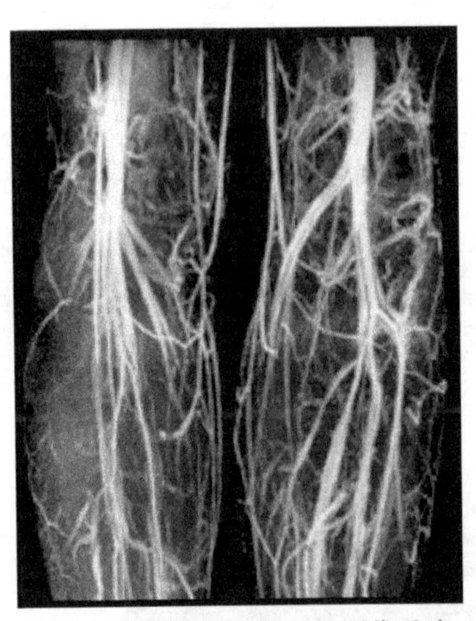

图 2.31　腿部血管的 MIP 图像重建

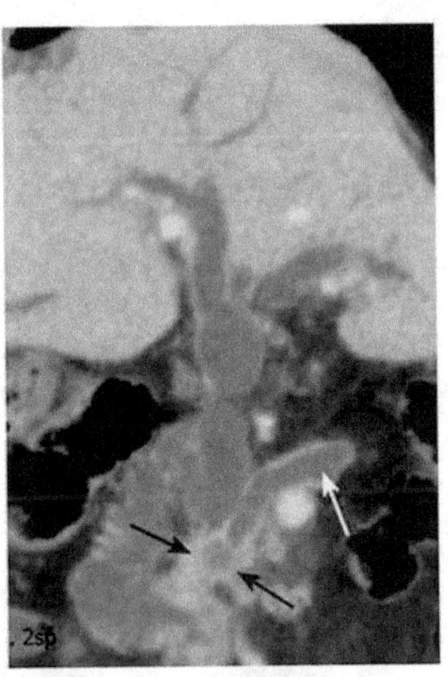

图 2.32　冠状位胆管和胰管的 MinIP

2.4.5　容积再现技术

容积再现技术(volume rendering technique，VRT)基于 CT 扫描采集的全部容积数据集，不涉及图像上“目标”与“背景”之间的强烈对比，但试图考虑部分容积效应(partial volume effect)的影响。VRT 可以根据目标 CT 值范围的差异选择多个目标，重叠的影响取决于估计的部分容积。根据 CT 值，估计其属于这一种还是另一种组织类型的概率。通过指定透明水平和不同目标的反射率，将三维数据投影到视觉平面上形成图像平面。VRT 结合了 MIP 和 SSD 的优势：图像重组结果既具有 MIP 的密度依赖特点，又依然能够识别前景和背景及如 SSD 中的表面信息。

与 SSD 相比，VRT 具有一些潜在的优势：VRT 较少依赖阈值，因此用于评估微小结构更具一致性，如腹主动脉（图 2.33）。对于骨质疏松症患者，VRT 的骨科应用优势较明显，因为 SSD 要么在骨骼的骨质丢失部分产生“伪缺陷”（pseudo-defect），要么产生大量重叠的“飞行像素”（flying pixel）。透明效果可以用于减轻低密度重叠血管的影响，如肾脏血管或颈静脉。

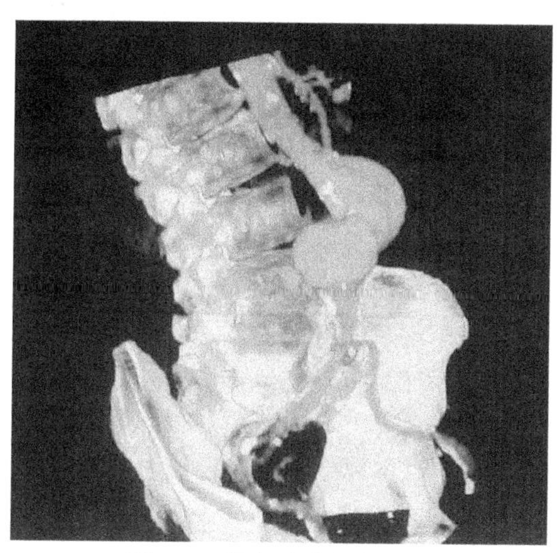

图 2.33　腹主动脉瘤的 VRT

VRT 用于消除干扰重叠结构，是显示软组织结构的主要技术。VRT 保留了全部原始的断层数据，使目标的三维现实层次更丰富，形态准确逼真。VTR 的主要缺点是计算量大，致使运行在标准工作站上的过程繁琐。

2.4.6　虚拟内窥镜

虚拟内窥镜（virtual endoscope，VE）采用导航（navigation）或飞行技术（fly through）及伪彩色显示技术，基于 CT 扫描容积数据集，逼真地模拟腔道内镜检查。VE 可以逼真地在任意 CT 位置断面上进入任意大小的管道，以管道腔内中心为轴心，在充气腔内循腔道纵轴向头端或尾端方向飞行，也可以沿着具有固定边界的非空腔脏器内部漫游。通过调整视屏距、物屏距、视角、透视方向及亮度，显示该节段内任意腔道的内部结构，同时不断缩短物屏距，产生目标物体逐渐向观察者靠近并逐渐放大的图像，产生类似纤维内窥镜在腔内前进的直观动态三维立体重建图像[图 2.34（彩图 1）]。

VE 的优点是有利于了解目标的走形及内部有无狭窄或隆起、凹陷性病变，可用于评估结肠、支气管、胃、血管、膀胱、肾脏、鼻窦和脑室等。在微创和内镜手术方面，VE 同样发挥着重要作用。VE 技术现今可用于以下不同的医学目的。

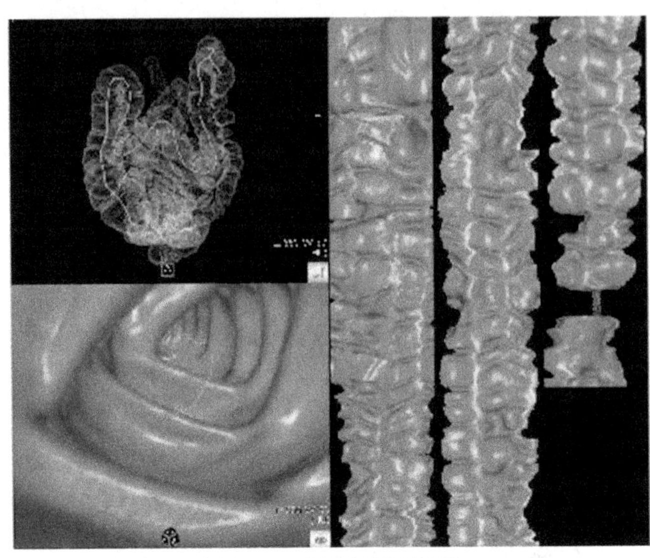

图 2.34　虚拟内窥镜图像

1) *诊断*　内窥镜检查的某些应用具有非常明确的诊断结论(如结肠镜检查)。在现有病灶探查概率足够高的情况下，虚拟内窥镜可作为一种诊断工具。虚拟内窥镜避免了与真实内镜相关的风险，而且患者感到更加舒适。

2) *术前规划*　特别对于培训中的内窥镜医师而言，在进行实际内窥镜检查之前使用VE，可减少程序上的困难并减少发病率。术前规划一般意义上是建立在对放射学图像分析的基础上，VE 能在一定程度上加以改善。一般认为，与利用一系列平坦的二维图像相比，基于三维显示医生能够更好地理解空间关系。虽然 3D 绘制图像不比传统的放射学图像包含更多的信息，但它们提供了更快的空间信息理解方式。

3) *术中支持*　VE 几乎可以与真正的内窥镜过程同时操作，为获得更多的了解提供一种导航工具。使用虚拟解剖内窥镜不仅能看到解剖表面，而且能够观察物理内窥镜视野以外的区域。使用三维导航系统可以追踪真实内窥镜的位置，并映射到由成像设备采集的图像库上。在这种情况下，可以提供物理和虚拟内窥镜所产生的双重显示，同时显示真实内窥镜图像及虚拟内窥镜提供的附加信息。

4) *术后随访*　VE 可以经常用于随访治疗和评估。在手术几周后患者必须行进一步放射学检查的情况下，虚拟内窥镜能够给出关于手术成功的重要信息。

5) *培训*　内窥镜培训的改进与标准化已成为目前微创外科的一个主要议题。人们已经注意到对内镜医师培训问题的重要性。在患者身上实际操作前为获得相关技能，新从事内镜操作的医生一般都需要进行大量的训练，但受制于各种原因个人学习的时间却不多。虚拟现实模拟器提供模拟实际环境下的虚拟内窥镜，越来越显示出 VE 是一种合适且符合成本效益的培训工具。基于模拟器的培训，加速和改善了内窥镜初学者的训练效果。

2.5　螺 旋 CT

螺旋(helical 或 spiral)CT 扩展了传统 CT 的能力，使之能够在一次屏气周期内扫描整个器官，从而将面向切片的成像方式推向了面向器官的成像方式。

2.5.1　螺旋CT的意义

在螺旋CT问世以前，常规CT图像采集采用的是一种称为步进-采集(step-and-shoot)的模式，模式中包括数据采集周期和非数据采集周期。在数据采集周期，患者静止，X射线管和探测器以一定速度围绕患者旋转，采集一个切片的完整数据集。接下来是非数据采集周期，X射线管关闭，与探测器一起复位，复位期间患者移动至下一个切片位置。对于典型的CT扫描机，由于机械系统和患者的限制，最小的非数据采集周期的数量级为几秒钟。不断重复上述过程，直至整个感兴趣区扫描结束。可以看到，步进-采集模式的扫描时间效率最高仅为50%，较长的扫描时间将影响患者的体积覆盖和对比剂的使用。扫描时间效率下降，患者单次屏气时间内扫描所能覆盖的体积减小，而能够在单次屏气内完成整个器官的扫描具有重要的临床意义；另外，扫描时间延长导致无法获得最优化的对比剂增强图像。

螺旋扫描方式的问世解决了上述这些问题。螺旋CT在扫描的同时，患者随床匀速运动，而X射线管和探测器组相当于电机的转子，不停地围绕患者的感兴趣区做快速连续旋转，在X射线管发射X射线的同时探测器组连续采集数据，如此扫描若干周后，其结果是旋转机架上一点相对于患者体表一固定点的轨迹为螺旋线(图2.35)。由于扫描过程中患者没有正负加速度，去除了非数据采集周期，所以将扫描时间效率提高到100%。

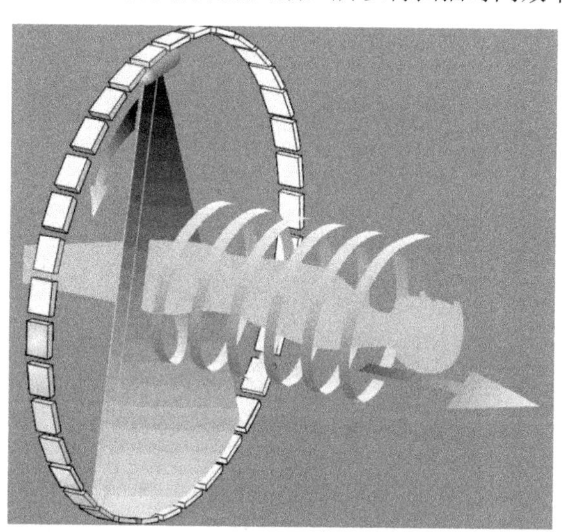

图2.35　螺旋扫描方式与螺旋线轨迹

与常规CT相比，螺旋CT具有以下的优势。

1)得益于去除非数据采集周期，螺旋CT为在单次屏气内完成整个器官扫描提供了可能性。

2)螺旋CT扫描在长轴(z)方向具有均匀的采样密度(检查床匀速运动)。在所有位置以相同方式采样，有利于重建任意位置的图像，在试图分割小的病理表现时显得尤为重要。

3)用非重叠扫描产生“重叠图像”(overlapping image)。重叠图像与数据采集无关，不会额外增减患者的剂量。重建图像顺序地排成堆砌图像的目的主要为了生成重构或三维图像。

2.5.2　螺旋 CT 的关键技术

有两项技术对于促进螺旋 CT 的发展起到了关键的作用，这就是滑环技术和先进的重建算法。

1. 滑环技术

在传统的 CT 扫描机中，X 射线管系统的供电和探测器输出信号都是通过电缆传输的，因为电缆缠绕，扫描时 X 射线管和探测器无法完成连续的圆周运动。螺旋 CT 采用滑环技术为 X 射线管系统提供电力，同时传输探测器输出信号(图 2.36)。滑环是一个由圆形宽带状封闭的铜条制成的同心环(图 2.37)。滑环与 X 射线管和探测器系统结合在一起，构成旋转部件。滑环的每一个滑道与各自对应的静止碳刷紧密接触，实现了旋转部分与静止部分的连接。扫描时滑环与机架一起高速旋转，数据通过滑环再通过与各个滑道相对应的碳刷头传送给数据处理系统。这样 X 射线管在扫描过程中可以始终向一个方向旋转，从而提高扫描速度。

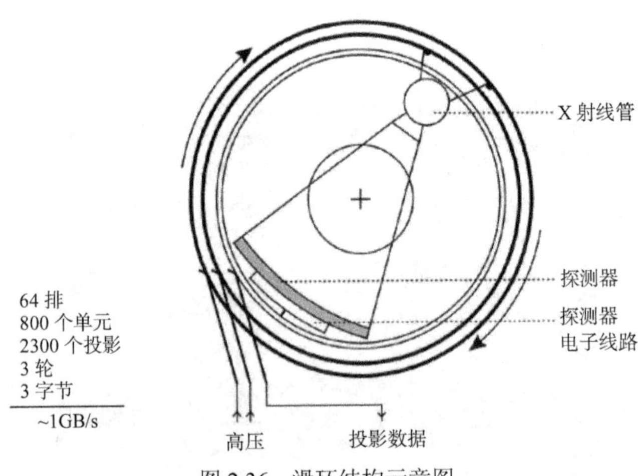

图 2.36　滑环结构示意图

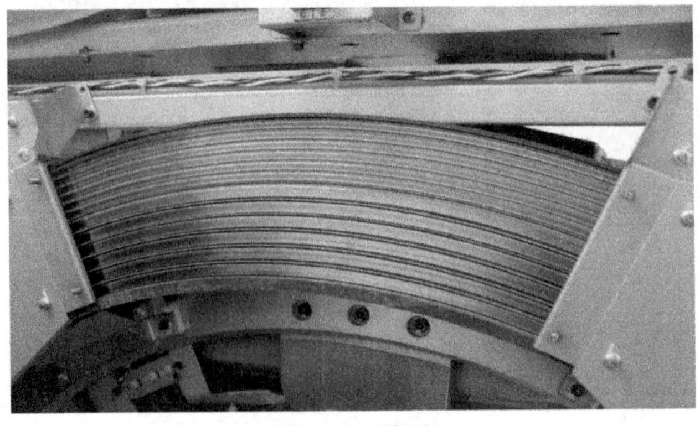

图 2.37　滑环

虽然滑环技术从原理上看并不复杂，但滑环本身的设计与制造有着相当大的难度。这不仅因为滑环要具有海量数据高速传输率，而且还由于数十千瓦功率的电力要通过滑环传输。

滑环技术的最新进展是飞利浦(Philips)推出的激光滑环数据传输系统，可瞬间完成超大数据量传递，每秒传输的数据量是传统技术的 5 倍。激光滑环不仅保证了海量数据的传送效率，而且更有效地克服了传输过程中传统设计无法避免的量子噪声机制。

2. 重建算法

螺旋 CT 的第二项关键技术是图像重建算法，这部分内容将在下一节进行详细讨论。

2.5.3　螺旋 CT 图像重建

CT 图像重建的一个基本假设就是投影数据测量是在固定的断层位置进行的。傅里叶切片定理假定扫描平面内的物体在全部数据采集期间保持不变。螺旋 CT 扫描方式明显地打破了这个假设。因此与常规 CT 相比，螺旋 CT 图像重建有着自身的不同于前者的技术特点。

1. 螺旋扫描参数

(1) 螺距

螺距(pitch)是描述螺旋扫描的一个重要参数，它等于机架旋转一周检查床移动的距离。国际电工委员会(International Electrotechnical Commission，IEC)关于螺距的定义是机架旋转一周检查床移动的距离与经准直的射束总宽度之比，即

$$h=\frac{d}{s}$$

式中，s 是经准直的射束总宽度；d 是检查床在机架旋转一周时移动的距离($d=vt$, v 是检查床移动的速度；t 是机架旋转一周的时间)。

以上的定义适用于单层螺旋 CT 和多层螺旋 CT。它显示采集数据时在长轴方向可能出现间隔(螺距因子大于 1)也可能发生重叠(螺距因子小于 1)。用 4mm×1mm 准直器及机架每旋转一周检查床移动 6mm，螺距数 $h=6/(4\times1)=6/4=1.5$；用 16mm×0.75mm 准直器及机架每旋转一周检查床移动 18mm，螺距数 $h=18/(16\times0.75)=18/12=1.5$，结果相同。对于一般的放射学应用，临床有用的螺距数范围是 0.5~2.0。对于心电门控心脏扫描的特殊情况，应用的螺距数非常小，为 0.2~0.4，以确保每个心动周期对心脏的无间隔容积覆盖。

在图 2.38(a)中，螺距较小，表明在每一个机架旋转周期内检查床的移动距离较小，此时获得的图像更清晰，有利于检出微小病灶；在图 2.38(b)中，螺距较大，在每一个机架旋转周期内检查床移动距离较大，则结果图像更模糊。

(2) 扫描层厚(slice thickness)

经过准直的 X 射线束的总宽度，即准直器宽度。它对图像空间分辨率有着决定性的影响。

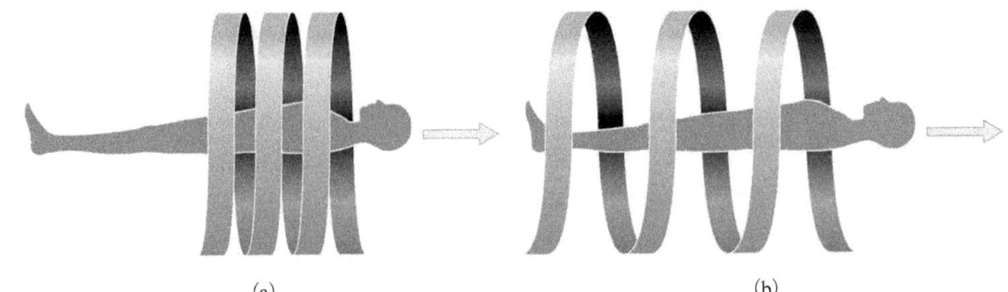

图 2.38 螺距大小

(a)较小的螺距；(b)较大的螺距

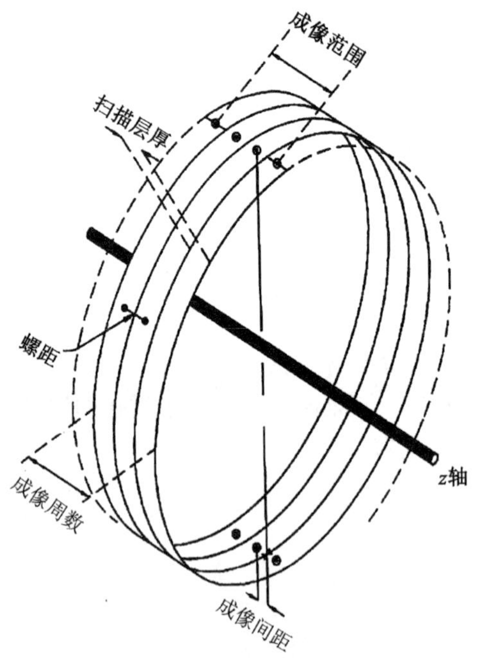

图 2.39 螺旋扫描参数及其关系

(3) 成像间距

相邻层重建图像的层间中心间距称为成像间距(image index)，一般与扫描层厚相当。当成像间距等于扫描层厚时，相邻的断层无间隔；当成像间隔小于扫描层厚时，相邻的断层有重叠，如利用5mm扫描层厚重建3mm图像，其好处在于生成重组的或三维图像；当成像间隔大于扫描层厚时，相邻的断层有间隔。螺距与成像间距之比称为每周成像数。

(4) 成像范围

一次采集中，成像的第一层面中点与成像的最后一层面中点之间的距离叫作成像范围(image extent)。图 2.39 表现了上述参数之间的关系。必须通过优化螺距、床移速度、扫描层厚之间的关系，才能获得高质量的螺旋 CT 扫描图像。

2. 基本重建方法

在螺旋扫描方式中，机架旋转时检查床始终在匀速移动，导致每周扫描的起点和终点不在同一平面上(图 2.40)，如果直接利用扫描数据重建图像，则会产生层面错位和运动伪影。另外，检查床的不断运动还会引起容积平均作用的增加，导致部分容积伪影(参阅 2.7.2 CT 图像伪影)的出现。因此，为重建扫描体积中的任意位置上的图像和消除伪影，需要对扫描数据进行校正，通过 z 轴插值(interpolation)用螺旋数据合成平面(即同一断层内的)数据，据此形成所需的图像。

z 轴插值分为线性内插和非线性内插。前者又可分为 360°线性内插和 180°线性内插；后者包括清晰内插和非线性内插。最常用的是 180°线性内插(z 轴分辨率高于 360°插值)，被称为标准型线性内插。

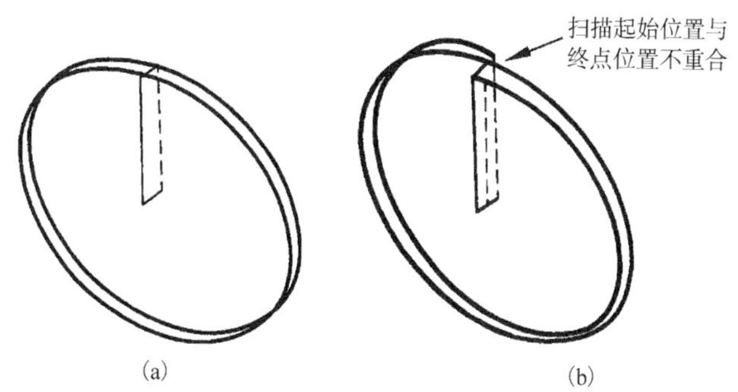

图 2.40　常规扫描与螺旋扫描的层面比较

(a) 常规扫描的层面；(b) 螺旋扫描的层面

首先简要复习插值和外推(extrapolation)的概念，从一个简单的一维情况开始。如图 2.41 所示，假设已经测量了 a 点和 b 点而且将它们画在图上，并希望估计位于 a 点、b 点之间 c 点的值，这样的估计过程就称为插值。如果假定变量 x、y 之间存在线性关系，则估计 c 点的过程称为线性插值。还可以使用其他函数关系进行比现在的讨论更为复杂的数据插值。若需要获得超出测量范围的 d 点的有关知识，则对应了外推的估计过程，这里给出了线性插值的情况。

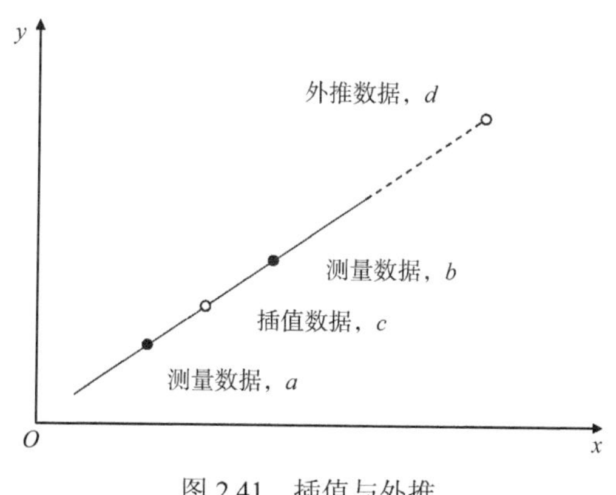

图 2.41　插值与外推

为获得 c 点，假设 a 点的坐标是 (x_1, y_1)，b 点的坐标是 (x_2, y_2)，c 点的坐标是 (x_3, y_3)，则 c 点的 y 值为

$$y_3 = y_1 + \frac{y_2 - y_1}{x_2 - x_1}(x_3 - x_1)$$

(1) 360°线性插值算法

在 360°线性插值算法中，使用的数据范围为 2×360°的螺旋数据集。如图 2.42 所示，$p(\gamma,\beta)$ 和 $p(\gamma,\beta+2\pi)$ 是两个用来插值的螺旋投影数据，$p_z(\gamma,\beta)$ 是插值投影数据，x 代表 $p(\gamma,\beta)$ 到重建平面的距离，d 代表机架旋转 360°检查床移动的距离，则 360°线性插值公式为

$$p_z(\gamma,\beta)=(1-\omega)p(\gamma,\beta)+\omega p(\gamma,\beta+2\pi)$$

式中，$\omega=\dfrac{x}{d}$。注意，插值权重仅仅是投影角度β的函数，与探测器角度γ无关。

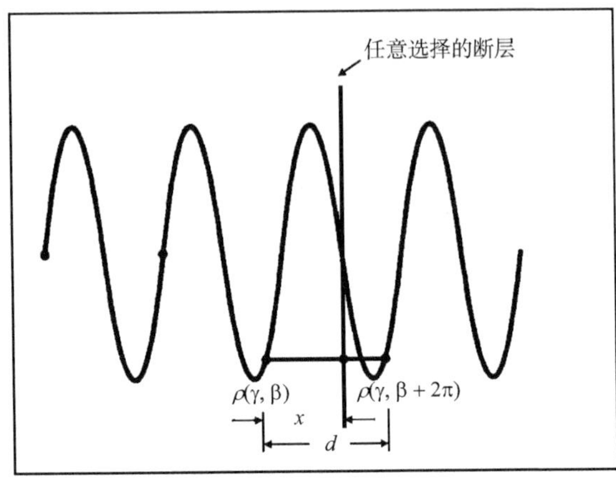

图 2.42　360°线性插值

在滤波反投影之前，这个插值过程被应用到整个螺旋中所有的数据点以产生轴向数据估计。360°线性插值使用 2×360°的螺旋数据，使得重建图像有效层厚增加，不仅导致 z 轴空间分辨率下降，同时还引起平均伪影的形成。但是 360°线性插值的图像噪声较小。

(2) 180°线性插值算法

180°线性插值算法利用 2×180°的螺旋数据实现插值。设插值位置为 Z，数据采样位置为 $Z(\beta)$，相距该采样点半周的位置为 $Z(\beta+\pi+2\gamma)$。则 180°线性插值公式为

$$p_z(\gamma,\beta)=\omega_1 p(\gamma,\beta)+\omega_2 p(-\gamma,\beta+\pi+2\gamma)$$

式中，$p_z(\gamma,\beta)$ 是插值投影数据；$p(\gamma,\beta)$ 和 $p(-\gamma,\beta+\pi+2\gamma)$ 是相距 180°的共轭采样数据；ω_1和ω_2 是插值权重，其值为

$$\omega_1=\frac{Z(\beta+\pi+2\gamma)-Z}{Z(\beta+\pi+2\gamma)-Z(\beta)}$$

$$\omega_2=1-\omega_1=\frac{Z-Z(\beta)}{Z(\beta+\pi+2\gamma)-Z(\beta)}$$

可以看到，插值权重随探测器γ角度和投影角度β变化。

180°线性插值仅使用 2×180°的螺旋数据，不会增加重建图像的有效层厚。因此，z 轴空间分辨率得到改善，并有效降低了由插值导致的伪影(图 2.43)，这使得 180°线性插值算法成为临床实践中常用的螺旋 CT 图像重建算法。但是 180°线性插值的图像噪声稍高于 360°线性插值的图像噪声。

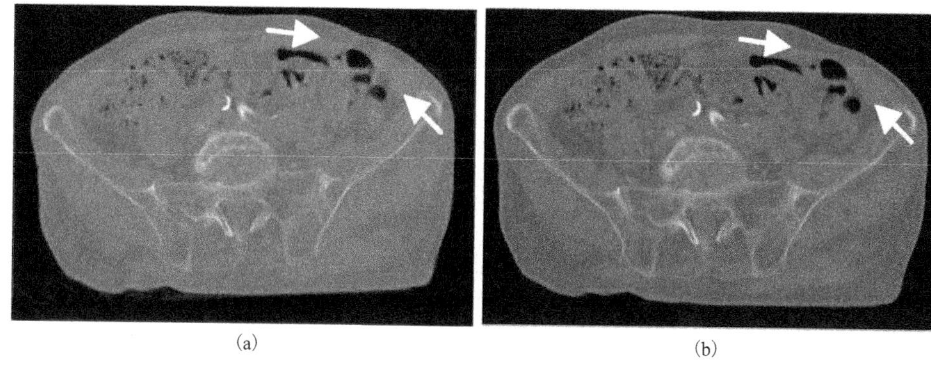

(a)　　(b)

图 2.43　线性插值算法对重建 CT 图像伪影形成的影响比较

(a) 360°线性插值图像箭头处出现伪影；(b) 180°线性插值图像箭头处无伪影

2.6　多层螺旋 CT

前面的讨论主要集中在 CT 扫描机中 X 射线探测器是单层的情况。虽然螺旋 CT 的问世提高了体积覆盖能力，但是临床上需要更薄的切片厚度和更好的容积覆盖能力，如 CT 血管造影和大范围感兴趣区的血流研究等。在这里会遇到切片厚度与容积覆盖能力之间的相互影响和权衡问题。为此，可使用宽的 X 射线束来获取小的切片厚度，宽的 X 射线束具有更好的 X 射线利用率和较大的容积覆盖能力。多层 CT 正是基于这样的临床需求发展起来的。多层 CT 已从 1998 年 4 层到 2004 年 64 层 CT 再到目前的 320 层。一般而言，层数越多就越会具有更好的容积覆盖能力、更好的各向同性分辨率、更好的对比剂效率和更高的 X 射线利用率。

2.6.1　多层 CT 的探测器配置

多层 CT (multislice CT，MSCT) 与单层 CT (single-slice CT，SSCT) 硬件上的主要区别是探测器阵列的设计。如图 2.44 所示。SSCT 探测器阵列是一维的，也就是说，它们由排列为单排形式的大量探测器单元 (典型的为 750 或更多) 组成。在层厚方向 (z 轴方向)

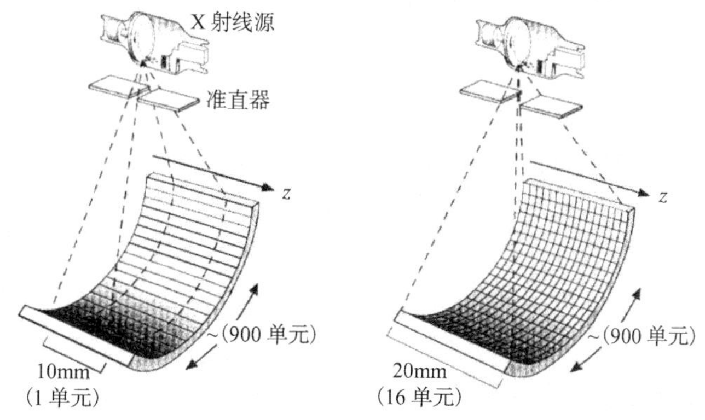

图 2.44　单层 CT 探测器与多层 CT 探测器结构比较

探测器为单片，即单一的足够长的单元(通常约 20mm)，得以截取包括半影(penumbra)部分在内的整个 X 射线束宽度。这里的 X 射线束宽度总是指沿 z 轴即在层厚方向的 X 射线束的大小。在 MSCT 中，每一个 z 轴方向个别的探测器单元被划分为若干小的探测器单元，形成一个二维阵列，不再是单排探测器围绕扇形束，而是多个探测器平行排列。

1. 矩阵型探测器

如图 2.45 所示，在 4 层 CT 扫描机的矩阵型探测器(GE 公司)配置中，探测器由沿着 z 轴方向均匀分布的 16 排单元组成，在中心的投影宽度是 1.25mm。可以通过合并一组单元形成一个单探测器的方式来获得不同的断层厚度。例如，在 4mm×1.25mm 模式(合并 4 个 1.25mm 探测单元)下，中心 4 个探测单元有效，分别采集四路信号。此时利用前准直器限定 X 射线束宽度到中心 5mm 区域。在 4mm×2.5mm 模式下，两个相邻的探测单元合并后采集一路信号。同理，X 射线束宽度此时被前准直器限定在中心 10mm 区域。类似的还有 4mm×3.75mm 和 4mm×5mm 模式。显然，此类探测器孔径由前准直器所限定的在中心的投影 X 射线束宽度来确定，而非探测单元的物理尺寸。实际上探测单元物理尺寸要大于探测器孔径。

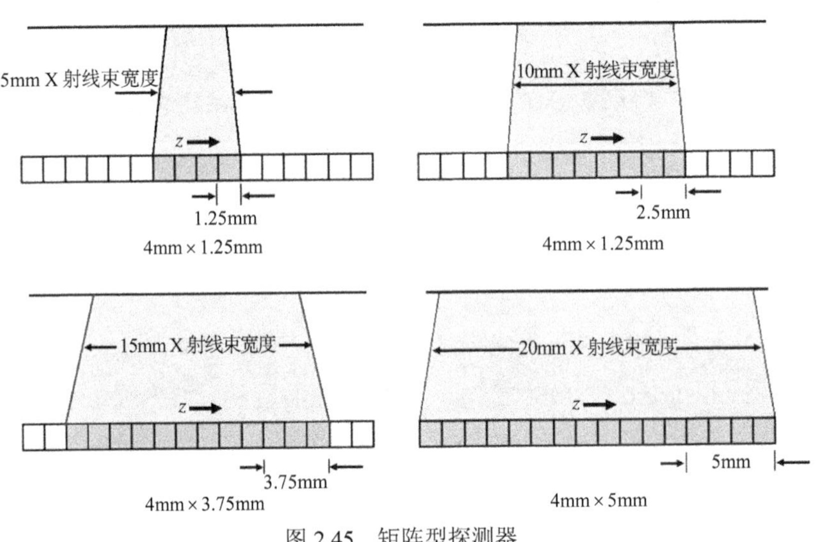

图 2.45　矩阵型探测器

在 64 层 CT 扫描机中，采用 64 排矩阵型探测器，经 64 个数据采集通道同步采集 64 层图像，探测器宽度分别为 0.625mm(GE 公司和 Philips 公司)、0.5mm(Toshiba 公司)，z 轴宽度分别为 40mm 和 32mm。

2. 自适应型探测器

如图 2.46 所示，在 4 层 CT 扫描机的自适应型探测器(Siemens 公司和 Philips 公司)配置中，有 8 排探测器，从中心向两侧探测器宽度分别为 1mm、1.5mm、2.5mm 和 5mm。层厚由前准直器和探测器准直共同确定。例如，在 4mm×1mm 模式下，中间两层断层厚度由探测单元确定。外侧两层断层厚度的确定则有些复杂，它们的内边界由探测单元的边界决定，它们的外边界由前准直决定。

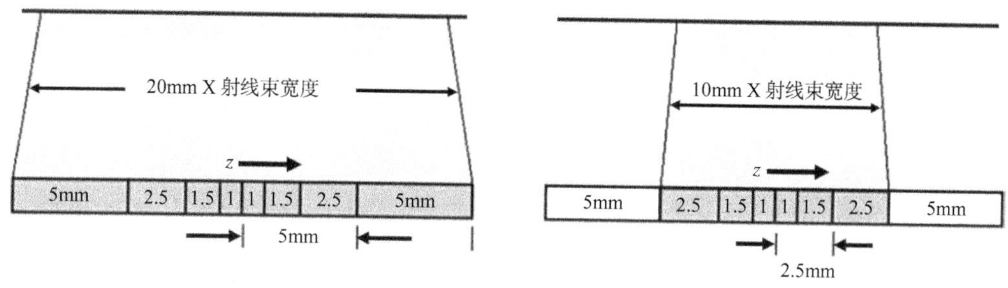

图 2.46　自适应型探测器

3. 混合矩阵型探测器

在4层CT扫描机混合矩阵型探测器(Toshiba)配置中，总共有34排探测器，中心4排探测单元宽度为0.5mm，两边各排列了15排宽度为1mm的探测单元。z轴宽度为32mm。与其他探测器配置类似，也仅有4个数据通道。

还有一种64层CT扫描机(Siemens公司)，基于32排探测器利用X射线管双焦点及z轴双倍采样技术获得64层图像。探测器由40排混合矩阵型探测单元组成，中心的32排宽度为0.6mm，两侧各有4排宽度为1.2mm，z轴宽度达到28.8mm。

矩阵型和混合矩阵型探测器阵列在组合成各种层厚时选择灵活多样，具备向更多层CT升级的条件。但由于存在较多的探测器间隙，降低了X射线束的利用率，可能导致有用信息的丢失。自适应型探测器阵列中的探测器间隙较少，因此X射线束利用率高，丢失有用信息的概率低；但在层厚组合上方便性不如矩阵型探测器阵列，可供选择的图像采集层厚组合较少。

2.6.2　多层螺旋CT图像重建

多层螺旋CT的图像重建比单层螺旋CT的更为复杂，主要有两个原因：首先，测量的射线不再与旋转轴垂直，而且它们以“锥角”相对于机架平面倾斜；其次，多层螺旋CT的采样模式与螺距数呈不规则改变。因此，多层螺旋CT重建主要采用锥束重建算法或章动(nutating)表面重建算法。

1. 多层螺旋CT的螺距问题

由于断层厚度和X射线束宽度不一定相同，可能需要对多层CT的螺距重新定义。先来看一个例子：一个4层CT扫描机具有2.5mm探测器孔径，这种模式的理想X射线束宽度是4mm×2.5mm = 10mm。若检查床在机架旋转一周内移动7.5mm，采用X射线束宽度(探测器的孔径宽度乘以探测器的排数)的螺距定义，螺距是0.75(7.5/10)。而对于同样的探测器配置，根据探测器孔径的螺距定义，螺距是3(7.5/2.5)。显然，尽管两种螺距数不同，但只要清楚地知道使用了哪种定义，两个螺距数就能很容易地互相转换，两者之间仅仅存在一个简单的比例系数(探测器排数N)。为避免混淆，可以将X射线束宽度定义的螺距称为射线束螺距，把探测器孔径定义的螺距称作排螺距。因此排螺距 = N×射线束螺距。

2. 多层螺旋 CT 的数据采集系统

多层 CT 具有多个数据采集系统(data acquisition system，DAS)，通过一个 DAS 的数据产生一层图像。通过电子开关，每个 DAS 都独立地直接与探测器相连(图 2.47)。在每个探测器下面都设有独立的控制系统，处理过程与探测器的控制同步，当选择一定的层厚时，相应的受激状态下的探测器开关打开，以进行数据的采集和传输，其他的探测器全部处于关闭状态，使每个开放的探测器采集到的信息独立地传输到计算机系统。具体来说，X 射线穿过被照患者身体后在探测器输出端产生电离电流 i_x 和 i_{ref}。i_x 为主探测器电离电流，i_{ref} 为参考探测器电离电流。它们经 DAS 积分、放大、A/ D 转换变为数字量 I_x 和 I_{ref}，输入到计算机中进行对数转换，即

$$\mu = \frac{1}{L}\ln\frac{I_x}{I_{ref}}$$

式中，L 是扫描层厚，经运算后，再反投影、卷积，得出图像数据，经处理后显示在显示器上。

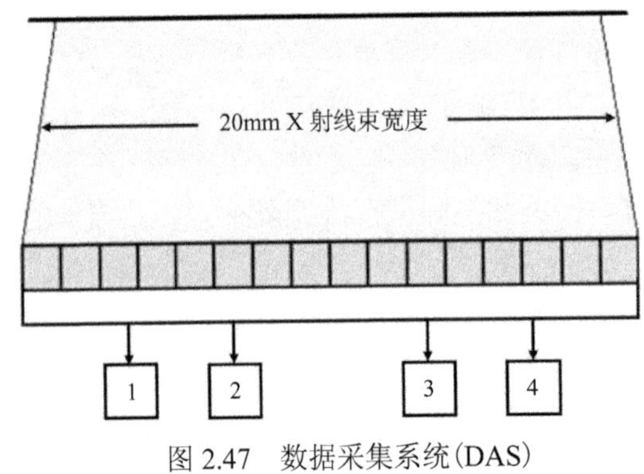

图 2.47　数据采集系统(DAS)

多层 CT 在有限扫描时间内产生的数据量大，时序要求严格及数据传输精确性高，对完成探测器检测信号到重建图像过程的 DAS 的性能提出了很高的要求。

3. 螺旋锥束重建算法

螺旋锥束 CT 图像重建属于三维图像重建范畴，多层螺旋 CT 与螺旋锥束 CT 的主要区别是在前者中锥角不是很重要，而后者由于要使用多排探测器，必须考虑锥角效应。现有的锥束重建算法可以分为两大类：解析的和迭代的。相对于迭代算法，解析算法具有更高的重建速度，占用很少的内存资源，这两点恰恰是实际 CT 系统极其重要的影响因素，因此解析算法成为了当前实际应用的 CT 系统中的主流算法。但是，实际中得到的投影数据总会包含各种各样的噪声，有时甚至由于某些原因不能采到完备的投影数据，这时解析算法重建就不能得到令人满意的效果，因此实际中人们又引入了基于线性代数理论的迭代算法来解决这个问题。

(1)解析算法中的精确重建算法和近似重建算法

前面提及，锥束解析重建算法具有运算速度快、占用内存少的特点，因而成为当代 CT 系统的主流算法。事实上，解析算法又可分为精确重建算法和近似重建算法。

1) *精确重建算法*　该算法的充分条件是"如果在每一个与物体相交的平面上，都至少存在一个锥束的源点，则可以重建该物体"。其中 Grangeat 类的方法由两部分组成：首先，按照 Radon 数据的径向导数与锥束数据线积分之间的关系计算平面积分的径向导数；其次，对这些 Radon 数据进行反变换。可将滤波反投影公式用于三维 Radon 数据。用 Marr 方法，三维 Radon 反变换可被分解为两个步骤：第一，三维 Radon 数据插值到垂直平面，并对每一个垂直平面进行二维重建；第二，这些垂直平面的数据按水平平面进行分组，并对体积图像的每一个水平平面完成二维重建。精确重建算法实现的难度主要在于源点轨迹的物理复杂性。

2) *近似重建算法*　Feldkamp 近似重建算法(FDK 算法)是近似重建算法的典型代表。Feldkamp 等将传统的等距扇形束重建算法改进为适于圆形扫描轨迹的锥束重建算法，FDK 算法可以分为两个步骤：首先，锥束数据到扇束数据的转换；其次，由转换后的扇束数据进行图像重建，重建的体素值是通过该体素的所有方向水平倾斜的扇形束的贡献之和。FDK 算法实际上是 2D 扇束滤波反投影算法的 3D 扩展，它具有简单、有效、快速等特点，其在小锥角情况下(锥角小于±4°)可取得较好的重建效果。许多实用的 CT 产品采用的就是这种方法。然而，由于该方法操作在不完全的投影数据上，它本身又是一种近似的重建方法，所以只有对源轨迹所在的平面进行的重建才是完全正确的。随着锥角的增大，由于图像的质量急剧下降，说明 FDK 算法的重建效果不佳，所以为了提高图像的重建质量和减少重建误差，许多改进的方法，如 G-FDK、P-FDK、T-FDK、HT-FDK、CC-FDK 等相继被提出，经验证，这些方法可提高重建图像的质量，取得了较好的效果。

(2) 迭代算法

CT 图像重建可看作一个参数估计问题，因此统计方法在其中应起着重要的作用。这些统计图像重建方法一般都是迭代的。除了基于投影数据反变换的解析形式的精确和近似螺旋重建算法之外，这些迭代算法由于其统计物理基础和不断改善的计算能力，在医用 X 射线 CT 中也发挥着很重要的作用。非迭代算法，无论是精确的还是近似的，共同的主要缺点是隐含假定投影数据是无噪声的。然而，噪声是投影数据的固有特性。在许多重要应用中，包括图像去噪声、减少金属伪影、局部区域重建及动态成像，迭代算法有着优于精确算法或近似算法的能力和潜力。

综上所述，当数据是完整的、无噪声的，应选择精确重建算法；当数据含有噪声及存在物体运动造成的影响，近似重建算法会有较好的性能；而当数据不可靠和被截断时，迭代重建算法可以发挥作用；当数据严重不完整时，无论非迭代算法还是迭代算法都会产生伪影。

2.7　CT 图像质量控制

图像质量是 CT 成像临床应用的基础，高质量成像是高品质 CT 系统性能的集中体现。CT 图像质量控制实质上就是一个针对 CT 系统整体性能优劣的评价问题，因为成像系统性能的优劣决定了图像质量的好坏，即存在于 CT 各成像链上的技术因素都会对图像质量产生影响。从视觉上可首先考虑是否在图像上真实地表现了组织结构，是否在图像上出现了伪影等，这些都是 CT 图像质量控制需要面对和注意识别的。基于以上观点，本节介绍评价 CT 图像的主要质量参数和 CT 伪影产生的原因等问题。

2.7.1 CT 图像质量参数

CT 图像质量主要包括三个方面的内容：首先是可分辨性，包括空间分辨率(spatial resolution)、对比度分辨率(contrast resolution)和图像噪声(image noise)等；其次是真实性，包括 CT 值线性和伪影(artifact)；再次是安全性，即剂量指数(dose index)。成像链中的光学、机电、电磁、重建算法等都会对 CT 图像质量产生影响，而最主要的影响部分与成像链中最薄弱的环节相联系。

1. 空间分辨率

空间分辨率亦称为高对比度分辨率(high-contrast resolution)。在高对比度情形下，即使物体的线度较小，也比较容易被分辨或被识别[图 2.48(a)]。将在两种物质密度相差 10HU 以上时能够分辨最小的圆形孔径或黑白相间线对数(LP/mm)定义为空间分辨率。图 2.49 是用于测量空间分辨率的线对体模图像。

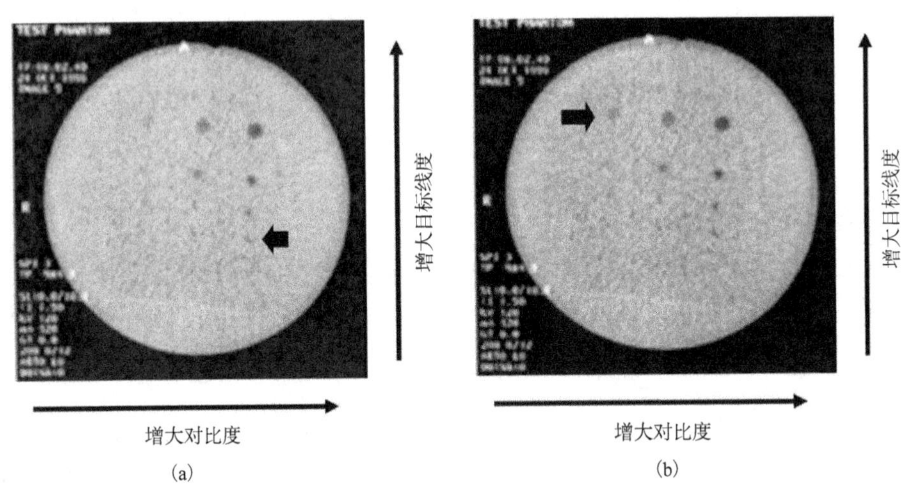

图 2.48 被分辨目标的大小与高对比度、低对比度的关系

(a) 高对比度时较小的目标也容易被分辨；(b) 低对比度时只有较大的目标才能被分辨

空间分辨率评价的主观方法是直接用肉眼来观察孔径的大小或线对数的多少。图2.49(a)采用的是标准滤波重建，图2.49(b)则采用的是骨骼滤波重建，与前者相比后者的分辨率较高。空间分辨率评价的客观方法是通过扫描极小的点源获取系统的点扩展函数(point spread function，PSF)，再经过傅里叶变换得到反映系统空间分辨能力的系统调制传递函数(modulation transfer function，MTF)，进而获得当 MTF 在百分之多少时的线对数。PSF 用来描述成像对象中单个极小的点源是如何被成像设备扩散的(模糊的)。典型的 PSF 图形具有高斯-钟形样形状。如果 PSF 狭窄，表明成像设备产生的扩散(模糊)作

用较小。因此，微小的目标仍然可以被识别，即具有较好的分辨率。

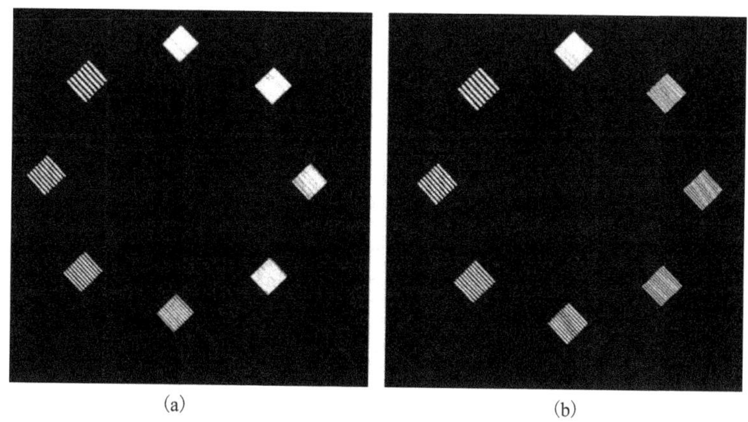

图 2.49　用于空间分辨率测试的线对体模图像

(a)线对体模标准滤过；(b)线对体模骨滤过

但是，当两个物点相互靠得很近时，它们的 PSF 开始重叠在一起，最终要识别它们就变得非常困难。经过傅里叶变换得到的 MTF，描述了不同的空间频率(LP/mm)是如何被转移到最终图像上的。通常情况下，MTF 曲线随着空间频率的增大而跌落，如物点越来越小、物点间彼此越靠近的情形。通常选择 MTF 曲线最大值的 10%作为给定的强度阈值，所有强度低于 10%的对应空间频率将被认定为低于成像设备的空间分辨率(图 2.50)。

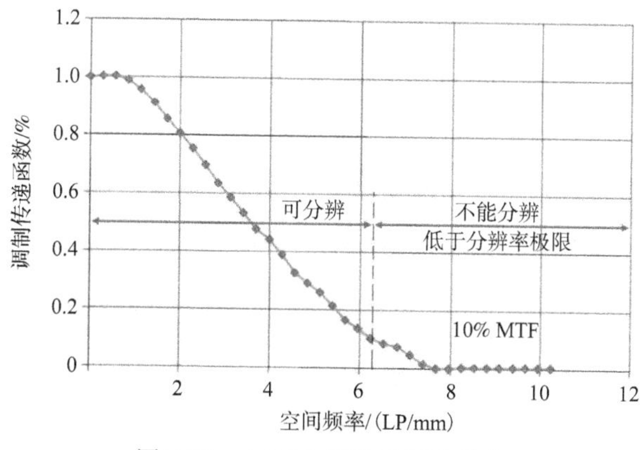

图 2.50　由 MTF 确定空间分辨率

CT 空间分辨率一方面会受到几何因素的影响，这些因素包括 X 射线管焦点大小、层厚或准直器、探测器孔径宽度、系统扫描设计等。焦点大小的选取必须综合考虑，虽然小的焦点可带来较高的空间分辨率，但过小的焦点会导致光子数减少、量子噪声水平增大并增加 X 射线管载荷，故并非越小越好。探测器孔径宽度的设计存在类似问题。合理的准直器设计可以消除或降低散射线对图像的低通滤波影响，从而提高系统空间分辨率。在系统扫描设计方面，根据奈奎斯特采样定理，如果要呈现分辨率为 λ 的细节，采样频率必须达到 2λ 以上，否则会发生信号频谱的混叠。有些 CT 系统探测器结构是自适应的序列结构，通过组合排列可以满足 z 轴方向不同分辨率的需要。

同时 CT 空间分辨率还会受到非几何因素的影响，这些因素包括投影数量、显示矩阵大小和重建算法。反投影过程模糊了图像。重建算法中卷积核的选取对最终图像分辨率影响也较大，这些卷积核往往根据不同的临床应用而设计。例如，对于包含像骨骼这样高衰减物质较多的图像，通常采用较高带宽的滤波器以增强分辨率而同时不会带来噪声放大的影响[图 2.49(b)]。相反，对于含有软组织较多的图像则采用较低带宽滤波器。

应该注意的是，表现在断层表面上的空间分辨率(横向分辨率)与表现在沿断层轴向上的空间分辨率(纵向分辨率)不同。纵向空间分辨率主要由层厚决定。传统 CT 的纵向空间分辨率为 3~15mm，明显低于在体层表面上的横向空间分辨率；而多层 CT 的纵向空间分辨率和横向空间分辨率已经很接近，如 16 层 CT 纵向约为 0.6mm，横向约为 0.5mm。

2. 低对比度分辨率

低对比度分辨率(low-contrast resolution)也就是对比度分辨率。在低对比度情况下，只有较大的目标才能被分辨或被识别[图2.48(b)]。低对比度分辨率反映了系统辨别细微衰减差异特征的能力。通常认为目标与背景的衰减系数之间的差别小于 1%时就属于低对比情形。影响低对比度分辨率的主要因素是噪声(图 2.51)，比较图 2.51(a)和图 2.51(b)可以看出，在噪声状态下很难确认微弱的对比度差异。而图像噪声会受到 X 射线剂量、数据采集部件性能、重建算法及患者体型等因素的影响。其中 X 射线剂量的影响最为明显。因为剂量较高时，参与成像的光子数增多，信噪比提高，统计学涨落相对较小，矩阵内像素值的分布也较均匀，所以影像更清晰、低对比度分辨率也就越好。

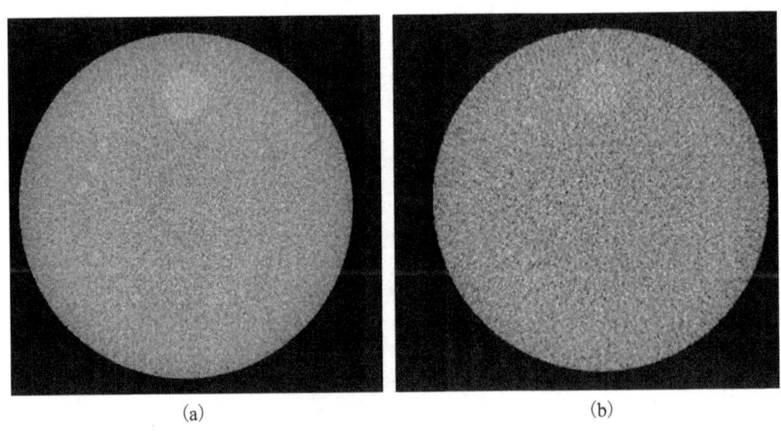

(a) (b)

图 2.51 噪声对辨认低对比度差异的影响

为了解低对比度测试对象在典型噪声条件下是否能够被明确的识别，通常需要对 CT 扫描机在低对比度状态下的成像表现进行测试。图 2.51(a)是利用低对比度分辨率测试体模获得的图像。在体模背景材料中嵌入了各组圆柱体，圆柱体与背景的主观对比度大约为 0.6%，即圆柱体与背景之间相差 6 HU 的标称 CT 值。各组圆柱体的直径分布范围为 2~6mm。在图 2.51(a)中直径 5mm 圆柱是可见的，但更小的被噪声所淹没。

空间分辨率与对比度分辨率相互影响、相互制约，改善其中的一个要以牺牲另一个为代价，只有当增加剂量时空间分辨率和对比度分辨率才能同时获得改善。但行 CT 扫描的患者接收 X 射线的剂量总要限定在一定的水平(即存在一个安全标准)，不可无限制地增大剂量。

3. 噪声

噪声(noise)指的是在均匀物质图像中感兴趣区(ROI)的 CT 值对其平均值的变异，其大小可用 ROI 中均匀物质的像素 CT 值的标准差表示，其计算公式为

$$\sigma=\sqrt{\frac{\sum(x_{\mathrm{i}}-x_{\mathrm{mean}})^2}{(n-1)}}$$

式中，x_{i} 是个体像素值；x_{mean} 是 ROI 中所有像素值的平均值；n 为感兴趣区中的像素总数。噪声的单位可以用 CT 值(HU)表示，也可用百分比(%)对比度表示。例如，CT 值为 1000HU，标准差是 3HU，噪声水平是 3 或者 3/1000×100=0.3%。CT 噪声的测量可通过扫描等效水模体进行。

CT 噪声水平主要依赖于投照的光子通量在时间和空间的随机涨落，一般称这种噪声为量子噪声。光子通量是射束量与质的结合体，X 射线管输出通量(强度)受管电压(kVp)和管电流(mAs)及射束滤过的控制。剂量增加则噪声降低，因为剂量增加了探测的光子数(图 2.52)。空间分辨率增加 2 倍，若要保持同等噪声水平，剂量就必须增加 8 倍。此外，矩阵大小、层厚、重建算法、电子系统热噪声、散射辐射及目标大小也都会对噪声水平产生影响。层厚较薄意味着较少的散射(更好的对比度)、较少的起作用的探测器范围(更少的探测光子、更多的噪声)。因此，为获得与较薄层厚的同等噪声水平，就必须考虑技术上的因素，最直接的方法是增加剂量。而增加层厚会降低空间分辨率，较大的像素内部的均匀性也会降低，从而出现部分容积效应(partial volume effect)。

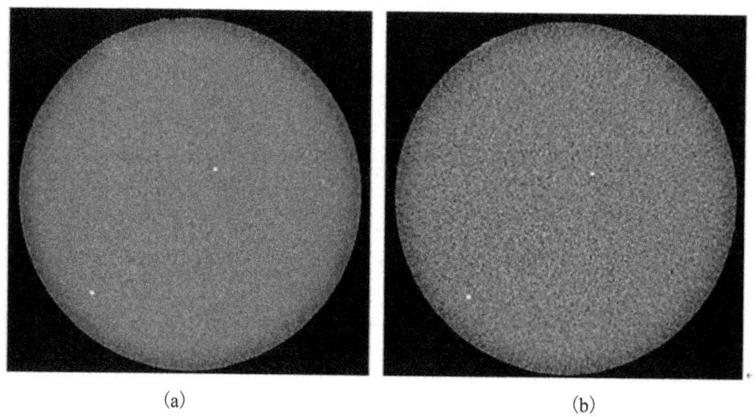

(a)　　(b)

图 2.52　相同管电压、不同管电流条件下等效水体模图像的噪声水平
(a) 水等效体模 120kVp, 270mAs 标准滤过；(b) 水等效体模 120kVp, 100mAs 标准滤过

4. 均匀性

CT 值均匀性即图像中均匀物质的 CT 值在空间上的一致性。CT 值均匀性测试体模由均匀材料做成。进行头部常规扫描条件下扫描，CT 值一般在 20HU 以内(5~18HU)，用感兴趣区软件分别在扫描所得图像上测量模块中心 ROI 和上、下、左、右 4 个边缘 ROI 的 CT 值(图 2.53)，比较 4 个边缘 ROI 的 CT 值对中心 ROI 的 CT 值的最大偏差即为均匀性。理论上要求在图像上的任何位置 CT 值应该全部相同，但实际上不论是沿着中心垂直方向还是沿着中心水平方向，像素的 CT 值都存在一定的偏差，如图 2.54 所示。偏离程度越大，均匀性越差；偏离程度越小，则均匀性越好。

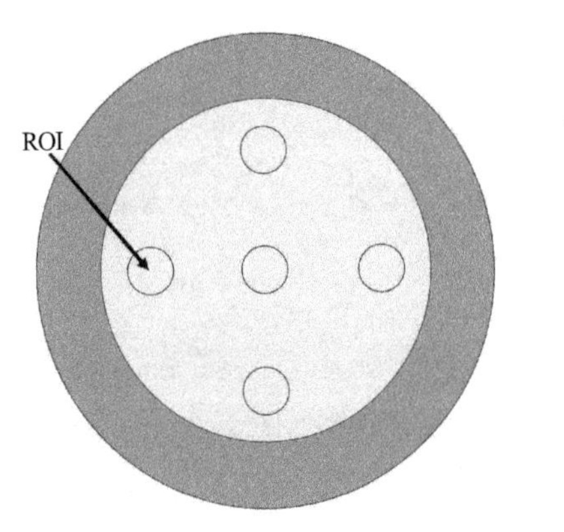

图 2.53　空间均匀性测试示意图

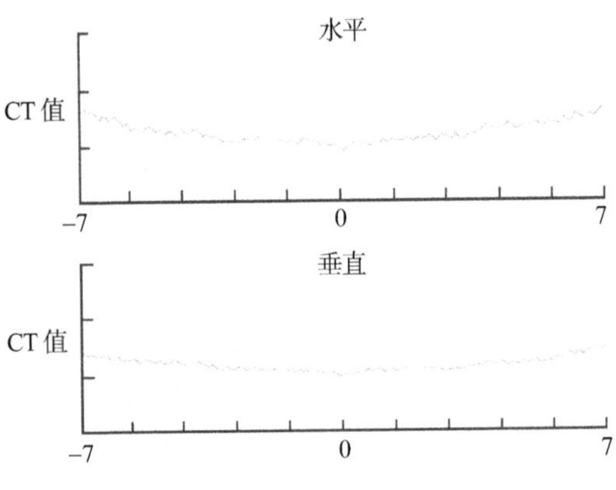

图 2.54　空间均匀性测试曲线

CT 值均匀性除受图像噪声影响外，还受 X 射线束硬化影响。硬化在图像上的分布越不均衡，则图像的均匀度越差。因此，校正硬化将有助于提高均匀度。但校正硬化过度或不充分都会导致均匀性衰退。例如，若扫描时未能将对象全部置于断层范围内，即有部分目标越出了扫描区，则会出现类似错误的硬化校正现象。图像表现是在物体越出扫描区的图像区域出现渐晕现象，且越是靠向扫描区边缘越严重。在这种情况下，CT 值的定量测量会因为明显的均匀性误差的出现而失去意义。

5. 线性

目标的 CT 值与其 X 射线线性衰减系数成正比关系称为 CT 值线性。目标的 CT 值变化一个单位时所对应的 X 射线线性衰减系数的变化值称为对比度标度。可通过对由若干种已知材料组成的体模的测试来获得 CT 值线性，从感兴趣区分析获得每种材料的平均 CT 值，然后将 CT 值表示的衰减系数与已知的衰减系数进行比较。

CT 值线性测试体模如图 2.55 所示，其上有 4 个直径为 1.25cm 的小圆柱体样品，按上、下、左、右的顺序分别为丙烯酸(acrylic)——类似脂肪、空气(air)、聚四氟乙烯(teflon)——类似骨骼、低密度聚乙烯(LDPE)4 种物质，在头部扫描条件下它们的 X 射线线性衰减系数分别为 0.219、0、0.374、0.177。在该模块扫描所得的图像上，选取 100 像素左右面积的感兴趣区，用感兴趣区测量软件分别测量 4 种物质的 CT 值，以线性衰减系数为横坐标，CT 值为纵坐标，将这 4 种物质的 CT 值和线性衰减系数分别标明在坐标上，可得到 4 个点，以最小二乘法做出拟合直线，直线斜率的倒数即为对比度标度。

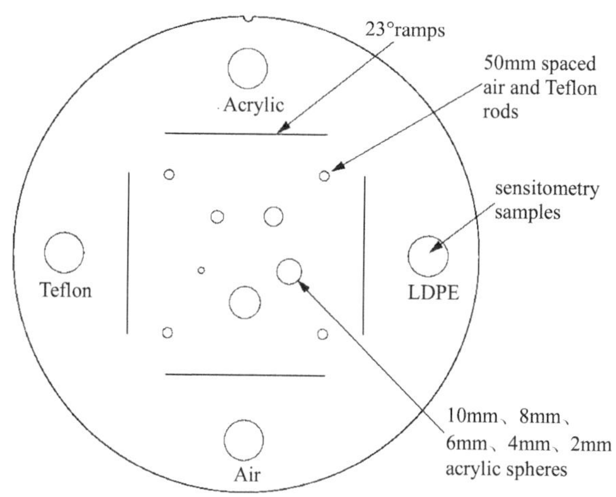

图 2.55　CT 值线性测试体模示意图

影响 CT 值线性的因素主要有重建算法和探测器性能。平滑算法和锐化算法的线性度有明显差异，因此，在建立 CT 值线性标准时必须注明所用重建算法。同时考虑到物质 CT 值随重建算法的不同差别较大，测量时选择的图像应与所使用的重建算法相对应。探测器的性能也对 CT 值线性产生影响。近年出现的平板探测器阵列，具有结构紧凑、高效、宽动态范围的特点，有利于改善 CT 值的线性特性。

6. 剂量指数

随着 CT 机在临床诊断中的使用越来越广泛，由其带来的辐射剂量的控制问题也越来越受到重视，使用不当将给受检者带来额外辐射危害。作为描述 CT 辐射剂量的最主要实用参数，CT 剂量指数(CT dose index，CTDI)在辐射剂量控制方面也日益体现出其重要性。

进行 CTDI 测量时，将剂量测试体模置于 CT 机架中心，模体纵轴与机架中心轴重合并与扫描断层截面垂直，分别测量中心及四周孔内位置的扫描剂量。对 CTDI 采用 CTDI_{100} 描述表达，其表达式

$$\mathrm{CTDI}_{100}=\frac{1}{T}\int_{-50}^{+50}D(z)\mathrm{d}z$$

式中，z 是沿垂直于断层面轴上的某一点；$D(z)$ 是轴上 z 点剂量；T 是断层厚度。通过对 2~64 排螺旋 CT 扫描对象头部、体部(腹部)的 CTDI 测量研究表明，一次完整的体部检查比一次头部检查所致受检者有效剂量高得多，最高达近 10 倍。另外，对于一次完整的检查，不同厂商生产的 CT 机的有效剂量头部可相差 0.64mSv(A 厂商：2.61mSv，B 厂商：1.97mSv)，体部可相差 18.2mSv(A 厂商：24.9mSv，B 厂商：6.75mSv)。这说明，降低受检者个人受照剂量的潜力仍然很大。CT 检查诊断过程中在注意满足临床诊断需要的基础上，还应充分考虑降低扫描条件以减少受检者剂量及集体剂量当量。

2.7.2 CT 图像伪影

理论上，CT 图像伪影(artifact)可被定义为图像中重建数值与物体真实衰减系数之间的差异。伪影会严重降低 CT 图像的质量，而从实际应用角度出发，必须将关于伪影的讨论限制在与临床诊断相关的差异上。概括起来，基于物理学的伪影起源于 CT 数据采集的物理过程；基于患者的伪影由如患者运动或者存在于体表或内部的金属材料等因素引起；基于扫描机的伪影由扫描机的功能缺陷造成；螺旋和多层技术伪影则由图像重建过程产生。虽然现代 CT 扫描仪的设计特点减少了某些类型的伪影，有些伪影也可利用扫描机的软件实现部分校正。但在许多情况下，细致的患者定位和扫描参数的优化选择是避免出现 CT 伪影的最重要因素。

1. 伪影的形态

一般而言，CT 伪影可以分为 4 种主要类型：条状、环状、带状及其他伪影。条状伪影通常表现为横穿图像的明显直线，可明可暗，不一定平行；在许多场合，因为重建滤波器的特性，亮、暗条纹会成对出现。通常情况下，这类伪影导致误诊的可能性很小，因为人体病理组织很少会具有这样的特征。阴影伪影通常出现在高对比度目标附近，如出现在骨结构或含气组织附近的软组织区。取决于问题的性质，阴影伪影可能是亮的或暗的。与条状伪影相比，由于在器官上 CT 值可以是渐变的，阴影伪影经常看上去像病理表现，所以它容易导致误诊。环状和带状伪影看上去与叠加在原始图像上的环或带相似。环状伪影通常与第三代或旋转-旋转 CT 系统相联系。要特别注意非完整环，它们可能看上去像特定的病理表现。例如，空间上穿过一个主动脉的暗弧容易被看作是主动脉裂口。噪声的存在对环的可分辨性有着明显的影响，通常噪声越大，环状伪影越不可能分辨。其他伪影类型包括一些不常见的伪影，如莫尔(Moire)纹等。这里不对这些伪影做讨论。

2. 基于物理学的伪影

(1)射束硬化伪影

X 射线束是由具有一定能量范围的许多个体光子组成的。当射束穿过一个对象时，与其中较高能量的光子相比，较低能量的光子更迅速地被吸收，结果射束变得更“硬”，也就是说其平均能量得到了提升(图 2.56)。基于此效应形成的 CT 图像伪影称为射束硬化(beam-hardening)伪影。射束硬化伪影主要有两种类型：杯状伪影和暗带或条状伪影。杯状伪影：射束通过均质圆柱体模的中间部分被硬化程度要超过通过边缘的被硬化程度，因为通过体模中间的射束经过了更多的材料。射束越来越硬，射束衰减的速率变慢，故当射束到达探测器时它将比其不曾硬化时的能量更高。因此作为结果的衰减分布与不存在硬化时的理想衰减分布不同。体模断面的 CT 值分布显示出一种典型的杯状外形[2.57(a)]。暗带或条状伪影：在非常不均匀的断面，暗带或条状伪影通常出现在两个致密物体之间，如头部扫描时出现的著名亨氏暗区(Hounsfield's dark space)，如图 2.57(b)所示。

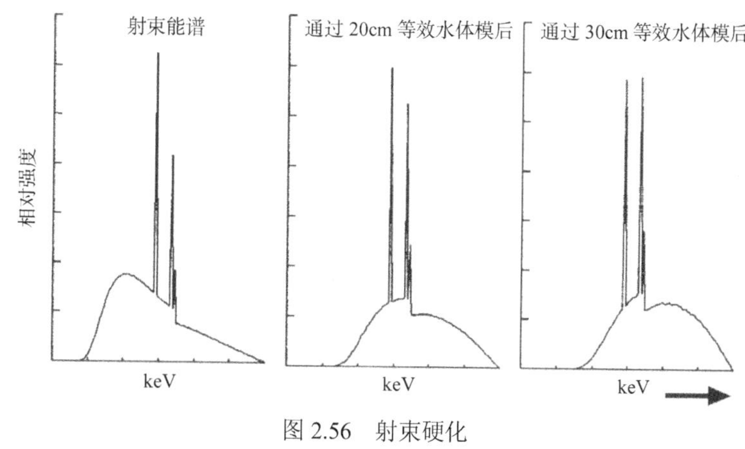

图 2.56　射束硬化

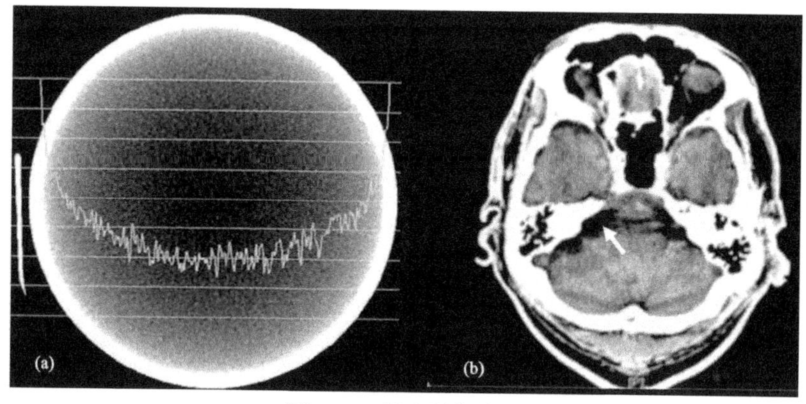

图 2.57　射束硬化伪影

一般通过使用滤过、定标校正和射束硬化校正软件来最大限度地减少射束硬化。滤过：在射束穿过患者前利用金属材料滤掉低能成分，“预硬化”射束。再使用另外的“领结型”滤过器，进一步硬化射束的边缘。最终通过患者较薄部位的是经过滤过的这些射束。定标校正：CT 制造商以一定范围大小的体模定标它们的扫描仪。这使得利用针对患者不同部位射束硬化效果量身定制的补偿手段标定探测器成为可能。由于患者的解剖不会与圆柱形校准定标体模完全匹配，所以，在临床上有可能伴随着因过度校正具有较高的中央 CT 值而出现轻微的剩余杯状伪影。射束硬化校正软件：当骨性区域图像重建时，可应用一种迭代校正算法。这有助于脑部扫描时骨骼-软组织界面的模糊，而且还会减少非同质断面图像暗带的出现。

避免射束硬化还可以从 CT 机技术员角度有所作为。通过患者定位或倾斜扫描机架，避免扫描骨骼区域有时是可能的。重要的是选择合适的扫描野，以确保 CT 机使用正确的定标、射束硬化校正数据和合适的领结型滤过器(在某些系统上)。

(2) 部分容积伪影

部分容积效应(partial volume effect)是指两个或多个不同的组织类型占据相同的像素并且被加权平均。每个像素的 CT 值正比于相应体素中的平均线性吸收系数 μ，如果体素包含的是同一种组织类型(如都是骨骼、都是肝脏)，μ 就是那种组织性质的表现。然而，图像中的某些体素包含的是不同的组织类型的混合体。一旦出现这种情形(如带有骨骼和软组织)，则 μ 不能代表其中的任何一种组织的特性，取而代之的是两种不同 μ 值的加权平均。与 CT 切片几乎平行的柔软的圆形结构，容积平均最为明显。最明显的例子是头颅顶部附近，这里颅骨占据了可观数量的含有脑组织的体素，会导致由于高 μ 值骨骼占主导地位而丢失脑实质细节。但这种情形非常容易辨别，因此很少引起误诊。而当相邻解剖结构的存在未被察觉时，部分容积伪影就会导致误诊(图 2.58)。CT 部分容积伪影总会存在而且是不可完全避免的。

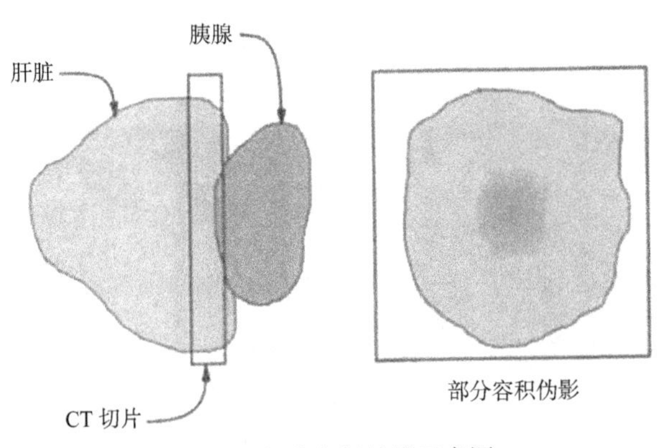

图 2.58　部分容积伪影示意图

当高对比度的结构在垂直于扫描平面的 z 轴方向部分进入扫描平面时，就容易发生部分容积效应，而且随着断层厚度增加发生部分容积效应的可能性增加。其根本原因在于信号在 z 轴切片方向被探测器平均的非线性问题。部分容积效应在图像中表现为宽带状、环状伪影及图像暗区或亮区，这取决于高对比度结构及其在 z 轴方向与扫描平面的相对位置关系。解决部分容积伪影最直接也是最有效的方法就是减小层厚。例如，当进行肺部检查时，对于初始检查经常选择一个 5~10mm 的切片。在确认了一个可疑的结节后，随即进行 1mm 或亚毫米扫描，以获得结节的特性。对于较大层厚的重构需求，可以将层厚分为若干小层厚进行重构后再进行叠加，产生一个较厚切片。使用较小的层厚或较小的显示野可能会增加 CT 值的准确性。另外，在图像处理中可采用特定的算法减少部分容积伪影。一种方法是估计高密度物体在 z 轴方向的衰减变化，采用相邻重叠的图像，通过正向投影梯度图像“重新生成”误差图像，从初始图像中减去误差图像，得到最终图像。

3. 基于患者的伪影

(1) 金属材料条纹伪影

由强烈衰减的金属植入物所导致的金属条纹伪影(metal streak artifact)是 CT 成像中的一个主要问题，这些植入物包括补牙填料(图 2.59)、假肢装置、外科手术用金属夹子等。随着金属物体的形状和密度不同，伪像形态可能会显著的变化。金属植入物产生非常高的投影信号幅度，在滤波步骤之后超出了数字信号处理(DSP)芯片的动态范围，其结果是滤波投影数据被截断，从而产生附加的伪影。另外，患者运动经常使金属伪影校正复杂化。患者运动导致投影中非连续性更加突出，并加重了条状伪影，如安装了心脏起搏器的患者心脏扫描的情形。

减少金属伪影有许多不同的方法。最明显的解决方案是使用较小衰减的材料(如钛)或较小截面的装置防止金属伪影。研究表明，采用高能量 X 射线束不会实质性地减少伪影。还有研究表明，多平面重组可使得存在金属骨科植入物的情况下骨骼有更好的可视化表现。有研究者使用一种后重建(post-reconstruction)图像处理算法来去除金属伪影。大多数金属伪影去除算法包括修改的重建算法，其中金属物通常被考虑成透明的，而且与通过金属物体射线有关的数据被定义为丢失的数据。这些方法主要包括投影完整化方法和迭代方法。投影完整化方法：丢失的数据由合成数据替代，合成数据通过多项式或线性插值、模式识别或线性预测方法得到。作为一个预处理步骤，这些方法中许多都适用于射束硬化校正。迭代方法：改进现有的迭代方法，如最大似然期望最大化(ML-EM)算法和代数重建技术(ART)，以忽略丢失的数据。

(2) 患者运动条纹伪影

扫描期间，患者的自主运动(voluntary motion)和非自主运动(involuntary motion)都会引起配准不良(misregistration)伪影，前者如呼吸运动，后者如蠕动和心脏运动，通常表现为重建图像上的阴影或条纹状伪影(图 2.60)。

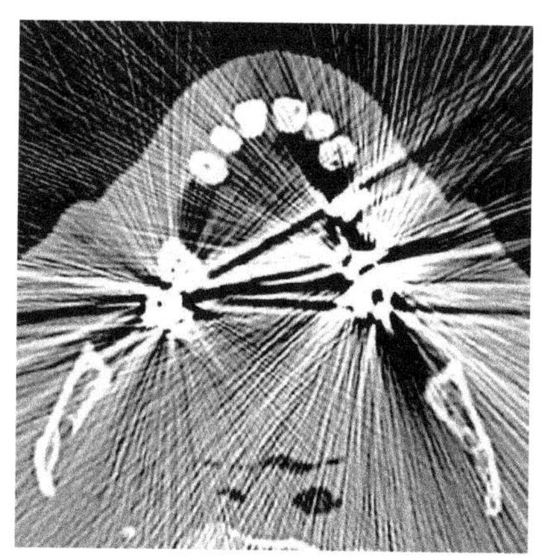

图 2.59　由于银汞合金牙齿填充物存在产生的金属条纹伪影

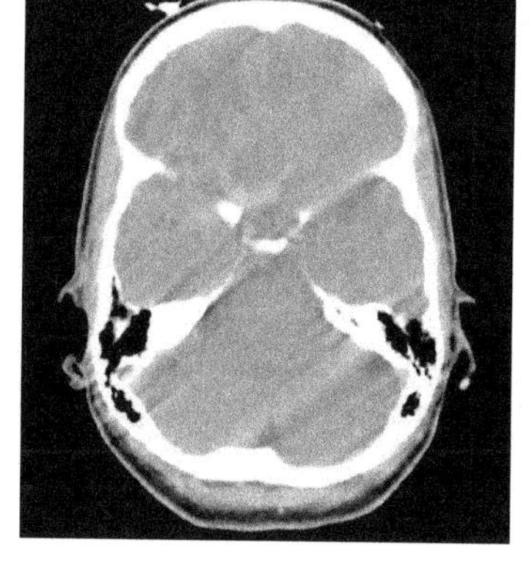

图 2.60　头部 CT 图像显示运动伪影

可以采用一些步骤防止自主运动，在某些扫描机上存在一些特殊设计用于减少结果伪影，但是在体部扫描期间某些非自主运动是不可避免的。临床上一般都要求患者保持固定体位并在屏气状态下完成扫描，目的就是抑制运动伪影。但是即使是在最有利的临床条件下(患者能够进行合作)，患者也不能彻底地屏住呼吸，更不必说一些因神经系统受损而烦躁不安的患者，或者无法保持屏气的患者。因此相对而言，肺部扫描时呼吸会对运动伪影的形成产生举足轻重的影响。

最直接、有效的方法是减少扫描时间，在扫描易于运动的区域时，使用尽可能短的扫描时间，有助于减少运动伪影的形成。定位辅助的使用也足以防止大多数患者的自主运动。然而在某些情况下(如小儿患者)，则可能需要通过镇静方式固定患者。总体而言，如果患者能够在扫描期间屏住呼吸，还是能够在很大程度上限制呼吸运动的影响。图像对运动伪影的敏感性取决于运动的取向。基于此，可取的方法是在起始和结束的位置根据运动的主要方向调整 X 射线管。

通过使用过扫描和欠扫描模式、软件校正和心电门控抑制运动伪影。过扫描和欠扫描模式：探测器读数的最大差异出现在一个 360°扫描的起点与终点附近获得的图像之间。在标准 360°旋转采集数据集基础上多采集 10%额外数据。对重复的投影取平均，有助于减少运动伪影的严重程度。欠扫描模式的使用也能够减少运动伪影，但可能牺牲了分辨率。软件校正：大多数 CT 机在使用体部扫描模式时，对起点与终点自动应用降低权重的方法，以抑制它们对最终图像的贡献。然而，取决于患者的体型，这可能导致在图像的垂直方向增加更多的噪声。心电门控：心脏的快速运动可以导致严重的心脏图像伪影，这些伪影模仿了与结构有关的疾病，如主动脉破裂。为了克服这些困难，有一种技术是通过使用恰好为一个心脏周期分段的数据来产生图像。这种技术结合了心电图门控技术和图像重建的专门方法。最新的双源螺旋 CT 扫描，提供了很高的时间分辨率，可有效地避免心脏扫描的运动伪影。

(3) 不完整投影伪影

患者扫描时如果有任何部分位于扫描视野外，计算机将得到与这部分有关的不完整信息，并且可能产生条纹或阴影伪影。如图 2.61 所示，患者的手臂位于扫描野外，虽然它们未表现在图像中，但它们在某些视野中的存在，导致整幅图像中出现了非常严重的伪影，严重降低了图像的可用性。类似的效果还可能是由致密的对象引起的，如静脉血管充盈了对比剂而其位于扫描野外。在探测器阵列两面参考通道的阻塞干扰了数据的归一化并导致条纹伪影。为避免由不完整投影所致的伪影，患者定位时应使身体完全位于扫描野内。例如，专为放射治疗计划设计的 CT 扫描机，有着比常规 CT 机更大的扫描孔径和扫描野，以提供患者定位时更大的灵活性，这种特殊设计的 CT 机对于体型高大或肥胖的肿瘤患者的 CT 图像定位非常关键。

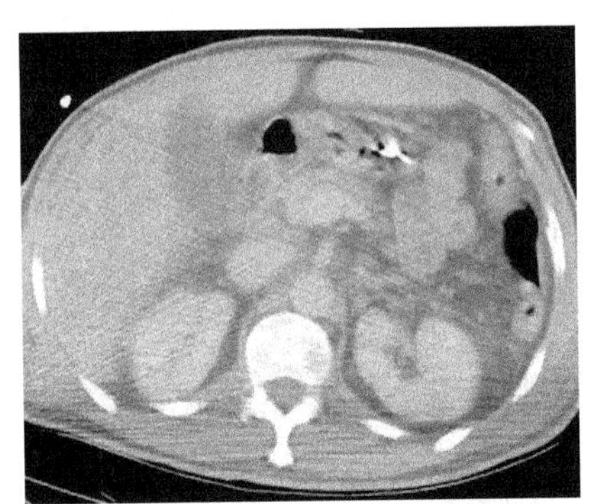

图 2.61 不完整投影条纹伪影

4. 基于扫描机的伪影

作为 CT 成像的主要部件，探测器性能如暗电流偏置、增益、响应非线性、响应均匀性等都会对成像质量施加重要影响。探测器各单元在性能上的不一致性反映在图像上通常是宽窄不一的环状伪影。在旋转-旋转 CT 系统中，探测器阵列出现一个或若干个偏心或不当校正的探测器，一定导致环状伪影。主要是因为 X 射线管和探测器阵列同时旋转并且在物理上彼此相互连接，如果 X 射线管有轻微的移位则会导致 CT 系统产生偏心误差。存在偏心误差或不当校正的探测器“看到”的每个光子产生的是不正确的视图，其结果非均一的信息构成了部分显示为一系列环状的图像。为消除这种环形伪影，探测器或探测器阵列必须重新排列或重新校准。幸运的是，完整的环或带一般不会对诊断产生影响，因为它们与人体组织不相似(图 2.62)。

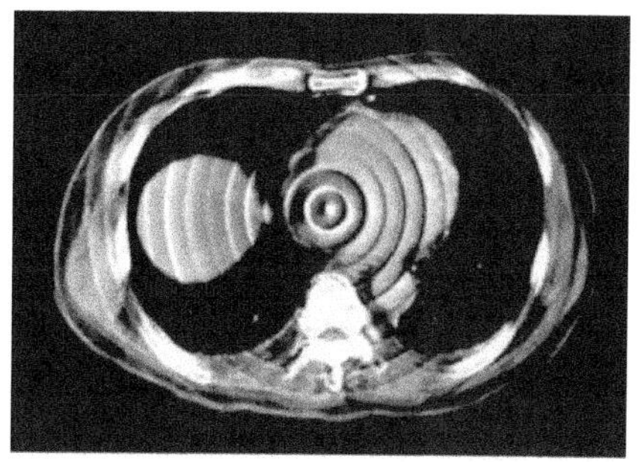

图 2.62　胸部 CT 图像上的环状伪影

作为 X 射线产生装置，若 X 射线管发生打火(如当阴极和阳极间存在杂质时)，会直接造成投影数据丢失，从而造成放射状的伪影。X 射线管的打火频率会随使用寿命减少而增加。除了在系统调节时采用吸气真空技术避免管腔内存在杂质外，在算法上通常采用邻近角度投影插值来弥补 X 射线管打火造成的数据丢失。为满足设计上需要，目前 X 射线管阳极都以旋转阳极为主。转子旋转的平稳性会影响到焦点与探测器的相对关系，当转子旋转发生颤动时，就会破坏正常的投影采集而造成重建图像中的伪影。造成转子转动不平稳的原因往往是部件的疲劳损坏(如轴承的磨损)，这时只有更换已坏部件才能避免伪影的产生。

5. 螺旋 CT 伪影

一般来说，序列扫描期间会在螺旋扫描时看到相同的伪影，但是由于螺旋插值和重建过程，还有另外的伪影可以发生在螺旋扫描期间。一旦在 z 方向解剖结构快速变化就会产生伪影(如在颅骨顶端)而且对应更高螺距伪影更严重。如果对沿着扫描仪 z 轴置放的锥形体模实施螺旋扫描，则由此产生的轴位图像可能出现环状伪影。事实上，螺旋插值算法中使用了加权函数，因此它们的形状发生了变化。对于某些投影角度，图像受到的影响更加明显，这些影响来自扫描平面前方锥体较宽部位的贡献。对于其他投影角度，这些贡献来自占主导地位的扫描平面后方锥体较窄的部位。故伪影方向的变化是位于图像平面中心 X 射线管位置的函数。如图 2.63 所示的肝脏图像，这里螺旋伪影很容易被误诊为病灶。

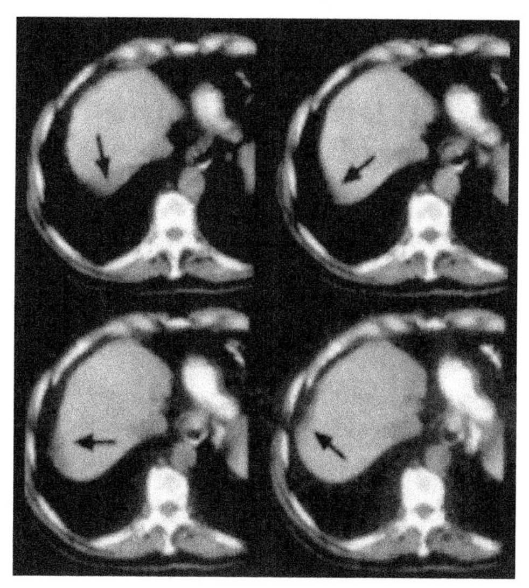

图 2.63　肝脏 CT 图像的螺旋伪影

为最大限度地降低螺旋伪影，必须采取措施以减少沿 z 轴的变异的影响。这意味着应尽可能使用低螺距值；如果进行螺旋插值选择，选择 180°而非 360°插值；选择薄层采集而非厚层采集。某些时候最好还是使用轴向而非螺旋成像来避免螺旋伪影(如颅脑扫描)。

总之，伪影的表现形式和来源是多样的。有时相同表现形式的伪影可能具有不同的起因，必须对其本质进行分析方能采取正确的措施避免或减少伪影的产生。在减少伪影的措施上主要是两种选择：一是根据伪影产生原理进行补偿，对数据进行校正或采取相应硬件措施；二是采用图像处理算法抑制或消除伪影。

第 3 章　磁共振成像

磁共振成像(magnetic resonance imaging，MRI)是 20 世纪唯一可与 X 射线医学应用相提并论的最杰出的医学技术创新。如今，MRI 早已确立了其在影像医学中的重要地位。它在中枢神经系统中的应用已成为疾病诊断的金标准；在骨关节、软组织病变的诊断中是举足轻重的手段。特别是近几年来，超高场强 MRI 在脑功能成像、频谱成像、白质纤维束成像、心脏检查、冠心病诊断、腹部、盆腔等部位的检查技术获得了飞速发展。

MRI 的物理基础是核磁共振(nuclear magnetic resonance，NMR)理论。NMR 信号中隐含着自旋核周围环境的物理与化学信息，MRI 技术所要解决的主要问题是：如何从 NMR 信号流中采样，如何解决自旋核位置的计算问题或者空间定位，如何重建置于磁场中的人体的图像。

3.1　核磁共振的基本概念

核磁共振本质上是一种能级间跃迁的量子效应。当自旋核置于一个磁场内时，它们可吸收一定射频(radio frequency，RF)范围内的能量，并且在跃迁恢复到初始能级时释放这种能量。因为磁场的强度必须与 RF 脉冲的能量范围相吻合，这种现象才会发生，所以称这种现象为核磁共振。

核磁共振具有如下主要特点：

1) *普遍性*　在化学元素周期表中的 92 种天然元素中，已测出具有核磁矩的元素有 88 种。

2) *高选择性*　不同的原子核有不同的磁矩，因此核磁共振具有很高的选择性。

3) *高分辨率*　核磁共振谱线宽度很窄，使其具有很高的分辨率。

4) *动态性*　核磁共振可进行生物过程和化学变化等动态观测。

核磁共振目前已经成为当代众多领域中广泛使用的一项高新技术。物理学领域利用核磁共振技术探索物质微观结构；化学领域利用核磁共振技术研究化学物质的分子结构，提出了化学位移的理论；工程与医学交叉学科将核磁共振技术应用于医学成像领域，利用磁共振成像无创伤地获得了人的活体图像，而且能监测组织(器官)中的化学成分和代谢活动。它们在理论上相互补充，在实验技术上彼此借鉴，共同繁荣了整个核磁共振学科。

磁共振成像(MRI)是根据人体中氢核在磁场中表现的共振特性进行成像的技术。涉及 MRI 的因素较多，其理论和技术都比较复杂。但就总体而言，可以从建立患者本身的稳定磁场、外加能量以旋转此磁场远离平衡、在磁场恢复平衡过程中测量信号、将位置编入信号中等 4 个方面来理解 MRI。这里首先介绍核磁共振的基本概念，主要内容包括：原子核的自旋和自旋磁矩、拉莫尔(Larmor)进动、自旋磁矩在外磁场中的能量状态、核磁共振及其产生的条件等。

3.1.1　原子核的自旋和自旋磁矩

构成人体的主要成分是富含氢的水和脂肪，因此氢原子核在人体中占的比例很大，在 MRI 的研究阶段，主要研究氢原子核，其核磁共振信号强，具有很高的灵敏度。目前临床上 MRI 就是利用氢原子核成像，与其他原子核无关。同时，人体不同组织(器官)的含水比例不同，正常组织与病理组织的含水量也不一样，含水量不同就意味着组织的氢原子核密度存在差异，于是 NMR 信号强度也就不同。后面将会看到，MRI 中质子密度加权图像就是运用了上述概念来区分正常组织与病变组织的。

1. 氢原子核的自旋

角动量是描述物体转动状态的物理量。质量为 m 的质点绕距离为 $\boldsymbol{r}$ 的固定轴以速度 $\boldsymbol{v}$、角速度 $\boldsymbol{\omega}$ 做圆周运动时，其角动量 $\boldsymbol{P}$ 为

$$\boldsymbol{P} = \boldsymbol{r} \times m\boldsymbol{v}$$

角动量是矢量，其大小为 $\boldsymbol{P} = rmv = r^2 m\omega$，方向遵从右手法则：右手拇指伸直，当四指由 $\boldsymbol{r}$ 经小于 180°的角转向 $\boldsymbol{v}$ 时，拇指的指向就是角动量 $\boldsymbol{P}$ 的方向。

原子核具有角动量是原子核最重要的特征之一，原子核的角动量 $\boldsymbol{P}_{\mathrm{I}}$ 是量子化的，其大小为

$$\boldsymbol{P}_{\mathrm{I}} = \frac{h}{2\pi}\sqrt{I(I+1)}$$

式中，I 是整数或半整数，称为核自旋量子数，其值由构成原子核的质子和中子数目决定。就氢原子核而言，其核自旋量子数 $I = 1/2$，角动量 $\boldsymbol{P}_{\mathrm{I}}$ 的大小为 $\frac{h}{2\pi}\sqrt{\frac{3}{2}}$。角动量的方向与氢原子核自旋方向成右手螺旋关系。

无外磁场时，原子核的自旋可以取任意方向。若原子核处于外磁场 $\boldsymbol{B}_0$(设沿 z 轴方向)中，则 $\boldsymbol{P}_{\mathrm{I}}$ 在 z 轴方向的投影为

$$\boldsymbol{P}_{\mathrm{I}z} = m_{\mathrm{I}}\frac{h}{2\pi}$$

式中，m_{I} 是核的磁量子数，对于某一确定的 I 值，它可取 $2I+1$ 个值。因此，$P_{\mathrm{I}z}$ 的空间取向也是量子化的。对于氢原子核，它的自旋量子 $I = 1/2$，因此 $m_{\mathrm{I}} = 1/2，-1/2$。这表明氢原子核的角动量在外磁场中仅有两种可能取向(图 3.1)，即平行于外磁场的角动量($P_{\mathrm{I}z} = \frac{1}{2}\frac{h}{2\pi}$)和反平行于外磁场的角动量($P_{\mathrm{I}z} = -\frac{1}{2}\frac{h}{2\pi}$)。

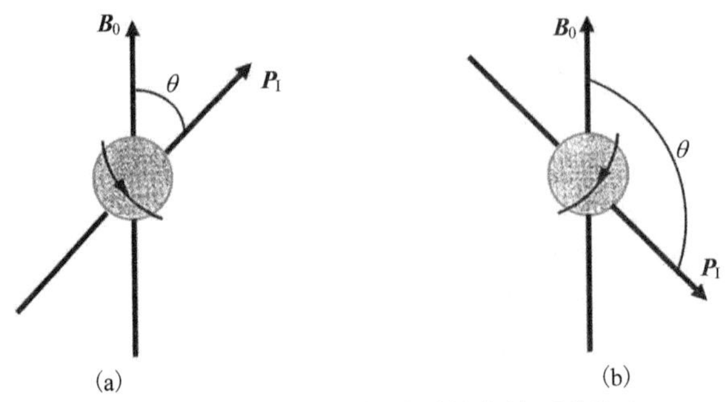

图 3.1 氢原子核自旋在外磁场中的两种取向

(a)角动量平行于外磁场；(b)角动量反平行于外磁场

2. 氢原子核的磁矩

一个电流强度为 i 的环形电流，在其周围激发磁场。其电流 i 与环形电流所围面积的乘积称为环形电流的磁矩，磁矩$\boldsymbol{\mu}$是一个矢量，其大小为$\mu = is$，方向与电流流向成右手螺旋关系。伸开右手，四指指向电流流动方向，拇指所指方向为环形电流磁矩方向，也就是环形电流所激发磁场 $\boldsymbol{B}$ 的方向。

原子核是自旋的，它绕某个轴旋转其行为类似陀螺，产生一定的微弱电场和磁矩。原子核的磁矩，简称核磁矩，用 $\boldsymbol{\mu}_I$ 表示。根据量子力学的理论，原子核的磁矩大小 μ_I 与原子核的角动量大小 P_I 之间的关系为

$$\mu_I = g_I \frac{e}{2m} P_I = g_I \sqrt{I(I+1)} \mu_N$$

式中，e、m 分别是质子的电荷和质量；g_I 称为核的朗德因子，是一个无量纲的量，由实验测定；$\mu_N = \frac{eh}{4\pi m} = 5.05 \times 10^{27} A \cdot m^2$，称为核磁子，常用作核磁矩的单位。无外磁场时，核磁矩的空间取向是随机的，但处在外磁场中的核磁矩空间取向不再是随机的而是量子化的。核磁矩的 z 分量为

$$\mu_{Iz} = g_I \mu_N m_I$$

式中，m_I 的取值同核自旋，可取 $2I+1$ 个不同的值。对于氢原子核，自旋量子 $I = 1/2$，故 $m_I = 1/2$，$-1/2$，μ_{Iz} 的可能取值是 $\mu_{Iz} = \frac{1}{2} g_I \mu_N$ 和 $\mu_{Iz} = -\frac{1}{2}\frac{h}{2\pi}$，情形同核自旋(图 3.2)。

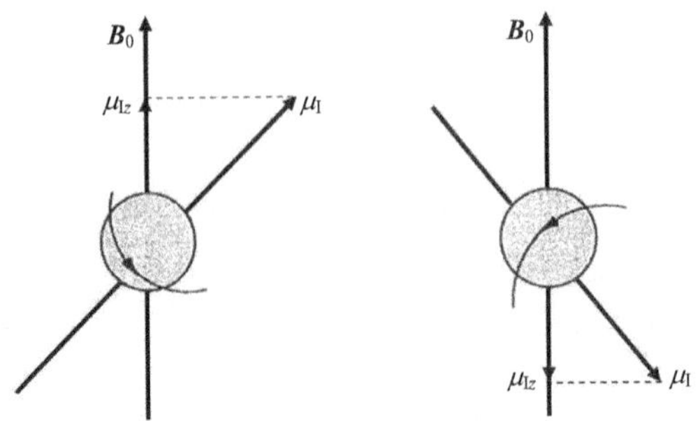

图 3.2 核磁矩在外磁场中的可能取向

3.1.2　外磁场中的氢原子核

要实现核磁共振，自旋核必须处在稳恒均匀外磁场中，目前在 MRI 中，这个外磁场磁感应强度 $\boldsymbol{B}_0$ 为 0.5~3T。

1. 拉莫尔公式

处于外磁场中的核磁矩的运动类似自由旋转的陀螺(图 3.3)。当旋转陀螺的转轴偏离地球引力方向时，它就会一边绕自身轴线自转，一边又绕引力方向转动，陀螺的这种运动方式称为进动(precession)。如果没有地球引力，陀螺的进动就不会发生。核磁矩的进动则是因为受到了外磁场 $\boldsymbol{B}_0$ 的作用。在外磁场中的核磁矩绕外磁场方向进动是产生核磁共振的主要机制。实际上，氢原子核存在两种圆锥形的进动：低能级核的圆锥形进动和与进动方向相反的高能级核的圆锥形进动。

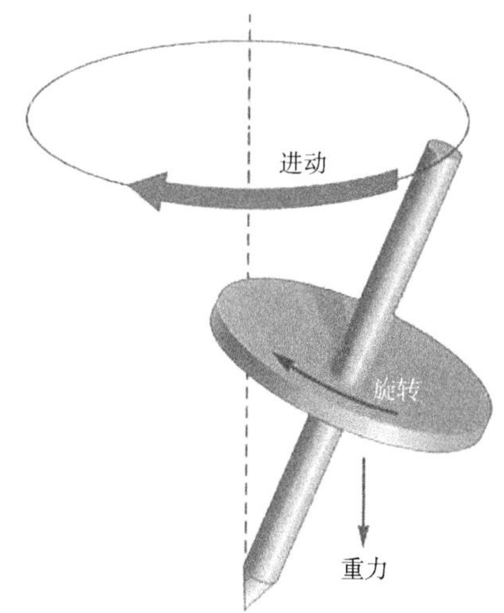

图 3.3　陀螺的进动

不同类型的原子核有不同的进动性质，这种性质就是旋磁比，用 γ 表示，主要描述原子核磁性与机械运动的比率。进动的频率一方面与 γ 有关，同时还与外磁场的磁场强度 $\boldsymbol{B}_0$ 有关，它们间的关系由拉莫尔(Larmor)公式表示：

$$\omega_0 = \gamma \times B_0$$

该公式表明，对同一种原子核其旋磁比 γ 相同，外磁场 $\boldsymbol{B}_0$ 越强，进动的频率(也称为拉莫尔频率)越高；不同类型的原子核由于具有不同的旋磁比 γ，即便处于相同的外磁场它们的进动频率也不相同。

2. 氢原子核在外磁场中的能级劈裂

设原子核在没有外磁场时处在能量为 E_0 的能级上，当原子核处在外磁场 $\boldsymbol{B}_0$ 中，受外磁场作用做拉莫尔进动时原子核的能量将因进动而发生变化，在原来能量 E_0 基础上产生附加能量。空间取向不同的原子核，由进动产生的附加能量不同，原来的能级分裂成 $2I+1$ 个不同的能级，分裂后两相邻能级之间的能量差为

$$\Delta E_m = -g_{\rm I}\frac{he}{4\pi m}m_{\rm I}B_0 = -g_{\rm I}\mu_{\rm N}m_{\rm I}B_0$$

现在分析氢原子核在外磁场中的能级分裂情况。由前述讨论可知，氢原子核磁矩在外磁场中有平行和反平行于外磁场 $\boldsymbol{B}_0$ 的两种可能取向。这两种取向都要绕外磁场 $\boldsymbol{B}_0$ 进行拉莫尔进动，引起附加能量。当 $m_{\rm I}=1/2$ 时，氢原子核的自旋或磁矩方向与外磁场 $\boldsymbol{B}_0$ 平行，由绕外磁场进动引起的附加能量为 $\Delta E_1=-\frac{1}{2}g_{\rm I}\mu_{\rm N}B_0$；当 $m_{\rm I}=-1/2$ 时，氢原子核的自旋或磁矩方向与外磁场 $\boldsymbol{B}_0$ 反平行，由进动引起的附加能量为 $\Delta E_2=\frac{1}{2}g_{\rm I}\mu_{\rm N}B_0$。于是，氢原子核在外磁场中将分裂为两个能级(图 3.4)

$$低能级：\quad E_1 = E_0 - \frac{1}{2}g_{\rm I}\mu_{\rm N}B_0$$

$$高能级：\quad E_2 = E_0 + \frac{1}{2}g_{\rm I}\mu_{\rm N}B_0$$

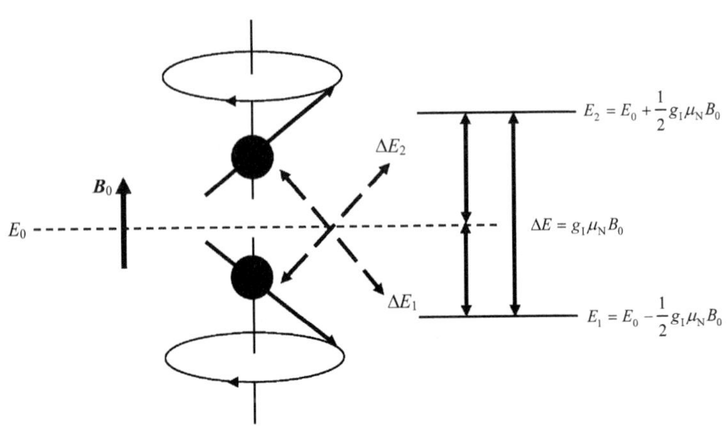

图 3.4　氢原子核磁矩在外磁场中的能级劈裂

3. 玻尔兹曼分布

当一个系统中存在两个不连续的能级水平时，可利用一个明确的概率理论确定高能级的粒子数和处于更稳定的低能级的粒子数。如果用 $N_{\rm H}$ 表示处于高能级的粒子的数量，用 $N_{\rm L}$ 表示处于低能级的粒子的数量，那么这两种能级水平的粒子的分布可用以下公式表示：

$$\frac{N_{\rm H}}{N_{\rm L}} = \exp\left(-\frac{\Delta E}{kT}\right)$$

式中，ΔE 是能级差；k 是玻尔兹曼常量(Boltzmann constant)；T 是绝对温度。

从公式可以看出，在平衡状态下，能级差 ΔE 越大，不同能级水平的粒子的数量差就越大。在核磁共振中，两个不同能级水平间的能量差与外磁场强度 $\boldsymbol{B}_0$ 成正比。如果增加 $\boldsymbol{B}_0$，就等于增加了能级差，可导致不同能级水平的粒子的数量差也增大。因此，核磁共振信号的强度取决于不同能级水平的粒子的数量差。

3.1.3　核磁共振现象

当原子核置于外磁场 $\boldsymbol{B}_0$ 中，因为核磁矩的空间取向不同，原来的能级分裂成 $2I+1$ 个不同的能级，分裂后两相邻能级之间的能量差为 $\Delta E = g_{\mathrm{I}}\mu_{\mathrm{N}}B_0$。如果在与外磁场 $\boldsymbol{B}_0$ 垂直的平面内再施加一个射频磁场 $\boldsymbol{B}_1$，则当射频脉冲的角频率 ω 满足：

$$h\nu = h\frac{\omega}{2\pi} = \Delta E = g_{\mathrm{I}}\mu_{\mathrm{N}}B_0$$

$$\omega = 2\pi\frac{g_{\mathrm{I}}\mu_{\mathrm{N}}}{h}B_0 = 2\pi\frac{g_{\mathrm{I}}}{h}\frac{eh}{4\pi m} = g_{\mathrm{I}}\frac{e}{2m}B_0 = \gamma B_0$$

即射频脉冲的角频率 ω 与核磁矩绕 $\boldsymbol{B}_0$ 的进动拉莫尔角频率 ω_0 相等时，射频脉冲的能量正好等于核的两相邻能级间的能量差，处于低能级的原子核将吸收射频脉冲能量从低能级跃迁到高能级。显然，核系统在接受射频脉冲能量后已不再平衡。为了回到平衡状态，必须有同样数量的自旋原子核从高能级返回到低能级。当从高能级返回到低能级时，自旋原子核必须释放出等于 ΔE 的能量，该能量即为核磁共振的信号源。这就是核磁共振现象。

3.2　核磁共振的特征量

上一节讨论的是单个自旋原子核及其在外磁场中的行为。实际上单个原子的行为是观测不到的，能够观测到的只能是由大量自旋原子核表现的集体行为，即宏观现象。这里讨论整个原子核系统的宏观表现及它们所对应核磁共振特征量，讨论的对象是氢原子核(质子)系统。

3.2.1　磁化强度矢量

在转入讨论由大量自旋核组成的核系统在外磁场中的集体行为时，有必要引入一个反映系统磁化程度的物理量来描述其宏观特性及其运动规律。这个物理量叫作原子核的磁化强度矢量，简称磁化强度，用 $\boldsymbol{M}$ 表示，其表达式为

$$\boldsymbol{M} = \frac{\sum \mu_{\mathrm{I}}}{\Delta V}$$

式中，$\Sigma\mu_{\mathrm{I}}$ 是 ΔV 体积元中所有原子核磁矩的矢量和。$\boldsymbol{M}$ 具有核磁矩的本质。

当核系统不受外磁场约束时，其中的核磁矩的取向概率是各向均等的，因此 $\boldsymbol{M}=0$，对外不表现磁性。而一旦在系统的 z 轴方向外加一个强静磁场 $\boldsymbol{B}_0$，原子核磁矩受到外磁

场的作用，在自身转动的同时又以 $\boldsymbol{B_0}$ 为轴进动并产生能级分裂。按照波尔兹曼分布，在平衡状态下处于不同能级的原子核数目不相等，而且处于低能级的原子核数量多于处于高能级的原子核数量，从而使得原子核磁矩不能完全相互抵消，于是 $\boldsymbol{M} \neq 0$ 。以 ^{1}H 核组成的核系统为例，核磁矩在外磁场中有两个空间取向，它们绕 $\boldsymbol{B_0}$ 的进动形成上下两个不同的圆锥面，所有处在低能级的核磁矩均匀分布在上方圆锥面，其合成矢量 $\boldsymbol{M_+}$ 与 z 轴同向；所有处在高能级的核磁矩均匀分布在下方圆锥面，其合成矢量 $\boldsymbol{M_-}$与 z 轴反向。由于 $\boldsymbol{M_+}>\boldsymbol{M_-}$，所以核系统的总磁化强度 $\boldsymbol{M_0} = \boldsymbol{M_+}-\boldsymbol{M_-} \neq 0$，取向同 z 轴方向。平衡状态下的这个总磁化强度矢量 $\boldsymbol{M_0}$ 又可等同于最大的纵向磁化矢量 $\boldsymbol{M_z}$，因为 $\boldsymbol{M_+}$、$\boldsymbol{M_-}$的位相分布是均匀和对称的，它们在与 z 轴垂直的 xoy 平面上的投影互相抵消，所以横向分量 $\boldsymbol{M_{xy}} = 0$(图 3.5)。

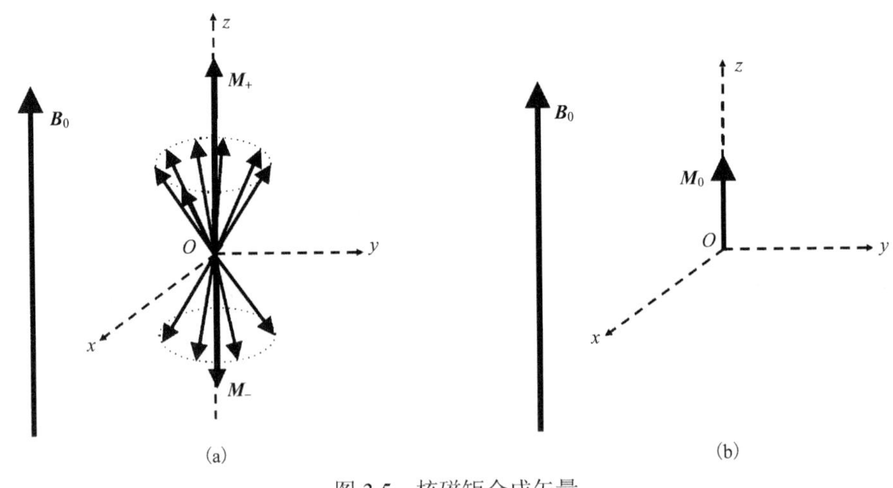

图 3.5　核磁矩合成矢量

3.2.2　射频脉冲的激励作用

从总体上说，射频脉冲的激励作用有两个：一是形成共振吸收，自旋 ^{1}H 核由低能级跃迁到高能级，宏观表现是纵向磁化强度 $\boldsymbol{M_0}$ 减小；二是促使进动的 ^{1}H 核趋于同相位(inphase)，宏观表现为形成横向磁化强度矢量 $\boldsymbol{M_{xy}}$。

1. RF 脉冲的作用机制

如图 3.6 所示，沿坐标系的 x 轴方向且垂直于 $\boldsymbol{B_0}$ 施加一个射频(RF)脉冲，其磁场成分的磁感应强度为 $\boldsymbol{B_{RF}}$，如果 RF 脉冲的角频率等于系统中所有 ^{1}H 核绕外磁场 $\boldsymbol{B_0}$ 进动的拉莫尔角频率 ω_0，那么系统吸收 RF 脉冲的能量发生核磁共振。在 $\boldsymbol{B_{RF}}$ 的作用下，磁化强度矢量 $\boldsymbol{M_0}$ 将偏离 $\boldsymbol{B_0}$(z 轴)以拉莫尔角频率 ω_0 绕 $\boldsymbol{B_0}$ 进动。偏离的磁化强度矢量用 $\boldsymbol{M}$ 表示，它是平行于 $\boldsymbol{B_0}$ 的纵向磁化矢量 $\boldsymbol{M_z}$ 和垂直于 $\boldsymbol{B_0}$ 且在(x,y)平面内旋转的横向磁化强度矢量 $\boldsymbol{M_{xy}}$ 的矢量和。当 RF 脉冲停止后，$\boldsymbol{M}$ 与 z 轴成 θ 角。

注意到系统内的所有 ^{1}H 核在受到任何类型的磁场约束后，都会发生绕相应磁场轴的进动，因此 $\boldsymbol{M}$ 不仅要以角频率 ω_0 绕外磁场 $\boldsymbol{B_0}$ 进动，同时还要以角频率 ω_1 绕 $\boldsymbol{B_{RF}}$(x 轴)

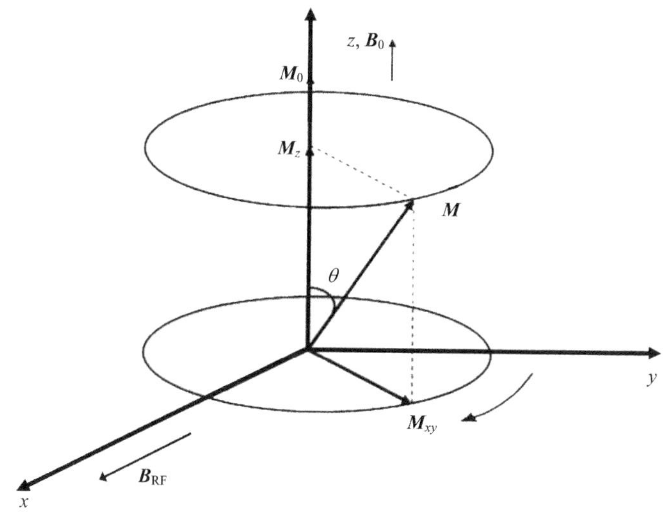

图 3.6 纵向磁化矢量翻转 θ 角

进动。为了简化描述，可引进一个旋转坐标系 (x',y',z')。其坐标原点与静止坐标系 (x,y,z) 的坐标原点重合，z' 轴与 z 轴重合，$\boldsymbol{B}_{\mathbf{RF}}$ 固定在 x' 坐标轴上。坐标系 (x',y',z') 以拉莫尔角频率 ω_0 绕 $\boldsymbol{B}_0$ 旋转，其旋转方向与 ^{1}H 核绕 $\boldsymbol{B}_0$ 旋转方向相同，因此虽然 $\boldsymbol{M}$ 的进动是随时间变化的，但它在旋转坐标系 (x',y',z') 中的位置却是固定的[图 3.7(a)]。可以想象，如果有一观测者站在旋转坐标系 (x',y',z') 上看 $\boldsymbol{M}_0$ 的运动，就只能看到 $\boldsymbol{M}_0$ 绕 $\boldsymbol{B}_{\mathbf{RF}}$ 由沿 $\boldsymbol{B}_0$ 方向（z 轴）向 (x',y') 平面翻转。因为 $\boldsymbol{B}_{\mathbf{RF}}$ 的数值比 $\boldsymbol{B}_0$ 的小得多，所以 $\boldsymbol{M}$ 绕 $\boldsymbol{B}_{\mathbf{RF}}$ 进动的角频率 ω_1 比 $\boldsymbol{M}$ 绕 $\boldsymbol{B}_0$ 的角频率 ω_0 小得多，围绕 $\boldsymbol{B}_0$ 的快速进动和围绕 $\boldsymbol{B}_{\mathbf{RF}}$ 的慢速进动的合成结果，导致磁化强度矢量 $\boldsymbol{M}_0$ 围绕 z 轴的运动，在静止坐标系中来看是一个从球面顶端开始逐渐展开的螺旋运动[图 3.7(b)]。

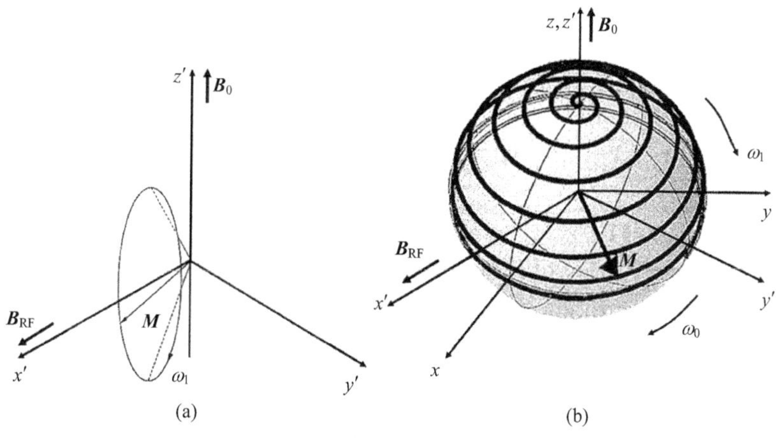

图 3.7 RF 脉冲对 $\boldsymbol{M}$ 进动的影响

2. 90°脉冲与 180°脉冲

在外磁场的作用下，^{1}H 核系统产生纵向磁化，纵向磁化强度矢量为 $\boldsymbol{M}_0$。如果施加一 RF 脉冲，使 $\boldsymbol{M_0}$ 全部翻转到 (x,y) 平面。当磁化强度矢量在 (x,y) 平面内时，称它为 $\boldsymbol{M_{xy}}$。此时 $\boldsymbol{M_{xy}}$ 的大小等于矢量 $\boldsymbol{M_0}$ 的大小，刚好翻转了 90°。把使 $\boldsymbol{M_0}$ 翻转 90°产生的脉冲称为 90°脉冲。因此，经 90°脉冲作用后，^{1}H 核系统的宏观表现就是 $\boldsymbol{M_0}$ 被翻转到了 (x,y) 平面内。

如果 ^{1}H 核系统在 RF 脉冲作用下，纵向磁化强度矢量 $\boldsymbol{M_0}$ 翻转到 z 轴负向，变为 $-\boldsymbol{M_0}$，则这样的 RF 脉冲称为 180°脉冲，它使 $\boldsymbol{M_0}$ 产生 180°翻转。180°脉冲不产生相位一致性的变换，也就是不产生横向磁化强度，它仅是将平衡状态时低能级上比高能级多出的 ^{1}H 核激发到高能级。

3.2.3 弛豫过程和自由感应衰减信号

^{1}H 核系统在外磁场中产生一纵向磁化强度矢量 $\boldsymbol{M_0}$，这一状态不随时间而变化，称为平衡状态。在 RF 脉冲的作用下 $\boldsymbol{M_0}$ 偏离外磁场方向，此时系统处于受激励状态，一旦断开 RF 脉冲，系统应由受激励状态恢复至平衡状态，同时释放出能量，这个过程称为磁化强度矢量的弛豫(relaxation)过程。自由感应衰减(free induction decay，FID)信号则是系统在弛豫过程中释放的基础核磁共振信号。

1. 弛豫过程

弛豫过程是一个能量转换过程，反映了系统中氢核之间及氢核与周围环境(晶格)之间的相互作用。弛豫过程需要一定的时间，分为两种类型。以 90°脉冲作用为例：纵向磁化强度矢量 $\boldsymbol{M_z}$ 要从 $\boldsymbol{M_z}=0$ 恢复到平衡状态时的 $\boldsymbol{M_z}=\boldsymbol{M_0}$；横向磁化强度矢量 $\boldsymbol{M_{xy}}$ 要从 $\boldsymbol{M_{xy}}=\boldsymbol{M_0}$ 衰减到平衡状态时的 $\boldsymbol{M_{xy}}=0$，它们同时开始但独立完成。

(1) 纵向弛豫过程与纵向弛豫时间 T_1

在 90°脉冲的作用下，^{1}H 核系统的磁化强度矢量 $\boldsymbol{M_0}$ 翻转到 (x,y) 平面，所有 ^{1}H 核以相同的相位绕 z 轴进动。当 $\boldsymbol{M_0}$ 翻转到 (x,y) 平面后立刻断开 RF 脉冲，于是将发生两种情况：一是高能级氢核跃迁到最低能级；二是氢核彼此之间出现相位差(失相位)。

90°脉冲作用时，低能级 ^{1}H 核吸收 RF 脉冲能量跃迁到高能级，90°脉冲停止后，处在高能级的 ^{1}H 核是不稳定的，将跃迁到低能级，结果使处在低能级和高能级上的 ^{1}H 核数又恢复到 RF 脉冲作用前的情况，其纵向磁化强度矢量 $\boldsymbol{M_z}$ 逐渐恢复到初始平衡状态的 $\boldsymbol{M_0}$。这一过程称为纵向弛豫过程(longitudinal relaxation)，如图 3.8 所示。这个过程是氢核与周围晶格进行热交换的过程，或者说，氢核将多余能量通过晶格扩散出去，使其从高能级跃迁到低能级，因此，纵向弛豫过程又称为自旋-晶格弛豫过程(spin-lattice relaxation)。

纵向弛豫过程遵循的公式为

$$M_z = M_0(1-\mathrm{e}^{-t/T_1})$$

式中，M_z 是即时纵向磁化强度矢量 $\boldsymbol{M_z}$ 的大小；M_0 是平衡状态纵向磁化矢量 $\boldsymbol{M_0}$ 的大小；T_1 是纵向弛豫时间，简称 T_1，其定义是 M_z 从最小值恢复到最大值 M_0 的 63%时所经历的时间。M_z 随时间的恢复曲线称为 T_1 恢复曲线。当 $t=4T_1$ 时，可认为纵向磁化强度矢量已经完全恢复(图 3.9)。

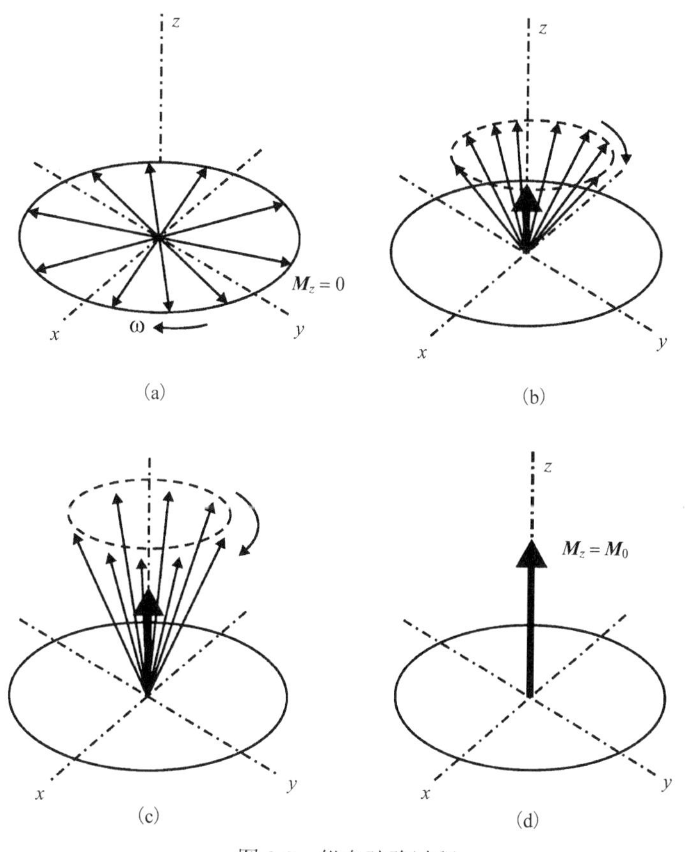

图 3.8　纵向弛豫过程

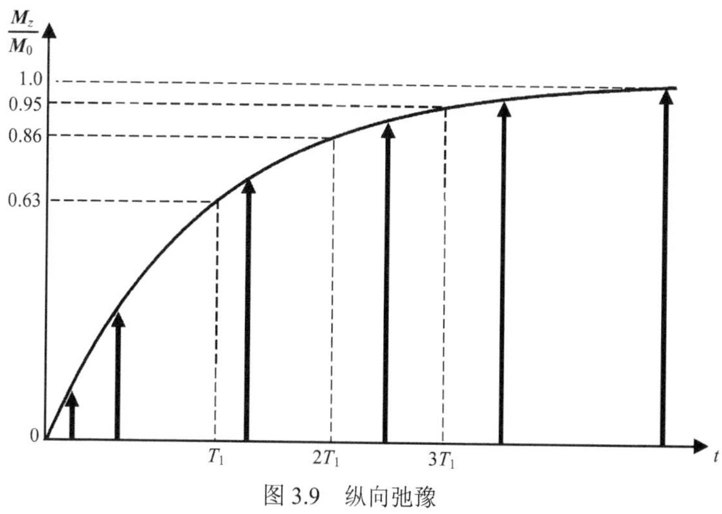

图 3.9　纵向弛豫

T_1 的长短反映了纵向恢复过程的快慢。T_1 长表明纵向磁化强度 M_z 恢复慢；T_1 短表

明纵向磁化强度 M_z 恢复快。T_1 的长短主要取决于原子核的类型、外磁场强度、大分子的存在和顺磁性离子或分子的存在。不同组织的纵向弛豫时间 T_1 值有很大的差异，在外磁场给定后，不同组织都有自己特定的 T_1 值(图 3.10)，这正是 MRI 图像对比度产生的机制之一。

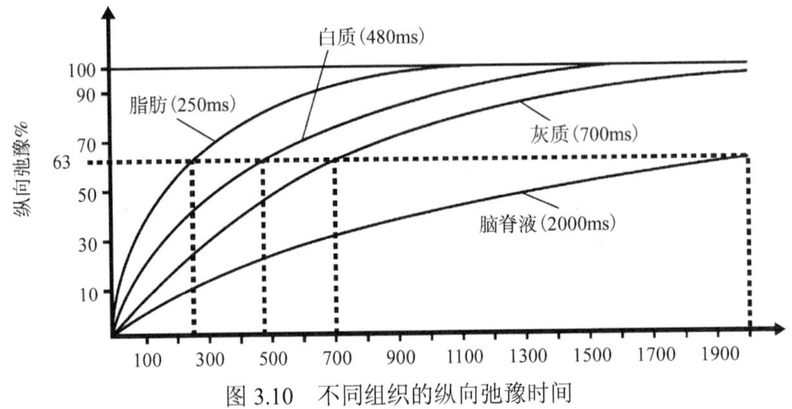

图 3.10 不同组织的纵向弛豫时间

T_1 值与外磁场 $\boldsymbol{B}_0$ 的强度有关。在较弱的磁场中组织的 T_1 更短些，而在较强磁场中组织的 T_1 更长些。T_1 值随场强而变，同样影响着磁共振图像的对比度。因此，不同场强的 T_1 值不可以直接比较，引用 T_1 值时必须提到外磁场强度的大小。

大分子(如蛋白质)与水分子的相互作用，可导致组织中水的 T_1 值总是小于纯水的 T_1 值。例如，T_1 对脑肿瘤术后 MRI 图像的影响(图 3.11)，图像中充满液体的地方是暗的(长 T_1)，而水肿区是亮的(短 T_1)。这是由于水肿区蛋白质附近的液体 T_1 更短些。如果组织中有顺磁性离子或分子存在，将使 T_1 明显缩短。典型的顺磁性物质包括 Mn^{2+}、Cu^{2+}、Fe^{2+}、Fe^{3+}、Gd^{3+} 及分子的氧和自由基。用顺磁性化合物(对比剂)改变 MRI 图像对比度就是基于这个性质。

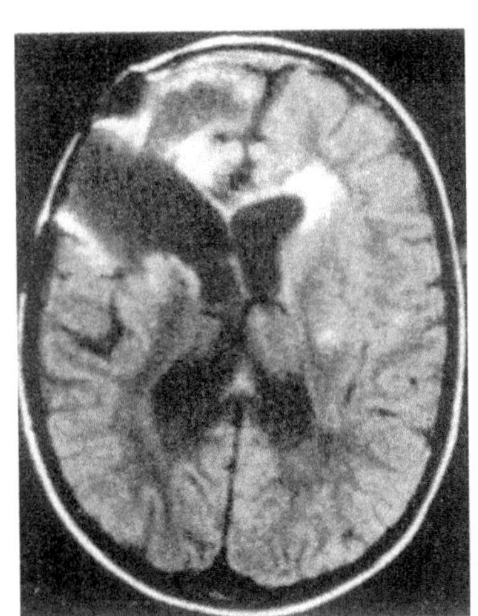

图 3.11 大分子(蛋白质)对组织中水的 T_1 的影响

(2) 横向弛豫过程与横向弛豫时间 T_2、T_2*

在 90°脉冲作用下，所有 ^{1}H 核的相位都相同，它们都沿相同的方向排列，以相同的角频率绕外磁场进动，横向磁化强度矢量 $\boldsymbol{M}_{xy}$ 达到最大值。当 90°脉冲停止以后，分子的热运动导致附加磁场的波动，使各 ^{1}H 核的进动频率发生改变，导致自旋的同步性逐渐减弱，$\boldsymbol{M}_{xy}$ 由最大值 $\boldsymbol{M}_0$ 开始衰减，直到同步性完全消失，$\boldsymbol{M}_{xy}\to 0$。这个过程称为横向弛豫过程(transverse relaxation)，如图 3.12 所示，这个过程是自旋核间的相互作用，因此又称为自旋-自旋弛豫(spin-spin relaxation)过程。

在理想的均匀磁场中，横向弛豫过程遵循公式

$$M_{xy} = M_0 \mathrm{e}^{-t/T_2}$$

式中，M_{xy} 是即时横向磁化强度矢量的大小；M_0 是横向磁化矢量如图 3.12 所示的最大值；T_2 是横向弛豫时间，简称 T_2，定义为 M_{xy} 从最大值 M_0 衰减为其值的 37%时所经历的时间。M_{xy} 随时间的衰减曲线称为 T_2 衰减曲线。当 $t = 3\sim4T_2$ 时，可认为横向磁化强度矢量已经完全衰减(图 3.13)。

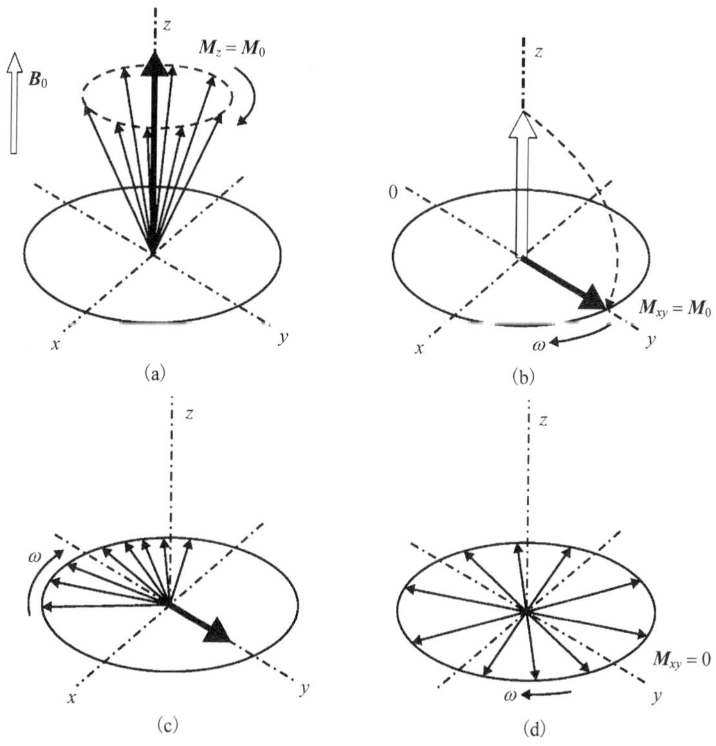

图 3.12　横向弛豫过程

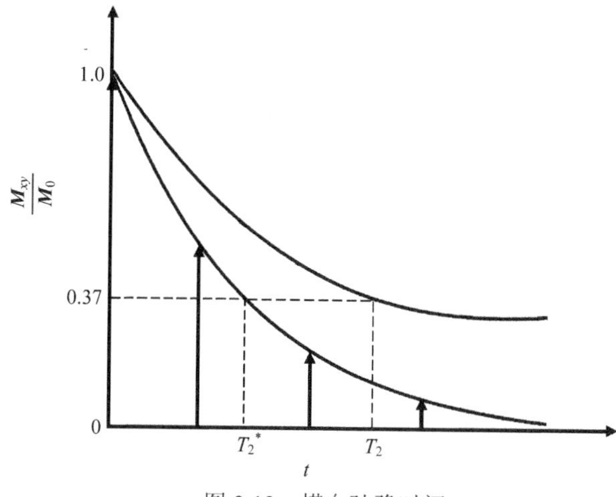

图 3.13　横向弛豫时间

T_2的长短反映了横向衰减过程的快慢。T_2长，表明横向磁化强度M_{xy}衰减慢；T_2短，表明横向磁化强度 M_{xy} 衰减快。自旋-自旋弛豫过程不存在能量向外的释放，因此，T_2与环境温度、黏滞度无关，与主磁场强度的相关性不大，T_2的长短主要取决于原子核间的相互作用及外加磁场的均匀性。

在给定外磁场中，T_2 仅取决于组织。不同的组织由于其自旋-自旋相互作用效果不同(这种效果由 ^{1}H 核之间的接近程度决定)，所以不同组织的 T_2不同(图 3.14)。固体组织与液体组织相比，前者的 T_2要比后者的 T_2短得多，因为固体组织中 ^{1}H 核的集中程度更高。在固体中，T_2通常很短以至于核磁共振信号在第一毫秒里就已经消失，而在液体中，核磁共振信号可能持续长达好几秒的时间。在很大程度上，这是固体的结构如致密骨或肌腱等在磁共振成像中缺乏信号的原因。

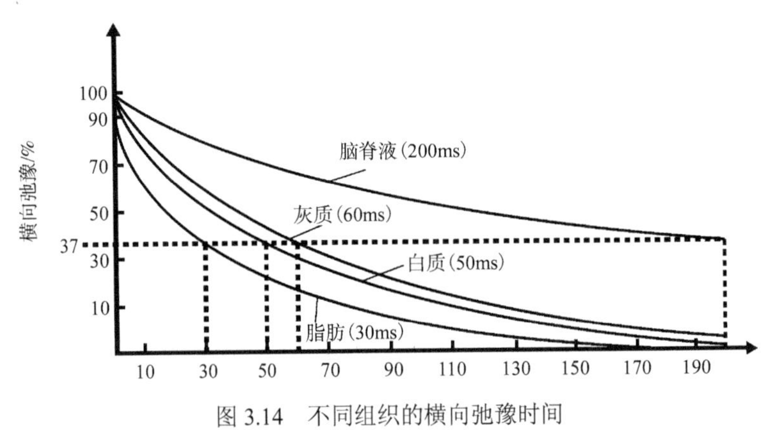

图 3.14　不同组织的横向弛豫时间

外磁场的非均匀性对 ^{1}H 核失相位有着重大的影响。无论技术上如何保证，外磁场总不可避免地存在一定的非均匀性。外磁场的非均匀性使得各 ^{1}H 核所处的磁场强度不同从而各 ^{1}H 核以不同的角频率进动，于是加快了 ^{1}H 核失相位的进程。随着时间的增加，^{1}H 核逐步变成随机分布，使众多核磁矩的水平分量相互抵消，横向磁化强度 M_{xy} 迅速衰减为 0。因此，横向弛豫过程是自旋-自旋作用和外磁场的非均匀性共同引起的。将 90°脉冲作用后 ^{1}H 核系统横向磁化强度 M_{xy} 随时间的衰变规律修正为 $M_{xy} = M_0 e^{-t/T_2^*}$ 。式中，T_2^*是在自旋-自旋作用和外磁场的非均匀性两种因素作用影响下横向磁化强度衰减到原来 37%所需的时间。需要提及的是，T_2^*值总是小于 T_2 值，或者说 T_2^*衰减总是快于 T_2 衰减(图 3.13)。

弛豫时间常数 T_1 和 T_2 是核磁共振的重要参数，对磁共振图像对比度的形成有着直接影响。该问题将在第三节磁共振成像中讨论。

2. FID 信号

90°脉冲停止后，横向磁化强度矢量 $\boldsymbol{M}_{xy}$ 在 (x',y') 平面内旋转过程中使围绕在样品周围的接收线圈产生一个衰减的感应电压，称为自由感应衰减(FID)信号。FID 信号的振幅减小代表了横向磁化强度矢量 $\boldsymbol{M}_{xy}$ 的衰减及同相位性的损失，T_2 弛豫时间反映了横向

磁化强度矢量 $\boldsymbol{M}_{xy}$ 的衰减快慢。因此，在完全均匀的外磁场中 FID 信号的包络将成指数衰减，时间常数为 T_2(图 3.15)。因为实际外磁场不可能是绝对均匀的，所以失相位的过程总要比 T_2 指示的更快些，时间常数是 T_2^*。FID 信号是磁共振成像的信号源。

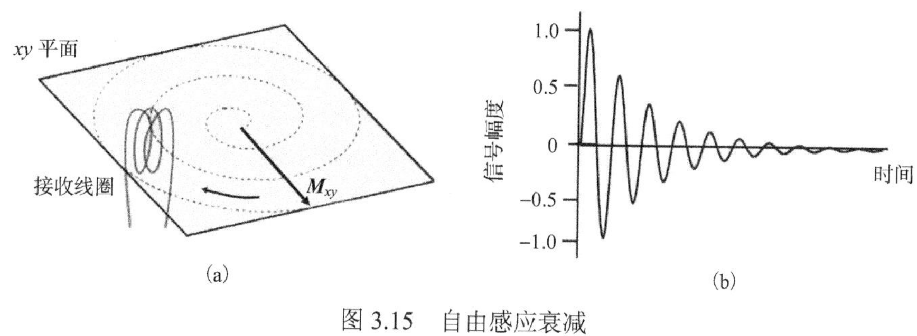

图 3.15　自由感应衰减

3.3　磁共振图像特性

磁共振图像特性一般是指形成磁共振图像对比度(contrast)的机制。所谓图像对比度，可以认为是基于物质不同的物理性质在图像中形成的灰度(亮度)差异。在磁共振成像中，成像物体组织的物理性质差异通常表现为组织在 T_1、T_2 和质子密度(proton density，PD)方面的差别。磁共振图像对比度特性非常丰富，临床上最典型的三种情况是利用人体组织 T_1、T_2 和 PD 的差异得到具有一定组织对比度的图像，所获得的图像分别称为 T_1 加权图像(T1 weighted image，T1WI)、T_2 加权图像(T2 weighted image，T2WI)和质子密度加权图像(proton density weighted image，PDWI)。选择不同的扫描脉冲参数，可对加权图像的类型产生施加影响。

3.3.1　磁共振基本脉冲序列

核磁共振信号强度取决于组织的纵向弛豫时间 T_1、横向弛豫时间 T_2 和质子密度 PD 等基本参数，为了测量这些基本参数，常采用脉冲序列对样品进行扫描。所谓脉冲序列是指一系列 90°脉冲和(或)180°脉冲。临床上最常用的扫描脉冲序列大体可分为自旋回波、梯度回波和反转恢复三大类。核磁共振信号强度一方面受制于脉冲的宽度和高度，另一方面还受到这些脉冲的间隔和组成方式的影响。改变脉冲序列的有关参数，将改变 T_1、T_2、PD 对核磁共振信号大小的影响程度。

1. 自旋回波序列

前已提及，由于分子上的 ^{1}H 核及局部区域磁场的不均匀，造成 ^{1}H 核磁矩的进动频率不一致，这种现象称为失相位(dephase)。此时，xy 平面上的磁矩 $\boldsymbol{M}_{xy}$ 消失的状态无法以 T_2 方式衰减，而是以 T_2^*方式迅速衰减。因此，若想要得到 $\boldsymbol{M}_{xy}$ 的 T_2 衰减，必须要让失相位的磁矩再度重合，即相位重聚(rephrase)。在 90°脉冲过后继以施加 180° R 脉冲，可以让失相位的磁矩相位重合，从而获得 T_2 弛豫，此相位重聚所得到的信号称为自旋回波(spin echo)。

自旋回波的过程如图 3.16 所示。磁矩受 90°脉冲激发到 xy 平面后，一开始所有磁矩的方向是同向的，均在 y 轴上。在该脉冲消失后，各磁矩便依照自己的进动频率，绕着 z 轴转动，经过一段时间 t 后，进动频率快的跑在前面，各磁矩的相位逐渐拉大。此时施加 180°脉冲，此脉冲所产生的 $\boldsymbol{B}_1$ 磁场在 y 轴上，因此如同 90°脉冲一样，将迫使磁矩绕此 $\boldsymbol{B}_1$ 磁场做旋转，因此磁矩将偏离目前 xy 平面的象限，旋转 180°到对称于 y 轴的象限上。这个时候，原先进动频率快的磁矩，因 180°翻转脉冲的作用，变成落后于进动频率慢的磁矩，然后当 180°脉冲消失，各磁矩又依照自己的进动频率，绕着 z 轴继续转动，再经过相同时间 t 后，不论磁矩进动频率的快慢，都会同时抵达 y 轴，此时所有磁矩相位重合，形成一回波(echo)信号。因为相位重合，在此时间点磁矩的大小不受失相位的影响，信号大小只受 T_2 弛豫的影响，所以此回波信号将落在原先 T_2 弛豫的曲线上。可以用龟兔赛跑的寓言故事来比喻上述过程。90°脉冲消失的瞬间即刻鸣枪起跑，可知兔子一定超前乌龟(dephase)，当出现第二次鸣枪即发出回跑指令时，龟兔同时反向跑回，但最后同时抵达起跑点(rephrase)。图 3.17 表示自旋回波序列的 RF 激励、$\boldsymbol{M}_{xy}$ 磁矩信号和回波信号。90°脉冲激发后，$\boldsymbol{M}_{xy}$ 开始 T_2^* 衰减，而后因 180°脉冲的偏转，使 $\boldsymbol{M}_{xy}$ 在一段时间后相位重合，回到 T_2 衰减。

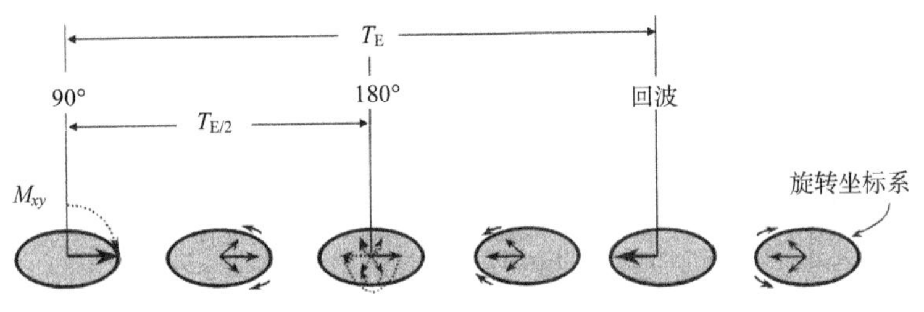

图 3.16　自旋回波过程

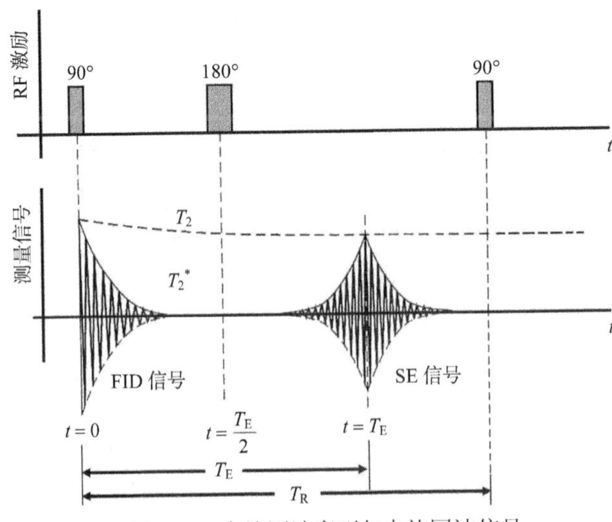

图 3.17　自旋回波序列与自旋回波信号

自旋回波(spin echo，SE)序列是目前临床 MRI 最基本、最常用的脉冲序列。由图 3.15 可以看到，该序列由 90°脉冲开始，后继以 180°相位重聚脉冲，再施加 90°脉冲，如此反复进行。自 90°脉冲激发到产生回波信号的时间称为回波时间(echo time)，简称为 T_E，而 90°脉冲到 180°脉冲的时间为 T_E 的一半，90°脉冲到 180°脉冲的时间 T_R 称为重复时间(repetition time)。如果期望回波信号在 T_2 弛豫的早期，则 90°脉冲到 180°脉冲时间距离短，反过来期望回波信号在 T_2 弛豫的后期，则 90°脉冲到 180°脉冲时间距离长，因此基于 T_E 长短的控制，可以调整回波信号在 T_2 弛豫过程出现的时间点。

自旋回波信号的幅值 I 可以通过将前述物理过程代入 Bloch 方程：

$$M_{z'}(t)=M_0(1-\mathrm{e}^{-t/T_1})\,,\quad M_{x'y'}(t)=M_0\mathrm{e}^{-t/T_2}$$

得到旋转坐标系中的解。这里直接给出结果

$$\mathrm{FID}=K\cdot B_0\cdot\rho\cdot f(v)\cdot\mathrm{e}^{T_E/T_2}\left(1-\mathrm{e}^{T_R/T_1}\right)$$

式中，K 是与外磁场、自旋核类型有关的常数；$f(v)$ 是自旋核的运动状态；ρ 是质子密度；其余参数的意义同前。由此可见， SE 信号幅值实际上由多个参数决定，除了自旋核的种类、外磁场 $\boldsymbol{B_0}$ 和自旋核的运动状态，还与 T_1、T_2、T_R、T_E 和 ρ 有关。

实际应用中除了上述单回波 SE 序列外，还有一种多回波 SE 序列：在 90°脉冲之后连续施加多个 180°脉冲(图 3.18)。多个 180°脉冲产生了逐渐下降的多个 SE 信号，延长了 T_E 时间，加强了 T_2 的加权作用。

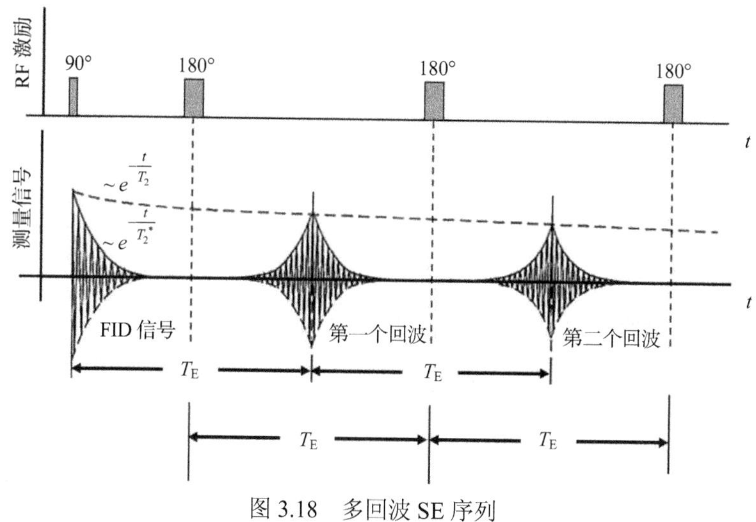

图 3.18　多回波 SE 序列

2. 梯度回波序列

梯度回波(gradient-echo，GE)序列的基本特点是，不需要 180°相位重聚脉冲而使用反转梯度来产生回波。GE 序列的主要目的是明显地缩短成像时间，为此 GE 序列采用了小翻转角(flip angle，FA)激励，短的激励周期 T_R，在磁化强度矢量形成稳定平衡状态下进行信号采集。目前，作为快速扫描方法之一，GE 序列已成为 MRI 设备的基本配置。这里仅简要说明基本 GE 信号是通过首先使用负向去相位梯度使横向磁化矢量去相位，紧接着再使用正向反转梯度使横向磁化矢量的相位重聚而形成的，即回波信号是通过梯度磁场的双向使用而产生的，因此称为梯度回波。GE 序列如图 3.19 所示，从图中可以看到施加的两个梯度磁场满足的条件：施加的两个磁场梯度的极性相反但强度相等；正向反转梯度的作用时间是负向去相位梯度作用时间的一倍。

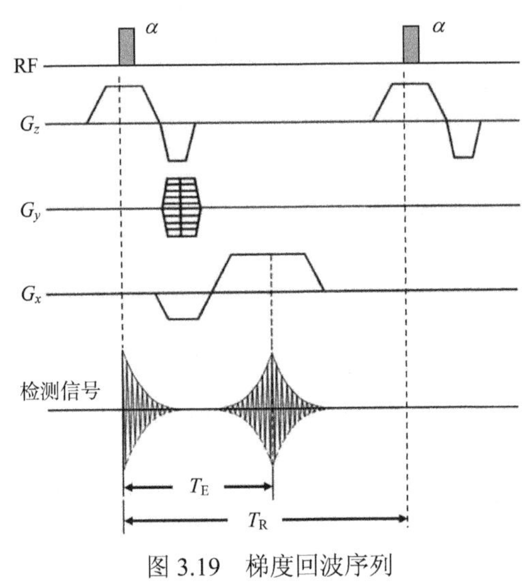

图 3.19　梯度回波序列

在 GE 序列中使用的是小于 90°的 α 脉冲，在 α 脉冲结束时，纵向磁化矢量仍保持较大幅度，短时间内便可进行再激励，缩短了脉冲激励周期 T_R，而横向磁化仍可产生较大幅度的信号。例如，$\alpha = 30°$时，横向磁化可达峰值的 50%，纵向磁化为其峰值的 87%，于是仅过数十毫秒，纵向磁化即可恢复到平衡状态。

GE 序列与 SE 序列的另一个区别是不补偿磁场不均匀的效果。在 SE 序列中使用了 180°重聚脉冲得到自旋回波信号，它随着 T_E 的不同按 T_2 规律衰减。而在 GE 序列中由于未使用 180°重聚脉冲，外磁场的非均匀性导致横向磁化衰减的因素没有消除，GE 信号是按 T_2*规律衰减的。在相同 T_E 时刻采集 GE 信号，GE 信号的不同强度反映了组织之间 T_2*的差异，因此利用 GE 序列可获得 T_2*加权成像。

由于在 GE 序列中使用非常短的 T_R，减少的不仅仅是扫描时间，也同时减少了可获得的层数。所以重复时间的调整必须兼顾所需的层数以及如腹部成像的呼吸时相或心脏成像的心率等其他的一些因素。

3. 反转恢复序列

反转恢复(inversion recovery，IR)序列是测量 T_1 的一种常用序列。IR 序列首先施加一个 180°脉冲作为激励脉冲，使纵向磁化矢量翻转至主磁场 $\boldsymbol{B_0}$ 的反方向，在其弛豫过程中施以 90°脉冲，检测核磁共振信号(图 3.20)，此时检测到的信号就称为反转恢复信号。两次 180°脉冲之间的间隔称为重复时间 T_R，180°脉冲与 90°脉冲之间的间隔称为反

转时间 T_I，它是 IR 序列的重要参数。

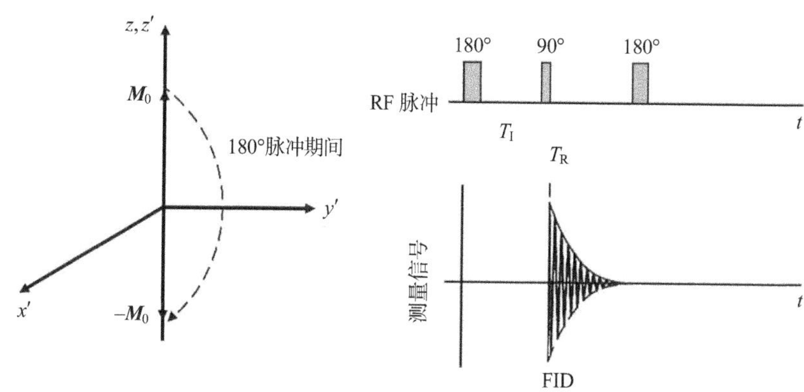

图 3.20　反转恢复序列

在 IR 序列中，经过由 $\boldsymbol{M}_z = -\boldsymbol{M}_0$ 到 $\boldsymbol{M}_z = 0$ 最终到 $\boldsymbol{M}_z = \boldsymbol{M}_0$ 的过程，纵向磁化得到恢复(图 3.21)。因此，IR 序列的纵向恢复时间较长，也就是说有更大的动态检测范围，对组织的 T_1 分辨率相应增加。反转恢复过程中核磁共振信号 FID 强度为

$$\text{FID} = M_0\left(1 - 2\mathrm{e}^{-T_I/T_1} + \mathrm{e}^{-T_R/T_1}\right)$$

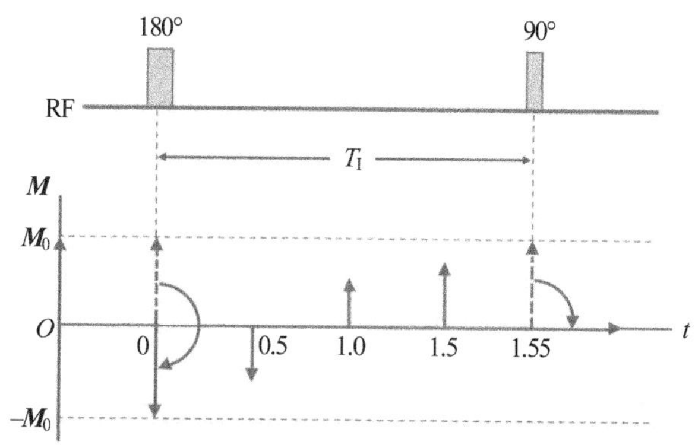

图 3.21　纵向磁化的激发与恢复

注意纵向恢复过程存在一个拐点(即 $\boldsymbol{M}_z = 0$ 的点)，因此可利用 T_I 的时间宽度选择 $\boldsymbol{M}_z$ 的大小。在实际应用时，为了获得稳定的信号，一般不直接采集 90°脉冲后的 FID 信号，而是在 90°脉冲后施加一个 180°脉冲，然后采集 SE 信号，进而获得稳定的高质量的磁共振信号。这种序列称为反转恢复自旋回波(inversion recovery spin echo，IRSE)序列，如图 3.22 所示。

IRSE 的主要优势在于可充分利用转折点(即 $\boldsymbol{M}_z = 0$ 的点)对应的是零信号的特点，通过选择合适的 T_I 就可以使某种组织的信号为零，达到抑制该组织的信号的目的。另一个优势是可以通过选择 T_I 控制 $\boldsymbol{M}_z$ 的恢复量，采用短 T_I 反向恢复，T_1 小的恢复得快，使不同组织的 T_1 差别更加显著。

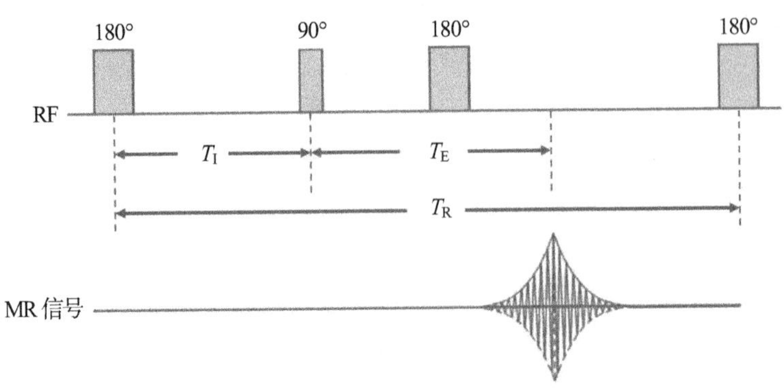

图 3.22　反转恢复自旋回波序列

3.3.2　脉冲序列与加权图像

不同于 CT 图像灰度反映组织的密度，在磁共振成像中，图像虽然也以不同的灰度显示，但其反映的是磁共振信号不同的强度或弛豫时间 T_1 与 T_2 的长短。一般而言，组织的磁共振信号强，图像所对应的部分就亮，磁共振信号弱，图像所对应的部分就暗，由组织反映出的不同的磁共振信号强度变化，构成了组织器官之间、正常组织和病理组织之间图像明暗的对比。

1. 加权图像的主要类型

1) T_1 加权图像　T1WI 的对比度主要由组织的 T_1 差别决定。当两种组织的密度差别很小而 T_1 差别较大时，可得到较好对比度的 T1WI。T1WI 有利于观察解剖结构。

2) T_2 加权图像　T2WI 的对比度主要反映组织间 T_2 特征参数。T2WI 对显示病变组织较好。

3) 质子密度加权图像　PDWI 的对比度主要来源于质子密度的差异。例如，大脑中灰质的质子密度比白质高，因此在 PDWI 上灰质信号强于白质信号，表现为高亮度。

MRI 是多参数成像，因此在 MRI 成像技术中，采用不同的扫描序列和成像参数，可分别获得 T1WI、T2WI 和 PDWI。图 3.23 给出了颅脑磁共振成像三种典型的加权图像。

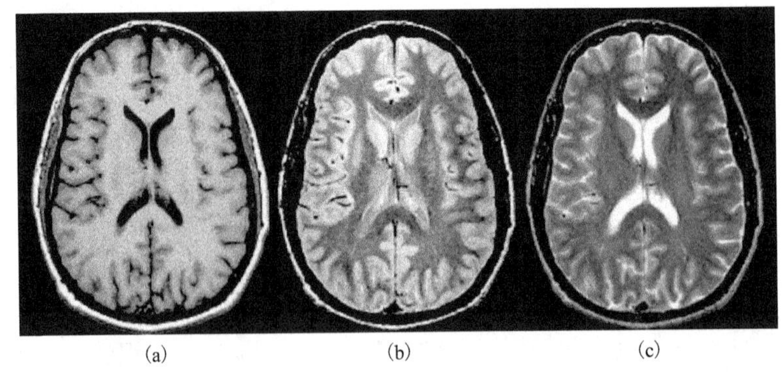

(a)　(b)　(c)

图 3.23　颅脑 MRI 三种典型的加权图像

(a) T_1 加权图像；(b) PD 加权图像；(c) T_2 加权图像

从图 3.23 中可以看到：①脑实质，脑髓质比皮质氢核数目少，其 T_1 和 T_2 较短，故 T1WI 脑髓质信号稍高于皮质，T2WI 则稍低于皮质。②含脑脊液结构，脑室和蛛网膜下腔含脑脊液，信号均匀，T1WI 为低信号，T2WI 为高信号。③颅骨，颅骨内外板、钙化和脑膜组织的含水量和氢质子很少，T1WI 和 T2WI 均呈低信号。颅骨板障和脂肪组织，T1WI 和 T2WI 均为高信号。

2. 自旋回波(SE)序列与加权图像

在自旋回波(SE)序列中，图像的加权主要取决于扫描参数 T_R 和 T_E，其中 T_R 的长度决定了纵向磁化的恢复程度，T_E 的长度决定了横向磁化的衰减程度。SE 序列图像对比度对 T_E 和 T_R 的依赖性如图 3.24 所示。

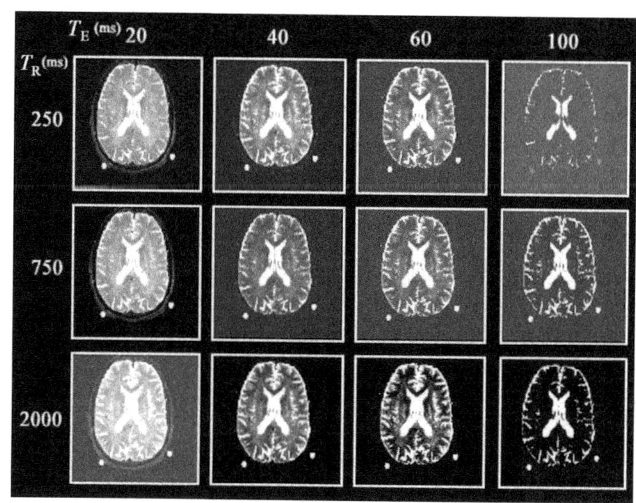

图 3.24　SE 序列图像 T_E 和 T_R 的依赖性

1) T_1 加权图像　选择短的 T_R 同时选择短的 T_E 可获得 T1WI。因为当 T_R 小于 T_1 时，纵向磁化强度矢量未完全恢复到平衡状态的最大值，其恢复程度与 T_1 有关。T_1 短的组织恢复较多，T_1 长的组织恢复较少，因此在 MRI 中密度相同的组织，只要存在 T_1 差异，就能通过 T1WI 分辨它们。选择 T_E 远小于 T_2，是为了使图像的对比度尽量不受 T_2 的影响。

2) T_2 加权图像　选择长的 T_R 同时选择长的 T_E 可获得 T2WI。当 T_R 远大于 T_1 时，纵向磁化强度矢量基本上恢复到平衡状态的最大值，信号与 T_1 无关。但 T_E 较长时，回波信号与 T_2 长短有关。T_2 短的组织自旋回波信号弱；T_2 长的组织自旋回波信号强。因此选择较长的 T_R 和 T_E，可以得到 T_2 加权图像。与 T_1 加权情况相似，在 MRI 中密度相同的组织，只要存在 T_2 差异，就能通过 T2WI 像将其分辨开来。需要注意的是，在 T_2 加权图像中，长 T_E 引起自旋回波信号弱，将导致图像的信噪比较低。故在选择 T_E 时，要在图像的对比度和信噪比之间进行权衡。

3) PD 加权图像　选择长的 T_R 同时选择短的 T_E 可获得 PDWI。由于 T_R 远大于 T_1，纵向磁化强度矢量在下一个脉冲到来时已经完全恢复；而由于 T_R 远大于 T_2，自旋-自旋弛豫时间短，自旋回波信号衰减很小，组织信号受 T_2 影响小，因此 T_1 和 T_2 对图像对比度的影响均较小，此时图像的对比度主要由组织的质子密度决定。

3. 反转恢复(IR)序列与加权图像

在反转恢复(IR)序列成像中，T_I 的长度决定了图像的 T_1 对比度，T_E 选择较短时图像的 T_2 对比成分较少，而 T_R 要充分长，以保证在下一次 180°反转脉冲开始前纵向磁化得到完全恢复。由于 T_R 长，所以 IR 序列扫描时间一般较长。

1) T_1 加权图像　180°反转脉冲作用后的纵向磁化恢复受制于反转时间 T_I 的长度(图 3.25)。由于不同组织的纵向弛豫时间 T_1 不同，T_I 的选择就决定了它们在纵向磁化恢复量值上的差异(T_1 对比)，从而决定了 90°脉冲后信号强度的对比。在 IR 序列中，纵向磁化的恢复是从 180°反转脉冲后的 $-\boldsymbol{M_0}$ 到 $+\boldsymbol{M_0}$，因而可通过 T_I 的选择来得到不同组织在纵向磁化上的显著差异，从而获得较大对比度的 T_1 加权图像。

2) PD 加权图像　选择长的 T_I 同时选择短的 T_E 和长 T_R 可获得 PD 加权图像。

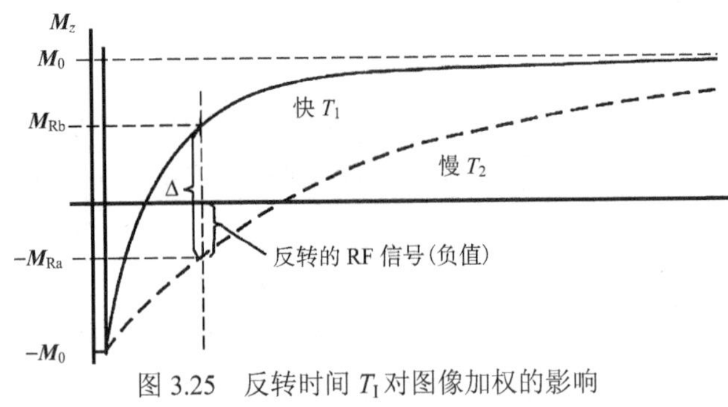

图 3.25　反转时间 T_I 对图像加权的影响

4. 脂肪和水抑制

脂肪和水等均可产生一些对比度的问题，给临床诊断带来困难。在 SE 脉冲序列的 T1WI 中脂肪为高信号，它可使相邻的一些也具有高信号的其他组织、病理组织等与脂肪组织难以区分。在特定的情况下，除去高信号的脂肪或液体有助于诊断。常用的脂肪和水的抑制技术是 IR 脉冲序列中的短时反转恢复和流动衰减反转恢复。

1) 短时反转恢复　当反转时间 T_I 非常短时，大多数组织的纵向磁化都是负值，只有短 T_1 组织的纵向磁化处于转折点(如脂肪)，因此图像中该组织的信号完全被抑制。利用这个特征可得到一种特别的短时反转恢复(short time inversion recovery，STIR)序列。在肿瘤增强后的高信号被脂肪包绕，或病变与脂肪相邻时，常用 STIR 来抑制脂肪的短 T_1 高信号。

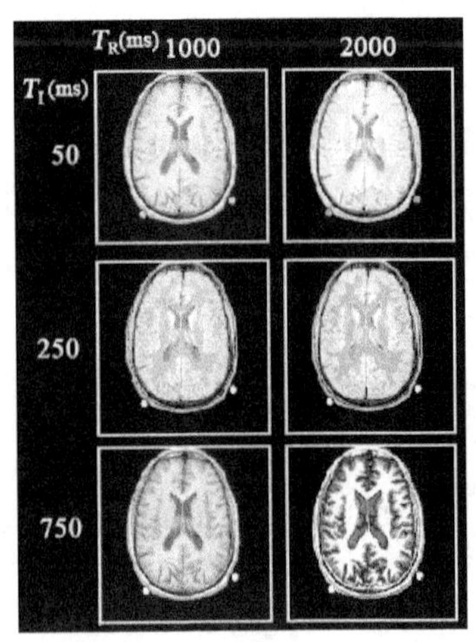

图 3.26　IR 序列图像 T_I 和 T_R 的依赖性

2) 流动衰减反转恢复　当反转时间 T_I 非常长时，几乎所有组织的纵向磁化都已恢复，相邻组织的对比度很小，只有 T_1 非常长的组织的纵向磁化处于转折点(如水)，因此图像中该组织的信号完全被抑制。利用这个特征得到的序列称为流动衰减反转恢复序列(fluid-attenuated inversion recovery，FLAIR)。FLAIR 序列可用于 T2WI 和 PDWI 成像中抑制脑脊液的信号。对于对比度较低的颅脑病变，这个序列特别有用。IR 脉冲序列图像对比度对 T_I 和 T_R 的依赖性如图 3.26 所示。

3.4 磁共振图像的建立

位于外磁场中的样品受到 RF 脉冲的作用产生磁共振信号，利用梯度磁场进行空间编码可实现对采样信号的空间定位从而获得图像。因此，从设备的角度来说，实现 MRI 需要一个强大的外部静磁场、一个采样过程中可变的较弱的梯度磁场、一个 RF 脉冲发射器、接收器及一个用于计算和重建图像的功能强大的计算机。本节将在已有的 MRI 基本脉冲序列的基础上，介绍 MRI 成像所涉及的线性梯度磁场的性质、断层选择和空间编码及图像重建的基本原理。

3.4.1 信号空间编码

MRI 图像的形成主要包括：感兴趣区中氢核的定位；激发所选择的氢核；信号的空间编码；信号的探测与重建等过程。

1. 线性梯度磁场

1) *磁体系统及其坐标系* 若按外磁场 $\boldsymbol{B}_0$ 的方向进行分类，MRI 系统的磁体可分为纵向磁场的磁体和横向磁场的磁体两大类。在纵向磁场的全身 MRI 系统中，建立 MRI 系统的坐标系。磁体的 z 轴通常定义为磁体的轴向，并规定其正向指向检查床的一端。按此定义的 z 轴与被检者的体轴正好平行。z 轴一经确定，x 轴、y 轴及其正向通过右手法则加以定义。右手握住 z 轴，当右手的四指从正向 x 轴正向以 90°转向 y 轴正向时，大拇指的指向就是 z 轴正向。实际上外磁场 $\boldsymbol{B}_0$ 的方向是确定的并且是能够测量的，建立坐标系仅为讨论问题和控制梯度磁场的需要，而与外磁场 $\boldsymbol{B}_0$ 无关。一般选取 z 轴和 $\boldsymbol{B}_0$ 同向。图 3.27 是一幅由研制了世界上第一台全身 MRI 设备的 Lauterbur 实验室于 1987 年所绘制的全身 MRI 系统可能的磁体外形草图，请注意其中的坐标系与外磁场及检查床之间的关系。

2) *线性梯度磁场* 在物理学上，梯度(gradient)定义为某物理量在一定方向上随空间的变化率，梯度是一个矢量，如速度梯度、浓度梯度和温度梯度等。所谓梯度磁场(gradient magnetic field)是指在一定方向上磁场强度随空间变化的磁场，当这种变化以线性方式进行时，则称为线性梯度磁场，即在一定方向上磁场强度与空间成正比例变化。为得到任意层面的空间信息，MRI 系统中在 x、y 和 z 轴都使用了线性梯度磁场，分别用 G_x、G_y 和 G_z 表示，它们是由梯度线圈产生的，其作用是使沿梯度方向的自旋氢核处于不同的进动频率，从而完成梯度磁场对自旋氢核的空间编码。扫描时，它们所产生的梯度磁场 $\Delta\boldsymbol{B}_G$ 与主磁场 $\boldsymbol{B}_0$ 叠加后共同作用于成像物体的最小三维结构单元(这种单元在 MRI 中

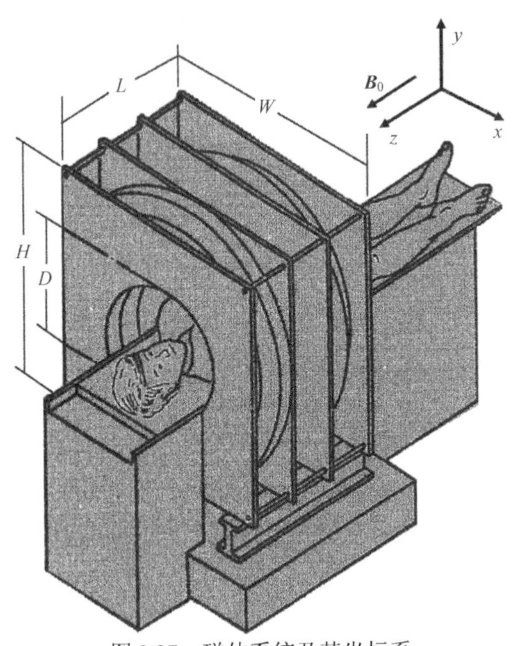

图 3.27　磁体系统及其坐标系

称为体素)。线性梯度磁场与外磁场的叠加效果如图 3.28 所示。线性梯度磁场的性能是 MRI 系统的重要指标之一。线性梯度磁场强度一般为外磁场的数千分之一。

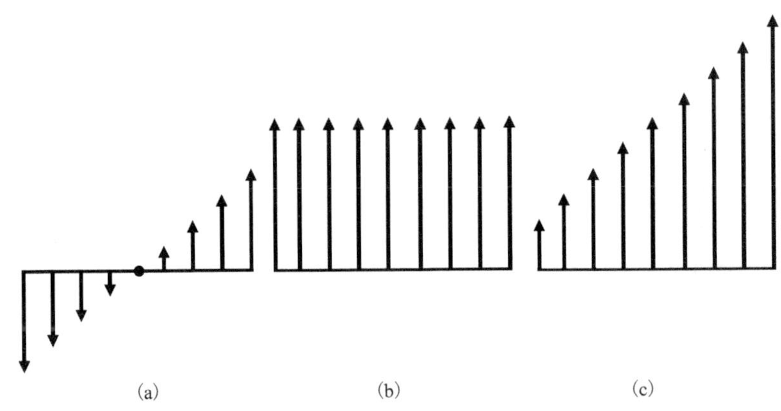

图 3.28　梯度磁场与外磁场的叠加

(a)线性梯度场；(b)外磁场 B_0；(c)叠加后的磁场

2. 层选、相位编码、频率编码

在 MRI 技术中，确定体素的空间位置首先要进行断层选择(简称层选)，在实现层选并知道如何改变断层厚度之后，还要准确地知道断层内每个体素的平面坐标。总体而言，取决于主磁场及相应梯度磁场的选择，MRI 可以获得任意方位角上的断层信号，而在临床上一般常用的三种层选方式分别是：垂直于 z 轴的横轴位断层；垂直于 x 轴的矢状位断层；垂直于 y 轴的冠状位断层。在后面的讨论中，将按照用 G_z 梯度进行层选，

G_y、G_x 梯度分别用于相位编码和频率编码的方式进行。当基于二维傅里叶变换成像技术时，层选梯度 G_z 以外的两个梯度 G_x 和 G_y 被确定为平面定位梯度，并根据两者在定位中所起的作用，分别称 G_y 和 G_x 为相位编码梯度及频率编码梯度。沿这两个梯度方向的位置信息也就相应地被称为相位编码和频率编码。同时设 G_x 和 G_y 分别与图像矩阵的水平方向及垂直方向相对应。

(1) 层选

在 z 轴方向施加一线性梯度磁场 $\boldsymbol{\Delta B_{Gz}}$，仅使被选定断层的自旋核受到激励，从而实现对垂直于 z 轴方向的断层位置选择的过程，称为层选 (slice selection)。

沿主磁场 $\boldsymbol{B_0}$ 方向叠加线性梯度磁场 $\boldsymbol{\Delta B_{Gz}}$，磁场中人体感受到的磁场强度为 $\boldsymbol{B} = \boldsymbol{B}_0 + \boldsymbol{\Delta B_{Gz}}$，于是不同断层的自旋核由于感受到的磁场强度不同而具有不同的拉莫尔进动频率 $\omega(z) = \gamma(B_0 + \Delta B_{Gz}) = \gamma(B_0 + zG_z)$。如果所施加的激励 RF 脉冲的频率为 $\omega(z) = \gamma(B_0 + z_2 G_z)$，显然只能使 $z = z_2$ 这一断层的自旋核受到激励而发生共振，$z = z_1$ 和 $z = z_3$ 断层的氢核因不满足拉莫尔公式则不会发生共振。因此，只要通过设计激励 RF 脉冲的频率，就能使特定断层的自旋核发生共振而其余断层的自旋核不发生共振，达到把垂直于 z 轴方向不同位置的断层区分开来的目的。

RF 激励脉冲的频率有一定范围，因此选择的断层将有一定的厚度。把 RF 激励脉冲的频率范围称为带宽，用 $\Delta\omega$ 表示。$\Delta\omega$ 决定了选择的断层的厚度。从图 3.29 中可以看到，当线性梯度磁场的斜率一定时，$\Delta\omega$ 越宽，对应符合拉莫尔频率的磁场范围也越大，断层厚度亦将增加(试比较 d_1 和 d_4，d_2 和 d_3)；另外，线性梯度磁场 G_z 也会对层厚产生影响，在 $\Delta\omega$ 不变的情况下，G_z 越强对应层厚越薄；G_z 越弱对应层厚越厚(试比较 d_1 和 d_4，d_2 和 d_3)。

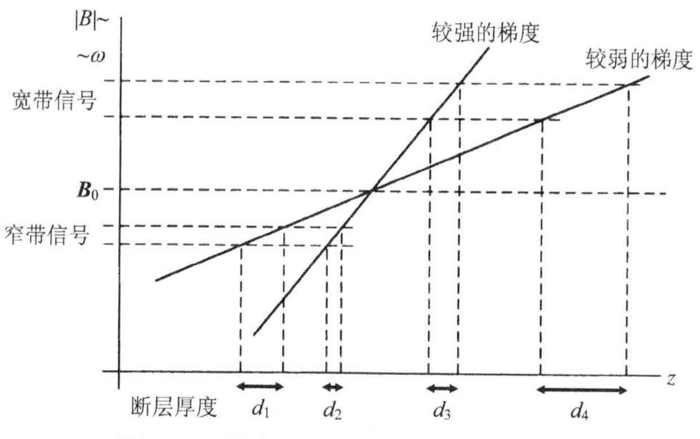

图 3.29　带宽与层厚、层厚与梯度的关系

断层厚度会对 MR 图像轴向分辨率产生影响，层厚越薄轴向分辨率越高，层厚越厚轴向分辨率越低。一般而言，为提高分辨率层厚应选择得薄一些。由带宽与层厚、层厚与梯度的关系可知，若要减小断层厚度，可使用带宽 $\Delta\omega$ 较窄的 RF 激励脉冲；或增大线性梯度磁场的斜率。但是也应看到，层厚太薄会因为体素内自旋氢核数量减少信号趋弱而降低信噪比。所以，断层厚度应在权衡其与分辨率、信噪比的关系后进行选择。

要注意到，在 MRI 中，经过选择的断层有一定的厚度，因此位于不同 z 坐标的自旋氢核感受了不同的磁场强度，它们的进动速度也随之产生差异，从而自旋氢核进入去相位状态，导致横向磁化强度矢量 $\boldsymbol{M}_{xy}$ 的衰减加快。为解决此问题，可在梯度磁场脉冲之后加入一个与其方向相反的相位重聚脉冲(参见 3.3.1 磁共振基本脉冲序列的梯度回波序列)，使由于施加梯度磁场而散开的相位重聚，以补偿信号幅度的降低。

综上所述，当成像物体处在外磁场 $\boldsymbol{B}_0$ 中时，成像物体内部的自旋核绕外磁场进动的频率都相同。如果在 RF 激励脉冲作用期间施加一个与 $\boldsymbol{B}_0$ 同方向的线性梯度磁场 $\Delta\boldsymbol{B}_{Gz}$，则成像物体不同的部位感受不同的磁场强度，于是成像物体内部的自旋核绕 $\boldsymbol{B}_0$ 进动的频率将不再相同。RF 激励脉冲的带宽和频率范围决定了哪个断层中的自旋核受到激励发生核磁共振。改变 RF 激励脉冲的频率范围，可得到不同断层的磁共振信号。在层选结束时，被选择的断层中的自旋核都具有相同的进动频率和初始相位(图 3.30)。

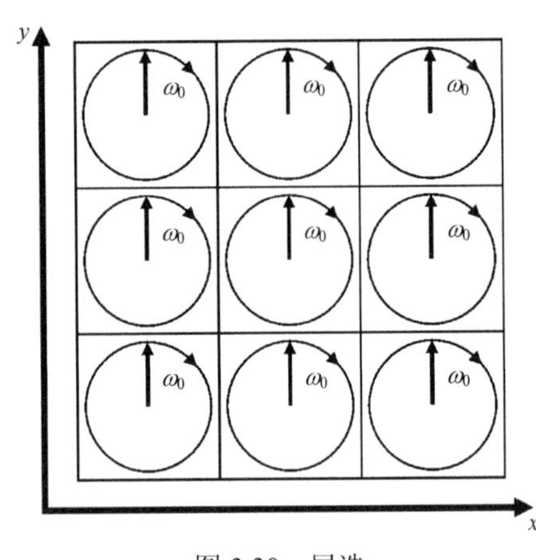

图 3.30　层选

(2) 相位编码

在 y 轴方向施加一线性梯度磁场 $\Delta\boldsymbol{B}_{Gy}$，使各行体素所产生的磁共振信号具有不同的相位，用相位差异作为区别垂直于 y 轴方向的不同行产生磁共振信号的过程，称为相位编码(phase encoding)。

前面提及，在 RF 激励脉冲作用期间对处在外磁场 $\boldsymbol{B}_0$ 中的成像物体施加与 $\boldsymbol{B}_0$ 同方向的线性梯度磁场 $\Delta\boldsymbol{B}_{Gz}$，可获得与 (x,y) 平面平行的断层。当 RF 激励脉冲结束时，该层面中的自旋核都有相同的进动频率和初始相位。此时沿 y 轴方向施加一线性梯度磁场 $\Delta\boldsymbol{B}_{Gy}$，于是层面中垂直于 y 轴方向不同行的体素中自旋核所感受的磁场强度不同，同一行的体素中自旋核处在相同的磁场中。这样经过一定作用时间后，各行体素中自旋核进动频率不同造成各行进动存在一定的相位差异，关系为

$$\varphi = \varphi_0 + \Delta\varphi = \varphi_0 + \Delta\omega_{\mathrm{y}}\Delta t_{\mathrm{y}} = \varphi_0 + \gamma\Delta B_{G\mathrm{y}}\Delta t_y = \varphi_0 + \gamma y G_{\mathrm{y}}\Delta t_{\mathrm{y}}$$

关闭线性梯度磁场 $\Delta\boldsymbol{B}_{Gz}$，层面内所有体素又处在相同的磁场环境，其中的自旋核又都以相同的频率进动，但各行之间因 $\Delta\boldsymbol{B}_{Gz}$ 作用期间形成的相位差仍然保留了下来。可见，

关闭 ΔB_{Gz} 后接收到的信号的频率都相同，但不同的行具有不同的相位，同一行具有相同的相位。因此，根据相位就可以确定信号来自哪一行(图 3.31)。

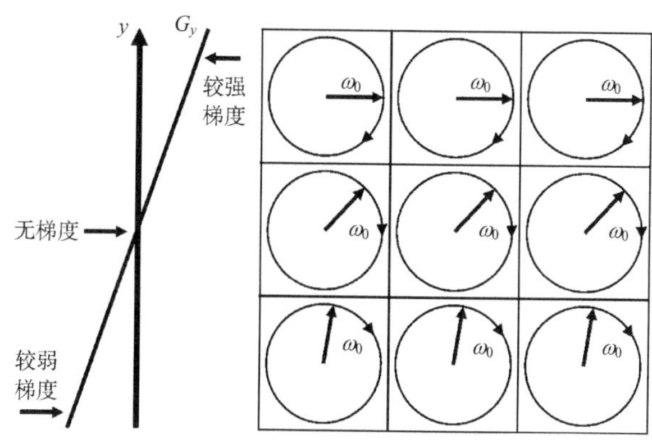

图 3.31　相位编码

在完成了 y 轴方向的操作后，还需要从每行信号中得到各个体素的信号，这需要利用频率编码来实现。

(3) 频率编码

在 x 轴方向施加一线性梯度磁场 ΔB_{Gx}，使各列体素所产生的磁共振信号具有不同的频率，利用频率差异区别并标记与 x 轴方向垂直的不同列产生的磁共振信号的过程，称为频率编码(frequency encoding)。

由前面的讨论可知，在 90° RF 激励脉冲的作用下，所选取层面内各体素的纵向磁化强度矢量 M_0 将翻转到 (x,y) 平面内，且均以 ω_0 绕 B_0 旋转。换言之，层面内的自旋核进动的频率都是相同的。但是，各体素的自旋核密度存在着差异，而纵向磁化强度矢量 M_0 的大小与自旋核密度成正比，磁共振信号的幅值又取决于 M_0。因此，层面内的自旋核尽管具有相同的进动频率，但各体素产生的磁共振信号的幅值不相同。

设置在 (x,y) 平面内的接收线圈接收的只能是层面内所有体素贡献的总磁共振信号。空间定位现在要做的便是从总信号中区分出各个体素的信号大小。为了区分各体素的信号强度大小，利用线性梯度磁场 ΔB_{Gx} 进行频率编码。在采集磁共振信号期间，沿 x 方向施加 ΔB_{Gx}，这样垂直于 x 轴方向不同列的磁场将各不相同。因为不同列中的自旋核感受的是不同的磁场强度，所以各列中的自旋核进动频率将按公式 $\omega(x)=\gamma(B_0+\Delta B_{\mathrm{Gx}})=\omega_0+\gamma x G_{\mathrm{x}}$ 变化，导致各列中体素的磁共振信号的频率也因此发生改变。垂直于 x 轴方向不同列的体素所产生的磁共振信号的频率不再相同，同一列的体素所产生的信号仍具有相同的频率(图 3.32)。此时线圈接收到的信号虽仍为该层面内所有的体素信号之和，但不同列的信号由于频率不同不能直接相加，只有同一列的信号才能直接相加，故接收到的总信号由 N 项不同频率、不同强度的信号组成，利用计算机对上述信号进行傅里叶变换可得到 N 个不同频率。例如，假定层面为 512×512 矩阵，那么通过傅里叶变换可得到 512 个不同频率。因此，根据信号频率就可以知道该信号来自哪一列，或者说可以通过信号频率确定信号的来源，于是建立起了频率和 x 轴(水平位置)间的一一对应关系。

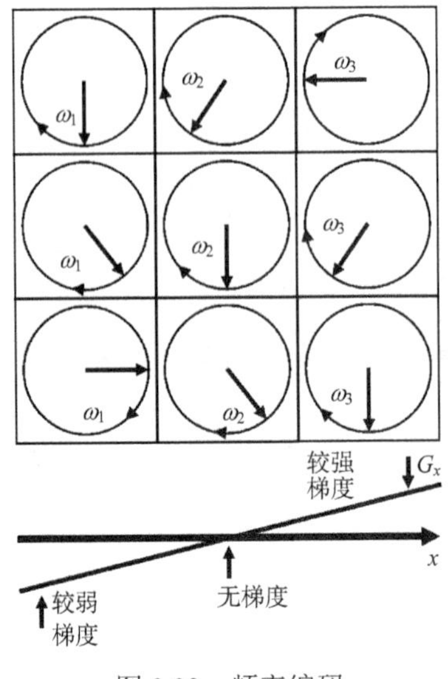

图 3.32 频率编码

至此，综合层选、频率编码和相位编码，空间编码已经实现，并获得了所选择断层内体素所产生的磁共振信号的空间信息。事实上频率编码和相位编码的关系非常密切。二者的主要不同是，相位编码在开始测量信号之前完成，而频率编码在信号探测期间应用。在频率编码中，可根据信号的演变进程来选择激发次数，而在相位编码中必须重复测量。

3. 空间编码的基本流程

在实现空间编码时，各线性梯度磁场 G_x、G_y 和 G_z 施加顺序如图 3.33 所示。首先开启 G_z 梯度磁场，同时配合适当频率的 RF 激励脉冲，激发 z 方向某一断层之后，开启 G_y 梯度磁场，一段时间后关闭，使 y 方向的自旋核达到某一程度的相位差异，接着开启 G_x 梯度磁场，同时接收信号，此时会接收到某一相位差异的不同频率(x 方向)的总和信号，这就在由相位差异大小和频率大小两个变量形成的空间中取得一条在线的信息，此空间称为 k 空间(k-space)。k 空间及其性质将在下一节中讨论。接着再重复同样的流程，但改变 G_y 梯度磁场的强度，使 y 方向的自旋核达到另一程度的相位差异，再接收该相位差异下不同频率(x 方向)的总和信号，又在 k 空间中取得另一条线。因此整个流程即在不同的相位差异情况下接收不同频率的总和信号，完成整个 k 空间的取样，通常要改变 128 个或 256 个相位差异，每改变一次相位差异要再开启 G_z 梯度磁场，激发所选的断层。当一个断层的 k 空间取样结束后，可再选用另一个 RF 激励脉冲来激发另一个断层的自旋核，获得该断层的 k 空间。k 空间取样完成后，进行二维傅里叶变换，将相位差异及频率信息转换成在 (x,y) 平面上不同位置的信号强度，形成断层的磁共振图像。另再扫描不同的断层，经过同样的步骤，最终可形成扫描对象的三维(序列断层)MR 图像。

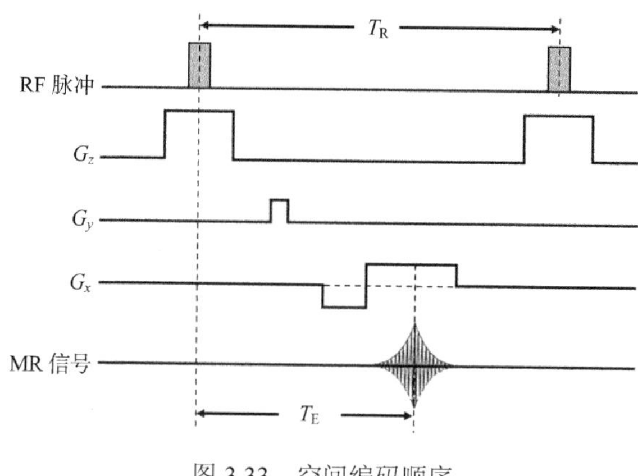

图 3.33　空间编码顺序

3.4.2　*k* 空间与图像重建

磁共振成像是将带有组织器官信息的磁共振信号转换为磁共振图像的过程。通过三维梯度磁场的应用，在采集的信号中已包含了对断层中体素的三维空间坐标的相位编码和频率编码，虽然这些信号是选定断层中所有体素发出的信号总和，但现在已经可以利用空间频率的变化来了解各体素的空间位置及其信号强度。数学上的傅里叶变换为时间域与频率域之间的转化提供了一个非常有效的方法，因此，实现 MR 图像重建需要利用二维傅里叶变换。二维傅里叶变换法是今天 MRI 标准的图像重建方法。

在讨论图像重建方法时会经常提及 *k* 空间的概念。什么是 *k* 空间？简单地说，*k* 空间是指 MRI 中所采集到的原始数据所存放的空间，是为更快更方便地对采集的随时间变化的磁共振信号进行变换而人为建立的一个假想的二维空间。所谓磁共振成像的图像扫描过程，就是在 *k* 空间中游走，并采集各个数据，直到填满整个 *k* 空间为止。一般在临床上，不需要看到 *k* 空间数据的采集过程，但了解 *k* 空间原理有助于理解一些 MRI 伪影的形成原因及 MRI 中的部分快速扫描技术。

1. *k* 空间与傅里叶变换

对于一维时间信号 $f(t)$，可以在时间域(time domain)也可在频率域(frequency domain)进行描述。时间域即是在时间轴上观察信号波形，频率域则是在频率轴上观察频率特性。例如，交流电在时间轴上表现为一个规律的正弦波波形，在频率轴上该波形则表达为 50Hz 位置处的一条谱线(图 3.34)。这两个域之间的关系是利用傅里叶变换来实现的。因此在一维信号上，时间域可以观察信号波形随时间的改变，频率域则说明了信号的频率成分。一维时间域上的波形表示了信号在不同时间点上的大小，同样的道理，一个二维平面中各点位置上的信号大小，其组合就是所谓的图像(image)。既然一维时间信号有频率域作对应，那么二维图像当然也有相对应的频率域，这就是 *k* 空间。在 MRI 中，傅里叶变换是通过 *k* 空间实现的，二维图像信号和 *k* 空间之间的关系即是图像信号的二维傅里叶变换。所以，*k* 空间是一个空间图像的频率域平面，整个平面显示该图像的频率成分。众所周知，频率的物理意义是指信号变化的快慢，在一维时间信号中，单位时间内信号变化越快，代表信号频率越高；反之则频率越低。相同的道理，二维图像信号在单位长度内图像亮度变化越大，高频成分越多，反之则低频成分越多，将这种信号随空间位置变化的快慢称之为空间频率。例如，一件素色衬衫的照片，其颜色亮度随着空间位置的变动很小，此图像其低频成分多，反之，一件黑白条纹相间或斑点很多的衣服照片，其颜色亮度随着位置变化很大，因此该图像信号的高频成分多。

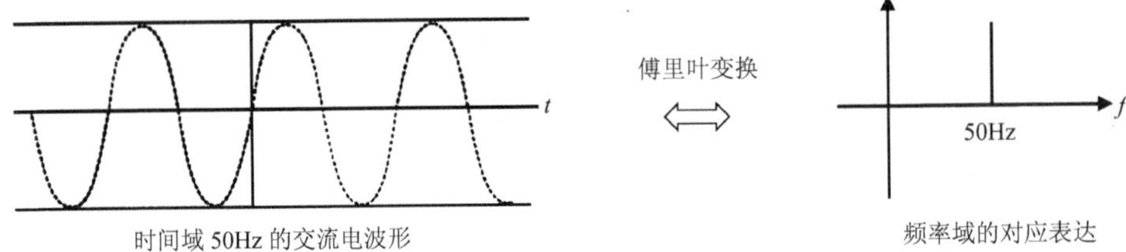

图 3.34　信号在时间域和频率域中的表达

傅里叶变换是一个以频率为基底分解和组合信号的数学运算，就如同大家熟悉的十进制运算规则，以 10 为基底去分解和组合一个数。例如，4567 可表达为 $4\times10^3 + 5\times10^2 + 6\times10^1 + 7\times10^0$，这里 4、5、6、7 是以 10 为基底的幂次的系数。傅里叶变换将信号以不同频率的波形配合该频率的系数去分解和组合一个信号。如图 3.35 所示，左图 a_1、a_2、a_3 分别是时间域上的三个不同频率的信号，右图为它们相对的频率域。左下图为三个信号依照不同振幅相加而成的一个复杂时间信号，经由傅里叶变换，可以分解出其组合的各个信号的频率和振幅大小。类似地，一幅图像也可以经傅里叶变换分解成多个不同空间频率和大小的频率图像的组合。这些不同空间频率的频率图像，振幅大小就像加盖在屋顶上的波浪板，当用亮度来描述其振幅时，外观上看起来就是黑白相间的条纹图像。在图 3.36 中，(a) 图为二维空间域图像，(b) 图为其 k 空间。k 空间中 k_x 轴显示图像沿 x 轴

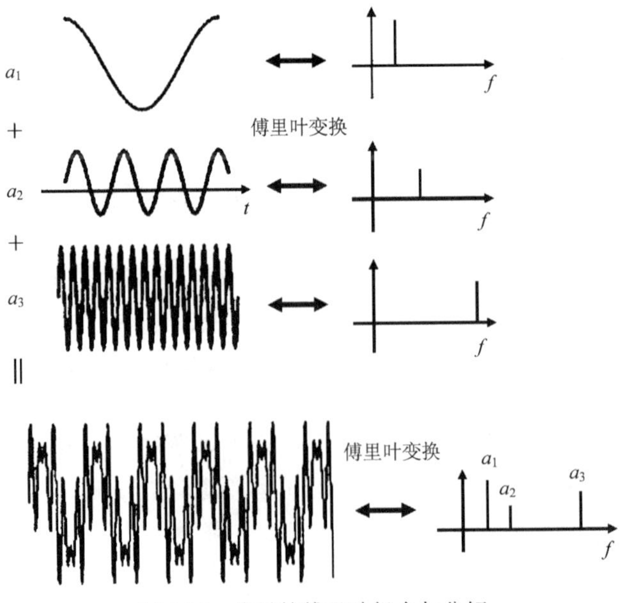

图 3.35　信号的傅里叶组合与分解

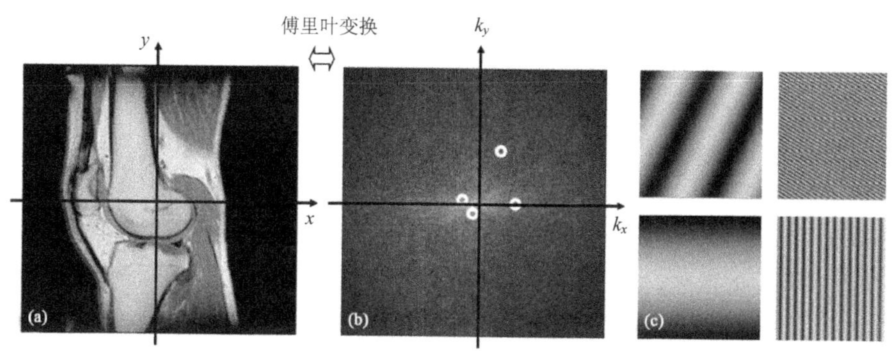

图 3.36 空间域图像信号与 k 空间

亮度变化的空间频率大小，k_y 轴显示图像沿 y 轴亮度变化的空间频率大小，k_x、k_y 两轴相交于平面中央，因此低频区域在 k 空间中央处，越往外频率越高。每一个 k 空间数据的存放位置，代表一种特定的二维空间频率图像，注意(c)图的 4 幅频率图像与 k 空间中的 4 个白色小圆圈相对应；k 空间数据点的强度代表了最终重建图像中相应图像的相对权重(即信号强度)。由此得到，一个空间域图像可以经傅里叶变换分解成多个不同空间频率和大小的频率域图像的组合。反过来，整个 k 空间的各频率分量经由不同的加权系数相互组合后，可获得最终的重建图像(图 3.37)。

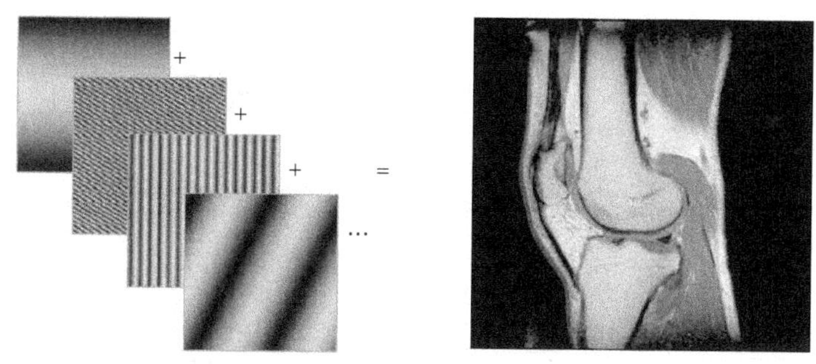

图 3.37 k 空间与图像重建

综上所述，k 空间是指一幅图像的频率域，二维图像与 k 空间之间可以利用二维傅里叶变换相互转换。因此，若要获得一张物体内部的图像，可以是直接拿相机拍照，就是以图像传感器中成像单元矩阵测量空间各点的信号；也可以是通过某些方法先得到该物体图像的 k 空间，然后再经傅里叶变换间接得到该物体的图像。MRI 是活体断层成像技术，自然不能把身体剖开直接用相机拍照，所以 MR 图像的获得是先经测量得到该图像的 k 空间，最后再利用傅里叶变换得到实际图像。

基于傅里叶变换的 k 空间图像重建方法由美国科学家 Lauterbur 于 1973 年首先提出，它的问世极大地推动了 MRI 技术的发展。Lauterbur 并因此荣获 2003 年度诺贝尔生理学或医学奖，同时获奖的还有对 MRI 技术做出重要贡献的英国科学家 Mansfield。

2. k 空间性质

1) k 空间位置与图像的关系　k 空间本身与成像物体的位置无直接关系。因为 k 空间内的每一数据点均对应整个断层的总信号，存放在 k 空间不同位置的磁共振信号对图像的贡献不同。中央区域存放的磁共振信号空间频率低，具有最大能量，主要形成图像的对比度；外周区域对应的磁共振信号空间频率高，但能量低，对图像的分辨率影响大。

2) k 空间数据的对称性　图 3.38 是一张膝关节的 T_1 加权图像的 k 空间数据分布图。为方便说明起见，只放大显示靠近中央的部分。灰色表示数值接近零，白色和黑色则分别代表正值与负值。仔细观察，可看到数据本身以 k 空间中央的原点为中心呈现对称性(symmetry)。例如，将 k 空间上半部顺时针旋转 180°之后，可与 k 空间下半部完全相等。这是因为两部分的相位编码梯度磁场幅度相等而极性相反。实际情形中，由于 k 空间数据本身为复数形式，实部呈现对称、虚部则呈现反对称(也就是相差一个负号)。这种对称特性称为复数共轭对称(complex conjugate symmetry)或厄米特对称(Hermittian symmetry)。

3) k 填充对图像的影响　鉴于数据表现的对称性，便能很自然地推测在数据采集阶段一定存在多余的采集操作。理论上，应该可以只用一半的 k 空间数据，另一半的 k 空间由计算机进行复制填充。如此便能节省一半的相位编码过程，从而获得两倍的成像速度。这种方式称为半傅里叶成像(half Fourier imaging)，或称为 0.5NEX，在临床成像上是一种经常使用的成像选项(option)。但由于不可避免的主磁场不均匀或仪器校准的误差，k 空间数据的对称性并不会很完美，如果不恰当使用对称性补满 k 空间，将会得到如图 3.39 所示的图像伪影。由于 k 空间并非只可取一半，所以名称上也称为部分傅里叶成像(partial Fourier imaging)或类似 0.75NEX 等。

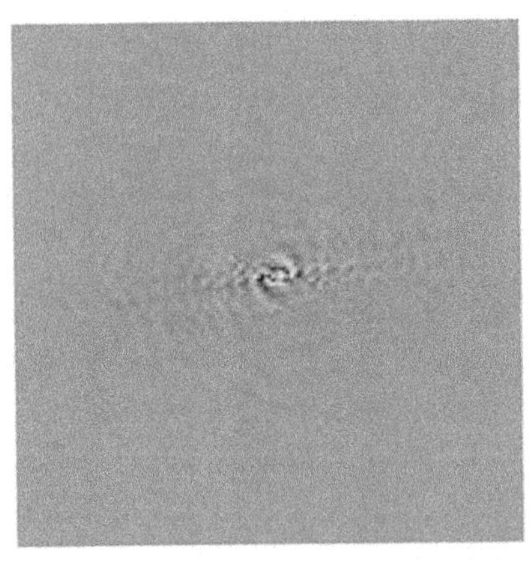

图 3.38　膝关节 T_1 加权图像的 k 空间

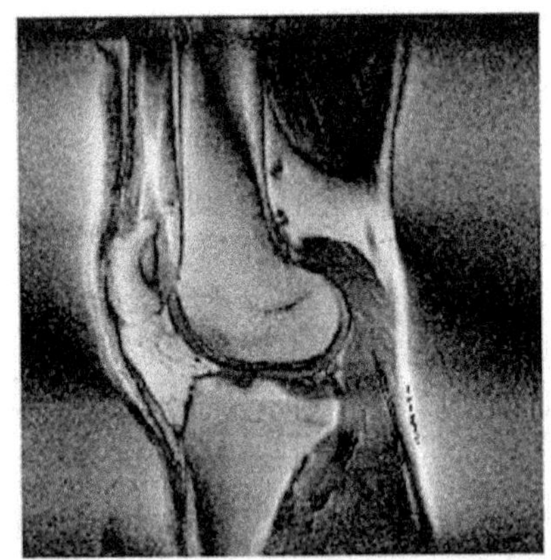

图 3.39　半傅里叶成像中的伪影现象

同样的原理，上述方法也适用于“减少一半的频率编码”，称为半回声(half echo)。若减少不到一半的数据，则称为部分回声(partial echo)技术。由于数据对称性仅止于 k 空间的二分之一面积，分次回波(fractional echo)与部分傅里叶是无法兼容的，所以使用分次回波技术并不会节省扫描时间，而是可将 T_E 减少到更短。

3.5　磁共振血管造影

MRI 依赖于弛豫时间 T_1 和 T_2 及自旋质子密度 ρ，并且 MRI 对运动非常敏感，易于产生各种流动效应。一方面，流动效应是产生一些伪影的原因，这些伪影明显损害了图像的诊断价值；而另一方面，流动效应又可被用于有效地开发血管解剖成像的非侵入性技术。这些技术被称为磁共振血管造影(magnetic resonance angiography，MRA)。了解MRI 流动敏感性有关的基础物理机制，可有助 MRA 技术的正确使用和 MRA 图像的正确解读。目前，常用的 MRA 技术主要分为时间飞行(time-of-flight，TOF)和相位对比(phase contrast，PC)磁共振血管造影两大类。这两种技术各自依赖于不同的物理效应，并产生不同的信息相关的血管图像。较新的进展则是对比剂结合超快速 T_1 加权成像序列的应用，可明显地改善血管内腔的轮廓表现。

3.5.1　流动相关增强

磁共振血管造影时间飞行(TOF)技术的基本思想如图 3.40 所示。这里假设血流垂直于成像平面(或在 3D 扫描中垂直于成像容积)。由于成像容积中静态组织的自旋核的重复时间 T_R 比纵向弛豫时间 T_1 短很多时，其纵向磁化来不及恢复，z 方向分量很快下降并进入稳定状态，因此 MR 信号减小(这被称为信号饱和)；而此时容积以外血管内的血流未受到空间选择性射频脉冲的作用，保持着较高的纵向磁化。这些未饱和或完全弛豫的血流由于有着充分平衡的磁化强度，它们在进入成像容积内后将会产生比静态组织自旋核更强的 MR 信号。该效应被称为流动相关性增强(flow-related enhancement，FRE)。

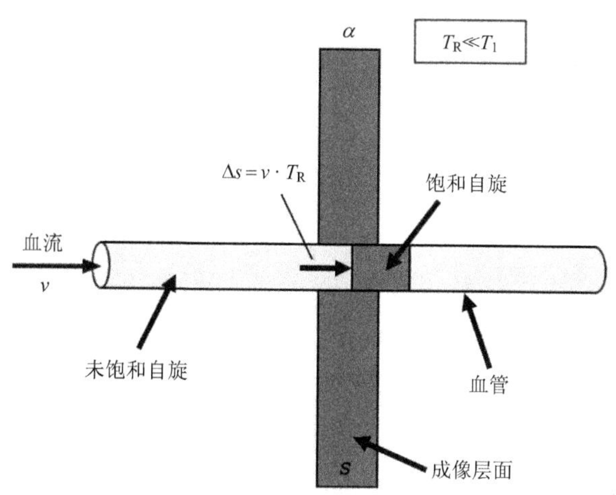

图 3.40　TOF MRA 原理示意图

一个颈部薄层 MRA 显示了 TOF 技术的典型应用(图 3.41)。因为组合使用了 40°较大的翻转角与 30ms 的短脉冲重复频率，所以静态组织的信号几乎饱和。由于静态组织自旋核的磁性饱和与充分弛豫的外部自旋核的流入并存，使得血管的对比度可达到较高水平。一般来说，通过在成像层面中颅骨侧施加附加饱和脉冲，能足以去除静脉的血流信号。在不同的层面位置重复相同的序列采集一系列图像，则可获得由多个单层面叠加而形成的血管树。

流动相关性增强的程度取决于组织的特定参数如 T_1、序列的特定参数(如翻转角 α 及 T_R)、层面厚度及方向、血液流速等几何参数。

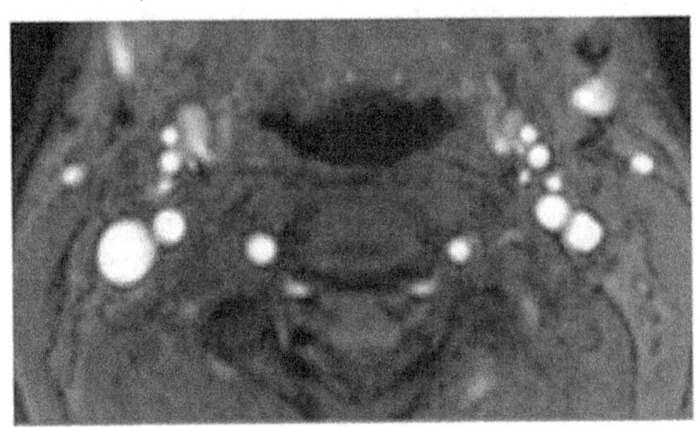

图 3.41 颈部断面血管

3.5.2 时间飞行 MRA 技术

通常将 TOF-MRA 技术分为序列二维(sequential 2D)、容积成像(volume imaging)和多层块(multi-slab)技术三种主要类型。能够提供血管多个薄层的序列二维技术，如图3.42(a)所示。三维技术的要点是同时激励整个容积[图3.42(b)]，然后再在层面选择方向应用附加的相位编码方案将容积分割成薄块或薄层。图3.42(c)描述的是多层块技术，综合了三维薄层和二维层块的扫描优势。二维成像时薄层分辨率由射频脉冲的激励分布定义；而三维成像的薄层分辨率与之不同，是由空间编码磁场梯度来定义的，并可以小于 1mm。二维和三维 TOF-MRA 技术目前都已应用于临床实践。每一种技术都有其相关的特定优势和劣势。

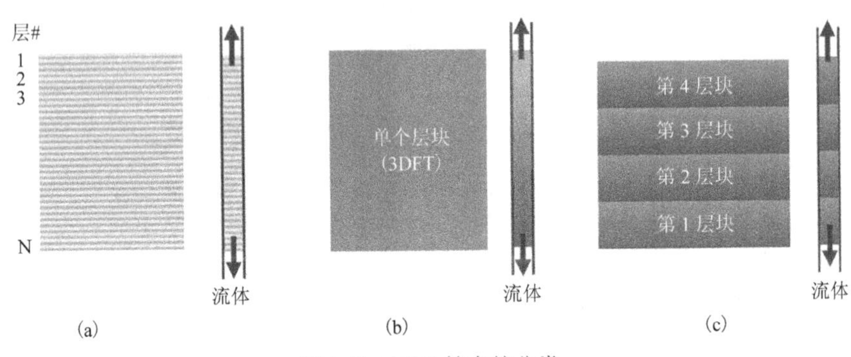

图 3.42 TOF 技术的分类

(a)序列 2D；(b)容积成像；(c)多层块技术

二维 TOF 技术提供的血管背景间的对比度大并且相对一致，几乎覆盖了整个血管结构，同时对血流敏感，饱和效应程度低，扫描时间短。二维 TOF 技术的局限性主要表现为信噪比相对较低，平面内血流敏感性较弱，层厚相对较厚，回波时间(T_E)较长，对短 T_1 样品敏感等。三维 TOF 技术具有更高的空间分辨率，能够使较平滑的血管边缘获得勾画，具有比二维技术更高的信噪比。由于使用的层面选择梯度幅度较小，所以相对于二维技术，相位效应伪影(phase effect artifact)较少，短持续 RF 脉冲可用于激励厚的切片，并可减少回波时间。三维 TOF 技术的主要不足是血管背景间对比度通常较小，并随着自旋核穿透成像容积而逐步变得越来越低。厚层切片厚度或三维技术的血管覆盖范围因此仅限于血流信号接近稳态信号的距离之内。通常情况下，三维技术适合与快速血流情形相结合，而二维技术可用于慢速血流的可视化。

选择二维还是三维时间飞行技术与空间分辨率有着重要的关系。在二维时间飞行技术中，空间分辨率由平面内分辨率(in-plane resolution)及序列的层厚定义，平面内分辨率 = 视野/矩阵大小。通常，平面内分辨率可能是各向同性的，像 0.8mm×0.8mm；而层厚要大许多，如 2~3mm，因而导致容积数据集的各向异性。应用三维技术可以获得各向同性分辨率，即体素尺寸在所有方向都是相同的。并且由于厚层切片方向相位编码的平均效应，也同时获得了更佳的信号信噪比。三维时间飞行技术能更好地显示通常位于颅内血管系统的小血管，而主要具有单向流动性的较大血管如颈主动脉通过二维技术显示效果会更好。三维时间飞行技术的主要限制之一是上面曾经提到的，血管对比会随着自旋核穿透成像容积而下降。其原因主要是由于自旋核受到成像容积内的射频激励脉冲的影响而逐步饱和。

多厚层切片 MRA 或多层重叠薄层采集(multiple overlapping thin-slab acquisition，MOTSA)特别强调二维 TOF 扫描中的自旋饱和技术，使用较多的层块以使形成对整个血管系统的覆盖。每一个层块都足够的薄，目的是能够避免该层块内明显的自旋饱和。所有层块以序列模式进行采集，即采集一个层块后接着采集下一个层块。该技术的优点是，它不仅具备三维 TOF 技术的各向同性分辨率，而且还具有与二维 TOF 技术类似的相对小的自旋饱和量。多厚层切片 MRA 技术的不足主要与层面分布的不完美有关。因此，每一层块都需要重叠 20%~30%，以避免层块间区域的百叶窗帘效果(venetian blind effect)。

在层块间使用不同的翻转角便有可能更有效地利用磁化，如图 3.43(a)所示。在入口平面，当均衡磁化的自旋核进入时，使用一个相对较小的翻转角便能提供足够的信号，而对纵向磁化影响不大。随着成像容积的深入，逐步增加反转角以弥补自旋核在深入容积过程中的一系列因素引起的纵向磁化降低。原则上，根据具体的血流速度和血管范围，就有可能形成整个成像容积内的翻转角分布。

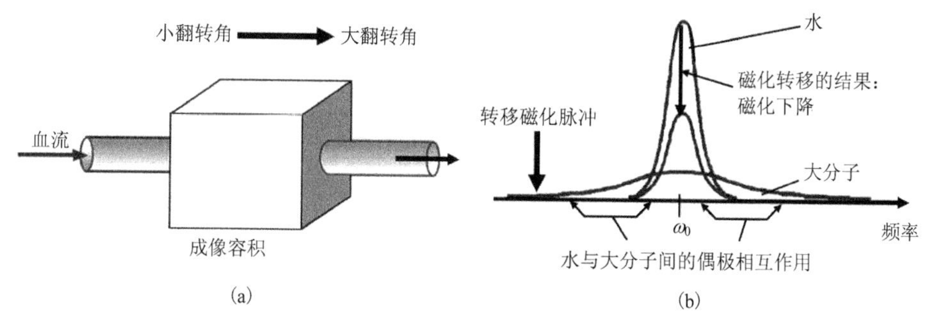

图 3.43　TOF 磁共振血管造影中改善血管对比度的技术

(a)使用倾斜 RF 脉冲可部分补偿三维 TOF 技术的自旋核递增饱和现象；(b)使用磁化传递效应改善血管背景间对比度

图 3.43(b)中显示了通过应用磁化传递脉冲(magnetization transfer pulse，MTP)可获得

的另一个改进。这一想法是应用非共振(off-resonance)射频脉冲，而脉冲不会直接影响到产生磁共振信号的移动质子。然而，受限的移动质子也会饱和，并由于互相关或者化学交换过程，磁化将被转移至一些生物组织(如灰质或白质)，结果造成部分饱和。但血液不会受到 MTP 脉冲的影响，因此，血液与背景间的对比将更加明显。

3.5.3　相位对比 MRA 技术

PC-MRA 技术的基本思想是以不同的流体敏感性(flow sensitivity)采集两套数据(图3.44)：第一个数据集 $\boldsymbol{S_1}$ 以流体补偿序列采集，即不考虑流体敏感性；第二个数据集 $\boldsymbol{S_2}$ 则使用流动敏感序列采集。流动敏感性的程度通过整合到序列内的双极梯度脉冲对(bipolar gradient pulse pair)的强度进行控制。测量完成后，两个信号相减得到一个复数差 $\boldsymbol{\Delta S}$，获得一幅由信号强度反映局部血流的图像。差异Δs 的大小取决于每个像素的相移 φ_v。显示信号强度 $\boldsymbol{\Delta S}$ 的图像则代表了视野内各点的自旋核速度。可通过测量 $\boldsymbol{S_1}$ 和 $\boldsymbol{S_2}$ 评估相移 φ_v。相移与 φ_v 自旋核的速度成比例，因此通过 φ_v 的测量能实现对血流速度的量化评估。

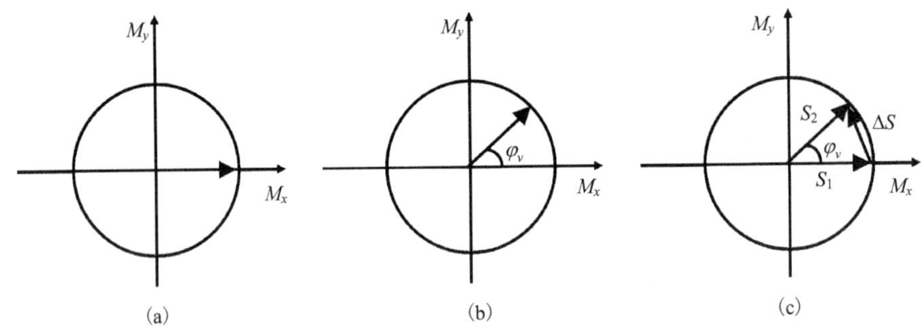

图 3.44　相位对比 MRA

(a) 血流补偿；(b) 血流敏感性；(c) 获得复数差ΔS

当 $\boldsymbol{S_1}$ 和 $\boldsymbol{S_2}$ 方向相反即相位移为 180°时，差分信号 $\boldsymbol{\Delta S}$ 具有最大值。这个双极速度通常被称为速度编码(venc)。它依赖于序列设计，即依脉冲幅度及用于流体编码的双极梯度脉冲对之间的距离而定。速度大于速度编码的差分信号会不断下降直到 φ_v=360°时变为零。因此，在相位对比 MRA 检查中，正确地设置序列的速度编码值以匹配测量过程中预期的最大流速显得非常重要。

图 3.45 给出了 PC-MRA 的典型序列图。应用双极梯度脉冲对可产生由梯度方向上流速分量决定的相位移。完整地测定血流速度还需要采用其他的正交血流敏感性测量方法。例如，图像 1 为流体补偿图像；图像 2 为沿着 x 轴(即读出梯度)的流体敏感性图像；图像 3 为沿着 y 轴(即相位编码梯度)的流体敏感性图像；图像 4 为沿着 z 轴(即层面选择梯度)的流体敏感性图像。采用以下后处理方法：

$$V_{\text{读出}} = \text{图像 1} - \text{图像 2};\quad V_{\text{相位}} = \text{图像 1} - \text{图像 3};\quad V_{\text{选层}} = \text{图像 1} - \text{图像 4}$$

$$V = \sqrt{(V_{\text{读出}}^2 + V_{\text{相位}}^2 + V_{\text{选层}}^2)}$$

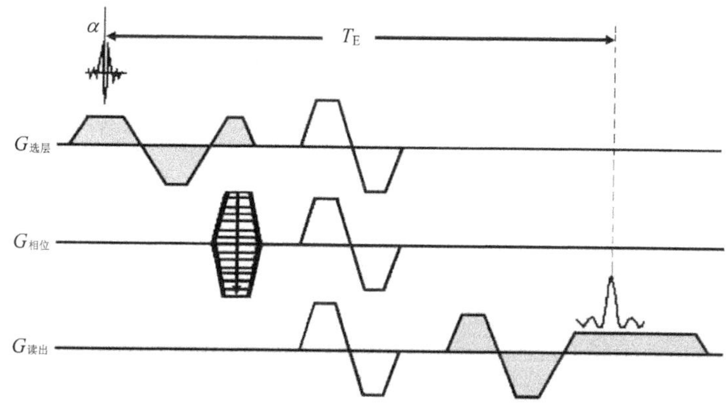

图 3.45　相位对比 MRA 的典型序列图

测量过程中对选层、相位、读出三个方向分别使用了双极血流编码脉冲对

二维 PC-MRA 可用于显示需极短时间成像的病变，如单视角观察心动周期；三维 PC-MRA 主要用于分析可疑病变区的细节，检查血流量与方向。

3.5.4　对比增强 MRA 技术

在对比增强磁共振血管造影(contrast-enhanced MRA, CE-MRA)技术中，使用顺磁性细胞外对比剂如二乙烯五胺乙酸钆(Gd-DTPA)会增加血液信号。这是因为使用对比剂后血液的 T_1 弛豫时间缩短。作为翻转角 α 函数的闪发式(flash-type)序列的信号响应如图 3.46 所示，各种纵向弛豫时间 T_1 的组织均采用相同的 10ms 脉冲重复时间 T_R 序列。图 3.46 显示随着 T_1 的缩短，信号幅度增大。取决于不同的 Gd-DTPA 实际浓度，动脉血的 T_1 可以短至 50~100ms，远短于脂肪的 T_1 时间。因此，血液会产生高信号，进而可以使用最大密度投影法(MIP)选择出血管管腔以形成 MRA。

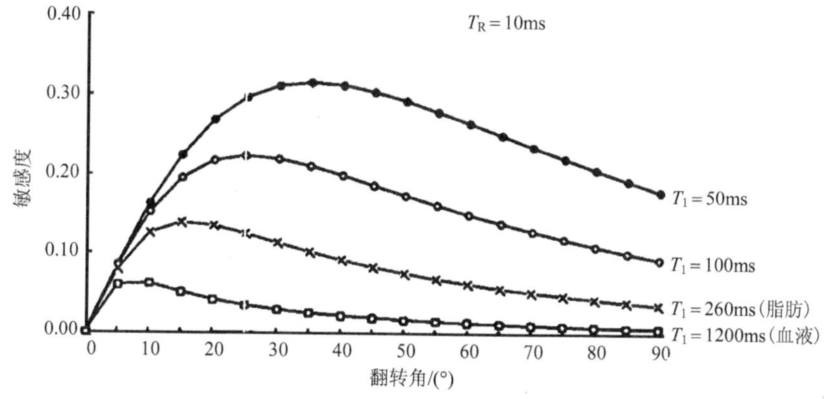

图 3.46　不同 T_1 的组织在闪发式梯度回波序列激励下相对信号强度与翻转角的关系

静脉注射(IV)对比剂后，对比剂被转运到感兴趣的血管系统。局部血液信号得到明显强化。如果采集数据(特别是 k 空间的中心)恰好在对比剂到达成像血管时进行(图 3.47)，其结果最为理想。因此在 CE-MRA 时，关于对比剂静脉注射的扫描时间非常重要。临床应用中需要设定对比剂到达时间，最好的方法是通过注射少量测试药团并使用非常快

速梯度回波技术，更新荧光图像，对感兴趣区的血管信号强化进行连续监测。此外，如果采集窗足够长并能捕捉静脉相，则会观察到静脉强化。因此，颈动脉的采集窗通常限制在 10~15s，以避开颈静脉信号的过度强化。腹部血管造影的采集窗宽度也存在类似的限制。

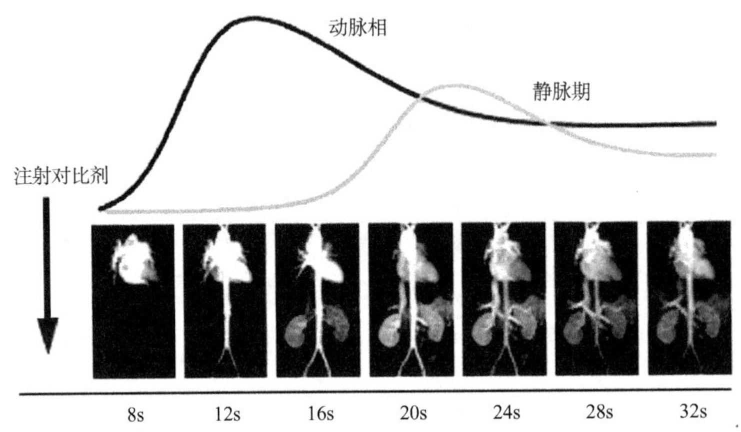

紧随单剂量 Gd-DTPA 团注后，获得一系列超快速 3D 测量，每次测量的扫描时间为 4s

图 3.47 CE-MRA 的时间测定

CE-MRA 方法一个主要的技术必要条件是具备高性能的梯度系统，它能够提供在动静脉转运时间内覆盖适当三维容积所需的足够短的回波时间和重复时间。与此同时，还必须使用相位阵列线圈以完全覆盖容积，匹配解剖结构并最优化信噪比。

期待 CE-MRA 能够在临床上发挥更重要的作用，主要基于以下的原因：作为信号增强的来源，T_1 缩短事实上不受相关血流去相位引起的信号损失的影响，而这种损失特别在应用 TOF 和 PC-MRA 方法处理平面内血流情形时很容易遇到。在弯曲血管和狭窄区域，这将具有明显的优势。由于 Gd-DTPA 没有潜在的肾毒性，CE-MAR 在肾脏研究中被广泛接受。此外有文献报道，与数字减影血管造影(DSA)相比，由于对比剂的填充及后来的清除是非即时性的，但可在一个较长的时间内进行追踪，所以利用 CE-MRA 技术可明显简化大动脉瘤的检测，与 TOF-MRA 或 PC-MRA 相比，CE-MRA 的主要优势表现在信号采集速度上。当然这种优势建立在设备能够提供足够强的梯度的基础上。由此推断，现在的 CE-MRA 完全可以独立地选择层面的朝向，无需顾及主要血管的方向，而且不用再垂直于该血管。反而可以沿任何主要血管的轴向选择成像平面。

3.5.5 MRA 数据后处理

MRA 的原始数据是由单层流动与静态组织共同形成的信号对比，要想获得整个激发容积的血管造影，必须进行 MRA 的数据后处理，以进一步提高血管成像质量，为临床诊断治疗提供更多信息。主要的 MRA 数据后处理技术包括：感兴趣区域的设定和数据分割；三维血管的旋转显示及横断、矢状、冠状切面同时显像；最大密度投影及靶向最大密度投影、多平面重组等后处理方式的快速交互切换；确定血管走行的路径，分析血管的纵向切面，实施径线、面积、角度等参数的测量；自动生成报告等。

1. 最大密度投影

最大密度投影(maximum intensity projection，MIP)算法的基本思想是把每个体素看作能够发光的立方体，沿着观察者的视线方向，计算光线穿过数据场时遇到的最大密度值。不必明确定义体数据和颜色值、不透明值之间的转换关系，单独选择代表最大密度的数据值，以获得最终的投影图像。如图 3.48 所示。由于多数血管的表面都比较小，所以 MIP(不同方向的多角度投射)在实践中已被证明非常有用。流入强化效应和正确的脉冲序列参数(如翻转角、脉冲重复时间、血流补偿)可以确保最大密度总是与血管相联系，只要投影光线至少与血管相交。所有其他投影线则表现了三维数据集中的背景像素信号密度。图 3.49 显示了源于同一个三维数据集计算的各种视角下的一个完整投影图像。通过改变投影方向，可回顾性地得到多角度的投影图像，从而使得观察者获得该三维数据集的正确的空间感。借助在快速方式中以很少角度数的投影增量显示一些投影，可产生目标连续旋转的感觉，以此实现血管树这样复杂结构正确的三维可视化。

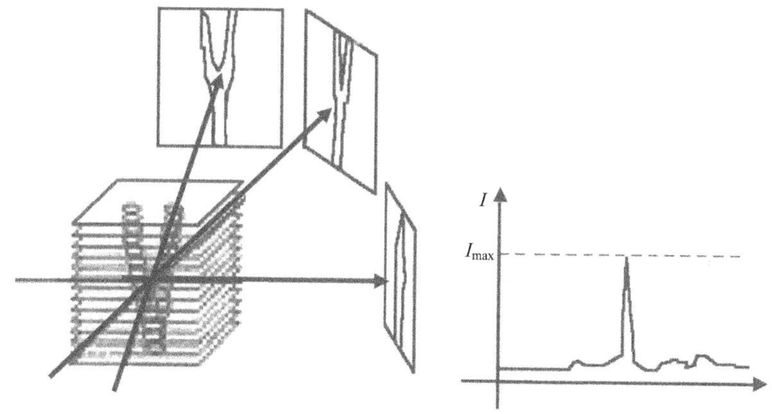

图 3.48　最大密度投影(MIP)原理

只有射线路径上的最大密度信号 I_{max} 会被投影到成像平面上

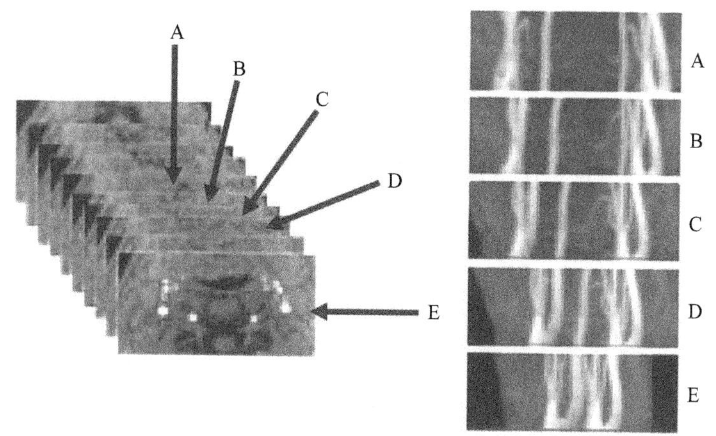

图 3.49　将 MIP 后处理方法应用于一个颈部三维数据集

可以回顾性计算出不同的视角图像并形成对颈动脉的三维感知

已有的研究表明，只有当血流信号是背景平均信号的两倍以上，MIP 才能获得满意的显示，而当血流信号是背景信号的 1/2 以下往往会被去除。MIP 会对缓慢血流或复杂血流造成的假阳性，以及对血管狭窄有放大效应。由于血管边缘血流缓慢，信号弱，进行 MIP 时背景噪声使血管边缘信号模糊；同样亦可能将复杂血流所致的信号缺失误认为管腔内斑块，致使狭窄程度范围夸大。

2. 靶向最大密度投影

在复杂的解剖条件下(如肾动脉的描述)，如能限制 MIP 算法只涵盖感兴趣的血管系统区域，即将需要重建的三维数据空间缩小至最小的兴趣空间，仅重建感兴趣空间以内的血管图像，而不是处理整个数据集，可以减少三维容积内与目标血管无关的其他信号影响。这种技术称为靶向最大密度投影(targeted MIP)。

3. 多平面重组

三维空间的数据投影可以沿着左右、前后、头尾方向投影，也可以采用多角度旋转投影即先选定某一轴，再设定投影平面沿着该轴旋转某一角度后再行投影。多平面重组(multi-planar reformation，MPR)的基本思想是用任意截面去截取体数据从而获得任何剖面的二维重建图像。该方法的优点是一次采集即可获得多方位的多层平行截面图像，更好地显示病变部位的血管壁腔增厚和附壁血栓，在诊断胸腹部大血管病变中最为有效。

4. MRA 的特点

MRA 因其无创性血管造影，已广泛应用于临床并取得了良好的效果。与数字减影血管造影(DSA)、心肌灌注显像(myocardial perfusion imaging, MPI)、超声多普勒等目前临床检查血管的主要方法相比，MRA 先进性表现在以下几方面。

1) 无创伤性，这是 MRA 最大优点，避免了常规血管造影及 DSA 经动脉插管对比剂引起的局部血肿、出血、过敏、血栓、中风等潜在危险。随着成像质量的提高，MRA 可作为 DSA 血管栓塞前影像筛选手段。

2) 与 MRI 相结合，尤其是头颈肿瘤患者，可同时显示血管结构，血管周围软组织，详细了解与肿瘤的关系，对指导手术有重要意义。

3) MRA 图像清晰，分辨率高，可明确超声多普勒难以显示的病变，尤其对于严重阻塞及狭窄的血管。

4) MRA 利用三维数据集，可从多个方向重建图像，同时观察，多条供血动脉分布情况十分明晰。

常规 MRA 是一种无创性血管成像技术，无需穿刺和血管内注入对比剂，头颈部主要血管流量较大，又无呼吸干扰，容易获得较满意的图像，基本上可代替传统的血管造影。TOF-MRA 的主要缺点是与成像平面平行的缓慢血流容易产生饱和，PC-MRA 对速度编码十分敏感，速度编码选择不当会导致信号减弱，两种方法都需多次屏气才能完成扫描，容易有层面错位伪影。因此，对于那些走行于扫描层面的血管及扭曲或狭窄的血管或较大的动脉瘤不能真实可靠地显示。另外，TOF 和 PC 检查都颇为费时。

动态 CE-MRA 通过缩短血液的 T_1，大大提高了血流信号，并应用快速扫描序列完成屏气扫描，有效克服了 TOF 和 PC 的缺点，提高了空间分辨率，缩短了扫描时间，且不易受血流伪影的影响。缺点是对比剂费用增加。

磁共振 DSA 减少了扫描时间，可进行任意方位的采集，背景组织信号得到抑制从而改善了图像质量，提高了图像的分辨率，减少了流空现象，无需心电门控。磁共振 DSA 需用对比剂，另外，使用减影技术可降低信噪比，不足是图像容积及视野均较小。

3.6 磁共振成像伪影

在磁共振成像过程中会出现许多不同的伪影(artifact)，所谓磁共振伪影是指在 MR 图像上出现的而在原始扫描对象中没有与之对应的结构征象。MRI 因多序列、多方位、多参数成像，成像原理及过程复杂，成像时间长，成为出现伪影最多的一种影像技术。某些伪影影响诊断质量，而有些伪影可能会与病理混淆。为避免误诊，应了解究竟哪些因素会导致伪影，有什么样的技术或手段可消除或将其减小到最小限度。

多种原因导致磁共振伪影的形成，通常将 MR 图像伪影分成磁场因素伪影、射频伪影与梯度伪影、运动与流动伪影和图像处理伪影 4 大类。下面将分别介绍这些伪影产生的机制及减少或消除伪影的方法。

3.6.1 磁场因素伪影

磁场因素伪影是一种常见的 MRI 伪影，多发生于具有不同磁敏感性的物质，如空气、骨骼或金属与软组织的交界处。磁场因素伪影又可以分为磁场不均匀性伪影和磁敏感性伪影两大类。总体而言，磁场因素伪影是由局部场强的差异致使主磁场变形，从而导致空间信息记录失真，表现为信号留空、几何失真等现象。

1. 磁场不均匀性伪影

由于导致局部磁场的扭曲，金属物体是众所周知的低信号伪影源，如牙科植入物、手术夹、支架、避孕环、椎体固定杆，以及含铁磁或顺磁性材料的化妆品等。铁磁性物体会干扰主磁场的均匀性，物体局部形成强磁场可使周围进动的 ^{1}H 核很快丧失相位，引起物体周围的信号完全丢失及物体周围的信号扭曲。减少这种伪影的方法是，避免扫描对象所有的体外金属异物带入扫描间，如项链、手表、皮带金属扣等，而且还要建议扫描对象更换衣服以避免金属拉链等问题，对于不能摘除体内金属异物的扫描对象可改换其他检查方法。在技术上，180°重聚脉冲自旋回波成像能够减少梯度回波成像相关伪影的严重程度(图 3.50)。如果使用梯度回波脉冲序列，短回波时间(T_E)将减少金属物体伪影的严重程度。

2. 磁敏感性伪影

一种组织的磁敏感性代表了其被磁化的难易程度。绝大部分组织的磁敏感值都在一

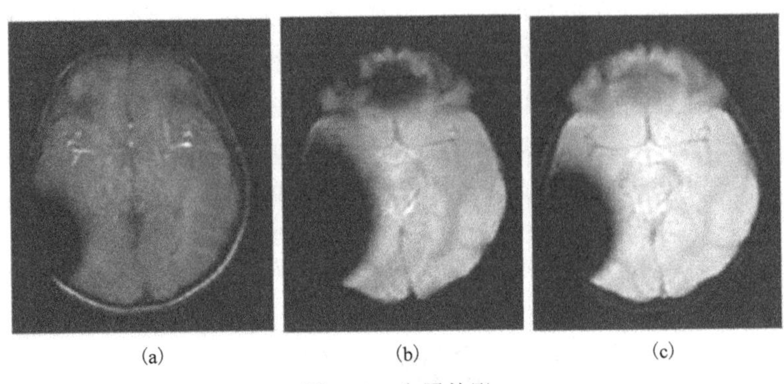

(a)　(b)　(c)

图 3.50　金属伪影

(a)金属导致的自旋回波图像上的低信号伪影；(b)较长回波时间($T_E=20$ms)的梯度回波成像，金属伪影范围较大；(c)较短回波时间($T_E=10$ms)的梯度回波成像减小了金属伪影的范围

个非常狭窄的范围之内。然而，铁磁材料的出现(如出血后血红蛋白的局部集中，或高浓度的铁磁性造影剂等)或空气-组织界面可导致局部磁敏感性的变化，由此将导致局部磁场质量的下降，从而产生伪影。图 3.51 是一幅眼睑上涂有睫毛膏的女性患者拍的轴位头颅 MRI，图像显示源于睫毛膏的磁敏感性伪影掩盖了眼球的前半部分。

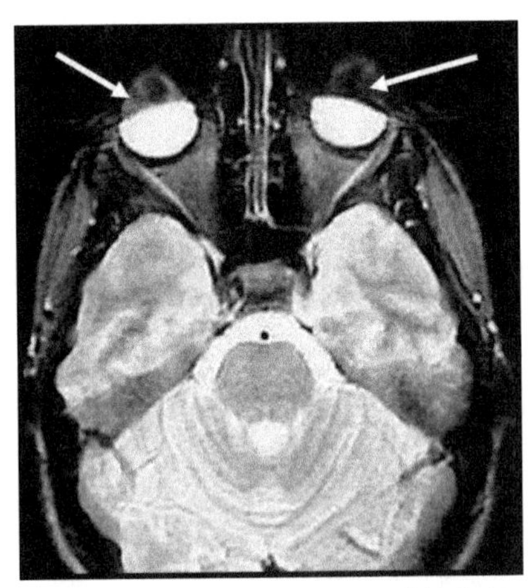

图 3.51　睫毛膏产生的磁敏感性伪影

磁敏感性伪影的形状取决于局部情况，而且信号强度的增加和减少都有可能决定伪影的形状。这种伪影常常出现在两种具有不同磁敏感性组织的交界处，如空气与软组织，骨与软组织，产生的部位多在垂体、颅骨、椎体、肺、肠腔等周围，空气-骨软组织的交界处各种成分的磁化率不同，引起了局部磁场的不均匀，致使该处的 ^{1}H 核自旋失相位，导致信号丢失。解决策略是避免使用梯度回波序列和回波平面序列(echo-planar sequence)，因为它们加重了磁敏感性伪影，而应考虑使用自旋回波，特别是快速自旋回波序列。

另外，在对比增强磁共振血管成像时，对比剂也可以引起磁敏感性伪影。如果这种伪影很严重，可通过采集完全的 k 空间来减少伪影：应减少或避免采用部分(非对称)回波采集[和(或)半扫描]法。

3.6.2　射频伪影与梯度伪影

射频磁场是由射频放大器产生，经射频发射线圈发射，具有一定带宽及能量的脉冲磁场，与主磁场及梯度磁场共同组成磁共振成像系统的三要素。梯度磁场系统是为 MRI 设备提供线性度满足要求的、可快速开关的梯度磁场，一般由梯度线圈、梯度控制器、梯度放大器等组成。梯度磁场系统不仅在成像的扫描速度上，而且在图像的空间分辨率上决定了整个磁共振成像设备的性能。在 MR 成像过程中任何与射频、梯度磁场相关的因素都可能产生射频伪影与梯度伪影。

1. 射频伪影

1）交叉激励（cross-excitation）伪影　理想的脉冲形状为矩形[图 3.52（a）]，但真正的脉冲形状接近高斯脉冲[图 3.52（b）]。因此，交叉激励是由不完善的 RF 脉冲外形（profile）引起的，它使得某层的邻近组织得到了不应有的激励，激励的结果导致了邻近组织的饱和，表现为信号强度降低和图像对比度下降，这些都能影响对病变的探测。避免这种伪影的一种对策是在本来出现交集处设置间隔[图 3.52（c）]，大小取规定的切片厚度的 10%~50%。还有一种对策是采用隔行方式采集图像，其中先采集奇数切片，然后采集偶数切片。另外，可对 RF 脉冲进行矩形优化，以便准确地定义切片及均匀地激励切片内所有自旋 ^{1}H 核。

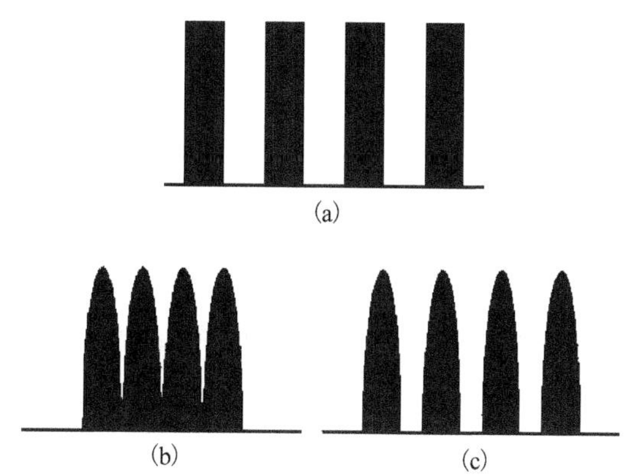

图 3.52　理想激励与交叉激励

（a）矩形脉冲；（b）重复的高斯脉冲；（c）明显的分离的高斯脉冲

2）多 SE 序列伪影　在磁共振成像中广泛应用了多自旋回波序列或以自旋回波为基础的序列。事实上重聚脉冲并不是完善的 180°脉冲，选择性脉冲总会有些介于它中心和外沿的发射，这意味着重聚脉冲将不仅形成所需要的自旋回波，而且还会产生其他的信号。若不进行抑制，将会降低随后的第二个回波的图像质量。解决这个问题有多种策略：可以给这个序列增加一个额外的扰相梯度，以增加最小回波时间；或运用相位循环（phase-cycling）来取消不想要的成分，但这将会增加扫描时间；也可通过给 RF 脉冲使用适当的相位方案，将伪影移至图像的边缘，以此降低伪影对感兴趣区的影响。

3）线状伪影　此类伪影是一种中心性伪影，其形式是沿频率编码轴交替的亮点与暗点所组成的中心性条带，可形象地比喻为一条“拉链”。这种伪影通常是由从发射器到接收器漏出的射频所引起。由于漏出的射频恰好与共振频率相同，所以伪影出现在每一个投影的中心。这种伪影很难追踪和完全去除，但可以通过改变频率编码的方向并把两个方向的图像结合起来阅片，借此辨明这种伪影。

还有一类在相位编码方向的线状伪影，它们远离图像中心，通常是由于污染射频干扰了某个已设定的频率。可通过改进射频屏蔽、去除电子装置和关闭扫描室的门来减少和消除这类伪影。

2. 梯度伪影

(1) 产生梯度伪影的原因

1) 梯度场的非线性引起几何结构失真。计算机重建图像时在频率和相位编码方向都采取线性算法，梯度场的非线性直接导致实际场强变化呈非线性，因此出现信号投影空间错位。随着距磁场中心点距离的增加，梯度强度和线性关系的误差越大，成像的几何结构失真也越厉害。

2) 梯度系统控制电路故障，可能导致某个轴直流偏置增大，或梯度切换不良，造成伪影。

3) 梯度线圈工作时梯度场快速变化所产生的力致使梯度线圈发生强烈的机械振动，日复一日的振动容易造成接头松动，接触不良而打火形成伪影。

(2) 梯度伪影的排除

首先是梯度系统的线性测试，得到的 x、y、z 三个轴的线性误差应小于 0.3，否则说明梯度线圈由于某种原因本身存在变形，造成梯度磁场的非线性。其次是梯度切换率测试，梯度功放前的电流端应当是标准的方波，如果出现纹波或干扰，则对应轴的梯度功放存在问题，应找到故障板。第三是进行梯度系统的相位稳定性测试。如果 x、y、z 三个轴输出都正常，那么需要进一步做梯度系统的相位稳定性测试，各个轴的均方根(RMS)值不应大于 0.5，否则说明该轴的相位稳定性不好，需要检查梯度功放各个轴的输出线的连接是否可靠，磁体间梯度线圈的所有梯度线和补偿线是否松动。

3.6.3 运动与流动伪影

运动导致的 MRI 伪影最常见，通常可分为生理性运动伪影与自主性运动伪影，前者由大血管搏动、呼吸运动、胃肠蠕动、血流及脑脊液流动等引起；后者则源于咳嗽、吞咽运动、眼球转动及扫描对象躁动等情形。图 3.53 显示的是检查时患者未能保持不动，图像扫描结果表现出大脑内影像模糊，同时可见颅外重像伪影(箭头处)。运动与流动伪

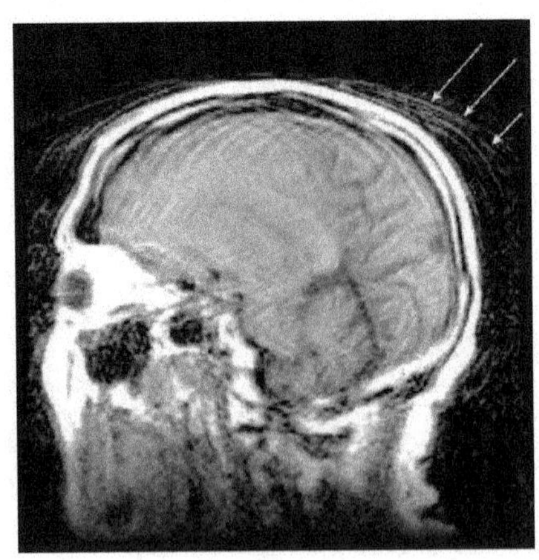

图 3.53 患者未能保持不动形成的运动伪影

影主要源于胸、腹部、盆腔及椎管等部位，皮下脂肪和血管脉流处尤甚。这些伪影常常表现为垂直于相位编码方向的条纹状或重叠。

1. 运动伪影的表现

为了便于分析，常将运动伪影分为非周期性运动伪影和周期性运动伪影。非周期性运动伪影包括身体部位整体运动、肠蠕动、咳嗽、喷嚏、哈欠等，会产生信号在空间错位，引起图像模糊；周期性运动伪影是周期性运动如心脏的跳动、血液流动、脑脊液脉动及呼吸运动引起的伪影(图 3.54)，周期性运动伪影又称为“鬼影”(ghost artifact)。

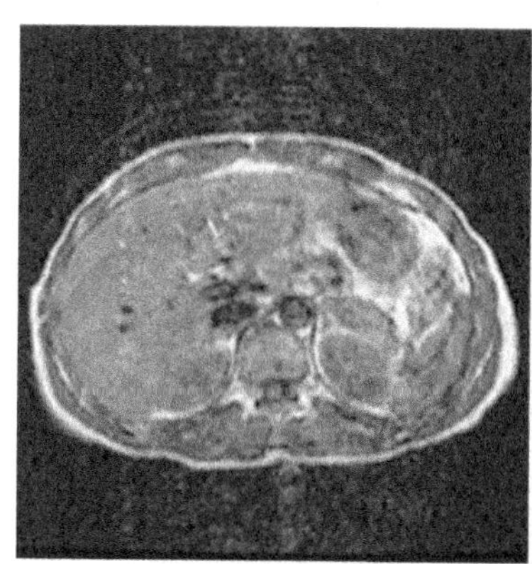
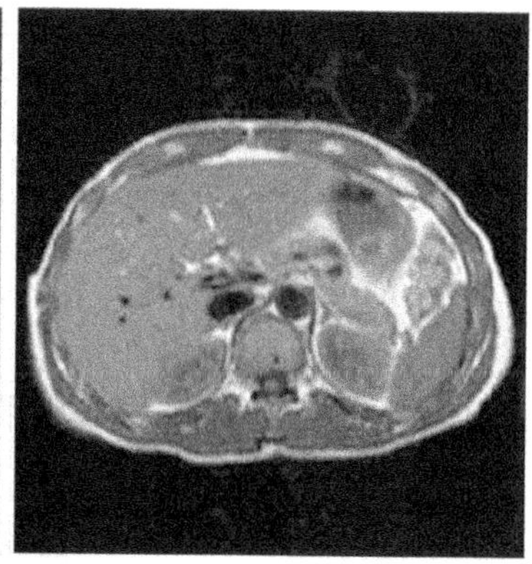

图 3.54　呼吸运动伪影

无论运动方向如何，运动诱导产生的伪影都表现为沿相位编码轴的方向。当组织运动时，运动产生的额外相位改变，将会导致在相位编码方向上错误地相位编码，在回波峰值时相位不一致，从而产生运动伪影。运动伪影表现为沿相位编码轴方向的另外一个原因是数据空间明显的不对称性。数据空间的频率编码轴(即水平)方向上表示采样时间，一般为数毫秒，绝大多数运动明显慢于沿频率编码轴的快速采样过程，因此一般不会在频率编码方向上产生运动伪影，即便产生运动伪影，通常是无关紧要的。而在数据空间的相位编码方向上，每一次相位编码需要数秒的时间，在数秒时间内各种运动都会对相位编码产生影响，所以运动伪影表现为沿相位编码方向。

2. 周期性运动伪影及其抑制方法

连续和规则的间隔出现在相位编码轴方向上是周期性运动伪影的重要特征，这些具有规则间隔伪影的形状常与原运动结构相似，且随着与原结构之间距离的增大，伪影逐渐减弱。也就是说，周期性伪影是搏动组织结构在相位编码方向上等距离的复制。图 3.55 给出了通过主动脉的身体横断层面中的等间隔血管搏动伪影，相位编码轴位于前后方。

对于周期性运动伪影，相邻伪影之间的间隔(SEP)以像素数为单位，其表达式为

$$\mathrm{SEP} = (T_\mathrm{R})\,(N_\mathrm{y})\,(\mathrm{NEX})/T$$

式中，T 是运动物体的运动周期，运用上式所得结果乘以像素的大小就是伪影之间的距离。从上式可知，如果增大重复周期 T_R、相位编码数或采集次数，都可以增大伪影之间

的距离。如果体内搏动组织的周期较短，也可以使伪影之间的间隔增大。这样可使所研究的组织内没有太多的伪影。如果视野太小，视野外的组织伪影会进入视野内。如果重复周期 T_R 较短，运动周期尚未能重复，在整个相位编码轴上将不会产生“鬼影”。然而，在快速成像中这类伪影可以表现为边缘模糊。周期性运动伪影的强度与运动幅度成正比，随周期性运动幅度的增大而增大；与运动组织信号强度成正比。伪影的强度随外磁场的增大而更显著。不同成像技术影响图像强度，也影响“鬼影”强度。用自旋回波(SE)、梯度重聚(GRE)或反转恢复(IR)脉冲序列得到的图像中“鬼影”可能有不同的强度。使用表面线圈可以降低“鬼影”的强度。

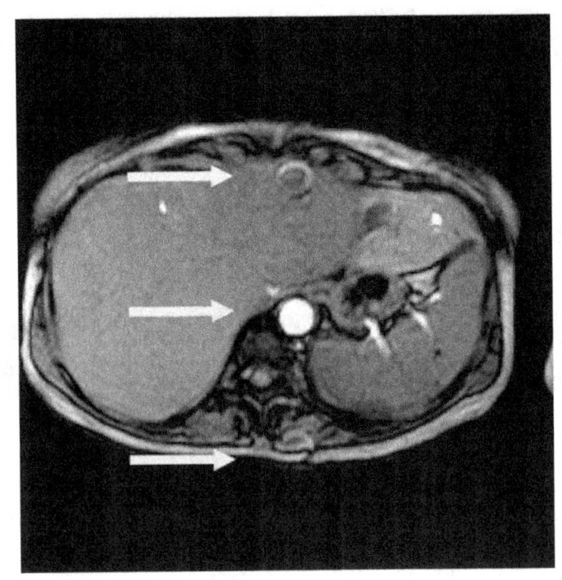

图 3.55　搏动组织结构周期性伪影的形成

减小周期性运动伪影主要有如下几种方法。

1) *屏气*　如果在腹部成像过程中抑制呼吸运动伪影最简单有效的方法是在数据采集期间让患者屏气。这要求使用尽可能短的 T_R，让患者屏气的时间一般不超过 10s。

2) *信号平均*　数据采集重复的次数称为激发次数 NEX，也叫平均次数。通常它可以用来降低噪声，同样它也按同样规律降低“鬼影”。NEX 只降低“鬼影”的强度，但不改善运动引起的图像模糊。NEX 可用于任何成像脉冲序列，但由于花费时间多，它更适合短 T_R 采集，对 T_2 加权成像(需要长 T_R)采集不适用。NEX 有并行和串行两种方法。所谓并行 NEX 就是在每一个相位编码梯度重复采集多次，最后重建图像。而串行 NEX 就是在每一个相位编码梯度采集一次，采集完整一幅图像数据后，把数据存起来，重复这步骤 NEX 次，得到相应次数的图像数据，经平均后用二维傅里叶变换重建图像。串行平均增加了平均测量之间的时间间隔，对呼吸周期有均匀取样分步，可有效地降低“鬼影”，但需要更多的数据处理。

3) *采用变 T_R 和 NEX 的方法*　通过选择适当的 T_R 和 NEX，使其满足条件

$$\mathrm{NEX} \cdot T_R/T=1$$

式中，T 是运动周期。若 T 是呼吸周期，当 T_R 和 NEX 满足上式时，则由呼吸运动产生的“鬼影”可完全消失。因为两个“鬼影”都在视野之外，它们折绕回来都重合在运动的解剖结构上。因此在视野之内没有“鬼影”。该方法的缺点是 T_R 不能自由选取。

4) *通过交换相位编码和频率编码方向的方法*　“鬼影”是沿相位编码轴方向等间距复制的，因此可以通过交换相位编码和频率编码方向的方法，来改变“鬼影”的方向，从而可判别是“鬼影”还是病变。不在感兴趣区内的“鬼影”不会影响诊断，利用“鬼影”是沿相位编码轴方向等间距复制的特点，通过旋转相位编码轴方向有可能把“鬼影”调出感兴趣区。例如，腘动脉脉动“鬼影”沿前后向相位编码轴，通过调换相位轴到上下方向，可把“鬼影”从十字韧带移出，改进了这部分的显示质量。正常情况下，频率编码梯度取向为沿脊髓长轴，这也是脑脊液流动的方向。这样会产生大的失相位，造成大的信号损失，加上“鬼影”使脊髓、椎索病变和椎间盘突出判别不清。通过取频率编码梯度方向垂直于流动方向，信号损失达最小。该方法可以使颈部前面皮下脂肪运动产生的伪影偏离脊椎。

5) *使用心电门控技术*　心电门控是指利用患者心脏背侧测量的心电图信息触发数据采集，使信号采集和心跳周期中某一特定时间同步，通过对运动的监测来抑制运动伪影。该技术可确保特定成像区域的每一个相位编码期间某一特定部位信号强度的一致性，它舍弃了一些主动运动期间(如心脏收缩)的信号采集。因此采用心电门控技术可以减小“鬼影”。心电门控的主要缺陷是限制 T_R 必须是心电图波形中 R-R 间隔的整数部，并且数据采集是间断性的，在 QRS 波群期间暂停数据采集。可选择 R 波触发改变相位编码梯度强度的方法，进行连续数据采集。

6) *使用流动补偿可减小流动伪影*　梯度回波和自旋回波中的流动补偿，可以通过在频率编码轴上施加额外的梯度磁场来完成。流动补偿可以沿 x、y 和 z 的任意一个方向或所有方向施加。流动组织和静止组织均出现相位变化，经补偿后恒速流动组织(如血液)在回波峰值时刻形成相位一致。

7) *使用空间预饱和脉冲*　不产生信号的组织就不会产生伪影。用预饱和脉冲消除“鬼影”常出现在相位编码方向，这是因为周期运动如血液流动。随机性运动常发生信号对消(signal cancellation)，导致图像模糊。固定患者常能减少由移动导致的伪影。对心动周期或呼吸周期的阈值控制可分别减少由患者心跳或呼吸导致的伪影。呼吸间期检查或屏气也可以减少呼吸伪影。一个减少流入成像层面的血液移动伪影影响的方法是使用空间预饱和脉冲以抑制流入血流。成像平面毗邻区域的空间选择性射频脉冲可用于饱和不需要的流入血液。梯度脉冲过程中发生的移动会导致相位变更(phase shift)，使用梯度时刻调零或流量补偿可对此补偿。通常还混合使用额外的选层内脉冲和频率编码波形。这些脉冲都是相等的，但幅度相反。因此，通常会导致净相位累积的定速运动相位重聚(rephrased)。增加的梯度脉冲会提高 T_E，但在梯度回波脉冲序列，这是减少脑脊液流动影响非常有效的一个方法。

2. 流动

流动伪影的起源与运动伪影非常相似，即血液和脑脊液都是搏动性流动。这样，不同的扫描线里将出现不同的流速。读取梯度和层面梯度可诱导流动的物质产生一个相位漂移，结果在扫描期间将产生一定范围的相位漂移。由此产生的伪影常常表现为沿着相位编码方向一个拖尾的模糊影或一系列独特的伪影。

解决办法与运动伪影相同：使用 ECG 门控来保证所观测的速率相同，和(或)使用梯度补偿来纠正流动物质的相位漂移。

在 2D 扫描中，梯度回波成像的流动伪影特别严重，因为流动自旋没有经历过先前的脉冲激励，所以可以完全的恢复，这导致了流动血液的信号非常强，所以在缺乏门控和运动补偿的情况下就会产生非常严重的伪影。

血液与脑脊液的流动可降低磁共振成像的诊断质量，应该将它们去除。流动伪影的去除可通过预饱和完成。此时，在成像区域外可应用一个额外的射频脉冲以饱和自旋。这样，进入成像区域的血流是饱和的，这就降低了血液的信号强度和血流的伪影。通常在成像层面两侧进行饱和，因为血液可从这两侧中的任一侧进入成像层面内。是一个平行预饱和理论上的例子。

3.6.4 图像处理伪影

与图像采集过程中相关的 MRI 伪影，包括化学位移伪影、Gibbs 伪影、折叠伪影等。

1. 化学位移伪影

^{1}H 核在不同的化学环境中具有不同的共振频率，由化学环境不同导致的像素移位被称为化学位移伪影(chemical shift artifact)。磁共振测量的 ^{1}H 核信号主要是由脂肪和水组成的。在临床常用的 MR 场强范围，脂肪和水的进动频率明显不同，如在 1.5 T 场强下，包含在脂肪和水的环境中质子的共振频率被分离约 3.5ppm。因为在某一个方向进行空间映射是根据频率来进行的(即频率编码)，水和脂肪进动时的频率差异会导致相同体素内的脂肪及水的信号被编码到不同的体素位置。这种现象的程度与 $\boldsymbol{B}_0$ 磁场强度成正比并且与频率编码方向的采样率成反比。对于固定的采样率，场强越大，化学位移伪影越严重。化学位移伪影的程度还取决于信号接收器的带宽，带宽窄导致较严重的化学位移伪影，但图像有着更高的信噪比和更好的图像质量；带宽宽则能减少化学位移伪影。一般而言，化学位移伪影通常沿频率编码方向出现，但也能沿着图像的层选方向发生。

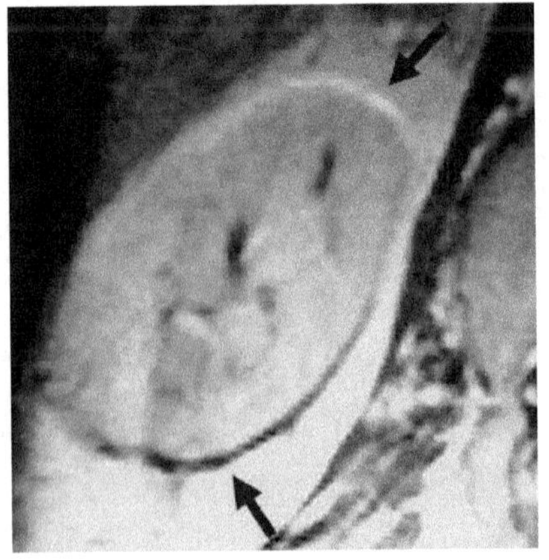

图 3.56　肾脏 MR 图像的化学位移伪影
箭头所示沿着肾脏顶部和底部的亮边带及暗边带

化学位移伪影常见于眼眶内、沿椎体终板方向、腹部内脏器与脂肪界面及脂肪结构和含水结构相邻的部位，并发生在频率编码的方向上。在某些解剖部位的化学位移伪影会给诊断带来困扰，如视神经、肾脏(图 3.56)、心室等处。尽管髓磷脂中含有脂肪，但因这些脂肪质子的 T_2 很短在 MRI 中不可见，所以颅脑内不会形成化学位移伪影。

解决化学位移伪影的策略是，在采集每一条数据线之前，通过采用脂肪抑制技术去除脂肪信号。如果没有来自脂肪的信号，也就不会产生化学位移伪影。抑制脂肪信号的方法可采用化学选择饱和脉冲或短 T_1 反转恢复(short T1 inversion recovery，STIR)脉冲序列来实现。

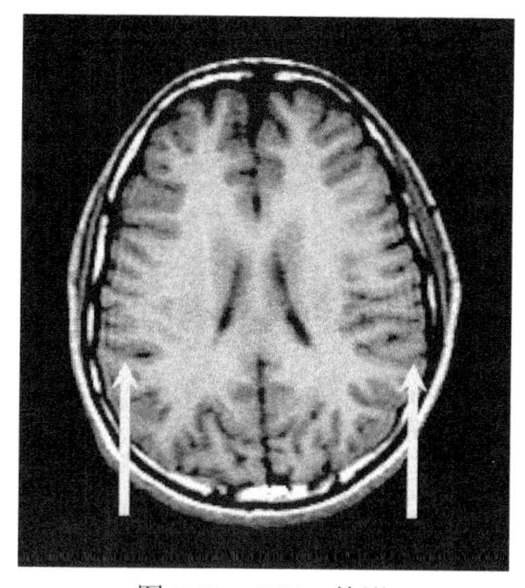

图 3.57　Gibbs 伪影

2. Gibbs 伪影

Gibbs 伪影(Gibbs artifact)又称为截断伪影(truncation artifact)。这种伪影表现为平行的条纹(图 3.57)，在靠近具有不同组织信号的界面出现，如脂肪-肌肉或脑脊液(CSF)-脊髓界面等。

从原理上讲，回波信号应是一个 $\sin t/t$ 函数形式，其傅里叶变换是矩形。如果对回波信号进行截断除去强度更弱的边缘部分，截断后 $\sin t/t$ 函数的傅里叶变换具有波纹效应(图 3.58)。截断的原因是不可能在无限长的时间内对全部回波信号进行采样，实际上成像时仅在有限的时间长度内进行有限次的采样，因此其傅里叶变换具有波纹效应。当高信号和低信号强度结构的界面(如 T2WI 上脑脊液与骨皮质)之间信号强度突然改变时，波纹效应导致在界面处形成交替的亮带和暗带，且亮带和暗带的强度随高对比界面距离的增加而降低，这称为 Gibbs 伪影。因为这些线与正常结构相似，如果不认识这些伪影，可出现解释上的问题。

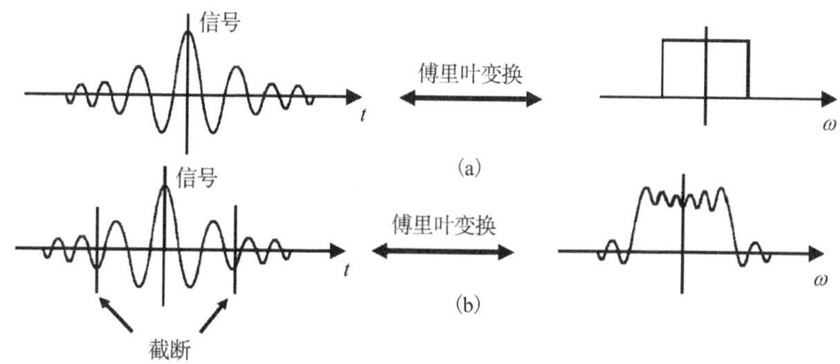

图 3.58　截断产生的波纹效应

Gibbs 伪影与图像矩阵的大小有关。图像矩阵越小，Gibbs 伪影越严重。因此，可以通过使用大的图像矩阵的方法降低伪影。但只能结合适当的扫描方向与增加频率编码方向的图像矩阵的方法来降低 Gibbs 伪影。这是由于 Gibbs 伪影最常发生在相位编码方向，增加这个方向的图像矩阵将会增加扫描时间。

也可通过应用低通滤波器来减少 Gibbs 伪影，但是在对 Gibbs 伪影滤波的同时，也会对整个图像实现平滑操作。对于 Gibbs 伪影还可通过增加采样时间以减少波纹效应。另外降低界面对比也会降低 Gibbs 伪影的明显程度。例如，应用脂肪抑制技术，就能降低邻近脂肪组织处的 Gibbs 伪影。

3. 折叠伪影

已经知道，MR 信号在图像上的位置取决于信号的相位和频率，信号的相位和频率分别由相位编码和频率编码梯度场获得。信号的相位和频率具有一定范围，这个范围仅能对视野(FOV)内的信号进行空间编码，当 FOV 小于受检部位时，FOV 外的组织信号融入图像后，将发生与相位或频率相关的错误，把 FOV 外的组织信号错当成对侧的组织信号而折叠到对侧并于图像重叠，从而形成折叠伪影(aliasing artifact)，如图 3.59 所示。

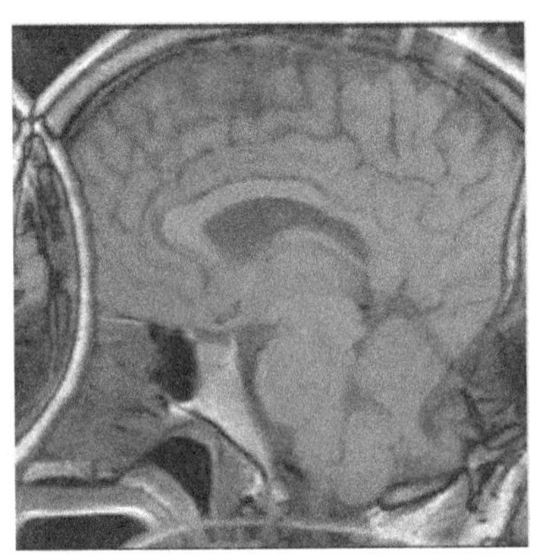

图 3.59 FOV 太小引起的折叠伪影

折叠伪影可以发生在相位编码与频率编码两个方向。在频率编码方向上扩大信号空间定位范围不会增加扫描时间，因此 MRI 设备一般都采用频率方向的超范围编码技术，故频率编码方向不会出现折叠伪影。换言之，MR 图像上的折叠伪影一般出现在相位编码方向上。在三维 MR 成像序列中，由于在层面方向上也采用了相位编码，折叠伪影也可以出现在层面方向上，表现为第一层外的组织信号折叠到最后一层的图像中。可以采用以下的策略来减少折叠伪影：第一，增大 FOV，使之大于受检部位；第二，切换频率编码与相位编码方向，把层面中径线较短的方向设置为相位编码方向。例如，进行腹部横断面成像时，把前后方向设置为相位编码方向不易出现折叠伪影；第三，对相位编码方向上超出 FOV 范围的组织也进行相位编码。具体的技术如下所述。

1) 增加相位编码步数(step)实现信号过采样 (over sampling)。通过增加相位编码梯度的数量可实现相位过采样，相位过采样通过增加相位编码方向的视野以避免混叠，最后，在显示图像时把不需要的部分放弃。如图 3.60 所示，将相位编码范围增大(阴影部分)，图中实线表示增大后的相位编码梯度，虚线表示对应视野范围的相位编码梯度。对增加的部分进行数据采集，但在图像重建时放弃增加部分的数据，从而避免相位编码方向上的折叠伪影。

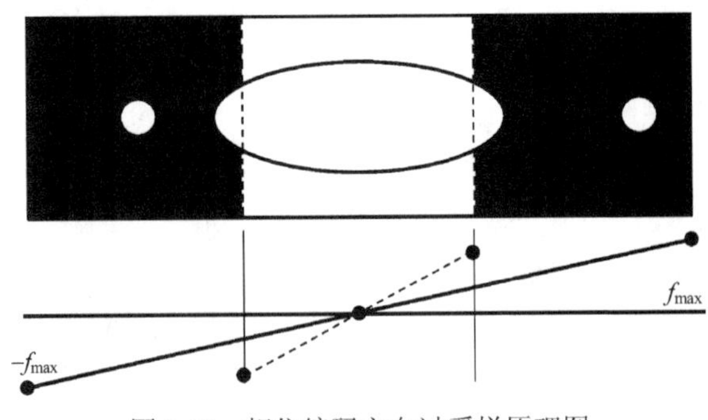

图 3.60 相位编码方向过采样原理图

2) 无相位折叠(no phase wrap，NPW)技术将信号映射到 FOV 之外其正确的位置上，在显示图像前丢弃来自 FOV 之外的任何信号。无相位折叠技术的原理如图 3.61 所示。通过使用多至两倍的相位编码步数，NPW 实现相同范围的 k 空间填充，这是因为选择 NPW 时需要增加多至两倍的相位编码步数，所以选定的 NEX 必须是两倍或者更大，通常选用 2NEX。k 空间被填充到一个相同的外部范围，因此空间分辨率在图像空间保持不变。但是，使用多至两倍的相位编码步数也意味着在相位编码方向以相同的空间分辨率形成了两倍的 FOV。接下来使用快速傅里叶变换(FFT)重建图像时，丢弃包含非期望信号图像的两个外部的一半。应当指出，当应用无相位折叠技术时，对于 2NEX 扫描而言，信噪比获得了 $\sqrt{2}$ 的改善。例如，在肩部，无相位折叠应用于冠状扫描平面，以消除起源于从胸腔中线到肩膀的信号。当使用一个肩部线圈时，信号迅速跌落超出感兴趣区，但仍然存在由待选择的 FOV 之外的组织产生的足够信号，结果极大地降低了折叠伪影。

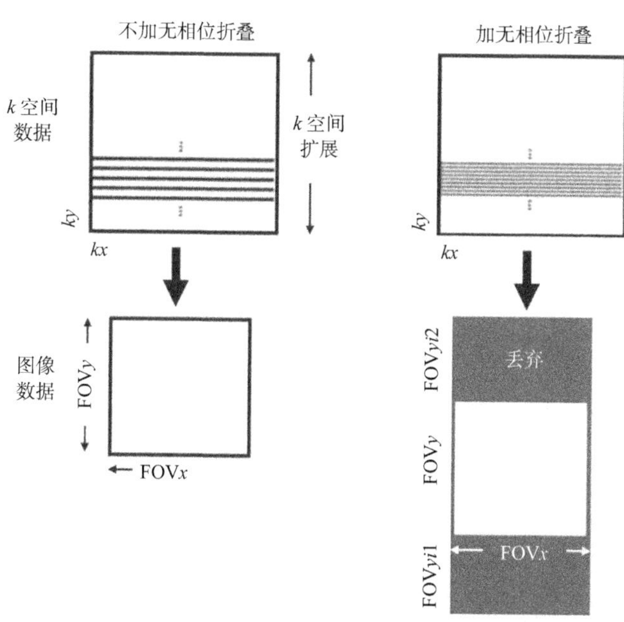

图 3.61 无相位折叠技术原理图

临床实践中折叠伪影最常用的解决方案是改变图像的相位编码方向，使伪影转移到没有解剖结构的图像边缘。如果不可能做到这一点，可使用表面线圈防止激发空间饱和的 FOV 以外的自旋核，从而降低 FOV 外信号，这样可减少或消除折叠伪影问题。

第 4 章　磁共振功能成像

磁共振成像提供了人体非常好的结构信息，各种对比剂还可提供关于生理功能的信息。例如，静脉注射各种含钆对比剂，它们通过破坏的血液-组织屏障泄漏并聚集在受损区域，以微弱的浓度就能缩短 T_1。另外，也可注射对比剂并观察其通过循环系统的第一阶段。这种对比剂通常改变了组织的磁敏感性并缩短了 T_2 时间。而磁共振功能成像能允许同时研究人体的结构与功能。一般而言，磁共振功能成像有广义与狭义概念之分。广义的磁共振功能成像技术包括磁共振波谱、功能性磁共振成像及弥散加权与弥散张量成像；狭义的磁共振功能成像则仅指基于血氧水平依赖的功能性磁共振成像。

4.1　磁共振波谱

磁共振波谱(magnetic resonance spectroscopy，MRS)是一种利用核磁共振现象和化学位移作用，进行一系列特定原子核及其化合物分析的方法，也是目前唯一能无损伤性研究活体组织代谢、生化及化合物定量分析的方法。MRS 谱线由代谢产物波峰组成。已有多种原子核包括 ^{1}H、^{31}P、^{23}Na、^{3}He 等可用于波谱分析，但由于 ^{1}H 在人体内的含量丰富及 MRS 对其检测的敏感性在各类核中最高，故 ^{1}H 在临床应用上最为广泛。目前颅脑及前列腺的 ^{1}H-MRS 已列为临床常规检查项目。

4.1.1　化学位移与 J-耦合现象

磁共振波谱是由化学位移及 J-耦合裂分的波形及频率成分按其规律排列组合而成。

1. 化学位移的定义

每个 ^{1}H 核不是孤立的，而是被其他原子核和电子包围着，^{1}H 核事实上处于一个磁屏蔽状态中。这种磁屏蔽作用可用以下公式表示：

$$\boldsymbol{B}_{\mathrm{N}} = \boldsymbol{B}_0(1-\sigma)$$

式中，$\boldsymbol{B}_{\mathrm{N}}$ 是自旋核所在位置上的合磁场；$\boldsymbol{B}_0$ 是外磁场；σ 是原子核的屏蔽系数。$\boldsymbol{B}_{\mathrm{N}}$ 大于还是小于 $\boldsymbol{B}_0$ 由 σ 的正负决定：当 $\sigma<0$ 时，$\boldsymbol{B}_{\mathrm{N}}$ 大于 $\boldsymbol{B}_0$；当 $\sigma>0$ 时，$\boldsymbol{B}_{\mathrm{N}}$ 小于 $\boldsymbol{B}_0$。由此可见，^{1}H 核周围的磁场与外磁场并不相同。不同分子中的同一类 ^{1}H 核会有不同的 σ，如脂肪(CH_2)和水(H_2O)，前者中对 ^{1}H 核影响最大的是 H—C 键的电子；后者中对 ^{1}H 核影响最大的是 H—O 键的电子。磁屏蔽的存在导致水中 ^{1}H 核的共振频率不同于脂肪中 ^{1}H 核的共振频率。这种由化学键不同而引起的同一类自旋核共振频率偏移的现象称为化学位移(chemical shift)。

2. 化学位移的表达

化学位移可通过以下定义的公式进行计算，即同种自旋核在相同的外磁场下，测试样品中的自旋核共振频率和参考样品中的自旋核共振频率之差与参考样品中自旋核共振频率之比，有

$$\delta = \frac{(v - v_{\mathrm{REF}})}{v_{\mathrm{REF}}} \times 10^6 \ \mathrm{ppm}$$

δ 约在百万分之一(part-per-million，ppm)数量级，如脂肪中氢核与水中氢核的化学位移约为 3.5ppm。

3. J-耦合现象

屏蔽效应对化学位移的作用是通过对磁共振峰位置的影响来表现的，而分子内各核的核磁矩间的相互作用，会对磁共振峰形状产生影响。J-耦合现象是原子核之间存在共价键的自旋磁矩的相互作用而形成自旋-自旋耦合(spin-spin coupling)，以 J 为常数，J 值越大，耦合越强，波分离越宽。

4.1.2　磁共振波谱

1. MRS

根据化学位移及 J-耦合这两种物理特性，可将含有同种原子核的不同化合物，或将同一化合物中不同的分子结构在频率轴上区别开来，形成波谱的精细结构。磁共振波谱是以代谢物发生共振吸收的强度为纵坐标、化学位移 δ 为横坐标，绘出的共振吸收强度与发生共振的频率变化的曲线(图 4.1)。

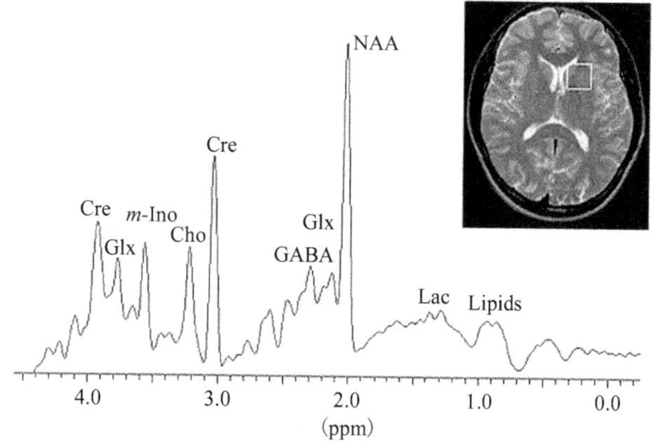

图 4.1　正常人脑的 MRS

临床磁共振波谱学可以对代谢产物进行定量分析，目前有共振峰的高度(代表共振信号的强度)和共振峰的面积两个参数，后者被认为与代谢产物的含量成正比。图 4.1 显示了正常大脑的各种代谢产物的共振峰高度和共振峰在化学位移轴上的位置。可以看

到，*N*-乙酰天冬氨酸(NAA)信号强烈，而几乎观察不到乳酸(Lac)信号(很低的信号)。NAA 峰起源于大脑中的神经元，它的丧失一般代表了神经元的损害或丧失。图中的其他缩写参阅表 4.1。

表 4.1　活体 MRS 分析检测的典型代谢产物

中文名	英文名	英文缩写
腺苷二磷酸	adenosine diphosphate	ADP
三磷酸腺苷	adenosine triphosphate	ATP
胆碱	choline	Cho
肌酸	creatine	Cre
乳酸	lactate	Lac
肌醇	myo-inositol	m-Ino
N-乙酰天冬氨酸	*N*-acetyl-aspartate	NAA
枸橼酸盐	citrate	Cit
无机磷酸盐	inorganic phosphate	Pi
磷酸肌酸	phosphocreatine	Pcr
谷氨酸和谷氨酰胺	glutamate	Glx
伽马氨基丁酸	gamma amino butyric acid	GABA

2. MRS 分析

MRS 分析是近十几年来发展起来的新的医学诊断技术，它利用 MRI 设备来获得人体组织内某些生化代谢物所产生的 MR 信号的频率和强度，通过分析这些代谢物的含量及其所处的化学环境，进而推断人体组织的代谢变化。在疾病的发生和发展过程中，代谢(功能)水平的变化要先于组织形态的改变。已有的研究表明，MRS 检测代谢变化具有非常高的灵敏度，是一种开展疾病早期诊断、鉴别诊断、病理分期、预后判断和治疗效果监测的新的重要手段。

MRS 分析的依据主要是：①代谢物有着自己独特的共振吸收峰的频率位置，由吸收峰的数量可以了解代谢物中不同类型质子的数量；②因为核周围的电子云受到所连接的基团的影响，所以从吸收峰的频率位置可以了解每种质子所处的电子环境；③吸收峰的面积与代谢物中质子的数量成正比；④由吸收峰的分裂状态可以了解代谢物邻近的不同质子的多少。

4.2　磁共振波谱成像

磁共振波谱成像(magnetic resonance spectroscopic imaging，MRSI)是 MRS 与 MRI 技术的结合，最早由 Kurhanewicz 等在 1996 年应用于临床，其特点是将三维 ^{1}H 核 MRS 的结果叠加在高分辨率 T_2 加权图像上，在显示病变的解剖位置同时表现病变的代谢信息。由于将代谢信息与高分辨率磁共振图像解剖信息相结合，所以 MRSI 提高了对肿瘤定位、分期和治疗效果的评价。

4.2.1　MRS 的技术要求

1) 主磁场　扫描系统的主磁场 $\boldsymbol{B}_0$ 强度越大越好。$\boldsymbol{B}_0$ 越大，MRS 分辨不同化合物中氢核共振频率的差异越显著，显示不同化合物氢核浓度的效果越明显。例如，脂肪中氢核与水中氢核的共振频率之差在 $\boldsymbol{B}_0 = 1.5\text{T}$ 时为 220Hz，而在 $\boldsymbol{B}_0 = 3.0\text{T}$ 时为 440Hz。

2) 磁场均匀性　有效匀场(shimming)是获得高分辨率 MRS 的必要条件，其精确度比 MRI 要求更高。若均匀度差会影响不同化合物中氢核的共振频率，使之偏移从而导致共振峰失真，相互间发生重叠而不易分辨。通常以水共振峰的半峰值宽度(FWHM)表示磁场均匀度，MRS 检查要求磁场的均匀性＜0.1ppm。

3) 特定线圈　对特定的部位需具备特定的线圈，如行前列腺肿瘤检查应具备盆腔相控阵线圈(pelvic phased-array coil)及直肠内线圈(endorectal coil，ERC)，以提高对代谢产物的敏感性，获得高质量的谱线图和高信噪比及高分辨率的检查目标磁共振图像。

4) 软件　在软件方面必须具有特定部位波谱专用脉冲序列、图像信号校正软件、特定部位波谱分析专用软件等。

5) 水抑制　MRS 采集的代谢产物中 ^{1}H 核含量远小于水中 ^{1}H 核的含量。因此，MRS 的定位需要一种技术来抑制出现在它们体素中的水信号，否则与水信号化学位移相邻近的代谢产物易被掩盖，难以观察。水抑制技术常采用化学位移选择法(chemical shift selective，CHESS)，该技术在激发代谢产物的自旋核前使用一种窄带频率选择性 90° 脉冲，使水共振峰饱和，这也被称为预饱和方法。

4.2.2　MRS 的定位技术和脉冲序列

根据选择特定部位或区域方式的不同，MRS 的采集方式一般可分为三种：利用表面线圈的射频场非均匀地获得局域波谱；单体素波谱(single voxel spectroscopy，SVS)，通过磁共振图像确定感兴趣区，然后利用磁场梯度和射频脉冲结合进行选择激励；多体素波谱(multi voxel spectroscopy，MVS)，主要是化学位移成像。

1. 射频梯度定域频谱技术

可利用表面线圈的射频场在与表面线圈平面垂直的方向存在梯度这一性质建立信号的等效相位编码。将表面线圈设置到所要研究的组织区域附近，用非选择性射频脉冲进行激励，所采集的自由感应衰减(FID)信号将包含整个表面线圈灵敏区域的信号。由于表面线圈的射频场存在梯度，自旋磁矩的翻转角便与它们沿梯度方向的位置有关，所以沿射频场梯度方向不同位置的自旋磁共振信号具有不同的相位。改变射频脉冲的长度反复进行射频激励和信号采集，每次采集的信号是与不同位置对应的不同相位信号的总和。对这些信号进行数据处理后，可获得信号相位和信号位置唯一对应关系的一组数据。这组数据经二维傅里叶变换产生一组与表面线圈平面平行的层面的频谱。其中，每个层面的频谱对应一个由射频场的等高(强度)面划定边界的解剖区域。这个方法不是仅获取一个层面区域的频谱，而是从包括一组层面的整个体积范围内获取一组频谱。这个方法不用梯度磁场，因此不存在涡流磁场的影响。

2. 单体素 MRS 的脉冲序列

这种方法包括点分辨波谱(point-resolved spectroscopy，PRESS)数据采集和受激回波数据采集方式(stimulated-echo acquisition mode，STEAM)。PRESS 采用 90°-180°-180°(层选脉冲)序列，如图 4.2 所示。90°脉冲配合层面选择梯度，激发了选定层面内的所有自旋核；第一个 180°脉冲与一个垂直于选定层面的选择梯度共同作用，结果只有位于这两个垂直平面相交部分的一列自旋核激发并由于 180°脉冲的作用而重聚；第二个 180°脉冲，并配合一个与前两个层面都垂直的层面选择梯度，只能激发三个垂直平面交集的体素并释放回波信号。由于 PRESS 需要相对较长的回波时间 T_E(135~270ms)，所以对具有较长 T_2 的代谢产物的表现效果较好，如 NAA、Cre、Cho 等。在 PRESS 中无法看到的短 T_2 代谢产物则可由 STEAM 序列来描述。PRESS 不容易受运动、弥散和量子效应的影响，故与 STEAM 相比具有较好的信噪比；但 PRESS 检查时间相对较长，易受 J-耦合影响。

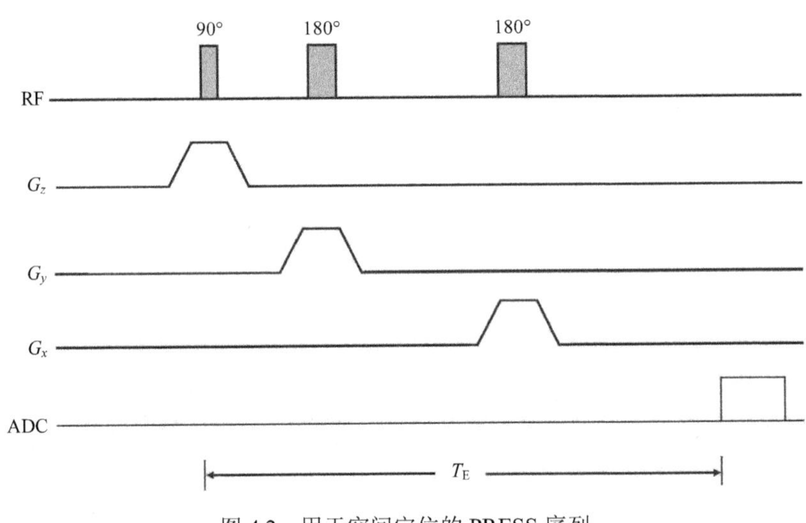

图 4.2 用于空间定位的 PRESS 序列

STEAM 序列如图 4.3 所示。在 x、y 和 z 正交梯度场存在的情况下，将三个 90° 频率选择脉冲相继应用到样品上，在三个层面交集的一个体素内形成受激回波信号。第一个 90° 脉冲产生横向磁化矢量；第二个 90° 脉冲使部分横向磁化转向纵向磁化，保持一段时间 T_M，回波时间 T_E 与 T_M 无关。所有回波信号形成于接下来的最后一个 RF 脉冲：T_M 期间的信号由第二和第三个脉冲形成，($T_E/2-T_M$)期间的信号由第一和第二个脉冲产生，($T_E/2+T_M$)期间的信号由第一和第三个脉冲产生；激励回波形成于第二个 $T_E/2$ 的末端。仔细设置序列中的梯度场以便仅获得激励回波，所有非期望的回波及自由感应衰减(FID)使用扰流梯度场进行抑制。由于一部分横向磁化矢量在 T_M 过程中衰减，对信号没有贡献，所以 STEAM 信号的强度小于 PRESS 信号的强度，大约为 PRESS 方法的 1/2。STEAM 的特点是选择性很强，可以达到单数据采集；因为两个激励回波之间仅做 T_1 弛豫，其

T_E 较短，通常为 10~30ms，所以适用于观察短 T_2 的代谢产物，如 Glx、m-Ino、Lip 等。但是 STEAM 序列信噪比较低，并且对运动较为敏感。

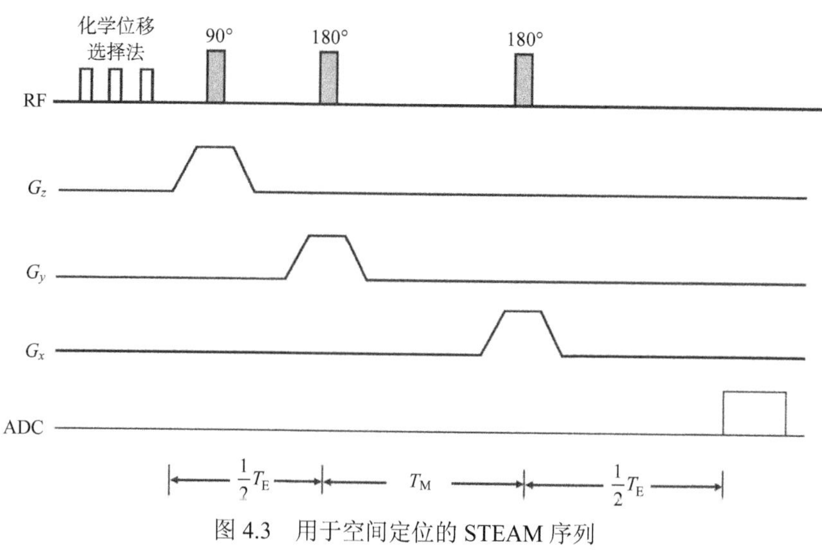

图 4.3　用于空间定位的 STEAM 序列

3. 化学位移成像的脉冲序列

单体素波谱(SVS)技术可以扩展到被称为化学位移成像(chemical shift imaging，CSI)的多体素波谱(MVS)技术。空间信息(编码)由 $\boldsymbol{B}_0$ 场的梯度切换实现。CSI 数据则在没有读出梯度时收集(图 4.4)，以便在使用 MRI 读出梯度获得某一维空间信息的同时保留化学位移信息。与 MRI 中相位编码相似，完整的波谱由一系列梯度值产生，经多维傅里叶变换后能够获得空间和波谱的解析。因为能够同时获得来自许多位置的定位波谱，所以 CSI 过程可用于器官的一维、二维甚至三维采集。CSI 是一种比单体素波谱技术更

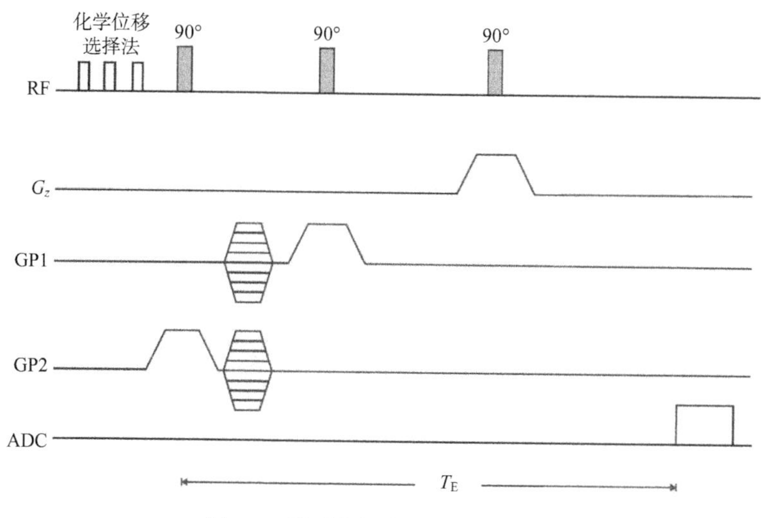

图 4.4　用于空间定位的 CSI 序列

有吸引力的方法。CSI 的优点包括可从小的感兴趣体素(VOI)采集波谱数据，由波谱数据重建低分辨率代谢产物图像，其中像素强度正比于代谢产物的相对浓度。这些代谢图或图像对于从视觉上评价代谢产物浓度的空间变异非常有用。CSI 技术的缺点是来自体素的信号可能会污染来自 VOI 外的信号。这种污染的主要原因是非连续和有限的抽样，因为相位编码的步骤数通常要比常规成像采集更受限制。CSI 其他的缺点还包括对大体积组织的扫描要非常强调匀场(shimming)及较长的采集时间，但目前已有基于回波平面成像(echo-planar imaging，EPI)的 CSI 序列可以使用，这种方法在一个空间方向用交替变化的梯度，在其他空间方向用相位编码梯度；在一个相位编码步中同时采集时间方向和交替变化梯度编码的空间方向，减少了一个相位编码方向，从而降低了图像采集时间。需要注意到，梯度场引起的涡流和静态磁场的非均匀性，使得在 CSI 中使用 CHESS 脉冲进行水抑制时遇到问题并导致个别波谱在共振频率上发生偏移。

近来在结合单体素波谱(SVS)和多体素波谱(MVS)定位方法的优点，同时降低其中任何一种方法的缺点方面获得了一些进展。有一种方法是结合单体素波谱和 CSI 序列在体(*in vivo*)地获得数据。图 4.5 给出了一种混合 SVS-CSI 脉冲序列，其中 SVS 方法用于定位相对大的 VOI 及应用相位编码梯度场将大 VOI 细分为较小的体素。源自多体素的 CSI 定位的优点得以保留，同时应用 SVS 方法预选大 VOI，极大地减小了源自外围脂类信号的波谱溢出污染。该方法使得匀场、波谱分辨率和水抑制都得到了改善。

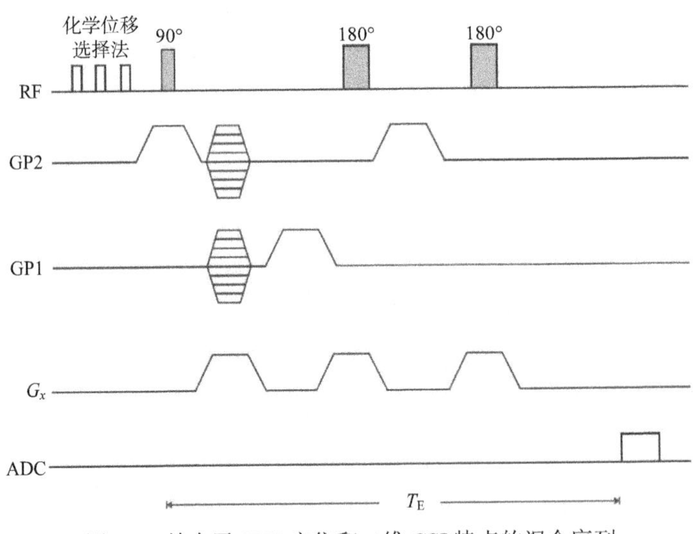

图 4.5　结合了 SVS 定位和二维 CSI 特点的混合序列

4.2.3　磁共振波谱成像(MRSI)

在 CSI 中，将以连续排列方格形式绘制的整个感兴趣目标的多体素波谱图与高分辨率的 T_2 加权图像叠加后，形成 MRSI(图 4.6)。MRSI 使得解剖异常区域(T_2 加权图像信号降低)与代谢异常区域相互印证，从而可提高疾病诊断的准确度。MRSI 还可以根据不同代谢产物的浓度获取代谢产物灰度图或伪彩图，从而直观地显示肿瘤的范围。另外，由于三维 MRI 和 MRS 资料的获得，使病变在横断、矢状、冠状面均可观察，并且可以在任意方位获得 MRSI。

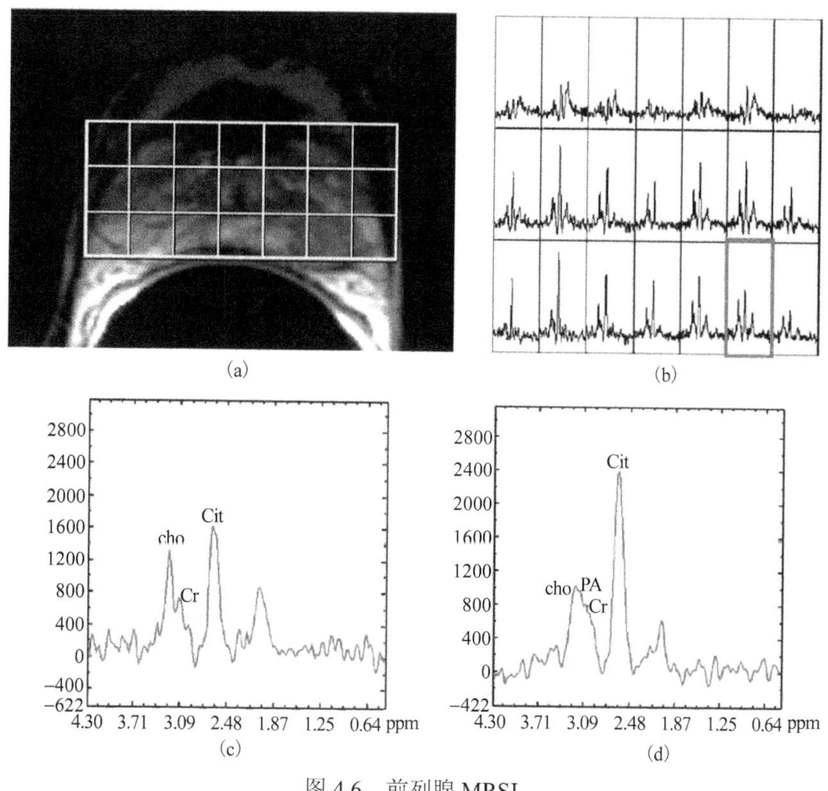

图 4.6 前列腺 MRSI

4.2.4 MRSI 的临床应用

^{1}H 核的 MRSI 与 MRI 频率相同，因此传统的 MRI 线圈可以用于 ^{1}H 核的 MRSI，易于在 MRI 扫描仪上实现。目前 MRSI 成熟的临床应用主要集中在颅脑和前列腺。

在 ^{1}H 核 MRSI 中，若 T_E=288ms，得到的波谱中共振峰对应的脑部代谢物主要包括：*N*-乙酰天冬氨酸(NAA)、肌酸(Cre)、胆碱(Cho)、乳酸盐(Lac)等。对应于某些病变其相关代谢产物的浓度会发生明显改变，因此 MRSI 对颅脑肿瘤的诊断、鉴别诊断均有很大的价值。与正常组织相比，脑肿瘤位置的 NAA 明显降低，Cre 中等下降、Cho 明显上升，并出现正常情况下没有的 Lac 峰。依据 NAA、Cre、Cho 的浓度变化，可以明确地区分肿瘤和正常组织；根据 NAA/Cho 值和 Cho/Cre 值可以对肿瘤进行分级，判断术后肿瘤复发或残留等。

MRSI 对神经系统其他疾病的诊断也具有较高的临床价值。根据双侧 NAA/(Cho+Cre) 值的差可判断颞叶癫痫异常的患侧。阿尔茨海默病和帕金森病在 MRSI 中也有病理表现。在阿尔茨海默病患者的颞叶区 NAA 峰值比正常人降低 15%，而在大脑其他区域降低 10%。整个大脑区域，m-Ino 升高 15%，但 Lac 无变化。帕金森病患者 NAA 则降低 5%。

在常规 MRI 前列腺癌(prostate cancer，PC)诊断中，T_2 加权图像在前列腺高信号的外周带内出现低信号区，位于中央带和移行区的 PC 无法检出；同时外周带的炎症、前列腺增生(BPH)等亦可呈低信号，无法与癌肿鉴别。在内分泌、放射、冷冻等治疗后外周带信号减低与癌肿间的对比减小以至消失，穿刺活检后的出血在 T_2 加权图像中也可呈低信号，这些不足之处使得常规 MRI 诊断 PC 的临床应用受到一定的限制。MRSI 将代谢信息与 T_2 加权图像相结合，提高了对 PC 的定位、分期及治疗效果的评价。PC 的 MRSI 代谢产物主要包括枸橼酸盐(Cit)——2.6ppm、胆碱(Cho)——3.2ppm 和肌酸(Cre)——3.0ppm 等。这些代谢物共振峰下的面积与各自的浓度有关，依其浓度的改变可用以评价 PC，并且有较高的特异性。患 PC 时，前列腺癌(PC)患者的波谱显示其病变区的 Cit 峰明显降低或消失，Cho 峰相对于正常前列腺组织升高，常出现两峰倒置(图 4.6)。除了 Cho 和 Cit，前列腺波谱还可显示 PC 所致其他代谢物的改变，包括多胺、肌醇、鲨肝醇和牛磺酸。

MRSI 对 PC 的临床应用价值主要体现在：对前列腺良、恶性病变的鉴别诊断；腺体内癌的定位能力；前列腺癌的分期；前列腺癌的侵袭性评价；前列腺癌治疗响应检测和治疗效果评价。已有的研究结论表明，MRSI 结合前列腺癌特异性抗原(PSA)结果和活检能更好地发现 PC。但也应指出，只有对大量患者进行研究之后才能确定 MRSI 真正的临床价值。再者，这种技术对 PC 检查的敏感度和特异度还有待进一步提高，尤其对于小的肿瘤和早期的疾病。

4.3 功能性磁共振成像

功能性磁共振成像(functional magnetic resonance imaging，fMRI)是以神经活动产生的局部血流量变化为基础的成像技术，利用这种技术可观察到人的大脑在进行认知作业时所激活的脑部区域。MRI 虽然能够获得脑部活动的其他标记，但实际上 MRI 信号对血流的脱氧水平更为敏感。因此，fMRI 获得的最普遍的血流动力学因素是血氧水平。

迄今为止，大多数 fMRI 研究的是基础神经科学问题，研究临床神经科学问题的尚不多见，但也正在逐渐增多，其中部分研究已经用于临床诊断。

4.3.1 fMRI 的生理及生物物理基础

1. 代谢与大脑活动血流动力学的相关性

在图 4.7 的神经元示意图中包含了神经元的主要组成部分。神经元周围是神经胶质，涉及细胞的能量代谢、存储、维持离子平衡。神经元之间的连接发生在突触；神经元之间利用微弱电信号进行通信，树突负责从其他神经元接收电信号；轴突则实现向其他神经元传出电信号的功能。代谢在神经胶质中反复进行，激活神经元，在需要供应能量的脑细胞中建立电离电势。研究指出，大部分代谢需要大脑发出涉及突触前的活动信息而不是胞体神经元峰电位活动的信号。这种能量以细胞线粒体内生成的三磷酸腺苷(ATP)的形式提供。在正常情况下 ATP 是通过有氧葡萄糖消耗产生的，而葡萄糖和氧由血流灌注的组织提供。实验表明，当神经激活发生时，局部葡萄糖消耗急剧增长，与之相对应的是局部血流和血容量的增加。从 fMRI 角度看，观察信号的改变是氧的传递和消耗间平衡的改变所致。这是因为在血红细胞内血氧的主要运输结合了大量含铁微粒和血红蛋白。正如接下来将讨论的，fMRI 中血红蛋白丢失氧提供了有用的对比机制，磁敏感性亦会发生改变。磁共振可获取的其他生理参数还包括了脑血流量、脑血容量等。

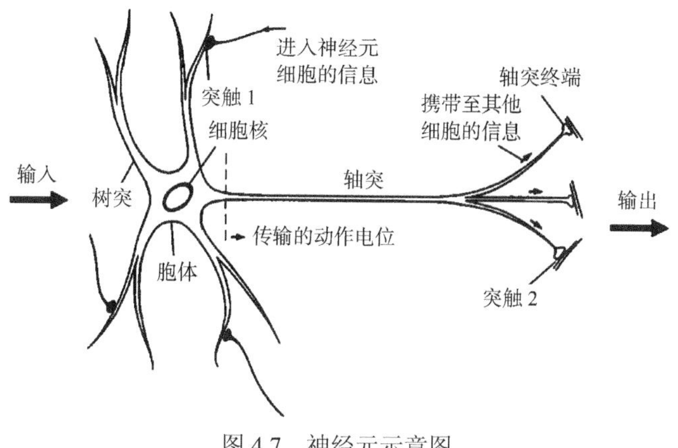

图 4.7 神经元示意图

血液中组织营养物质的消耗与动、静脉营养物质浓度差异之间的联系可用 Fick 原理表达。假定代谢过程消耗氧，则氧消耗代谢率 $CMRO_2$ 与动脉及静脉血的氧浓度差异 (C_a-C_v) 的关系为

$$CMRO_2 \propto CBF(C_a - C_v)$$

式中，CBF 是大脑血流量(cerebral blood flow)。于是大脑血流量的相对改变 $\Delta CMRO_2$ 可用以下公式计算：

$$\frac{\Delta CMRO_2}{CMRO_2}=\left(1+\frac{\Delta CBF}{CBF}\right)\left(1-\frac{\Delta C_v}{C_a - C_v}\right)-1$$

图 4.8 给出了神经元刺激持续期的局部 $CMRO_2$ 与 CBF 的关系。代谢需求的增加导致 CBF 的增加十分显著，CBF 峰值出现在刺激后的 5~10s。

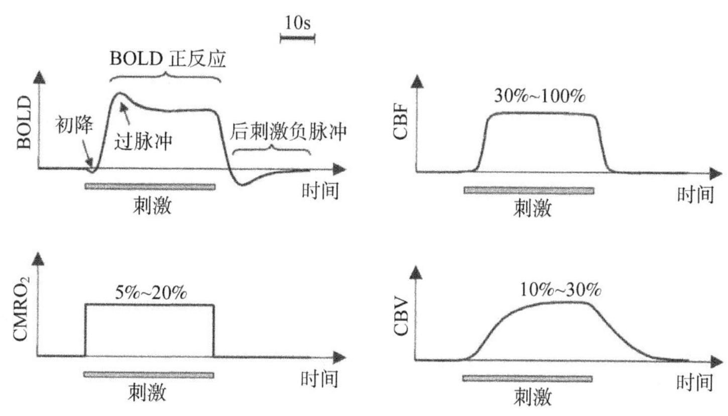

图 4.8 神经元刺激持续期的 BOLD、$CMRO_2$、CBF 和 CBV

局部 CBF 的增加更为显著(典型的为 30%~100%)。根据 Fick 公式，刺激过程中当 CBF 增长超过 $CMRO_2$ 时，C_v 增加[(C_a−C_v)可作为氧摄取分数(oxygen extraction fraction, OEF)的一种量度]，可预见 OEF 将会减少。BOLD-fMRI 实验中所应用的正是这种效应。在图 4.8 中还可以看出与局部脑血容量(CBV)改变相关的表达。CBV 血流动力学响应要比 CBF 的更平缓。

2. 血氧水平依赖(BOLD)机制

BOLD-fMRI 效应起源于含氧血红蛋白(oxyHb)与脱氧血红蛋白(deoxyHb)的磁特性不同。早在 1936 年，Pauling 和 Coryell 就发现了相对于组织而言，脱氧血红蛋白是轻微顺磁性的，而含氧血红蛋白是等磁性的。1982 年，Thulborn 证实了充分含氧的全血与充分脱氧的全血的磁化率不同，经测量近似为 $\Delta\chi = 0.2\text{ppm}\times\text{HCT}$，其中 HCT 是红细胞比容。因为充分含氧的血相对于组织是等磁性的，所以含有动脉血的血管引起其周围组织内的磁场微弱改变或者无改变。而与此相反，在 1990 年和 1991 年，Ogawa 和 Turner 分别发现，毛细血管及含有脱氧血的静脉会引起其周围组织内的磁场发生较显著的改变。正是这种发生在微观水平的磁场均匀性的局部改变，提供了 BOLD-fMRI 实验的对比机制，使之可以检测血氧水平的改变。在具有代表性的组织体素内微血管的方向是随机分布的，从而同时对血管内水自旋及血管外(组织)水自旋形成了复杂的磁场分布。这些磁场分布使得 T_2^*缩短，成为 BOLD-fMRI 效应的起源。

在实际中，血管自身内的这两类水分子及血管周围组织内的水分子都对可测量的 MR 信号有贡献。因为动脉血在正常循环中是完全含氧的，所以在神经元活动期间没有改变，仅需考虑起源于毛细血管和静脉内部及周围的信号改变。血管外信号对 MR 信号的贡献可以利用如下公式进行计算：

$$R_{2\text{BOLD}}^* = k2\pi\gamma\Delta\chi B_0(1-C)\text{CBV}_\text{v}$$

式中，$R_{2\text{BLOD}}^*$是对 $R_2^*(=1/T_2^*)$ 的 BOLD 弛豫贡献；k 是一个系数；CBV_v 是灰质中毛细血管和小静脉的分数血容量(fractional blood volume)。由公式可知，当血液氧浓度 C 发生改变或者 CBV 改变时，T_2^* 加权图像信号强度会发生改变。将上述公式与图 4.8 中的 CBV 和 BOLD 曲线进行比较，可帮助理解 BOLD 机制。注意，根据公式神经元激活时 CBV 的增加会引起 $R_{2\text{BLOD}}^*$ 的增加，从而引起信号下降(T_2^* 缩短)。但是，血液氧浓度 C 增加是由间接增加 CBF 导致 $R_{2\text{BLOD}}^*$ 减少造成的(导致信息增加)。从图 4.8 可以看出，这两种效应相互竞争产生一个复杂的具有正反两个时期的 BOLD 时间进程。

图 4.9 显示出神经元刺激期间血液动力学变量的转变是如何导致组织体素中脱氧血红蛋白浓度发生改变的，以及由此引起的 T_2^* 加权图像的信号改变。在基准状态时，毛细血管和小静脉中的脱氧血红蛋白导致血管周围建立微观梯度磁场，转而导致梯度回波磁共振成像序列期间信号降低。在激活状态时，血流显著增加和氧需求的适度增加导致毛细血管与小静脉中脱氧血红蛋白浓度较低，从而削弱血管周围磁场梯度并且恢复梯度回波信号。

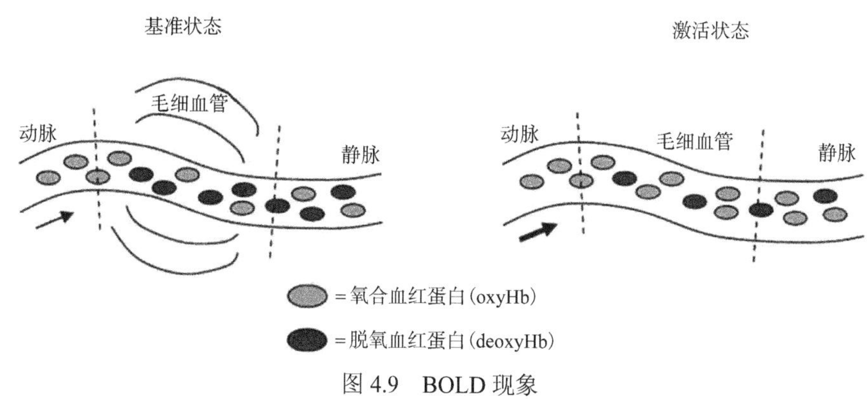

图4.9 BOLD现象

3. 其他MR关联的功能活动标记物

上面讨论的BOLD作用，是目前大多数fMRI检查所依据的对比机制。然而，其他可通过MR获取的生理和生物物理参数也值得关注。这些对比机制尽管还未获得广泛应用，但它们正逐渐显露出揭示其他功能信息的前景，有可能成为临床相关检查的重要指标。

1)CBF CBF测量可能是另外一种信息量丰富的MRI对比机制。使用MRI获得CBF主要有两种方法：一种是使用外源性顺磁对比剂，另一种是通过使用专门的RF脉冲磁性地标记动脉血本身。尽管它们都存在还未解决的方法学问题，限制了在临床中的解释，但这些方法都能够实现灌注静息水平的测量。非侵入性自旋标记方法的一个优势是，能够用来测量神经刺激期间血流的动态变化。这些初步的结果也提示了灌注对比(perfusion contrast)机制较好地受限于实质组织，且比BOLD对比机制更少受到来自引流静脉伪影的污染。它的主要缺点是动脉自旋标记法的对比噪声比(contrast-to-noiseratio，CNR)非常低，尽管局部CBF本身变化相当大(30%~40%)，但存在灵敏度下降的问题。灌注fMRI目前仍未能在临床上使用。

2)CBV 另一个与功能相关的生理活动是CBV的局部改变。事实上，第一种fMRI方法使用了血液容积改变作为fMRI对比的基础。CBV对神经元活动的响应被认为是脑血管系统对CBV增加的纯机械响应。用MRI方法衡量CBV使用了像钆影葡胺的外源性对比剂注射，试图通过测量经过兴趣组织的对比剂团通过量获得血流量图。为显示fMRI响应结果，需要分别在刺激条件A和B期间执行两次独立的团剂注射。根据在条件A和B期间计算的CBV图的差异，在计入归一化组织之后，可计算出CBV的变化。这种方法显然很不灵活，因为它需要侵入性的注射程序，也只限于极少数的刺激条件下的比较(通常仅为A和B的单一比较)。一个有吸引力的替代方法是使用长效的基于磁敏感性的外源性对比剂，这样可能获得CBV动态变化图。这些以铁氧化物为基础的造影剂在血液中的半衰期长，一般为几个小时，所以允许进行更详细的以CBV为基础的fMRI。但这些造影剂到目前为止还未在人体上使用。

3)$CMRO_2$ 耗氧代谢率是一个较之BOLD或CBF与基础神经元的活动更为密切相关的参数。已经有一些尝试利用MR测量$CMRO_2$的研究。其中Davis等和Hoge等提出的方法，虽然并不能对 $CMRO_2$ 绝对量化，但允许在激活期间进行 $CMRO_2$ 百分比变化的测定。该方法需要对 BOLD 响应方程中 CBV 的混淆效应做独立校准。目前在人体上测量 $CMRO_2$ 的变化仍然非常具有挑战性，但也许在未来会成为一种临床 fMRI 研究的重要辅助方法。

4) T_2　在 MR 领域进行的血液自身 T_2 氧合依赖的研究已经具有较长的历史。血液 T_2 值除了与血液氧合水平有关之外还与一些参数有关，包括红细胞压积(haematocrit)、场强、回波时间(常规 SE 序列)或回波间距(echo-to-echo spacing)。关于血液 T_2 的大多数现有理论均将细胞内外环境间的交流现象作为氧合依赖的模型。有研究表明，如果能够测量或推断血液中的红细胞压积，血液 T_2 便能报告血氧水平这一有意义的生理参数。具体来说，伴随着神经刺激时血液中氧的增加，血液 T_2 值也上升，结果获得源于血管内水自旋核的更多 MR 信号。但迄今为止实验上准确测量血液的 T_2 十分困难，并只能在大的引流静脉中才能真正实现。

4.3.2　fMRI 信号采集

1. 脉冲序列选择

可用于 BOLD-fMRI 的脉冲序列有若干种。选择哪种脉冲序列主要取决于设备的硬件能力、空间及时间分辨率的要求及用于研究的大脑区域。对于大多数序列，一个脉冲是发生在三个梯度轴的事件时序图(切片选择方向 G_{sl}，相位编码方向 G_{pe}，读出方向 G_{rd})，射频(RF)脉冲及数据采集由接收器门控控制。脉冲序列的目的是让 k 空间充分采样。研究表明，测量与血液去氧合水平改变相对应的 fMRI 信号的改变时，应用梯度回波的显著性要大于应用自旋回波序列的情形。因此，目前实现 BOLD-fMRI 大都采用梯度回波序列。

下面基于 k 空间的有关知识，介绍 BOLD-fMRI 采用的回波平面成像(echo-planar imaging，EPI)原理。图 4.10 是在介绍 k 空间概念时使用过的一张 T1WI 膝关节图像的 k 空间数据分布图。这里为方便说明问题，仅显示靠近中央的部分。灰色表示数值接近零，白色和黑色则分别代表正值与负值。前已提及，只要能够将 k 空间数据填满，便可经由傅里叶变换直接重建图像。

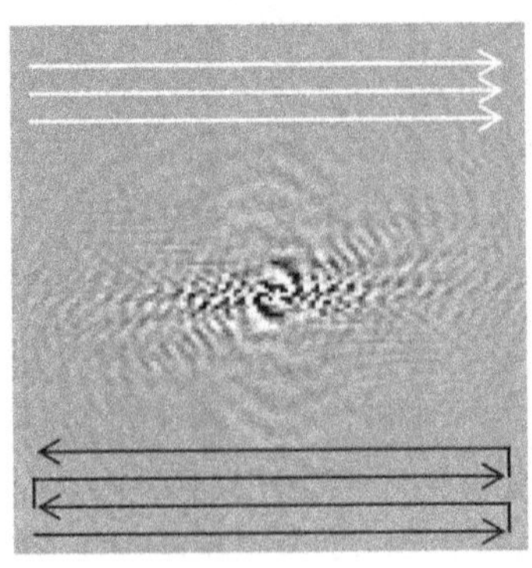

图 4.10　k 空间数据获取模式

至于如何获取整个 k 空间的数据，方法灵活多样。在传统自旋回波(SE)或梯度回波(GE)脉冲序列中，k 空间的填充方式，是在每个 T_R 内取得一条线(图 4.10 白线所示)。因此完成一张 256×256 图像的扫描，需要费时 256 个 T_R；但如能在一次射频激发后经由往复式轨迹将数据全部获取完毕(图 4.10 黑线所示)，则不需要多次反复，单次激发(single-shot)同样也能够达成图像扫描的目的。影像梯度控制着填充 k 空间所到达的不同坐标位置，因此，开启梯度表示可以使共振频率随空间位置的不同而持续变化，从而获得频谱图像。换言之，只要能够适当调整梯度线圈开启与关闭的时间，就可对 k 空间的填充进行有效控制。依据上述原理，英国的 Mansfield 在 1976 年提出了超快速的单次激发 EPI 的扫描方式。EPI 的脉冲序列如图 4.11(彩图 2)所示。左方是控制设备硬件(射频线圈与梯度线圈)的时序，右方则是其对应的 k 空间扫描轨迹。可以看到，在经过射频脉冲激发之后，信号会持续读入接收器的存储体中，而不需要经过一般扫描方式的多次反复激发过程。

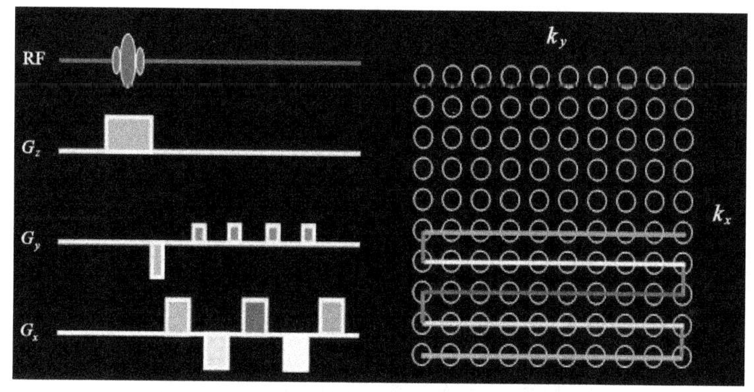

图 4.11　EPI 脉冲序列与 k 空间填充示意图

脉冲序列图(左)和回波平面成像的 k 空间轨迹(右)。射频脉冲激发后，x 梯度交替显示正向和负向的幅度，负责沿水平方向的往返 k 空间填充。y 梯度显示一系列在 k 空间边界上沿着向上坐标移动的点

单次激发 EPI 可能是目前最快的 MR 成像方法之一，因而在动态成像和 fMRI 中获得了广泛的应用。EPI 需要强大的和能快速切换频率编码的梯度，通常完成一个层面全部采集所需的时间不到 100ms。在 EPI 序列中，读出梯度是一种按正弦波形式振荡的梯度。以读出方向连续施加梯度场的方法来产生多个梯度回波，这些回波信号被直接采样后填入 k 空间。每个梯度回波均被分别进行编码，需要的回波数与 k 空间的傅里叶线数相同。

EPI 技术对设备软硬件的要求均相当苛求。EPI 的主要缺点除了其固有的低空间分辨率(通常为 4mm×4mm 的平面和 4~6mm 的切片厚度)外，就是对许多伪影源敏感，其中突出的问题是非线性几何失真和奈奎斯特鬼影(Nyquist ghost)。几何失真主要发生在相位编码方向，使得 EPI 与常规采集的数据集之间出现配准问题。它是缘于像素位置的非正确表达，这些像素出现在磁场均匀性差的区域，主要表现在大脑额叶和颅底等部位，那里存在着固有的基于磁敏感性的形变的地方。这是因为共振频率偏高与偏低分别造成不同方向的空间位移，所以组织形态会被拉长或缩短，产生程度不一的几何形状扭曲。要避免 EPI 几何扭曲的发生在技术上存在一定难度，除了强调磁场匀场(shimming)外，

使用多次激发 EPI 或平行影像技术均可减少扭曲程度，然而可能带来其他形式的伪影。因此，在享受使用超快速扫描带来的好处之际，用户至少需要清楚了解其适用的场合，才能避免引起判读上的困扰。

作为 k 空间中正向填充线(从左到右)和负向填充线(从右到左)的结果，EPI 面临的另一个明显的图像伪影是奈奎斯特鬼影。对于与几乎所有其他 MRI 脉冲序列的比较而言，这些脉冲序列作用时 k 空间内每一行是在相同的读出梯度极性下获得的。扫描过程中一些微小的缺陷(如扫描仪硬件缺陷和磁场非均匀性效应)将导致 k 空间内数据的调制，当经傅里叶变换获得最终图像时，则导致某些图像信号的位移，范围可达 1/3~1/2 的视野(FOV)。图 4.12 显示的是一张头部的 EPI 轴位图像，可以看到皮下脂肪的位置移动了近 1/3 个 FOV。也正因为如此严重的化学位移伪影，一般临床的 EPI 都自动配备了脂肪抑制的功能。

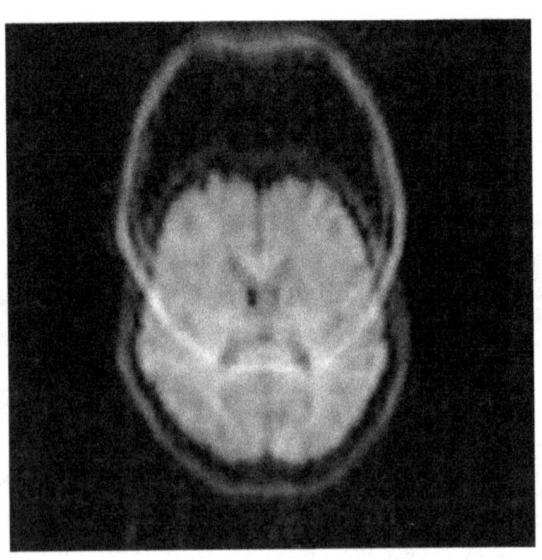

图 4.12　EPI 奈奎斯特鬼影

除了 EPI 序列以外，还有一些其他序列用于 fMRI 研究。螺旋成像(spiral imaging)方法在时间分辨率上与 EPI 相似，它具有在梯度回波(GE)或自旋回波(SE)模式下运行的能力。螺旋序列产生的伪影有别于 EPI，在不均匀扫描野的影响下，它产生局部的模糊(退化点扩散函数)而不是几何失真。螺旋序列对于梯度幅值的要求也较低，因此被认为改善了其稳定性。PRESTO 序列为获得一个短 T_R 时间而不损失 T_2^*的灵敏度，使用了回波移位原则。这个序列利用常规的相位编码策略，因此几何失真很小。PRESTO 序列的另一个好处是，它可以运行在一个真三维模式中，并且对非期望动脉流入血流污染不敏感，而这种污染通常可引起 FLASH 方法的混乱。使用 PRESTO 脉冲序列，能够确保在 T_R 期间不重新调整磁化激发，直至形成$(i+1)$次 T_R 期间的成像数据。因此，T_E 的时间等于 $1.5T_R$。这使得适当的 GE 加权就能够实现(给出血氧 T_2^*的对比)，但保留了一个短 T_R，使三维图像可以在合理时间内获得。如前所述，SE 序列普遍表现出低 BOLD 对比度。然而，有研究已采用基于 SE 脉冲序列的序列，目的是为弥补一些在大脑额叶和颞区丢失的信号，或定量测量血液的 T_2 弛豫时间。在前一种情况下，可以使用结合 GE 和 SE 对比的混合序列。这就是人们熟知的非对称自旋回波，通过引入非对称自旋回波加到标准的 SE 序列中得以实现。标准 BURST 脉冲序列的修正就是这样一个例子。当该序列读出去相位梯度(readout dephasing gradient)出现时使用一系列低翻转角 RF 脉冲，它们后来被重聚为紧随 180°脉冲的一系列回波。该方法能够产生“快照”式(snap-shot)低分辨率图像，因为仅需很少的梯度开关，所以该方法还带来了扫描过程非常安静的附加好处。借助于能提供 T_2^* BOLD 对比度的非对称 SE 方法，自旋回波 BOLD 序列(spin-echo BOLD sequence)已被应用到 fMRI 研究中。

2. 扫描仪硬件要求

一台高度稳定和提供良好信噪比的 MR 扫描仪是成功实现 fMRI 功能的重要条件。尤其是 fMRI 对快速梯度硬件更有所要求。由前面的介绍可知，像 EPI 这样的快速序列能够提供不断增加的大量大脑活性独立样本数量，因此改善了 fMRI 结果图统计的可信度。fMRI 硬件的要求包括以下几点。

1) *磁场强度*　在 BOLD 方程 $R_{2\mathrm{BOLD}}^* = k2\pi\gamma\Delta\chi B_0(1-\mathrm{C})\mathrm{CBV_v}$ 中，隐含了对 BOLD 弛豫率的依赖，而 BOLD 弛豫率与静态磁场强度成线性关系。首先 BOLD 方程只考虑血管外自旋的贡献，而事实上只有半径大于 10 μm 的那些血管周围的自旋被 BOLD 方程考虑进去。在小血管的情形下，同时在 SE 加权序列中，甚至能预测到更高阶的依赖性，使得场强更高更有吸引力。然而不采用高场强工作，反而比组织所固有的 T_2^* 更短。这种现象虽然减弱了与神经活动相关的 T_2^* 改变的效果，但具有抑制大血管信号的优点。这些问题的实验评估表明，更高的场强确实具有优势，尽管在高场强下生理噪声的贡献更大些。作为一个实际指南，1.5~3.0T 的场强应能提供足够的 fMRI 灵敏度。应当指出，在非常高的场强(4.0T 及以上)下，必须面对更加严格的 RF 场均匀性及磁化率问题。

2) *梯度性能*　在 fMRI 研究中高度重视采用快速成像序列，如 EPI。实际应用时 fMRI 所需顺序变化的梯度强度为 25mT/m，梯度转换为 150T/(m · s)。采用较低的性能指标也许足够，但如果性能明显偏低的话，可能无法使用快速成像序列。与梯度性能相关的是快速数据采集和处理能力。作为标准指标，当采用 snap-shot EPI 模式时，连续采集率要达到 10f/s。

3) *稳定性要求*　fMRI 通常仅有 0.5%~5%的信号变化，是一个微弱效应。因此，尽可能地优化实验就显得非常重要。一个关键因素是确保 MR 系统硬件具有足够的信噪比和稳定性，而这种稳定性应不随时间的推移而变化。

3. BOLD-fMRI 实验步骤

以一个典型的 BOLD-fMRI 实验为例，比较两个或更多的行为条件同时比较图像以定义两种条件下大脑区域之间的差别。脱氧血红蛋白的影响相当小，通常它在单一的实验条件下是不可见的，但在将不同实验条件下所获得的图像相减后能够得到确认。

1) 在受试者静止(或执行 A 任务)时先对其脑内感兴趣区采集序列成像(三维数据)，称为对照图像，通常是高分辨率图像。如图 4.13 所示 64 层解剖图像(部分)。

2) 受试者执行任务(或执行 B 任务)时再采集成像，为间接与神经活动相关的任务图像(四维数据，三维空间+时间)，通常为低分辨率图像，如图 4.14 所示。

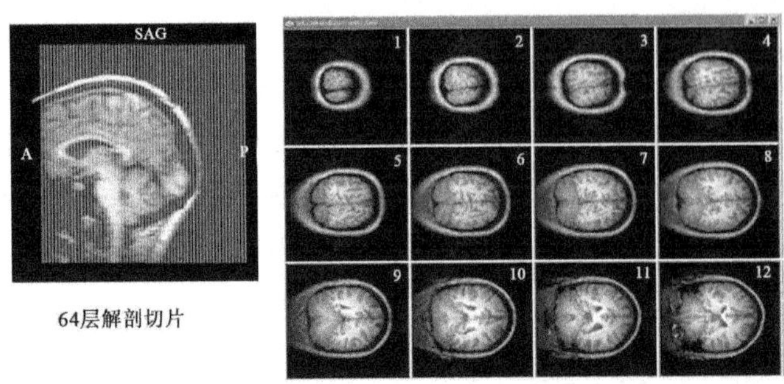

图 4.13　BOLD-fMRI 基准图像（部分）

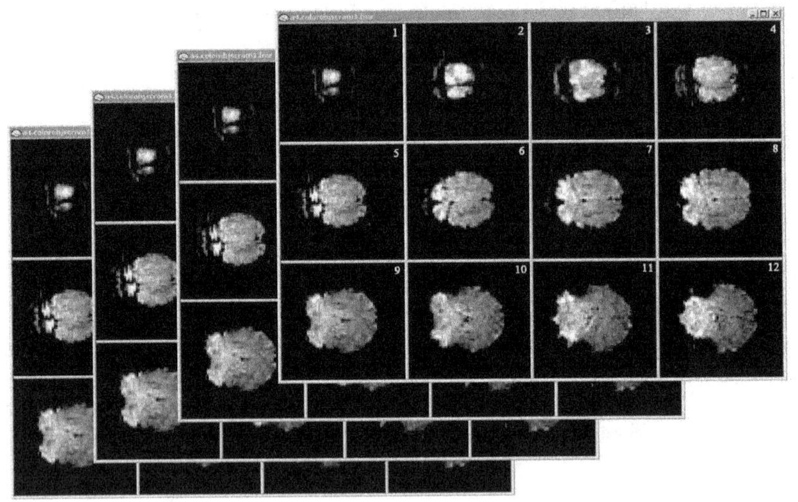

图 4.14　BOLD-fMRI 基准图像

3) 两次图像相减得出差值图像经像素平滑处理和使用互相关技术重建出脑皮层功能区信号统计参数图，并与对照图像融合，就能将功能区信号统计参数图与脑组织解剖结构对应，实现对脑组织功能皮层更直观和精确的定位，如图 4.15 所示。当然也可以基于序列图像形成最终的三维 BOLD-fMRI 图像（图 4.16，彩图 3），应注意此图像并不与手握紧任务和手松开条件的实验发生联系，仅为显示 BOLD-fMRI 三维图像。

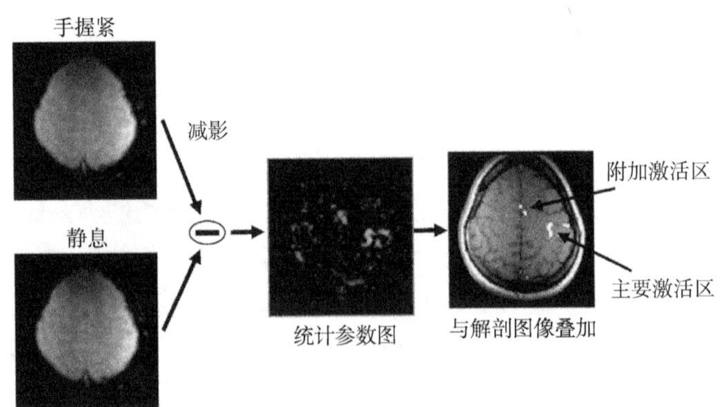

图 4.15　BOLD-fMRI 基准图像

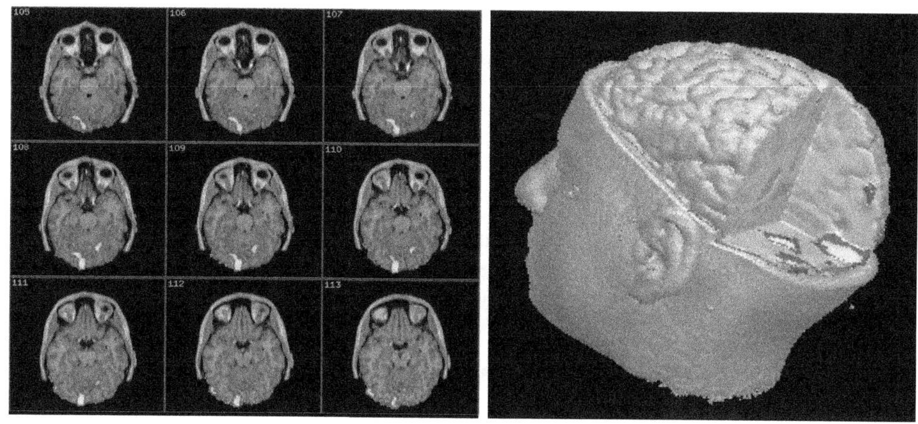

图 4.16　BOLD-fMRI 图像：从 2D 到 3D

4.3.3　fMRI 实验设计

具有代表性的 BOLD-fMRI 实验的基本刺激方案主要分为两种：组块设计和事件相关设计。

1. 组块设计

组块设计(blocked design)的特点是以组块的形式呈现刺激。所谓组块就是由若干具有相同性质的实验任务所组成的一个刺激序列，在每一个组块内连续呈现同一种刺激。典型的组块设计一般包含任务和对照这两种基本形式，两者的组块间隔出现，形成对照-任务-对照-任务范式，或者任务-对照-任务-对照范式。利用任务与对照所引起的脑局部血氧反应，可了解与任务相关的大脑功能活动。以针灸为例简单说明这个问题。以每隔 60s 构建对照(无针灸刺激)-任务(针灸刺激)-对照(无针灸刺激)-任务(针灸刺激)范式[图 4.17(a)]，由实验结果可以看出，大脑有的区域有随刺激函数变化的趋势[图 4.17(b)]，对应的信号变化区域即为针灸激活区，因为它的信号变化是由针灸引起的；有的区域没有随刺激函数变化的趋势[图 4.17(c)]，则该区域未被激活。

组块设计的特点是简便可靠，容易获得兴奋区信号。其不足之处是，持续和重复给予相同的刺激可引起受试者注意力改变及对刺激的适应；尽管本设计可用于功能定位，但不能提供脑局部的反应特点。

2. 事件相关设计

1996 年 Buckner 等首次在 fMRI 研究中运用了事件相关设计(event-related design)方法。与组块设计中的“任务-对照”交替刺激模式不同，事件相关设计在一次数据采集过程中仅给一个刺激，经过一段较长时间间隔后再进行下一次相同或不同的刺激，其核心是关注单次刺激或事件所引发的血氧反应，因此事件相关设计也称单刺激设计。由于 BOLD-fMRI 研究主要采用 BOLD 成像技术，而单个事件诱发的 BOLD 信号往往较弱，变化幅度多为 5%~10%，并且还容易受到其他因素的干扰。所以，实际运用中往往采用多个事件诱发的 BOLD 信号进行叠加的方法。对一个特定的研究目标，需要根据实验设

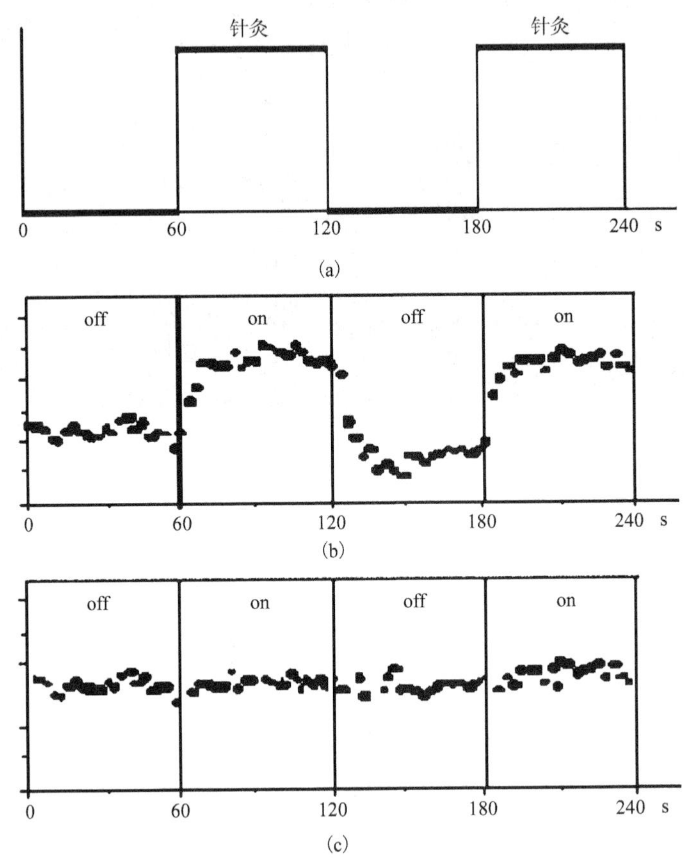

图 4.17 组块设计示例

(a) 刺激函数；(b) 大脑某一区域随时间变化的 fMRI 信号强度；(c) 大脑另一区域随时间变化的 fMRI 信号强度

计方案设置刺激持续时间(stimulus duration，SD)和刺激间隔时间(inter-stimulus interval，ISI)。最初的事件相关设计多采用两个任务间隔刺激启动不同步(stimulus onset asynchrony，SOA)的慢速呈现事件设计方式，典型的 SOA 通常在 12s 或者以上，以避免前后刺激引发的信号相互叠加导致的影响。但刺激的间隔相对较长，减少了刺激的数量，可能导致个别刺激的差异对整体结果造成较大干扰；另外，由于被试者可以在 2~3s 内完成实验任务，在剩余的相对较长的时间内则处于休息状态，研究人员无法控制被试者在这期间的其他心理活动，限制了实验研究的准确性。

随着研究者对 BOLD 信号特点认识的深入及新的统计分析方法的发展，现在研究者普遍采用快速的事件相关设计。通过这种技术，实验的刺激间隔可以降低为 2~3s，甚至达到 500ms。后来的事件相关设计有了很多发展：在刺激类型上有单类和多类刺激实验设计；在刺激呈现顺序上有固定顺序(fixed)、伪随机(pseudo-randomized)和完全随机(stochastic)；在刺激间隔上有不变(constant)间隔和变化(variable)间隔等。这些特征的组合可产生多种事件相关设计模式。

事件相关设计可有效地避免神经元反应减弱，相对提高了实验的敏感性，可敏感地获得兴奋区局部血氧反应的曲线。

4.3.4　fMRI 数据分析策略

随着 fMRI 分析程序的不断进步，以及带有 fMRI 分析功能的磁共振扫描仪的问世，人们已不再像过去那样需要专门掌握涉及 fMRI 数据处理的复杂方法。尽管如此，对于一个准备开展 fMRI 的临床医生或是研究者而言，还是应该预先了解这样的软件究竟会提供何种功能，能够完成什么样的操作。这里给出一个简要的说明。

1. 预统计过程

在大多数 fMRI 分析软件包中，许多步骤是首先采取措施改善基础数据的质量，或以其他方式使数据适合特殊统计模型下的一组假设。重要的首个步骤是利用能够完成刚体变换以配准连续体积的算法，尝试校正与目标运动关联的运动伪影产生的时间-过程数据。

其他通常应用于数据的主要处理步骤是执行滤波操作，目的是提高随后在统计推论过程中使用的隶属假设数据的一致性。特别地，许多软件包应用空间模糊方法以改善图像的置信度，这些图像具有特定的点扩散函数(即所谓的空间相关性)。应用的典型空间滤波器仅在边缘比其本身的数字(像素)分辨率宽一些。但在某些情形下使用更严格的空间滤波器。空间滤波的优点是显著地改善数据的有效信噪比。然而对于一个较低的分辨率而言，付出的代价是模糊了原始数据。也许可用的一个相关步骤是对时域中的数据进行滤波，这个由选择轮流来自每个像素的时间-过程完成，而且应用特定的滤波器压缩时间序列内的非期望特征值。典型的预处理是采用带通滤波器(band-pass filter)同时压缩低时间通量和高时间频率，前者能逐渐地导致扫描仪不稳定或者由目标运动引起残余效应，后者则被认为是噪声(因为与“真正”的激活有关的血流动力学响应函数具有一定的延迟和宽度)。

其他的预处理还包括每个体元的强度标准化，即对于每个体元其总集成的强度相同。这对于设定的期望大脑区域相对于覆盖的大脑体积小很多是合适的。

2. 时间-过程建模

一旦数据进行了预处理并已准备好做最终分析，则必须构建一个预期的 fMRI 时间-过程模型。在一个简单的组块设计实验中，模型也许可以足够的简化，用一个方脉冲函数建立预测时间-过程模型，刺激(或者任务 A)期间为”1”及静息(或任务 B)期间为“0”。

假设磁共振成像设备是一个线性系统，则可基于实现方波脉冲函数与瞬时血液动力学响应函数的卷积运算，对这种模型进行改善。卷积结果作为一个新的函数，代表了对一个简短刺激事件的 MR 信号响应，最终反映为血流 MR 信号的变化。尽管这种假设从严格意义上说与 fMRI 信号的情形并不完全对应，但实际中还是会被采用，特别是在组块刺激或广泛分布简要刺激的应用情形下。一旦构建了这种时间-过程模型，就可将其作为针对原始 fMRI 数据中每个像素时间序列的测试基础。

3. 统计推断

统计推断的最终目的是确认这些像素的时间-过程与模拟的血液动力学时间-过程相匹配，并基于给定的噪声表达水平为这些确认提供一个具有统计学意义的置信度指标。常用的方法是采用通用线性模型，测量数据用以下公式建模

$$y(t) = \beta * x(t) + c + e$$

式中，$y(t)$是测量数据阵列(表达给定像素的时间-过程信号强度的一维向量)；$x(t)$是血液动力学模型(有时也称为解释性变量)，描述刺激模式产生的期望信号时间-过程；β 是 $x(t)$的参数估计，也就是适配数据对 $x(t)$的修正尺度因子；c 是一个常数，代表信号在基线条件时的幅度；e 代表包括白色高斯分布随机噪声在内的噪声项。如果某实验由两个不同的刺激组成(如视觉和听觉刺激)，那么第二个参数估计和血液动力学模型可引入 $\beta_2 * x_2(t)$。要注意的是，在这样的实验方案中会通过产生新的解释变量而寻求更复杂的问题，如无论两个重叠的刺激是否出现，都将导致一个 fMRI 信号大于当刺激分别表达时它们的信号总和。

一旦整个数据集已经被拟合，就可基于参数估计(β)的大小与其标准差大小间的比值，对每一个像素位置产生一个 T 统计值，对 T 统计值进行计算并将其转化为一个 P(概率)或 Z 统计图像。最后的步骤就是设定一个阈值水平，以此决定是否接受或拒绝通过或未能通过统计检验的像素。典型的概率阈值选择 $P<0.01$，然后对已经做过的统计检验数量进行适当的调整。

最后需要指出，由于 BOLD 信号不能直接反映神经活动，所以提高扫描速度本质上并不能无限提高时间分辨率；同样，由于 BOLD 只能测量血流事件，所以提高成像分辨率并不能无限制地提高空间分辨率。

4.3.5 fMRI 的临床应用和认知科学研究应用

在神经外科与神经肿瘤学领域，最大限度地切除肿瘤又能保留脑功能皮层一直是一项富有挑战性的工作。利用 fMRI 可以在术前无创地获得人脑重要区域的功能图，外科医生可利用这些信息优化手术方案。目前，利用 fMRI 进行神经外科术前功能定位已相当普及。fMRI 功能定位与术中所见比较，两者的符合率可达 82%~100%，平均误差仅 2mm 左右。fMRI 在非肿瘤性病变中的应用也十分广泛，涉及神经系统许多疾病，包括癫痫、阿尔茨海默病、多发性硬化、精神分裂症、抑郁症、儿童注意缺陷多动障碍、创伤后应激障碍、自闭症等。有研究者正结合认知神经心理学和 fMRI 方法，将轻度认知功能障碍及不同程度患者与正常人进行比较，以此探讨轻度认知功能障碍者的认知能力变化及其 fMRI 的特点，作为神经系统疾病早期诊断的依据之一。

同时，fMRI 已广泛应用于人类认知过程的研究，包括对感知觉、工作记忆、语言、注意、运动等方面的大脑功能的追踪观察。它最大的优势是可以保证实验对象在安全的前提下，观察大脑进行某种活动时各脑区生理功能的变化，从而为人脑各脑区的功能定位找出新的依据。这是过去的技术所无法实现的。现在 fMRI 技术的数据采集已经可以

达到在 40ms 内完成一次平面扫描，而且能够获得很高的空间分辨率，目前在主视觉皮层可以达到的分辨力为 1~2mm。显然，高空间分辨率可以增加信号的精确性。更为重要的是，其研究结果的可靠性也在不断提高，并得到其他成像手段的验证。例如，fMRI 与正电子发射计算机断层(PET)两种技术所基于的原理和方法虽然不同，但两种技术研究的结果有较好的一致性。

4.4 弥散加权与弥散张量成像

弥散磁共振成像方法于 20 世纪 90 年代中期被引入临床实践，它通过应用磁场梯度脉冲对，实现 MRI 原理和弥散敏感性原理的结合。以微观的观点看，弥散磁共振成像的重要作用体现在：当弥散发生时，弥散驱动的位移分子探测组织结构的能力明显地超越常规图像的分辨率。弥散加权成像(diffusion weighted imaging，DWI)为探测组织的微观结构提供了一个独特的途径，但 DWI 仅能描述组织中单纯一维的水分子弥散速率大小。实际上弥散是一个三维过程，会随着组织结构的不同和某些障碍的存在呈现不同的弥散分布轨迹，即弥散具有所谓的各向异性(anisotropy)特点。正因为代表弥散的方向性与组织结构有很大的关联性，所以，弥散磁共振成像技术已从弥散加权成像发展到目前的弥散张量成像(diffusion tensor imaging，DTI)。基于 DTI 技术，磁共振成像设备可以全面提取、特征性描述和充分利用各向异性效应，提供组织结构更加精微的细节。目前 DTI 最成熟的应用是对人的大脑中纤维束的跟踪。结合 fMRI 技术，DTI 可能成为开启关于大脑内部网络连通性重要问题的一个窗口。目前，DTI 已被用于揭示神经系统各种疾病细微的异常表现，包括中风、多发性硬化、阅读障碍和精神分裂症等，并且成为许多临床常规检查的一部分。

4.4.1 弥散的基本概念

生物医学弥散磁共振成像感兴趣的粒子通常为水分子。水是生物组织的主要组成部分，因为热涨落(thermal fluctuation)组织内水分子会随机运动，这种随机运动被称为弥散(图 4.18)。目前，在生物医学磁共振弥散成像中最成熟的应用是大脑成像。大脑中存在由白质纤维与灰质区域形成的结构复合体。图 4.19 为大脑中 4 种微观机构的原理图。黑线表示水分子运动的障碍，灰色轮廓显示每个组织内概率密度函数预期的形状。其中图 4.19(a)描绘了一种充满流体的区域(如侧脑室)。在这些区域，虽然可能有少数膜存在，但流体流动性障碍的微观结构稀疏。这里概率密度函数是各向同性的，因为在所有方向的位移是等概率的。图4.19(b)描绘了灰质的微观结构。灰质为致密组织，含有如细胞壁和细胞膜等影响流体流动性的障碍。然而灰质中的障碍通常没有择优取向，水在各个方向的运动受到的阻碍作用无异，因此概率密度函数仍然各向同性。图4.19(c)显示白质纤维束的微观结构。白质包括连接大脑不同区域的平行轴突纤维。在形成流体流动性障碍方向的细胞壁方向上，白质比灰质具有更大的一致性。垂直方向上的微观结构比沿纤维轴方向上更多地阻碍运动，沿纤维方向的位移平均大于垂直方向。因此，概率密度函数为各向异性且在纤维方向上最大。白质也具有更复杂的微观结构。图4.19(d)描绘了一个正交交叉纤维的微观结构。平均最大位移位于纤维方向，概率密度函数在每个纤维方向上达到峰值。

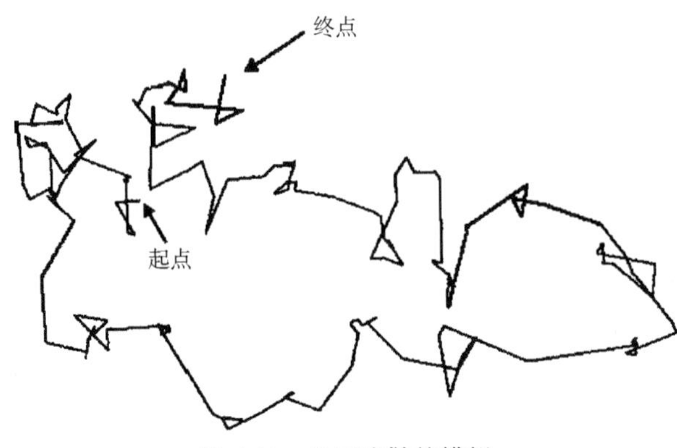

图 4.18　分子弥散的模拟

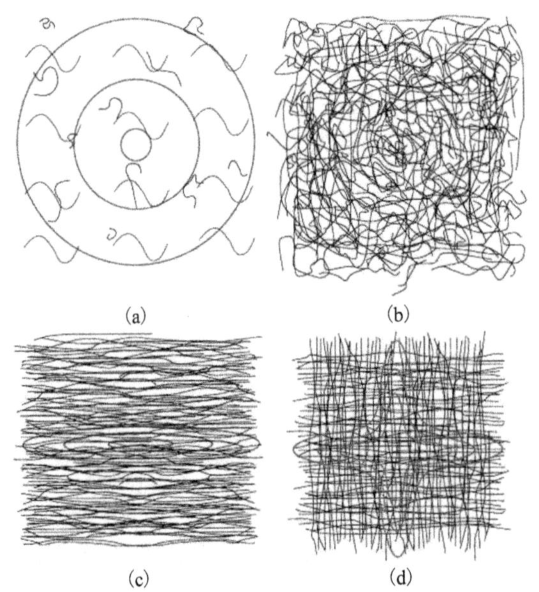

图 4.19　大脑中 4 种微观结构原理图

总之，弥散反映了分子的无规则布朗运动(Brownian movement)或热运动。由于分子的热运动，它不断与其他分子发生碰撞，结果使分子的位置和运动方向发生随机变化，无法得到分子运动的确切空间轨迹。可以用一个概率密度函数表征弥散运动。弥散运动程度会受到分子结构的影响，分子结构越松散，温度越高，则弥散运动越强，反之，弥散运动就越弱。液态分子较固态分子弥散强，小分子较大分子弥散强，自由水分子比结合水分子的弥散强。弥散运动除了具有随机性外，还具有方向性和温度依赖性。在均匀的介质中，分子的弥散运动是各向同性的，在任何方向上，概率密度函数都相同；而在非均匀介质中，弥散运动呈现各向异性，方向不同概率密度函数也不同。弥散运动会随温度的增加而增强。

1. Fick 第二定律

弥散是物质的根本属性之一，不同的物质具有不同的弥散程度，特定物质的弥散程度通常用弥散系数进行衡量。弥散系数(diffusion coefficient，D)定义为某种物质的分子在单位时间内移动距离的均方值，即

$$D = \frac{\overline{d^2}}{2\tau}$$

式中，$\overline{d^2}$ 是 τ 时间内分子随机运动距离的均方值。在各向同性介质(如纯水)中，利用弥散系数 D 和运动特征方程可对弥散过程进行描述，这个运动特征方程也称为 Fick 第二定律。它指出，浓度 C(或物质输运量)随时间的变化正比于有关位置坐标的浓度梯度的改变，即

$$\frac{\partial C}{\partial t} = D\nabla^2 C$$

式中，$\nabla^2 = \frac{\partial^2}{\partial r^2}$。于是弥散的大小被定义为单位时间内的分子通量($mm^2/s$)。

2. 人体组织中的弥散及其特点

研究表明，人体内不同组织的弥散系数不同，水在脑脊液和灰质中的弥散系数相差可达 4 倍左右。一般认为，不同组织弥散系数的差异是水分子在弥散过程中必须克服神经纤维、细胞膜、细胞器或生物大分子阻力等障碍而曲折迂回进行的结果。在表 4.2 健康人大脑弥散系数的测定结果中可以看到，与 37℃水分子的弥散系数相比，灰质和白质的弥散系数均减小；白质的弥散是各向异性的：并行于纤维传导束，弥散系数就大；垂直于纤维传导束，弥散系数就小。另外，在纤维传导束垂直方向上，白质和灰质的弥散都是受限的，测量显示弥散系数比平行方向时均有不同程度的减少。

表 4.2　健康人大脑不同组织的弥散系数

组织	弥散系数/($10^{-3}mm^2/s$)	说明
水	3	自由弥散(37℃)
脑脊液	2.94±0.05	—
灰质	0.76±0.05	—
白质	0.22±0.22	胼胝体
白质	0.64±0.05	在纤维传导束垂直方向
白质	1.07±0.06	在纤维传导束平行方向

在理想情况下，研究弥散时常假定介质是连续分布且无限大的。但是人体组织或器官由不同的材料构成，也具有不同的几何结构。因此，人体内的水分子可能会被不同的组织或器官隔开在不同大小、不同形状的区域内，这些区域称为隔室(compartment)。这

些隔室就是前面提及的组织水弥散时的障碍物。隔室对弥散的阻碍作用主要取决于隔室边界的渗透性及组织微动力的作用。其次弥散时间是对人体组织进行弥散研究时的一个重要参数。一般而言，长的弥散时间有利于揭示更多组织间水分子的交换信息，从而推测弥散途径中的通路及其中的阻碍作用。另外，研究弥散必须注意测量的方向，许多弥散表现出强的方向特性。

4.4.2 弥散量化指标

1. D 值

弥散系数 D 值反映水分子在组织中弥散运动的程度、快慢，指水分子单位时间内自由随机弥散运动的范围，单位是 mm^2/s。D 值越大，水分子的弥散能力越强，信号下降越多。

2. ADC 值

在活体中，弥散是多种因素的综合作用表现。因此，为了更加准确地表示人体中测得的 D 值，引入表观弥散系数(apparent diffusion coefficient，ADC)的概念。ADC 排除了任何关于方向上的影响，为一纯量，不受磁共振设备梯度场的参考坐标的影响。因此，该项指标可在不同的磁共振成像设备上获得一致的数值。ADC 值的计算公式为

$$\mathrm{ADC} = -\frac{1}{b}\ln\frac{S}{S_0}$$

影响 ADC 值的因素主要是组织灌注状态、细胞外水分子运动、细胞内水分子运动和细胞内外(跨膜)水分子运动。例如，高级别胶质瘤瘤周水肿带常有较多的肿瘤细胞浸润和严重的血管源性水肿，肿瘤细胞的浸润合并有水肿，这种水肿包含了细胞内和细胞外的水肿，均可导致 ADC 值增加；而低级别胶质瘤瘤周水肿带水肿轻或无水肿，故 ADC 值增加不明显。

从以上公式可知，计算弥散系数至少需要两种图像。在评价病变时，同时测量病变及对侧相对部位的 ADC 值，并计算出相对 ADC 值(rADC 值)，用 rADC 值可以部分消除绝对 ADC 值。rADC 值的计算方法为

$$\mathrm{rADC}=(\text{ROI 病灶侧各区 ADC 值/对侧相应各区 ADC 值})\times 100\%$$

4.4.3 弥散加权成像原理及其应用

1. 数学基础

虽然分子弥散是一种不规则的随机运动，无法确切获得其位置，但仍然可以用概率论进行分析。爱因斯坦的研究揭示了粒子在一段时间内的位移是根据常态分配的，其结果概述如下。

令 $p(r|r_0,t)$ 为一个布朗运动粒子经过时间 t 后，从原点 r_0 移动到新的位置 r 的概率

密度，该概率密度满足 Fokker-Planck 微分式，即

$$\frac{\partial p(r|r_0,t)}{\partial t}=D\cdot\nabla^2 p(r|r_0,t)$$

式中，D 是弥散系数，是一个正的常数。而且，概率密度也可用时间 t 的粒子分布概率进行描述，即

$$p(r|r_0,t)=\frac{1}{\sqrt{(4\pi Dt)^3}}\cdot\exp\left(-\frac{(r-r_0)^T(r-r_0)}{4Dt}\right)$$

该式是一个均值为零的高斯分布，其三维的弥散变化量可用下列公式表示：

$$(r-r_0)(r-r_0)=6Dt$$

根据磁共振信号产生的 Larmor 方程 $\omega=\gamma\cdot B=\gamma\cdot G\cdot x$，当在磁场中施加一个梯度场 G 时，沿着梯度方向 (x) 上的分子位移就会获得不同磁场大小产生的不同进动频率，进而可在影像中记录分子的弥散效应。因此，只要开启某方向的梯度场，就能探测到该方向上的弥散效应，但在常规的 T_1 加权像和 T_2 加权像上它是找不到的，而这正是弥散磁共振成像最大的特征。采集弥散加权图像最常用且简单的扫描序列是双极脉冲梯度场(bipolar pulsed gradient)，如图 4.20 所示。设梯度场持续时间为 δ，两梯度脉冲之间的时间间隔为 Δ，δ 和 Δ 都很短。则当第一次梯度场开启后会导致氢原子产生相位移为 ϕ_1，假设梯度场沿着 z 轴方向变化，有

$$\phi_1=\gamma\int_0^{\delta}Gz_1\mathrm{d}t=\gamma G\delta z_1$$

式中，G 是梯度场强度；γ 是氢原子的磁旋比；z_1 是原子进动位置，假定在 δ 这段时间内不变。经过了 180°脉冲后，ϕ_1 角转变为 $-\phi_1$，而后第二次的梯度场导致 ϕ_2 相位移是

$$\phi_1=\gamma\int_0^{\delta+\Delta}Gz_2\mathrm{d}t=\gamma G\delta z_2$$

由此可观察到原子在两梯度脉冲之间，即在 Δ 时间区间内发生位移 (z_2-z_1)，所形成的净相位移 $\delta(\phi)$ 为

$$\delta(\phi)=\phi_2-\phi_1=\gamma G(z_1-z_2)$$

而此时测量的总磁矩 M 为

$$M=M_0\int_{-\infty}^{\infty}\int_{-\infty}^{\infty}e^{i\gamma G\delta(z_1-z_2)}p(z_2,z_1,\Delta)\mathrm{d}z_1\mathrm{d}z_2$$

$$p(z_2,z_1,\Delta)=\frac{1}{\sqrt{4\pi D\Delta}}e^{\frac{-(z_1-z_2)^2}{4D\Delta}}$$

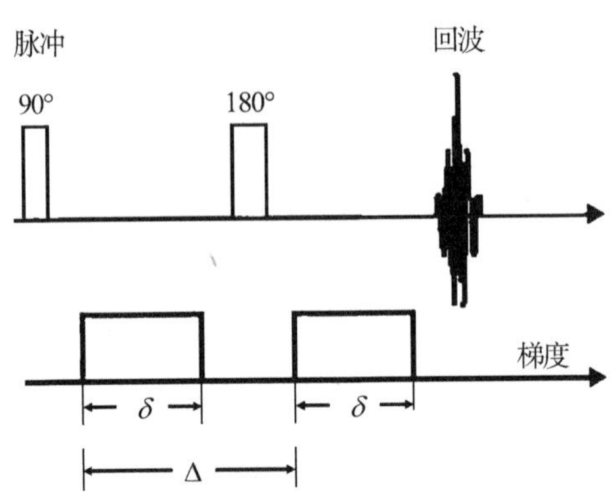

图 4.20　双极脉冲梯度自旋回波测量弥散时所用的序列

式中，M_0 是无梯度场影响的净磁矩(弥散之前)；$p(z_2,z_1,\Delta)$ 是在 Δ 时间内发现粒子出现在 z_1 位置的条件概率，范围为 $z_2 \sim z_2 + \mathrm{d}z_2$。结合以上两公式，得

$$M = M_0 e^{-bD}\text{；}\quad b = \gamma^2 \delta^2 G^2 \left(\Delta - \frac{\delta}{3} \right)$$

式中，M 是回波时间所采集的弥散后衰减的信号；b 值描述了梯度与时间常数的乘积，用于表达序列的弥散敏感性，称为弥散衰减因子。b 值可以看做类似于自旋回波序列中的 T_E，b 值越高，具有的扩散权重越大，对水分子的扩散运动越敏感，并引起的信号下降越明显。最后，可通过 M_0、M 及 b 值计算得出弥散系数 D 值。

为获得组织的弥散信息，必须取得作为 b 值函数的基于弥散的信号衰减，以形成绝对的弥散图像，其中弥散系数 D 作为空间函数被显示。具体方法是，采用不同幅度 G 或不同宽度 δ 的双极梯度脉冲进行两次共振信号测量，分别得到共振信号 M_1 和 M_2，对应的弥散衰减因子分别为 b_1 和 b_2，于是有

$$\frac{M_1}{M_2} = e^{-(b_2 - b_1)D}$$

由此可以得到弥散系数 D。

2. DWI 对比度形成

由于人体组织中含水量约为 70%，且构成人体的不同组织中的含水量不同，所以 DWI 形成图像对比度的核心因素是人体不同组织水分子弥散程度的差异。DWI 用于临床诊断的病理生理学基础是病理情况下组织的弥散系数将发生改变。例如，研究发现脑肿瘤的细胞构成，肿瘤细胞浸润了神经纤维轴突间隙，因而在某一特定的方向限制水分子弥散的屏障减少，使水分子的弥散各向异性程度降低。

运动自旋在梯度磁场中都会产生去相位效应。人体内水分子的弥散缓慢，因此在梯度磁场强度较小时，体素内自旋之间由于弥散导致的去相位不明显；而一旦梯度磁场强度很大时，体素内自旋之间的弥散去相位就会变得严重，所产生的 MR 信号强度则相应减小，所以在强梯度磁场作用下，弥散系数 D 越大的组织其 MR 信号越低。在双极梯度

磁场的作用下，静态组织的自旋相位会完全重聚，而对于弥散运动和流动的自旋相位却无法完全重聚，因此这些组织的 MR 信号变低，但静态组织的 MR 信号没有明显变化，这样就产生由于弥散系数差异而形成的 MR 信号强度的差异，即弥散加权对比。在弥散加权成像中，组织的弥散系数 D 越大，则其在图像上的信号越弱。另外，还可以通过测量每个体素的弥散系数 D，以弥散系数 D 作为图像参数来形成弥散系数图。在弥散系数图中，组织的弥散系数 D 越高，图像上呈现的信号就越强。

3. b 值、ADC 值对 DWI 信号的影响

1) b 值对 DWI 信号的影响　b 值越大，水分子间相位离散越重，信号降低越明显，所以大 b 值会降低 DWI 图像的信噪比。高 b 值(>1500s/mm^2)用于观察速度较慢的扩散运动；低 b 值(0~1000s/mm^2)则用于观察速度较快的扩散运动。通常 b 值取 1000s/mm^2 时，DWI 图像即可以获得足够的扩散梯度。如果 b 值过小，易受 T_2 加权的影响，产生所谓的 T_2 透射效应(T_2 shine-through effect)。

2) ADC 值对 DWI 信号的影响　ADC 值越大，则组织内水分子的运动越强，DWI 的相位离散越强，信号越弱。

4. ADC 图与 DWI 图像的关系

DWI 图像中信号的高低(灰度)不仅与组织的弥散速率有关，与 b 值和 ADC 值有关，还受到自旋密度、T_1、T_2、T_R 和 T_E 的影响。为了消除这些影响并获得单一的弥散信息，可以计算出表观弥散系数图(ADC map)。它以 ADC 值为图像信号强度，直接反映组织水弥散的快慢。弥散速率越快，ADC 值越大，ADC 图信号越强，像素亮度越大。ADC 图可以通过结合至少两幅 DWI 图像来进行计算，这些 DWI 图像对弥散有着不同的敏感度，但对于自旋密度、T_1、T_2、T_R 和 T_E 等其他参数仍然保持一致性。例如，由 ADC 计算公式，利用一幅非弥散加权图像 $M_0(b=0)$ 和一幅弥散加权成像 $M(b>0)$，可以计算出每一个像素的 D 值。ADC 图强调了这样的事实，即用这些过程获得的 D 值取决于实验条件，如敏感梯度方向(图 4.21)和弥散时间 Δ。

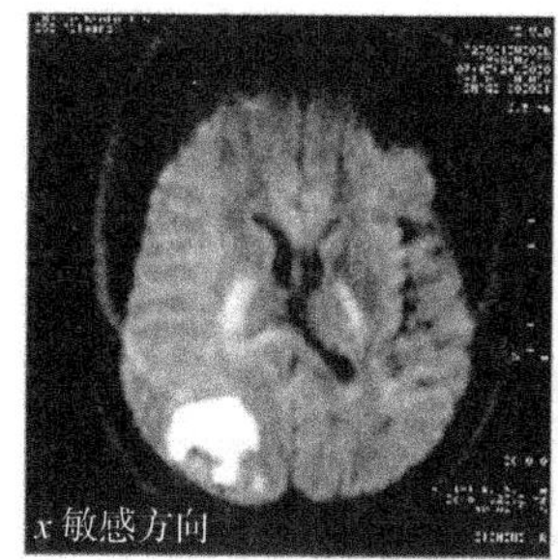

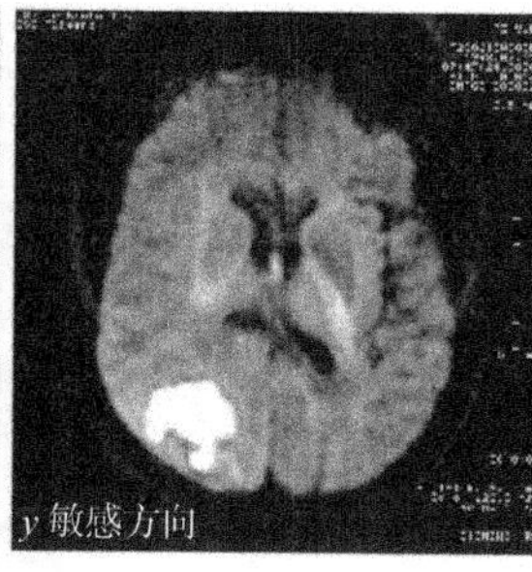

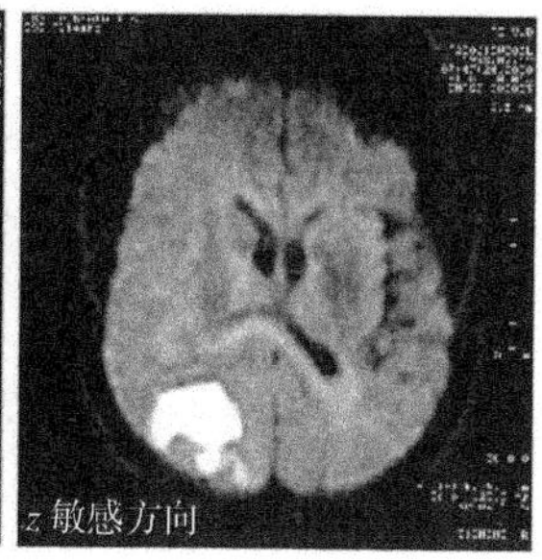

图 4.21　三个不同弥散梯度方向的轴向 DWI 图像

一般说来，ADC 图的信号与 DWI 图像的信号相反。例如，脑脊液在 ADC 图上为高信号(图 4.22)，而在 DWI 图像上为低信号(图 4.21)。瘤周水肿和肿瘤的坏死部分在 ADC 图上也表现为高信号(图 4.22)。

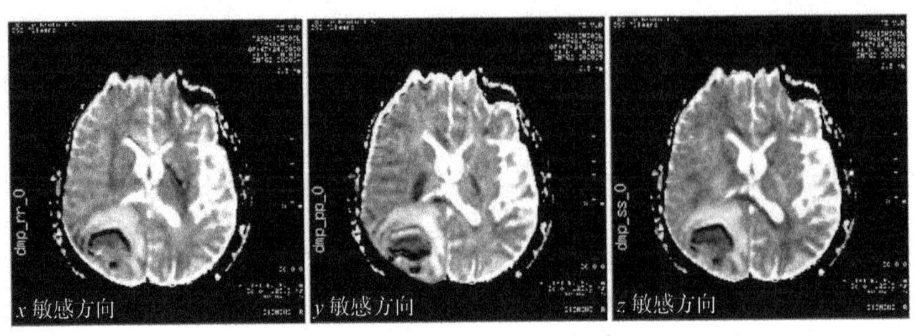

图 4.22　与图 4.21 对应的 ADC 图

5. DWI 的应用

DWI 最早用于脑缺血的急性期和超急性期的诊断及与其他疾病的鉴别诊断，显示出明显的优势。后来逐步用于其他疾病如脑肿瘤性病变、肿瘤、感染及脱髓鞘性疾病。现已经应用于全身各系统的肿瘤性病变、肿瘤、感染疾病，在肿瘤鉴别诊断及确定其范围显示明显优于传统方法，为临床治疗提供重要的参考信息。

4.4.4　各向异性弥散的张量表达

1. 张量

前面曾经提到，弥散运动本身就是一个三维过程，组织奇特的物理排列与一些隔室障碍的出现，使得组织中分子的流动性通常是各向异性的，也就是说每个流动方向的速度不等。例如，大脑白质具有强烈的各向异性，水分子弥散有着特定走向；而大脑灰质各向异性较弱。因此，单纯以一个弥散系数来表示组织中水分子的弥散特性显然是不充分的。为了更精确地描述大脑神经纤维的走向，需要采用三维的 3×3 矩阵即张量(tensor)来表示。张量可以完整地描述弥散的方向和其与三维空间轴向的相关性。

这里采用椭圆球体方程式来说明张量。其基本思想是：在自由不受限制时，弥散可以朝着三维空间任一方向移动，此时其运动轨迹具有各向同性，朝任何方向的弥散能力都相同，如一圆球体(图 4.23)。但当弥散受到限制，只能朝特定方向移动，如神经纤维，则此时弥散的轨迹为各向异性，只局限在某些方向上。因此弥散能力在特定方向较大，其他方向较小，形状如同一椭圆球体(图 4.24)。

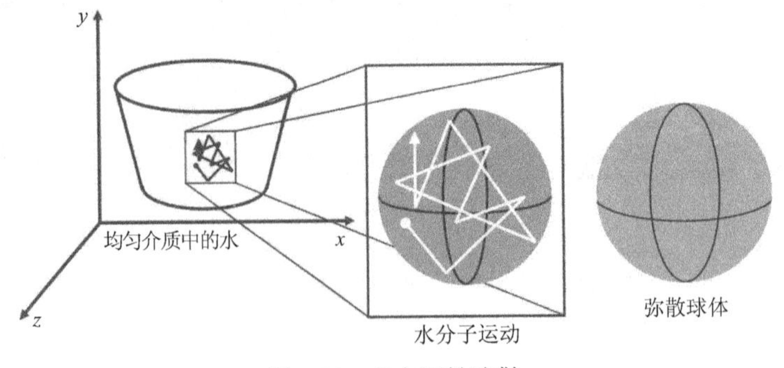

图 4.23　各向同性弥散

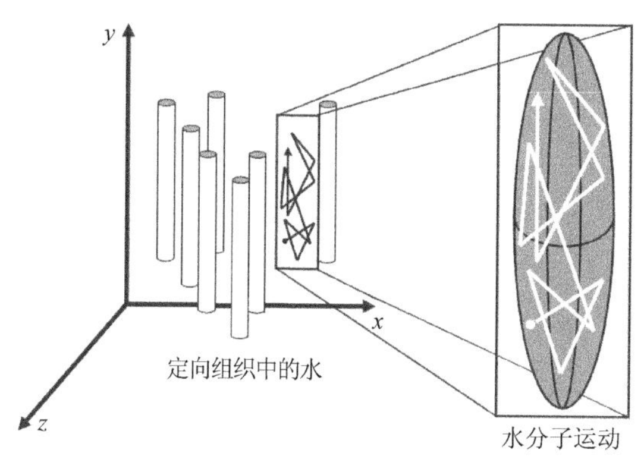

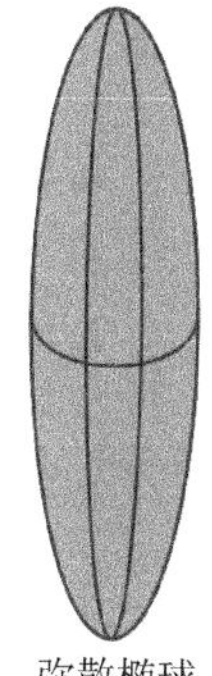

图 4.24　各向异性弥散

将张量矩阵 $\bar{D}$ 表示如下

$$\bar{D}=\begin{bmatrix} D_{xx} & D_{xy} & D_{xz} \\ D_{yx} & D_{yy} & D_{yz} \\ D_{zx} & D_{zy} & D_{zz} \end{bmatrix}$$

式中，有 9 个方向的弥散系数，但其中 D_{xy} 与 D_{yx}、D_{xz} 与 D_{zx}、D_{yz} 与 D_{zy} 相同，即 D 为对称矩阵（$D_{ij}=D_{ji}$），只需求 6 个方向即可。因此，为计算弥散张量，需要 6 个独立方向的弥散加权影像，即

$$S=S_0 e^{-\sum\limits_{i=x,y,z}\sum\limits_{j=x,y,z} b_{ij}D_{ij}}$$

或是

$$S=S_0\exp(-b_{xx}D_{xx}-b_{yy}D_{yy}-b_{zz}D_{zz}-2b_{xy}D_{xy}-2b_{xz}D_{xz}-2b_{yz}D_{yz})$$

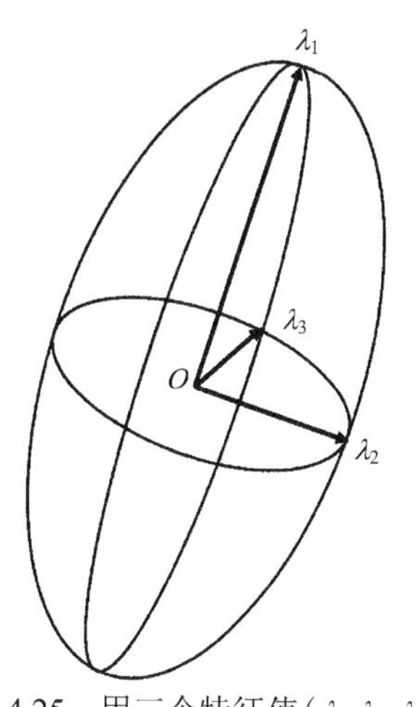

图 4.25　用三个特征值（$\lambda_1,\lambda_2,\lambda_3$）表示弥散椭球体的三个正交轴

这两个公式表示的是弥散加权图像的信号衰减与各方向弥散系数的关系。显然，单一的弥散系数（ADC 值）仅是各方向弥散的平均值，虽可描述某点组织平均的弥散能力，但无法刻画各向异性的弥散程度。利用弥散张量能够解决以上问题，方法是借助椭圆球体来描述弥散的大小和方向。弥散张量可以显示出方向性，但在表示上要以三维空间显现比较困难，为此再将张量矩阵对角化后，解出三个独立的特征向量及相关的特征值（$\lambda_1,\lambda_2,\lambda_3$），代表弥散椭球体中心向外的三个正交轴（图 4.25）；或计算出若干各向异性弥散测度参数，常用的有相对各向异性（relative anisotropy，RA）、各向异性分数（fractional anisotropy，FA）和容积率（volume ratio，VR）等。

2. 平均弥散常数

弥散张量对角元素的算术平均值称为平均弥散常数(mean diffusivity，MD)，即

$$\mathrm{MD}=\frac{D_{xx}+D_{yy}+D_{zz}}{3}$$

对角张量分量的总和也被称为弥散张量的痕量(trace)，即

$$T=D_{xx}+D_{yy}+D_{zz}=3\mathrm{MD}$$

MD 主要反映弥散运动的快慢而忽略弥散各向异性，与表观弥散系数相比，MD 更能全面地反映弥散运动的快慢。

3. 各向异性弥散测度

1) 各向异性分数(FA)　主要是评估弥散张量中各向异性部分的大小，是指水分子各向异性成分占整个弥散张量的比例，为定量分析各向异性的最常用参数。FA 的值介于 0 和 1 之间，0 代表最大各向同性的弥散，1 代表假想下最大各向异性的弥散，换言之，FA 值越接近 1，表示其弥散的各向异性越强，即越有方向性。FA 对于各向异性探测的效果较好，其计算公式为

$$\mathrm{FA}=\sqrt{\frac{3}{2}\cdot\frac{\left[(\lambda_1-\langle\lambda\rangle)^2-(\lambda_2-\langle\lambda\rangle)^2-(\lambda_3-\langle\lambda\rangle)^2\right]}{(\lambda_1^2+\lambda_2^2+\lambda_3^2)}}$$

$$\langle\lambda\rangle=\frac{\lambda_1+\lambda_2+\lambda_3}{3}$$

2) 相对各向异性系数(RA)　是一个正规化后的标准差，代表张量中各向异性与各向同性两者之间的比值，其定义是

$$\mathrm{RA}=\sqrt{\frac{\left[(\lambda_1-\langle\lambda\rangle)^2-(\lambda_2-\langle\lambda\rangle)^2-(\lambda_3-\langle\lambda\rangle)^2\right]}{3\langle\lambda\rangle}}$$

3) 容积率(VR)　代表弥散椭圆球体与圆球体(以平均弥散为半径)间的比值，其定义是

$$\mathrm{VR}=\frac{\lambda_1\lambda_2\lambda_3}{\langle\lambda\rangle^3}$$

4.4.5　弥散张量成像

弥散张量成像(diffusion tensor imaging，DTI)是在 DWI 基础发展起来的新的 MRI 技术，能够在三维空间内定量分析组织内水分子的空间弥散特性。DTI 的数据采集和处

理包括以下几个步骤。

1. DTI 数据采集

为了完全确定弥散张量，必须使用弥散敏感 MRI 脉冲序列如回波平面成像(EPI)，首先采集若干沿梯度方向的弥散加权图像。注意到弥散张量是对称的($D_{ij}=D_{ji}$)，所以仅有沿 6 个方向的测量是强制性的(而非 9 个)。具体测量方法是在 6 个非平行方向上施加 b 值相同但方向不同的弥散敏感梯度脉冲，然后再采集一幅无弥散加权的图像(b=0)。设实际梯度的方向分别是 x、y、z，将其归一化至给定梯度 G, 这时可用梯度系数表达成像空间中实际的梯度分布。测量 6 个张量元素的一组典型梯度系数组合是

$$\left(\frac{1}{\sqrt{2}},0,\frac{1}{\sqrt{2}}\right),\quad \left(-\frac{1}{\sqrt{2}},0,\frac{1}{\sqrt{2}}\right)$$

$$\left(0,\frac{1}{\sqrt{2}},\frac{1}{\sqrt{2}}\right),\quad \left(0,\frac{1}{\sqrt{2}},-\frac{1}{\sqrt{2}}\right)$$

$$\left(\frac{1}{\sqrt{2}},\frac{1}{\sqrt{2}},0\right),\quad \left(-\frac{1}{\sqrt{2}},\frac{1}{\sqrt{2}},0\right)$$

2. 弥散张量计算

将测量的信号强度和测量过程所用的梯度代入以下公式

$$S=S_0 e^{-\sum\limits_{i=x,y,z}\sum\limits_{j=x,y,z} b_{ij}D_{ij}}$$

就可得到关于弥散张量 6 个元素的 6 个方程，解方程组可得到各个体素的弥散张量。从每个体素的弥散张量便可进一步求出组织在弥散意义上的结构信息。例如，平均弥散常数(MD)、各向异性分数(FA)、相对各向异性系数(RA)、容积率(VR)等几个不同方向的各向异性弥散测度。

3. 弥散张量数据的显示

一旦从弥散张量测量中获得数据量，就可分别地将其处理为灰度图像，如图4.26 所示。这些图像包括平均弥散系数图像、相对各向异性图像、沿椭球体主对角线方向的弥散系数图像、其他分量各向异性图像，以及反转容量率(1−VR)图像等。最大的弥散方向是一个三维矢量，而矢量的三个分量分别可以观察。因此，不难理解在单一图像中已经以某种方式编码对所有的三个分量进行了编码。另外，通过弥散张量计算得到的各向异性弥散测度图像能够更加直观地评价弥散的各向异性。

用线条来表示纤维束的方向如图 4.27(彩图 4)所示。各向异性程度由线条的长度(特征矢量本身由单位长度定义)进行表达，忽略各向异性低于某些阈值的线条。因为页面只是二维的，只有投照到轴向平面的每根线条才能显示，同时用彩色表达特征矢量的 z 值。红色表示纤维位于轴向平面内，而绿色代表纤维与轴向平面垂直。

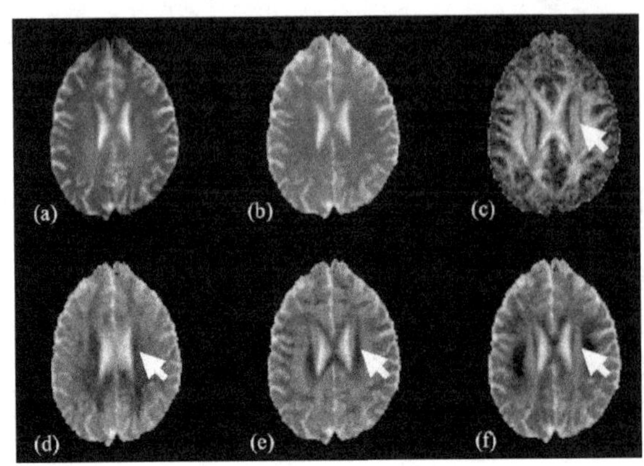

图 4.26　弥散张量灰度图

(a) 与 S_0 状态对应的 T_2 加权图像；(b) 平均弥散系数(MD)；(c) 相对各向异性(RA)；(d) 沿 x 方向的弥散系数(D_{xx})；(e) 沿 y 方向的弥散系数(D_{yy})；(f) 沿 z 方向的弥散系数(D_{zz})。箭头指示的皮质脊髓束为强各向异性区域，沿 z 方向具有较强的各向异性，而沿 x 和 y 方向具有较弱的各向异性

纤维方向和各向异性程度的另一种表达如图 4.28(彩图 5)所示。这里用三基色匹配需要表达的三个空间维度，每个体素的色调由纤维方向及各向异性代表的亮度决定。例如，显现大红的体素具有较高的各向异性(明亮的)和包含从右到左移行的纤维(红色)。类似地，绿色和蓝色分别表示从前到后及从上到下移行的纤维。低各向异性体素则显现为暗色。

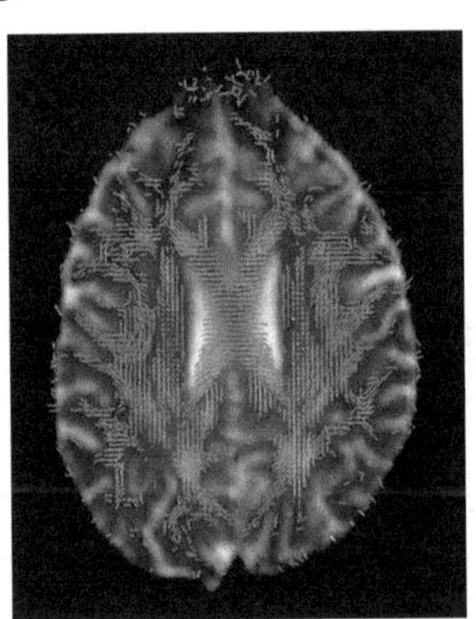

图 4.27　线条表示的纤维束走向

在矢量图中每根线条的长度和方向分别代表相对各向异性及最大弥散方向。矢量的颜色被用来显示方向的 z 分量(上-下)，红色表示轴向平面内的纤维；绿色表示垂直轴向平面的纤维。矢量图覆盖在一幅 T_2 加权图像上

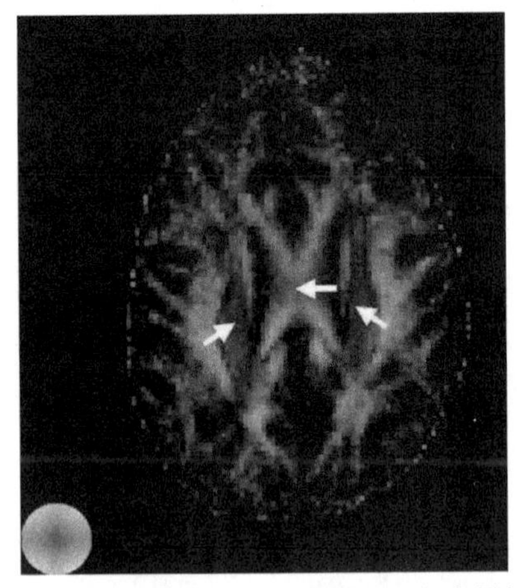

图 4.28　复合彩色图表达纤维方向和各向异性程度

亮度对应于相对各向异性；色调对应于最大的弥散方向(红色 = 右-左，绿色 = 前-后，蓝色 = 上-下)。可看出皮质脊髓束是上-下移行的(蓝色)；胼胝体是右-左移行的(红色)

4. 纤维追踪

纤维追踪所用的方法如图 4.29 所示。从用户选择的种子点开始，追踪最大弥散方向的线条，直到当前相遇的体素边缘。然后线条突然改变方向以追踪新的体素中的最大弥散。这个过程反复进行，直至满足结束追踪的某种准则为止。这里提到的准则是，当相

对各向异性低于某个临界值时，就表明该轨迹不再在白质内，并且认为此时最大弥散方向的不确定性非常大。必须注意到弥散的 180°对称性。追踪算法在正向和负向进行的两个方向上从种子点同时跟踪，包括这两个加在一起的路径。通过限制一个体素及与其成 90°体素之间的最大角度，来避免在每个体素边缘相同方向的兼并，然后对其他种子点重复追踪算法。仅显示比某些最小值长的那些轨迹。

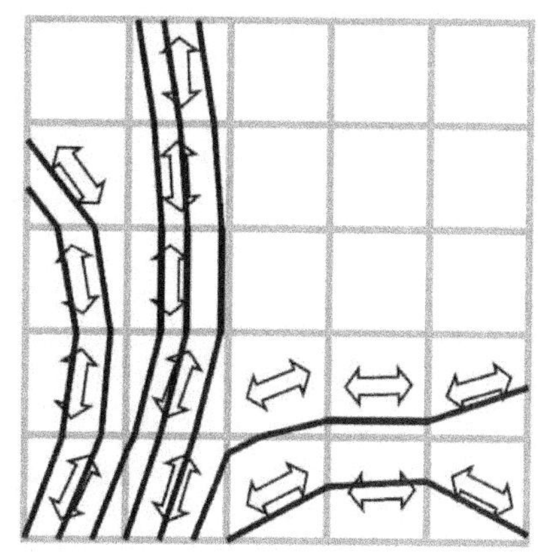

图 4.29 纤维跟踪算法示意图

每个轨迹沿行最大弥散(双箭头)方向直到其击中邻近体素为止，在那个点处轨迹沿行新的方向。在本例中，选择了 7 个种子位置

位置的选择、种子点的形状和密度及各向异性阈值的构建，必须着眼于感兴趣的结构类型。如果需要从整体上观察整个大脑，那么应该使用遍布整个大脑的均匀、低密度的种子点，如图 4.30 所示。增加种子点的密度将会导致大量的轨迹并增加跟踪和显示渲染的计算时间。

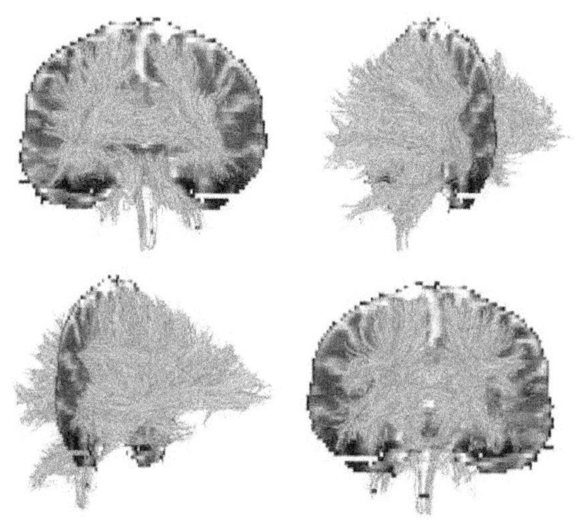

图 4.30 全脑(正常成人)的纤维跟踪

为了观察胼胝体，可选择贯穿大脑中央的矢状面种子点，限制贯穿该平面的这些纤维的显示(图 4.31)。因为他们仅需要覆盖一个二维平面而不是大脑的整个体积，所以可使用高密度的种子点。

对于皮质脊髓束，可使用内囊中小的感兴趣区内的高密度种子点。图 4.32(彩图 6)显示了这种纤维跟踪，其中每个感兴趣区被分割并且根据它的种子位置进行了色彩编码。注意到，来自内囊不同部位的纤维轨迹相互之间呈扇形分开之势而并无明显的混合。这表明，个别的纤维束可从皮质到该层次独立地和可靠地进行跟踪。

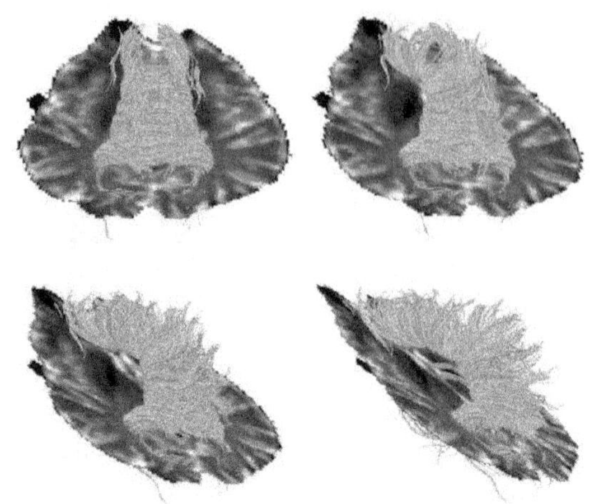

图 4.31 胼胝体(正常成人)纤维跟踪

种子点阵列位于通过大脑中心的矢状平面，用于隔离胼胝体周围的结构

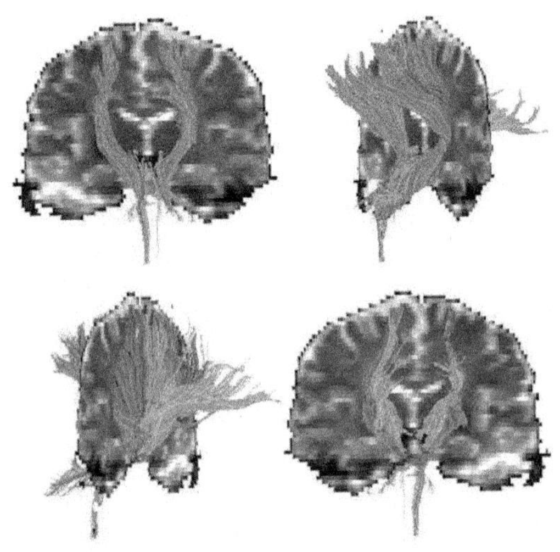

图 4.32 从前-后到后-前不同投影角度的皮质脊髓束纤维跟踪

纤维束叠加在冠状位平面 T2 加权图像上

5. DTI 的局限性

弥散张量模型是每个体素内的弥散物理过程的一个简化数学模型。尽管这种模型通常对实验数据提供了良好的符合性，但对某些情形该模型并不能充分表达。这个模型一个重要的局限性是它不能代表含有不同方向的多样纤维束的体素。在这种情况下，主要特征向量由这个体素内所有纤维的均值决定。如果两种纤维的线度是可比拟的，则组合矢量也许并不能代表任何一种纤维的方向，从而导致后续的跟踪算法都无法追踪两种纤维束。另外，如果一种纤维束的轨迹远远大于其他的，则当从较小的纤维束跳跃到主要的纤维束时的追踪可能是不正确的。

还有就是这种模型也难以区分轻微接触的和交叉的纤维束。在轻微接触纤维的情况下，两种纤维在相互间无交叉而分开前合并成一个单一的体素。由每种情况下的弥散张量给出的方向可能是相同的，然而与轻微接触的纤维相比，交叉纤维的各向异性程度应该较低。在这两种情况下，特征向量与任一纤维的方向并不符合。

一种减少这些问题的简单方法是减少体素大小；较小的体素使得一个单一体素包含多种纤维束的机会减少，因此弥散张量模型的有效性得到提高。但是，减少体素尺寸随之而来的是数据采集时间成本增加而且数据信噪比降低，这使得目前的磁共振扫描仪硬件和临床实际采集时间都成为一种实际问题，其困难在于很难将体素尺寸减小到小于几个立方毫米。因为这仍然比纤维维度大几个数量级，所以减少体素尺寸将能减少但不能消除这些问题。

另一种方法是增加弥散测量的方向数，然后将这些数据与不同的、比张量更高阶的模型进行匹配。这种高角度分辨率弥散成像(high angular resolution diffusion imaging，HARDI)有望能够确定单个体素内多种纤维的方向，但也导致数据采集时间增加。事实上，如果采用足够数量的方向数，可直接从数据中获得最大的弥散方向而无需使用某个模型。

6. DTI 的临床应用

DTI 技术是目前唯一能在活体中显示神经纤维束的走行、方向、排列、髓鞘等信息的，被广泛应用于中枢神经系统的组织形态学和病理学研究。FA 图和 FA 值在 T_1、T_2 加权正常时，就能发现白质早期损伤的病理改变。DTI 还可为临床治疗和预后提供重要参考价值。DTI 还有能精确了解心肌、骨骼肌的纤维显微结构，是目前活体内唯一可以显示肌纤维的方法；还有助于解开心脏电传导结构之谜。

7. DWI 与 DTI 的比较

DWI 与 DTI 成像基础相同，都是基于水分子在不同结构的扩散方向和速度的差异。两者所包含的信息量不同，DWI 只用 ADC 一个参数描述，扩散程度的测量限于一个平面内，常低估组织的各向异性。DTI 用多个参数(FA、MD、RA、VR)描述，从三维立体空间定量地分析水分子的扩散运动及相关性。主要应用方向不同。DWI 早期用于脑缺血的诊断，现发展为应用于各系统的感染，肿瘤和肿瘤性病变，在提供早期诊断和确定肿瘤范围方面有特殊价值。DTI 包含了方向信息的向量图，主要用来评价组织结构的完整性，是功能磁共振成像的一个重要组成部分，主要应用于脑、脊髓、心脏及骨骼肌等具有规律走行的纤维束结构。

目前，用于获取弥散张量数据的最常用采集方案是回波平面成像(EPI)。尽管该技术快速，在大约 200ms 内采集一幅完整的图像，但它受磁场强度非一致性的影响，也容易引起图像质量退化。既然人体内部结构的存在改变了磁场，因此磁场的非一致性就是不可避免的。使用不同的数据采集方案及数据后处理技术来减少成像伪影，成为影像工程研究人员一直不断追求的目标。

磁共振弥散张量成像提供了一种在体(*in vivo*)了解大脑内白质纤维连接的独特技术手段。该技术的非侵入性特点使得可同时对疾病的发生与进展进行系统的研究。尽管存在大量的技术困难，但研究者做出许多的努力正在不断解决这些限制。结合弥散张量成像和功能性磁共振，人们将能在一次检查中实现对脑功能和神经纤维连通性的探测。

第 5 章　核医学成像

核医学成像(nuclear medical imaging，NMI)的基础是放射性核素示踪原理，利用引入人体内的放射性示踪剂在空间和时间上的分布特性进行成像，而这种分布特性反映了靶组织(器官)的功能或代谢活动。核医学成像亦称为闪烁成像(scintigraphic imaging)，它的发展是伴随着 1956 年γ相机的发明而实现的；与此同时，正电子成像(positron imaging)也获得了临床应用，它们现在已经成为核医学领域的标准成像技术。核医学成像设备主要包括γ相机(gamma camera)、单光子发射型计算机断层成像(single photos emission computed tomography，SPECT)和正电子发射型断层成像(positron emission tomography，PET)，后两者又被统称为 ECT(emission computed tomography)。其中，PET 图像能特异地反映人体组织(器官)的功能与代谢信息，而且具有很高的灵敏度，因此它在研究人体生理、病理、代谢机制、肿瘤形成及其进展、脑科学等方面具有非常重要的应用价值。

5.1　核医学成像的物理基础

核医学成像技术的发展和新兴分子影像学(molecular imaging)学科的形成，不断推动着核医学成像设备设计、应用和质量控制水平的提高，所有的这一切都离不开核医学成像的物理基础的支撑。本节主要介绍核医学成像的物理基础，包括放射性核素的基本概念、放射性核素标记技术、放射性示踪剂与靶分子等内容。

5.1.1　放射性核素及其衰变规律

1. 放射性核素

原子由原子核和核外电子组成。在海森堡提出的原子核的中子-质子模型中，关于原子核的表述是：原子序数(atomic number)为 Z、质量数(mass number)为 A 的原子核由 Z 个质子(proton)和 $N(N=A-Z)$ 个中子(neutron)组成。中子和质子统称为核子(nucleon)。基于原子核的中子-质子模型，人们通常将质量数为 A、质子数为 Z、中子数为 N 的某种原子核标记为 ${}_{Z}^{A}\mathrm{X}$，X 是元素的符号。将具有确定数目的中子和质子的原子核称为核素(nuclide)。例如，${}^{10}\mathrm{B}$ 和 ${}^{10}\mathrm{Be}$ 是两种不同的核素，它们的 A 相同但 N 不同；${}^{7}\mathrm{Be}$ 和 ${}^{9}\mathrm{Be}$ 是两种独立的核素，它们的 Z 相同但 N 不同。根据质量数 A、质子数 Z 和中子数 N 的不同，可以将核素分成以下几种类型。

1) 同位素(isotope)　Z 相同而 N 不同的各核素统称为某元素的同位素。同一种元素，在元素周期表里有确定的位置。同位素的各核素在元素周期表中处于同一个位置，具有相同的化学性质。例如，${}^{3}\mathrm{H}$、${}^{2}\mathrm{H}$、${}^{1}\mathrm{H}$ 是氢的三种同位素。自然界存在的元素往往是由几种同位素组成，并且各种同位素的含量有一定的比例，这种比例称为同位素的丰度。例如，自然界存在的氧有三种同位素，即 $^{16}_{8}O$、$^{17}_{8}O$ 和 $^{18}_{8}O$，它们的丰度分别为 99.756%、0.039%、0.205%。

2) 同质异能素(isomer)　Z 和 A 都相同，但处于不同能量状态的核素。例如，$^{99m}_{43}Tc$ 和 $^{99}_{43}Tc$，在左(或右)上角加“m”，表示处于较高能级。

3) 同量异位素(isobar)　A 相同而 Z 不同的核素，如 $^{40}_{18}Ar$ 和 $^{40}_{20}Ca$。

根据原子核的稳定性，可以把原子核分为稳定原子核和不稳定原子核。例如，^{16}O 是稳定的核素，而 ^{15}O 是不稳定核素。不稳定核素会自发的衰变，放射出一些射线，同时本身转变成稳定的核素。这些不稳定的核素，叫作放射性核素(radionuclide)。影响核稳定性有如下主要因素。

2. 影响原子核稳定的因素

1) 中子数与质子数之间的比例关系　一般排在元素周期表最前面的“轻核”的质子数和中子数相等，如 ^{4}He 的原子核有 2 个质子和 2 个中子，^{28}Si 各有 14 个质子和中子。对于轻核，质子数和中子数相等的核素较稳定。但是“重核”的核子比例大多数为中子多于质子，^{197}Au 有 79 个质子和 118 个中子，^{238}U 有 92 个质子和 146 个中子。对于重核，由于核内质子数增多，相互间的库仑排斥力增大，而中子有核吸引力，没有库仑排斥力，从而缓和了质子之间库仑排斥力的影响。因此，要保证原子核稳定，就需要更多的中子来增加相互间的核吸引力。但是，中子数的增加并非越多越好，而是需要与质子数保持合理的比例关系。图 5.1 给出了核的稳定性与质子数、中子数的关系，可以看到，稳定核素分布在一条狭长的区域内，狭长区域的中心线可以用一个关于质子数 Z 和质量数 A 的经验公式表示：

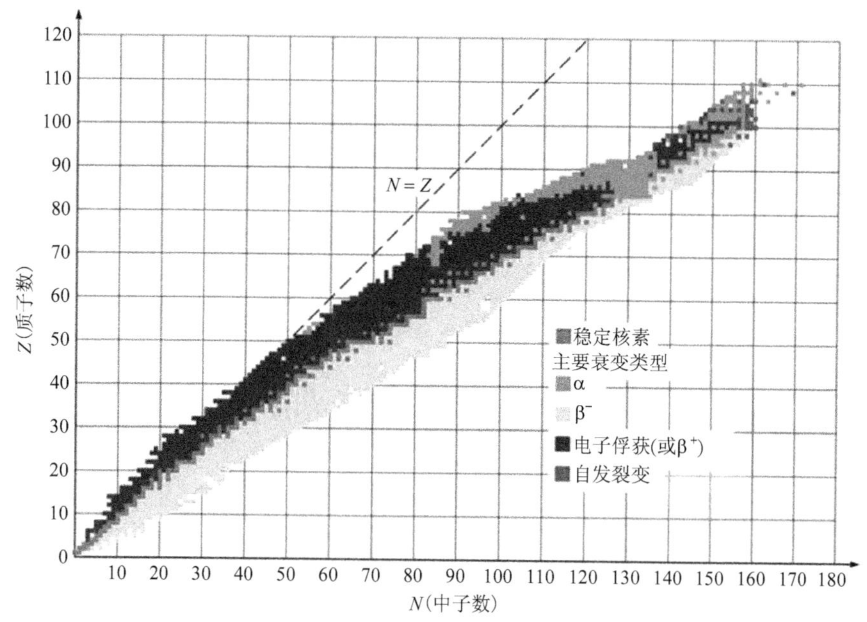

图 5.1　核的稳定性与质子数、中子数的关系

$$Z=\frac{A}{1.98+0.0155A^{2/3}}$$

2) 核子数的奇偶性　如果将近 300 种稳定核素按质子数和中子数的奇偶性分类，就会发现大多数是偶偶核，奇偶核和偶奇核各占约 20%，剩下的不到 2%是奇奇核，这表明质子数和中子数各自成对时，原子核较稳定。

3) 重核的不稳定性　超过 83 号元素铋的原子核都不稳定，它们自动分解或衰减成更小的原子核。超过第 92 号元素铀的原子核十分不稳定，无法在自然状态下存在。例如，第 94 号元素钚是人工制造出来的，主要用于核武器，在宇宙中无法找到。

放射性核素衰变产生的射线的种类，除质子、中子及其他质量比较大的粒子外，可以归结为三种，分别是α、β、γ射线。其中β射线又分为β^-和β^+；β^-就是负电子，β^+就是正电子。核医学中常用的放射性核素如表 5.1 所示。

表 5.1　核医学常用的放射性核素

放射性核素	半衰期	跃迁方式	主要光子能量/MeV	来源
Carbon-11	20.38min	β^+	0.511	Cyclotron
Fluorine-18	109.77min	β^+	0.511	Cyclotron
Phosphorus-32	14.29d	β^-	0.695	Reactor
Chronmium-51	27.70d	EC	0.320	Reactor
Cobalt-57	270.90d	EC	—	Cyclotron
Galliun-67	78.26h	EC	—	Cyclotron
Molybdenun-99	66.00h	β^+	—	Reactor
Technetium-99m	6.02h	IT	0.141	Generator
Indium-111	2.83d	EC	—	Cyclotron
Indium-113	100.00min	IT	0.393	Cyclotron
Iodine-123	13.20h	EC	—	Cyclotron
Iodine-125	60.14d	EC	0.027	Reactor
Iodine-131	8.04d	β^-	0.364	Reactor
Xenon-133	5.24d	β^-	0.081	Reactor
Thallium-201	3.04d	EC	—	Cyclotron

3. 放射性核素衰变规律

实验测量和理论计算表明，放射性核素衰变遵从指数衰减规律。由于放射性核素只有当衰变时才放出射线，所以射线的强度就取决于单位时间内衰变的原子核的个数，这也是放射性活度定义的出发点。放射性核素衰变是一个递次衰变过程，当满足一定条件时，递次衰变产物的数量比将达到放射平衡。

(1) 指数衰变规律

在时间间隔 $t\to t+\mathrm{d}t$ 内发生衰变的原子核数目 $\mathrm{d}N$ 和 t 时刻的原子核数目 N 及时间间隔长度 $\mathrm{d}t$ 成正比，即

$$-dN = \lambda N dt$$

式中，负号表示放射性核的数目 N 随时间 t 的增加而减少。

利用初始条件 $t=0$ 时，$N=N_0$，求解上述微分方程，得到放射性核素的衰变定律表达式为

$$N = N_0 e^{-\lambda t}$$

该式表明，放射性核素是按时间的指数规律衰减的。

1) 衰变常数　单位时间内放射性核素衰变的概率λ称为衰变常数，用于描述放射性核素衰变的快慢，单位为 s^{-1}。

2) 半衰期和有效半衰期　除了用衰变常数λ来表示每种原子核衰变的快慢外，在实际工作中常采用半衰期(half-life) $T_{1/2}$ 来表征放射性核素衰变的快慢程度。放射性核素其原子核数目衰减到原来数目一半所需要的时间称为放射性核素的半衰期。半衰期与衰变常数的关系为

$$T_{1/2} = \frac{\ln 2}{\lambda} = \frac{0.693}{\lambda}$$

当放射性核素引入生物体内时，原子核的数量一方面按物理衰变规律递减，另一方面还会通过生物体的新陈代谢而排出体外。因此，生物体内核素数量的减少要比单纯的物理衰变快。假设生物体的排泄作用使放射性核素数量的减少也按指数规律衰减，令与此过程相关的生物衰变常数为λ_b，同时令有效衰变常数为λ_e，物理衰变常数为λ_p，利用半衰期与衰变常数的关系，可证明有效半衰期(effective half-life) $T_{1/2e}$ 与 $T_{1/2b}$ 和 $T_{1/2p}$ 的关系为

$$\frac{1}{T_{1/2e}} = \frac{1}{T_{1/2b}} + \frac{1}{T_{1/2p}}$$

以下所举的一些半衰期的例子(表 5.2)，显示了放射性核素在生物体内的排泄有时生物衰减是主导性的，而在某些时候是物理衰减起支配作用。^{3}H 尽管具有相当长的物理半衰期，但在体内的清除速度非常快，减少了照射量；^{32}P 用于核医学中某种类型的骨扫描，它往往被保留在骨骼中，导致了较长的生物半衰期，然而其物理半衰期如此之短以至于照射量也很小；^{90}Sr 对环境而言极为不利，它的性质与钙相似因而被骨骼所收集，这导致其不仅具有长的生物半衰期而且具有长的物理半衰期，因此产生了双重的危险。

表 5.2　一些放射性核素的物理、生物、有效半衰期比较/(d)

同位素	物理半衰期	生物半衰期	有效半衰期
^{3}H	4.5×10^{3}	12	12
^{32}P	14.3	1155	14.1
^{90}Sr	1.1×10^{4}	1.8×10^{4}	6.8×10^{3}
^{99m}Tc	0.25	1	0.2

^{99m}Tc 是核医学中诊断扫描常用的放射性核素之一，因为它同时具备了短的物理半衰期和生物半衰期，故对于成像过程后体内同位素的迅速清除非常有利。

3) 平均寿命　指放射性原子核平均生存的时间，用 τ 表示。在时间间隔 $t \to t+\mathrm{d}t$ 内有 $\mathrm{d}N$ 个原子核发生衰变，这些原子核的寿命是 t，t 可以从 0 变化至 ∞，因此 N_0 个原子核的平均寿命(mean life)可表示为

$$\tau = \frac{\int_0^{\infty}(-\mathrm{d}N)t}{N_0} = \int_0^{\infty} \lambda t e^{-\lambda t}\mathrm{d}t = \frac{1}{\lambda} = 1.44T_{1/2}$$

(2) 放射性活度

在核医学中，一个常用的反映射线强度的物理量是放射性活度(radiation activity, A)。它定义为单位时间内原子核衰变数量。单位时间内原子核的衰变数与原子核数成正比，即 $A = \lambda N$，于是得到

$$A = A_0 e^{-\lambda t}$$

可见放射性活度也是随时间按指数规律衰减的。图 5.2 显示的是 ^{99m}Tc 的放射性活度衰减曲线，由图可知，两天后 ^{99m}Tc 的放射性活度可被忽略。

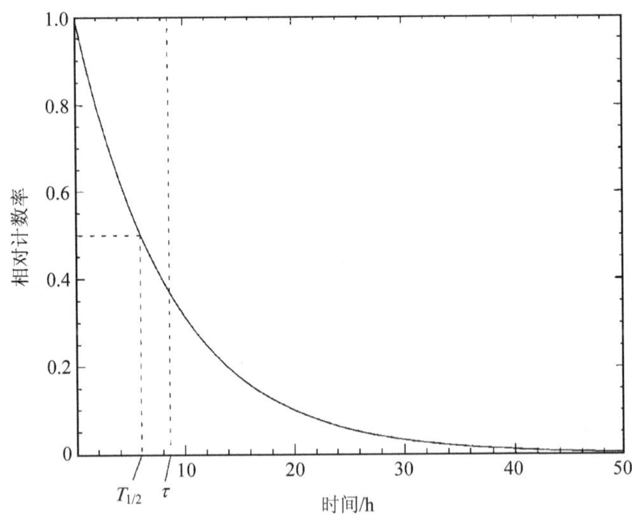

图 5.2　^{99m}Tc 的放射性活度衰减曲线

放射性活度的国际单位采用贝可，记作 Bq(Becquerel 的简写)，1Bq = 1 衰变/秒。曾经使用的旧单位是居里(Curie，Ci)。它们之间的关系为 $1\mathrm{Ci} = 3.7\times10^{10}\mathrm{Bq}$。由于 Ci 是个很大的单位，所以在核医学中通常也用 mCi 和 μCi 等单位。

需要注意的是：①即使 Ci 数相同，因为不同核素在衰变时发出射线的种类和能量各不相同，所以不同放射性核素发出的射线强度和贯穿本领也是不同的：②同样多的

Ci 数，衰变常数 λ 大的即半衰期 $T_{1/2}$ 短的核素，放射性原子核的个数就少。这对核医学很重要，因为引入人体的放射性物质，除部分排泄掉以外，先后在体内衰变，而射线对人体的伤害有累积作用。在对人体损伤相同的条件下，短半衰期的核素所使用的 Ci 数可以比长半衰期的核素大得多。

4. 放射平衡

不稳定核素衰变后，生成的核素往往还是不稳定的，它们将一代接着一代地衰变下去，直至稳定下来为止。这种可以延续好几代的放射现象形成一个个放射性核素的“家族”，称为放射系(radioactive series)。在各个放射系中，母体和各个子体是共存的，各代子体在衰变过程中的数量关系也存在着一定的规律。

设母体 A 衰变为子体 B，再衰变为孙代子体 C，即 $A \to B \to C$。显然母核 A 的数量变化仅决定于它自身的衰变过程，而与其子核的存在和数量多少无关。但对子核 B 情况就比较复杂，这是因为 B 核一方面不断衰变为 C 核，另一方面又从 A 核的衰变中获得补充。这样，子体 B 在数量上的变化不仅和它自己的衰变常数有关，而且也和母体 A 的衰变常数有关。

考虑母体 A 半衰期远大于子体 B 半衰期的情况，由于母体 A 的衰变，子体 B 的核数将逐渐增加，这些新生子体 B 又按自己的规律进行衰变。因为衰变率是与现存核数成正比，所以随着子核 B 的积累，子核每秒衰变的核数也将增加。经过一段时间后，子核每秒衰变的核数将等于它从母核衰变而得到补充的核数，子核的核数就不再增加，于是达到放射平衡(radioactive equilibrium)。此时母核和子核的放射性活度相等。

在远小于母体半衰期的时间内，母核的衰减是可以忽略的，因而它的放射性强度可以认为保持不变，所以子核的放射性活度在达到平衡后也是保持不变的。这种动态平衡称为长期平衡。若在达到动态平衡后把子体分离出来，那么经过子体半衰期几倍时间后，又将重新达到动态平衡。放射平衡在放射性核素应用中具有重要意义。

半衰期很短的同位素在医学应用中有很多优越性，但在供应上有很大困难。由于寿命较短，无法单独存在较长时间，但有些短寿命核素是由较长寿命的核素(母核)衰变而来的。由前述递次衰变现象可知，当母体、子体达到放射平衡后，子体会与母体共存并保持一定的含量比例。如果通过物理或化学方法把子体从母体中分离出来，经过一段时间后，子体与母体又会达到或接近新的放射平衡，可以再把子体分离出来。此种由长寿命核素不断获得短寿命核素的装置叫作核素发生器(radionuclide generator)。

5.1.2　放射性示踪剂

分子中某一原子或某些原子被放射性核素所取代的化合物，称为放射性核素标记化合物。核医学成像中所使用的放射性示踪剂(radiotracer)就是放射性核素标记的某些特定化合物。当这些示踪剂与人体组织内一定的靶分子特异性地结合，参与体内的各种生物活动时，通过体外的射线探测设备记录下射线的强度及其空间分布，就能研究这些靶分子在体内某些组织中聚集和分布的特点及参与体内代谢的过程。

1. 放射性核素的选择原则

1) 恰当的能量　放射性核素发射的射线应具有合适的能量。若辐射能量过低，因组织吸收太多不利于探测；如果能量过高，则辐射防护不易实现，而且对设备的准直性能也提出了更高的要求。

2) 合适的半衰期　放射性核素不断地衰变，当衰变掉一半时所需要的时间称为半衰期。放射性核素的半衰期应该长短合适。如果半衰期过长，全部放射性要在很长的时间内发射，那么在单位时间内发射和记录的射线数目太少，不利于成像；若半衰期过短，还未来得及起到示踪作用就衰减结束，显然也不能获得实际应用。一般放射性核素的半衰期控制在几小时内，但对于动态研究，放射性核素的半衰期则可能需要以分、秒来计，属于短寿命和超短寿命的放射性核素。

3) 与生命组成元素同宗　在用发射正电子的放射性核素标记分子探针时，采用的是生命组成元素 C、N、O 或 H 的类似物 F 的同位素。用它们标记的各种分子探针符合人体的生理条件，可满足生物相容性的要求。

2. 示踪剂与靶分子

前已述及，示踪剂就是利用放射性核素标记的某些特定化合物，这些化合物能够与所要研究的体内靶分子特异性地结合，参与人体内的生理和生化过程。理论上，所有的分子标志物都可以成为核医学成像的靶标，但应该筛选能够与某种疾病发生、发展和转移有着密切关系，或者其变化过程反映治疗效果的分子标志物。常用的靶分子一般是蛋白质(酶、受体)和核酸(DNA、RNA)。以选择酶作为目标靶分子为例，某种疾病的产生可能是由人体的某种化学物质的分泌失调造成的，因此可以通过分子探针与这一系统中一种或几种与该物质有关的酶的结合，并利用放射性核素成像设备来了解有关酶的活性程度和分布，这就是选择酶作为靶目标的基本出发点。再以引入配体-受体特异结合机制来确定分子探针为例。首先进行靶分子筛选，然后选择具有生物相容性的特定配体，并用放射性核素进行标记再注入体内，穿透生物屏障与靶分子(受体)结合，经过信号放大，用放射性核素成像设备获取受体功能代谢图像，对人体特定解剖部位受体结合位点进行精确定位，最后借助生理数学模型对效果进行评估，可以获得定量或半定量特定解剖部位受体与配体特异性结合浓度及其有关代谢参数，从而了解受体的分布、数量(密度)和功能(亲和力)。

用示踪剂确认靶目标及其有效性是人体中成功结合特异靶目标的关键条件之一。为了能检测到有效的信号，示踪剂必须具有高的亲和力(high-affinity)，能够对靶目标产生足够的浓度和维持足够长的时间。示踪剂应能克服各种生物传递屏障，如血管、细胞间隙、细胞膜等。对于生物屏障而言，即使是小分子的示踪剂也可能不容易整合到细胞内，因此示踪剂是否具有穿透生物屏障的能力是一个不容忽视的问题，这是核医学成像最大的难点与挑战。目前的研究主要集中在发展更有效的方法使成像物质进入细胞内，局部用药与药理、物理方法结合提高靶向性，应用长循环药物使其分布更均匀等方向。另外，化学的和生物的信号放大机制在核医学成像中也是必不可少的。

5.1.3 单光子发射与正电子发射

在放射摄影中，X 射线穿透人体投照在胶片或探测器上形成图像，称这种成像方式为透射式成像(transmission imaging)；而在核医学成像中，探测器记录的是来自人体内放射性核素发射的γ光子。因此，这种成像方式是一种发射式成像(emission imaging)，如图 5.3 所示。依据辐射类型，放射性核素可分为单光子发射型和正电子发射型。

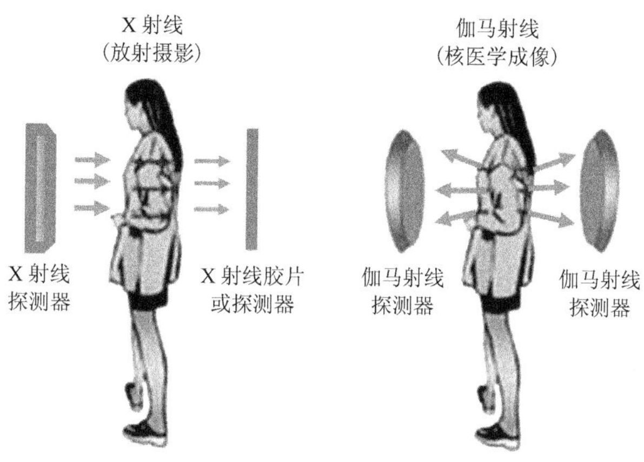

图 5.3 透射型成像与发射型成像

1. 放射性核素 ^{99m}Tc

放射性核素 ^{99m}Tc 是由 ^{99}Mo-^{99m}Tc 放射性核素发生器产生的(图 5.4)，具有理想的物理半衰期(6h)，仅发射单一能量(142keV)的γ射线，不伴有β射线的辐射，可满足以小时为计的许多放射性药物的制备时间要求，成为核医学成像较为理想的核素之一。

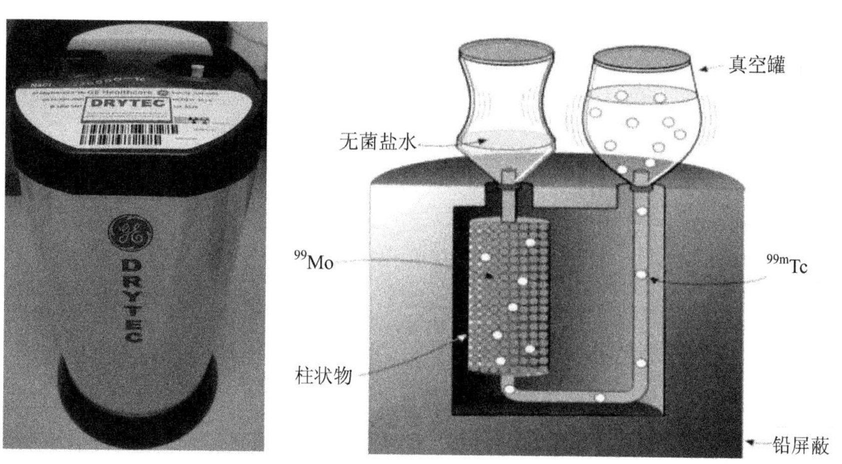

图 5.4 ^{99}Mo-^{99m}Tc 核素发生器

临床应用的核素发生器应该具有以下特性：

1)产生的子代核素具有高度的放射化学和放射性核素纯度；

2)操作安全而且简单；

3) 产生无菌和无热源的淋洗剂；

4) 子代核素易于从父代核素中分离；

5) 淋洗剂的化学形态应当适合于放射性药物的制备。

虽然 ^{99}Mo-^{99m}Tc 放射性核素发生器具有上述优点，但其缺点也较为明显：母体 ^{99}Mo 的物理半衰期短，约为 66h，需要经常更换核素发生器；同时子体 ^{99m}Tc 的半衰期为 6h，不太适合生理功能动态研究。

目前有一种 ^{113}Sn-^{113m}In 发生器在核素成像技术中获得了应用，这种发生器母体的半衰期为 118 天，使用时间较长，无需经常更换；子体 ^{113m}In 的半衰期为 1.7h，适合在较短的时间内重复使用。尽管 ^{113m}In 发射的γ射线能量较高(394keV)，但由于通过改进γ射线探测器的性能，提高能量的探测范围，所以 ^{113m}In 的使用正在不断增加。

2. 正电子发射及其湮灭

碳(C)、氮(N)、氧(O)、氢(H)是生命组成的基本元素，虽然氟(F)不在其列，但它与 H 的性质相类似。C、N、O、F 的同位素属于短寿命同位素，它们都是寡中子的，衰变形式为 β^+ 衰变。衰变中产生的正电子的射程很短，迅速地与组织中的电子湮灭。在湮灭过程中正电子和电子的质量转变为能量，并发射一对运动方向互为 180°、能量同为 511keV 的γ光子(图 5.5)。因此，可以通过探测这一对光子来表征 β^+ 衰变的发生。

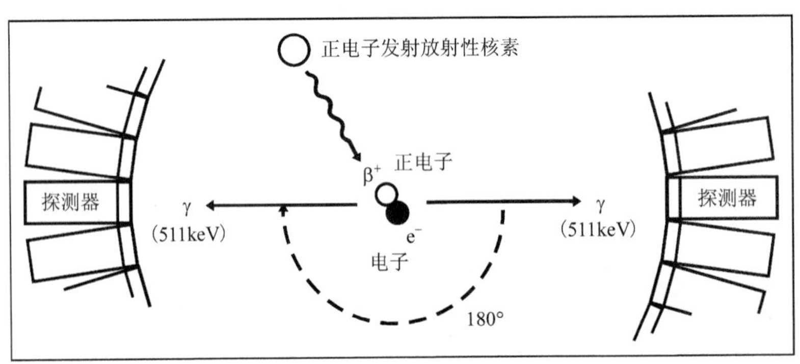

图 5.5 湮灭辐射及其探测

常用的发射正电子的放射性核素的名称、半衰期、能量和生产方式见表 5.3。与 ^{99m}Tc 通过核素发生器获得的途径不同，核医学用正电子放射性核素一般是利用医用回旋加速器(medical cyclotron)轰击稳定的核素获得的(图 5.6)。例如，在回旋加速器中用质子轰击稳定性核素 ^{18}O 可获得正电子放射性核素 ^{18}F。

表 5.3 常用正电子放射性核素的半衰期和能量

核素	半衰期/min	正电子的平均能量/MeV
^{15}O	2.07	2.75
^{13}N	9.9	2.22
^{11}C	20.4	1.98
^{18}F	109.8	1.65

^{18}F: fluorine-18; ^{11}C: carbon-11; ^{13}N: nitrogen-13; ^{15}O: oxygen-15。

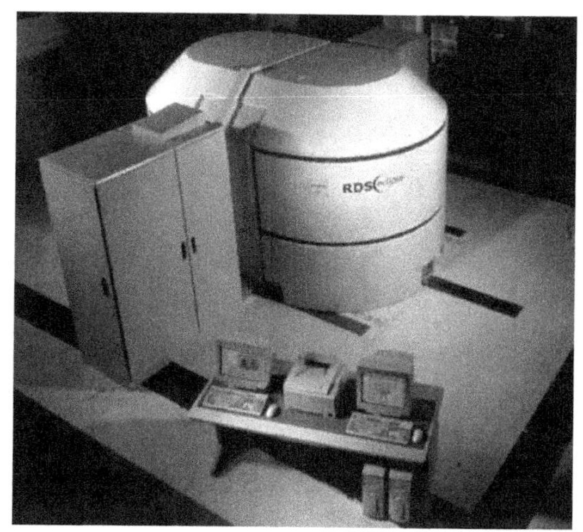

图 5.6　医用回旋加速器

3. 正电子放射性核素标记的示踪剂

将获得的短寿命正电子放射性核素移至放射性化学药物制造设备中(图 5.7)，以全自动方式对示踪剂进行标记并制成液体制剂，供核医学成像时注射使用。

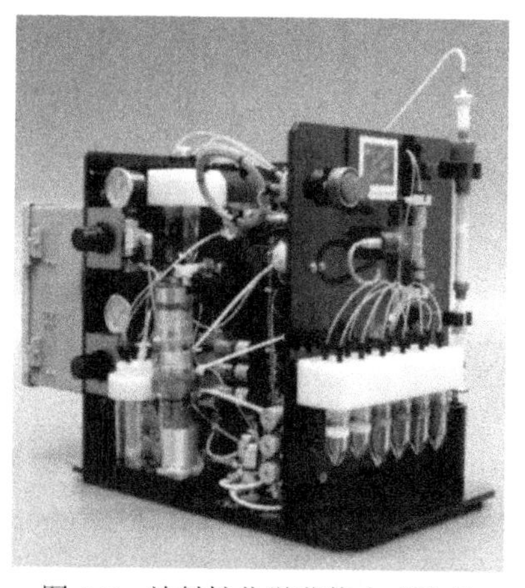

图 5.7　放射性化学药物合成设备

目前临床使用的正电子放射性药物可分为血流灌注型示踪剂、代谢型示踪剂、受体结合型示踪剂、抗体结合型示踪剂和基因表达型示踪剂五大类型。其中应用最为广泛的代谢型示踪剂是 2-氟(^{18}F)-2-脱氧-D-葡萄糖(^{18}F-FDG)。

静脉注射 ^{18}F-FDG 后，在葡萄糖转运蛋白的帮助下，^{18}F-FDG 通过细胞膜进入细胞，然后被己糖激酶(hexokinase)磷酰化成 ^{18}F-FDG-6-磷酸盐。由于 ^{18}F-FDG-6-磷酸盐的结构与葡萄糖的不同(2-位碳原子上的羟基被 ^{18}F 取代)，不仅不能进一步代谢，而且也不能通过细胞膜，所以 ^{18}F-FDG-6-磷酸盐将在细胞内滞留。在葡萄糖代谢平衡状态下，^{18}F-FDG-6-磷酸盐滞留量大体上与组织细胞葡萄糖消耗量一致，因此 ^{18}F-FDG 能反映体内葡萄糖利用率。

活体内非正常细胞(如恶性肿瘤细胞)具有高代谢特点，葡萄糖无氧代谢增加其途径是增加葡萄糖膜转运能力和糖代谢通路中的主要调控酶活性。已有的研究证明，在恶性肿瘤细胞中的葡萄糖转运信息核糖核酸(mRNA)表达增高，导致葡萄糖转运蛋白增加。因此在恶性肿瘤细胞内可积聚大量 ^{18}F-FDG，经正电子发射断层显像可显示肿瘤的部位、形态、大小、数量及肿瘤内的放射性分布。

根据大脑的葡萄糖的代谢特点，^{18}F-FDG 还用来研究大脑局部生理功能与糖代谢关系，如视觉和听觉刺激、情感活动、记忆活动等引起相应的大脑皮质区域的葡萄糖代谢改变。

^{18}F-MISO 是一种硝基咪唑化合物，可通过主动扩散经细胞膜进入细胞，在硝基还原酶的作用下硝基被还原。在非乏氧细胞内，硝基还原产物可立即被氧化；而在乏氧细胞内，硝基还原产物不能发生再氧化，还原产物与细胞内大分子物质发生不可逆结合，滞留于乏氧细胞中，其聚集浓度与乏氧程度成正比。因此 ^{18}F-MISO 与乏氧细胞具有电子亲和力，可选择性地与组织的乏氧细胞结合，是一种较好的乏氧显像剂。

由于疾病或生理、生化改变出现的蛋白质合成的异常可用 ^{18}F 标记的氨基酸类示踪剂进行成像，如 ^{18}F-氟乙基酪氨酸(^{18}F-FET)、^{18}F-氟代多巴(^{18}F-FDOPA)等。主要的用 ^{18}F 标记的放射性示踪剂及其用途见表 5.4。

表 5.4　正电子发射型示踪剂及用途

核素	正电子发射型分子探针	用途
^{18}F	^{18}F-FDG	糖代谢
^{18}F	^{18}F-FEG	氨基酸代谢
^{18}F	^{18}F-氟代多巴	氨基酸代谢
^{18}F	5-^{18}F-氟尿嘧啶	核酸代谢
^{18}F	^{18}F-氟代甲基胆碱	脂肪酸代谢
^{18}F	16a^{18}F-氟雌二醇	胆固醇代谢
^{18}F	^{18}F-MISO	乏氧显像
^{18}F	^{18}F-FES	受体显像

从目前应用的实践来看，尽管像 ^{18}F-FDG 这样的传统代谢型正电子放射性示踪剂具有高灵敏度的特点，但是这类探针缺乏明显的特异性。因此，正电子放射性示踪剂应用的重点正在转移到具有特异性的分子探针(如受体显像和基因表达显像)上来。与传统的代谢类示踪剂相比，受体显像是集配体-受体结合的高特异性和放射性探测的高敏感性于一体的显像技术。基因表达显像是基因诊断和基因治疗效果评价的重要工具，但是目前基因表达显像仍然处于前期研究阶段。而抗原-抗体显像由于长半衰期正电子放射性药物供应问题和缺乏全自动化化学合成方法，还无法规模化地开展此类显像研究。

5.2　核医学成像的技术基础

在核医学成像中，系统探测的对象均为靶器官发射的γ光子。因此，γ光子的探测就成为核医学成像的重要技术基础之一。

5.2.1　伽马光子探测器

γ光子探测器(图 5.8)的基本工作原理是，γ光子击中晶体并与之相互作用产生荧光，利用光导和反射器组成的γ光子收集器将光子投射到光电倍增管(PMT)的光阴极上，击出光电子，光电子在 PMT 内被倍增和加速，在阳极上形成电流脉冲输出，电流脉冲的高度与射线的能量成正比，与辐射源入射晶体的光子数目成正比，由电子线路评价来自于 PMT 的相对信号并且确定信号的位置。

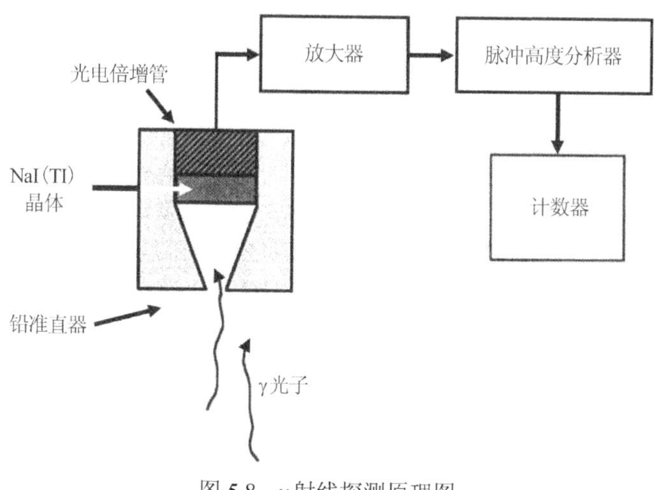

图 5.8　γ射线探测原理图

1. 准直器

1）一般概念　准直器用可吸收γ射线的高原子序数（通常采用铅）的物质制成。它的功能是排除对成像有干扰作用的其他射线。为建立放射性核素与重建图像的空间对应关系（图 5.9），必须对以 2π 立体角分布的各向同性的γ射线实行空间限位，只能让局限在某一空间单元的射线进入闪烁晶体，其他区域的射线则不能进入。准直器是γ相机和 SPECT 系统的必备器件。

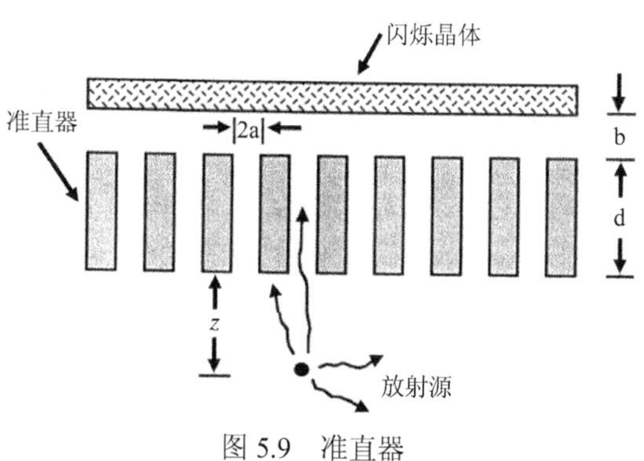

图 5.9　准直器

2）准直器的类型　对一个探测器而言，根据探测对象的大小和探测深度，为获得不同程度的准直性和光子探测效率，应提供不同类型的准直器。通常可供选择的准直器类型有平行孔型（parallel）、会聚型（converging）、发散型（diverging）和针孔型（pinhole），如图 5.10 所示。其中通过会聚型和发散型准直器获得的图像，相对于目标表现为一定的放大或缩小，它们的应用对象分别对应于覆盖较小的成像目标和覆盖较大的成像目标。自然地，当发散型准直器反过来使用时便成为会聚型准直器。因为放大率随探测深度而变，使得图像判读更加困难，所以这两种准直器很少使用，针孔型准直器属于放大型准直器，它提供了目标的精细图像，然而它的光子探测效率非常低。

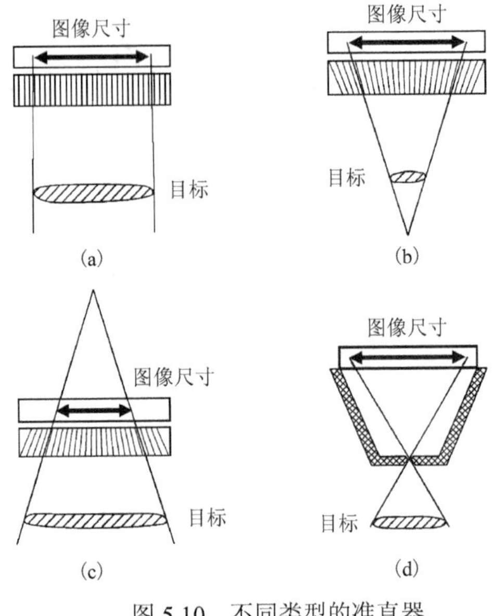

图 5.10　不同类型的准直器

2. 闪烁体

在高能粒子或 X(γ)射线的作用下能够发出脉冲荧光的物体，被称为闪烁体(scintillation)。依据化学性质，闪烁体通常可分为无机闪烁体和有机闪烁体。无机闪烁体一般是指含有少量混合物(激活剂)的无机盐晶体，加入激活剂的目的是显著提高发光效率。当闪烁体中原子的轨道电子从入射粒子接受大于其禁带宽度的能量时便被激发跃迁至导带，然后再经过一系列物理过程回到基态。根据退激的机制不同而发射出荧光或磷光。有机闪烁体大多属于苯环结构的芳香族碳氢化合物，其发光机制主要由于分子本身从激发态回到基态的跃迁。目前数量最多、应用最广的当推无机闪烁晶体，如铊激活的碘化钠 NaI(Tl)、铊激活的碘化铯 CsI(Tl)及新出现的锗酸铋(BGO)和硅酸镥(LSO)等。NaI、BGO、LSO 三种闪烁晶体特性的比较如表 5.5 所示。

表 5.5　核医学成像设备所用的闪烁晶体及其特性比较

晶体	有效原子序数	密度/(g/cm^3)	衰变时间/ns	折射系数	峰值波长/nm	相对发光效率/%
NaI	50	3.67	230	1.85	410	100
BGO	74	7.13	300	2.15	480	13
LSO	66	7.4	40	1.82	420	65

在γ相机和 SPECT 成像系统的探测器中，闪烁体通常使用 NaI(Tl)晶体，它的发光效率和透明度较好，对低能光子(140keV)有较好的敏感性，它所产生的荧光光子数与入射射线的能量间有着良好的线性关系。而 PET 成像系统探测器一般使用 BGO 晶体，这是一种新型的闪烁晶体，其中不含激活剂，原子序数高、密度大，对高能γ光子(511keV)

有更高的敏感性，探测效率为 NaI(Tl)的 2.5 倍。LSO 则是一种对γ射线响应时间快，发光效率高于 BGO 的不含激活剂的闪烁晶体，主要用于小动物 PET 探测器。

要注意到，闪烁体的厚度对光子的探测效率和分辨率有着直接的影响。闪烁体越厚，对光子的阻止本领越强，探测效率越高，但是分辨率降低；闪烁体越薄，分辨率越好，但是对光子的阻止本领越差，探测效率降低。因此，较薄的闪烁体适合低能光子，较厚的闪烁体适合高能光子。

3. 光电倍增管

PMT 是依据光电子发射、二次电子发射和电子光学的原理制成的、透明真空壳体内装有特殊电极的器件(图 5.11)。它利用二次电子发射使逸出的光电子倍增，获得远高于一般光电转换器件的灵敏度，能测量微弱的光信号。PMT 包括阴极室和由打拿链组成的二次发射倍增系统两部分。阴极室的作用是把光电阴极在光照下由外光电效应产生的电子聚焦在面积比光电阴极小的打拿链的第一极表面上。在打拿链的各极和阳极上依次加有逐渐增高的正电压，而且相邻两极之间的电压差使得二次发射系数大于 1。这样，光阴极发射的电子在第一打拿极将产生更多的二次发射电子，这些电子又在极间电场的作用下飞向第二打拿极，激发出更多的次级电子。该过程如此不断进行下去，入射电子经 n 级倍增后就放大 n 倍，经过倍增的电子最后被阳极收集，形成可测量的电信号。在正常工作条件下，PMT 输出的电信号幅度与入射光的能量成正比关系。通过对该电信号的测量，可间接地获得入射光信号的能量信息。

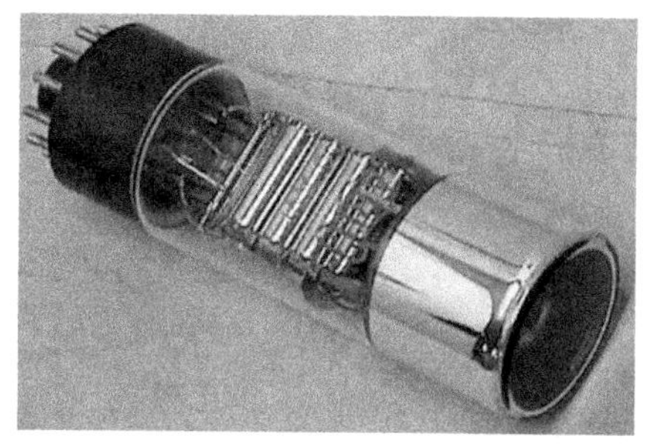

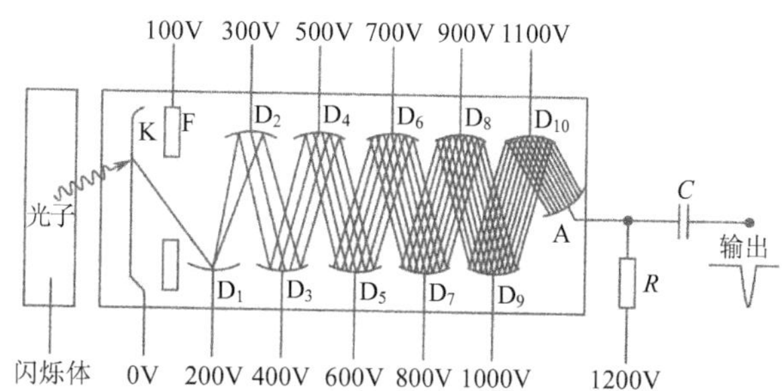

图 5.11　PMT 及其结构

PMT 有如下主要特性。

1) *光谱响应*　光电阴极受光照射后发射光电子的概率与入射光波长的关系，光谱响应由光电阴极材料、入射窗材料及相关工艺决定。

2) *光电阴极灵敏度*　用入射光通量为 1 流明(lm)、色温为 2856K 的白炽钨丝灯光照射光电阴极时，光电阴极上产生的电流大小(μA/lm)。

3) *放大倍数*　阳极上收集到的电子数与光电阴极发射的电子数之比。

4) *阳极灵敏度*　光电阴极上入射 1lm 的光通量时阳极输出的电流值(mA/lm)。

5) *渡越时间*　光电阴极发射的光电子经过打拿链的倍增最后被阳极收集所需要的时间。电子的渡越时间有一定的范围，这就使得阳极上输出的电信号脉冲展现出一定的宽度。

6) 暗电流　PMT 在一定的工作电压下，无光照时所产生的阳极电流。因暗电流存在而导致的阳极端输出的脉冲称为本底脉冲。在测量低能射线时，可通过降低 PMT 的温度或采用符合(coincidence)技术来减小暗电流。

7) 稳定性　指 PMT 各参数随时间的变化率。它与工作电压、入射光强度、阳极电流、环境温度变化及使用情况有关。

在核医学成像设备的探测器中，一般利用多个甚至几十个 PMT 组成六角形阵列形式，使用数量通常是 7、19(图 5.12)、37、61 等。如要增加 PMT 数量，只要围绕原有排列加入单元即可。

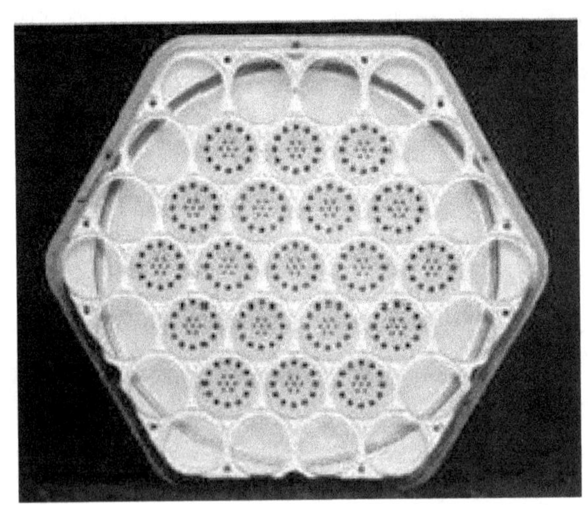

图 5.12　19 个 PMT 组成的阵列

4. 脉冲高度分析器

每一种放射性核素都有自己特有的辐射能谱。闪烁计数器所产生的电流脉冲的幅度与辐射光子的能量成正比，若测量出脉冲幅度与计数的关系就相当于测出了辐射能谱。设计一种电子电路，只允许满足一定幅度阈值的脉冲通过，利用计数器对所通过的脉冲个数进行记录。只要不断地调整幅度阈值，就可以获得计数率随幅度阈值变化的规律或曲线，也就得到了该核素的辐射能谱(图 5.13)。具有脉冲阈值甄别功能的这种电子电路称为脉冲高度分析器(discriminator)。目前在核医学成像系统中一般采用多通道工作方式的脉冲高度分析器，即多个脉冲高度分析器同时工作，进行一次测量就可以得到单个脉冲高度分析器多次测量的结果。

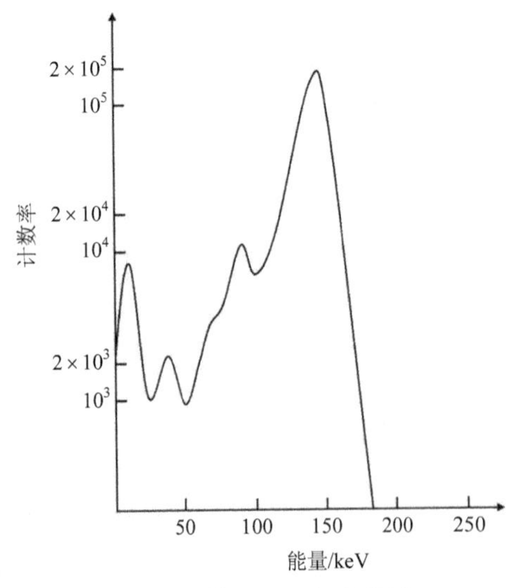

图 5.13　^{99m}Tc 的γ辐射能谱

5. 伽马光子探测器的性能参数

1) 空间分辨率(spatial resolution)　表征探测器对位置的分辨能力，它是最终重建图像所提供的细节的一种量度，换言之，即能够被区分的细节究竟有多精细。空间分辨率可以用两个点(线)源的最小分辨距离 R 来表示(图 5.14)。对于平行型准直器而言，空间分辨率 $R \propto \dfrac{d(L+D)}{L}$ (各参数含义参见图 5.9)。当 d 增加时，R 增大，分辨率降低；当 L 增加时，R 减小，分辨率提高；当 D 增加时，R 增加，分辨率降低。

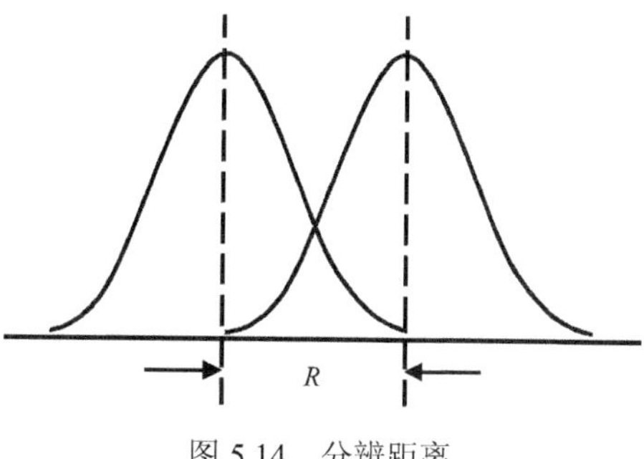

图 5.14　分辨距离

2) 死时间(dead time)　可分辨的两个闪烁光子入射的最短间隔时间定义为死时间。由于存在死时间，如果两个光子几乎同时到达一块晶体，它们到达的时间间隔太小，那么两次闪烁重叠在一起，将产生一个又宽又高的脉冲(称为脉冲堆积)。由此计算出的光子的能量因超出脉冲高度分析上限而不予记录，导致两个闪烁事件被遗漏。死时间与晶体的闪烁衰减时间及探测系统的性能设计有关。

3) 信噪比(signal to noise ratio，SNR)　表征有用信息与噪声的相对强度。如果示踪剂聚集区域的大小与空间分辨率相比是小的，则由于探测器响应的原因，示踪剂聚集区域与邻近的背景混在一起，会导致图像的模糊。

4) 均匀性(uniformity)　表征一个均匀平面源上各个位置上的闪烁事件与所显示对应各像素的灰度的一致性。它对图像的对比度有着直接影响。

5) 线性(linearity)　表征闪烁事件的位置相对于图像中对应像素的空间位置产生畸变的程度，或者说表征闪烁事件定位的准确性。闪烁事件的图像应该不依赖于它在视野中的位置。

5.2.2　伽马相机

γ相机(图 5.15)对目标器官发射的光子进行探测和计数，绘制各自闪烁晶体事件的空间构型用以创建一幅器官图像。静态图像显示数据在检查期间的特殊点采集，动态图像可显示在整个检查时间内数据测量的变化。

1. 伽马相机原理

γ相机主要由探测器(包括准直器、NaI 晶体、PMT、前置放大电路等)、位置电路、加法电路、分析器、显示和记录系统等组成(图 5.16)。先由 NaI 晶体把不可见的γ射线转化为微弱荧光信号，再通过 PMT 把微弱荧光信号转换成毫伏级的电信号。电信号通过前置放大电路放大后进入位置电路，位置电路的主要功能是把多路 PMT 输出的信号进行整理计算，得出γ射线打在闪烁晶体上的具体位置。位置电路的前一部分是电阻矩阵(图 5.17)，电阻矩阵的主要功能是把多路 PMT 的输出信号通过不同阻值的精密电阻

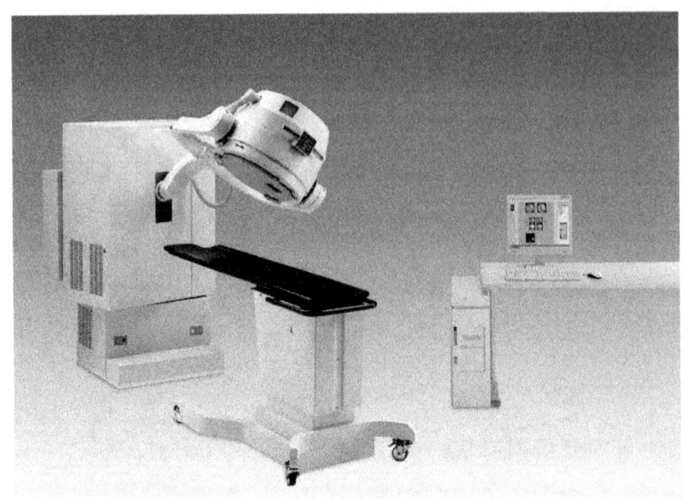

图 5.15　伽马相机

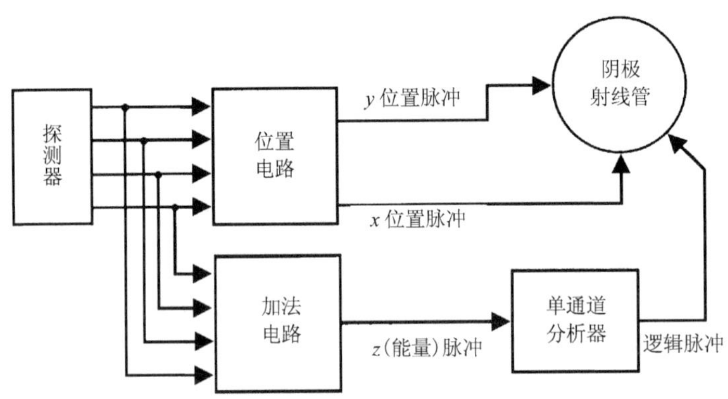

图 5.16　伽马相机结构

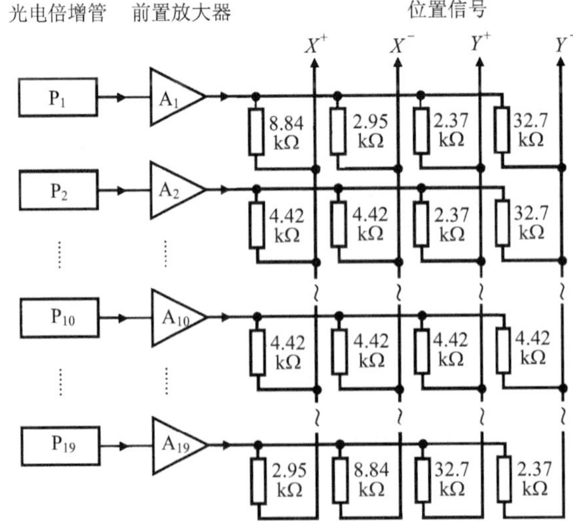

图 5.17　电阻矩阵

转换为 X^+、X^-、Y^+和 Y^- 4 个位置信号；位置电路的后一部分是位置计算电路，它将 4 个位置信号转换为与前端晶体坐标相对应的 x、y 位置信息，加法电路将 4 个位置信号总和为 z 能量信息。位置信息和能量信息都由一个延迟电路控制，使像点按时间顺序依次形成，最后在阴极射线管上显示完整的影像。

γ相机是大晶体一次成像，可以完成各种脏器的静态成像(static imaging)，又可以进行连续的动态成像(dynamic imaging)。如果利用特殊装置，通过探头和检查床的配合运动，γ相机还可以进行全身成像。

2. 伽马相机的性能参数

γ相机的性能指标对图像质量和诊断可靠性具有重要的意义。实际对γ相机进行性能指标评价时，大都遵从的是美国电气制造商协会(NEMA)提出的γ相机性能测试标准。

1) 空间分辨率(spatial resolution)　两个可辨识的点源之间的最小距离称为伽马相机的空间分辨率，以点源响应函数即点扩展函数(point spread function，PSF)来衡量。称50%峰值 PSF 函数曲线所对应的距离宽度为半峰值全宽度(full width at half maximum，FWHM)，可用其作为空间分辨率的量度(图 5.18)。系统空间分辨率 R 由准直器分辨率 R_c 和相机固有分辨率 R_i 构成，它们之间的关系为

$$R = \sqrt{R_c^2 + R_i^2}$$

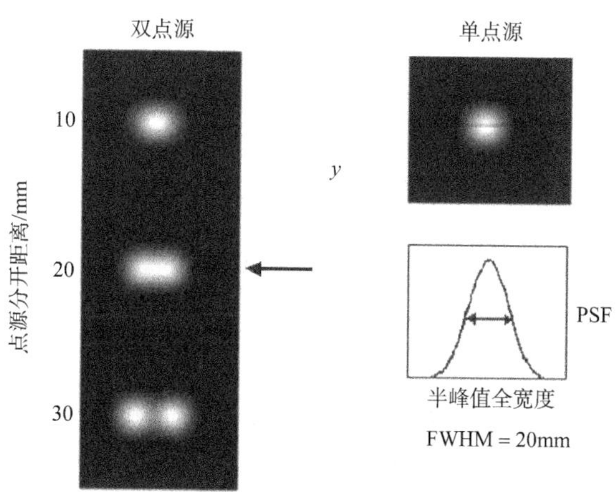

图 5.18　空间分辨率

2) 能量分辨率(energy resolution)　表征伽马相机鉴别γ射线能量微小差异的能力，可用于伽马相机区分散射与非散射辐射的性能的度量。常利用特定放射性核素的固有能谱中光电峰的半高宽(FWHM)来量度，计算公式定义为

$$\text{FWHM} = \frac{\Delta E}{E} \times 100\%$$

式中，各量的含义如图 5.19 所示。现代γ相机对 ^{99m}Tc 的固有能量分辨率 FWHM≤10%。

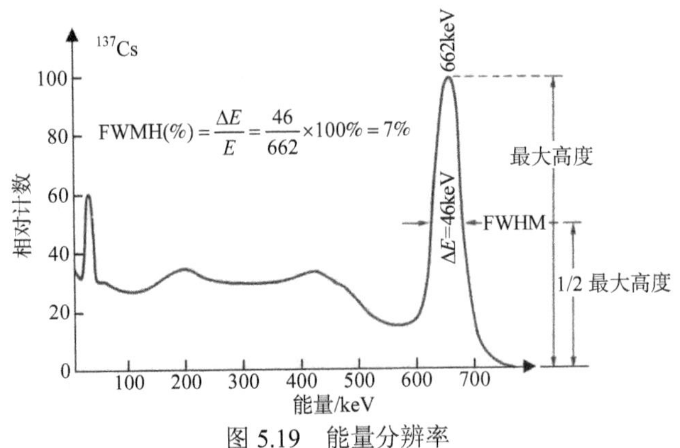

图 5.19 能量分辨率

3) 探测效率(detection efficiency) 探测效率依赖于光子的能量。1/4~1/2 英寸[①]厚度的晶体在 100keV 时可获得 100%的效率(此时光子完全被晶体阻止)，而在 500keV 时的效率仅为 10%~20%(并且需要增加间隔厚度)。如果能量在 100keV 以下，则固有分辨率会出现退化。能量在 100~200keV 时可获得最佳的探测效率。探测效率还受到死时间和脉冲堆积的限制，它们在高计数动态研究中存在显著的临床差异。

由于高能γ光子在被吸收前会穿透薄的晶体且仅产生少量的闪烁，因此伽马相机不能有效地探测高能γ光子。

4) 线性(linearity) 参见光子探测器的性能参数中的对应表述。

5) 非均匀性(non-uniformity) 描述γ相机对γ事件位置响应的不一致性，按照是否包含准直器分为固有非均匀性和系统非均匀性。非均匀性通常以对均匀辐射场的计数密度的差异来表示，有积分非均匀性和微分非均匀性两种定义。导致非均匀性的原因主要有：①横跨在个别 PMT 之间的电压引起的 PMT 灵敏度的轻微漂移；②由交叉的相机视野的可变能量响应引起的点源灵敏度的改变；③由确定 x 和 y 位置的固有误差引起的空间畸变(空间非线性)。γ相机的均匀性不好，会导致图像浓度的变化和失真，会引起假阳性的临床诊断结果。一般要求固有非均匀性<±5%(积分形式)或<±3%(微分形式)。

3. 影响伽马相机性能的因素

由于成像原理和制造工艺的限制，γ相机存在不同程度的失真和畸变，基于放射性核素的分布重建的图像亦非完美。而为了提高γ相机图像质量，不可避免地会带来系统灵敏度的下降。因此，影响γ相机性能的因素不仅较多而且相互制约。下面将结合主要的性能参数讨论影响γ相机性能的有关因素。

(1) 空间分辨率

γ相机的空间分辨率较低，提供图像细节的能力有限。准直器的特性及探测器和电子线路共同决定了探头的系统空间分辨率，但准直器的特性对空间分辨率的贡献最大。因此，尽管准直器的γ光子收集效率只有 1%左右，但它目前仍是核素成像不可或缺的部

① 1 英寸≈2.54cm，下同。

件。如果使用高空间分辨率准直器，通常伴随着低的γ光子探测效率。影响γ相机固有分辨率(探测器和电子线路形成的空间分辨率)的因素主要有两个：①γ光子在晶体中的多次散射；②从闪烁光子产生到 PMT 输出信号过程的随机性。

γ光子与闪烁晶体发生光电作用后，探头会将康普顿散射合并光电效应的关联事件当作发生在它们之间的一次事件记录下来，也就是说探头记录的并非是在入射点的γ光子。虽然对 140keV(^{99m}Tc)的γ光子这种效应相当小，但是对于 662keV(^{137}Cs)的γ光子，多次散射可使近 10%的光子发生 2.5 mm 的误定位。晶体的厚度对空间分辨率的影响较大，若为提高γ光子能量而增大晶体厚度，就会增加康普顿散射光子被吸收的概率，从而导致固有分辨率明显下降。对于 140keV 的γ光子，大部分相互作用发生在 NaI(Tl)晶体前端 2~5mm 内，将晶体厚度从 12.5mm(1/2 英寸)降到 6.4mm(1/4 英寸)，空间分辨率可提高约 70%，而相应的灵敏度仅损失 15%。所以γ相机一般使用厚度为 6.4~12.5mm 的 NaI(Tl)薄晶体。如果使用 1 英寸晶体，为了不降低对 140keV 的γ光子的空间分辨率，一般要切缝，使闪烁光在切缝形成的空气-晶体界面上反射，以控制其散布范围。

γ产生的闪烁光子数、PMT 产生的光电子数及倍增过程都是随机的，因此为了提高空间分辨率，应使用高光输出的晶体，高灵敏度的 PMT，并努力改善 PMT 同晶体之间的光耦合。如果采用方形或六角形的 PMT，会有助于减少 PMT 之间的空隙，捕获更多的闪烁光子，从而得到更好的固有空间分辨率。另外，用大量的小尺寸 PMT 代替大尺寸的 PMT 可以提供更准确的事件位置。提高固有空间分辨率最有效的办法是将 PMT 输出的信号全部数字化，通过准确测量每一只 PMT 的空间响应特性，使用最佳的动态权重，采用统计算法定位每个事件。

(2) 图像非线性

当探头产生的x、y信号没有随着放射源的位置偏移而线性变化，就会产生图像的非线性畸变，形成曲线图像。图像畸变可分为枕形畸变和桶形畸变，前者表现为直线放射源产生直线向内弯曲图像，通常发生在 PMT 所在位置的线源图像上；后者表现为直线放射源产生直线向外弯曲图像，一般发生在 PMT 之间的线源图像上。整幅图像效果如图 5.20 所示。

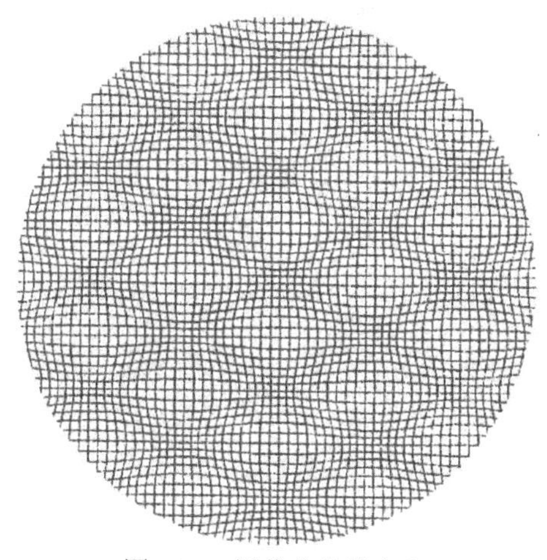

图 5.20　图像非线性表现

空间非线性还受到 NaI(Tl) 晶体和光导非均匀性、各个 PMT 的灵敏度差异及 PMT 和电子线路失常的影响。虽然调整各 PMT 的权重可以改善空间非线性，但同时又会影响空间分辨率、能量响应的一致性和图像的非均匀性。通过精心设计光导和光学遮护结构，调整闪烁光在 PMT 光阴极上的分布，修正 PMT 的位置响应曲线，也可以改善空间非线性。

(3) 图像非均匀性

γ相机对均匀辐射场的成像是非理想化的，即总会存在少量可见的非均匀性。引起γ相机非均匀性的主要因素有两个：第一是探头的探测效率不一致，这种不一致明显地受到 PMT 特性一致性的制约。通过挑选和调整使得几十只 PMT 都具有相同的输出响应实际上是很难做到的。若对所有输出脉冲用一个固定的脉冲幅度窗口进行筛选，必然会导致在探头上不同位置上探测效率的差异。其次是空间非线性导致的非均匀性。在枕形失真区，像点向中心挤，呈现出高计数的“热区”(hot spot)；而在桶形失真区，像点向外散，呈现出低计数的“冷区”(cold spot)。其他产生非均匀性的原因有：晶体不均匀，晶体与 PMT 的光耦合部分区域不良，显示器亮度不均匀，设备稳定性差等。

图像非均匀性的校正或补偿可用以下方法进行：①调整个别 PMT 的增益，使得探头某一区域的光电峰更多或更少地落入脉冲幅度分析的窗口中，从而改变探头在该区域的探测效率，补偿非均匀性。该方法的缺陷是当γ相机使用另一种不同的能窗时，PMT 的增益被调偏，又会产生另外一种明显的非均匀性。②使用带微处理器的电子线路，对γ相机输出的 x、y 信号数字化，在做患者成像之前先对均匀辐射场成像，以像素矩阵的形式存储在微处理器中，并根据每个像素的计数与平均值的差别计算出校正因子矩阵，以此来对采集到的图像数据进行实时校正。

(4) 能量分辨率和灵敏度

能量分析要求γ光子的全部能量沉积在 NaI(Tl) 晶体中。能量越高的γ光子穿透物质的能力越强，经过散射后逃逸出晶体的γ光子不能输出光电峰脉冲，所以光电峰探测效率(photopeak detection efficiency，PDE) 或者入射光子产生光电峰脉冲的比例，由γ光子能量和 NaI(Tl) 晶体的厚度决定(图 5.21)。为了保证固有空间分辨率，γ相机使用 6.4~12.5mm 的薄晶体，它对 100keV 以下的γ光子光电峰探测效率接近 100%，然而对高能γ光子光电峰探测效率会迅速降低。由此可见，空间分辨率和探测效率是相互制约的。从权衡的角度，γ相机最适合的γ光子能量范围为 100~200keV。

(5) 计数率特性

计数丢失是γ相机像在高计数率下容易发生的问题。闪烁探测器的输出脉冲有一定的宽度，因此，两个紧跟的脉冲会重叠在一起而被电子线路当作一个脉冲来对待。探测器和电子线路处理每个事件都需要一定的时间，这就是前述的死时间(dead time)，此间出现的下一个事件将会丢失。计数丢失程度随着死时间的长度增加而越发严重。在静态成像应用中，死时间的计数丢失不是很严重，但在高计数率的动态应用中这一点显得非

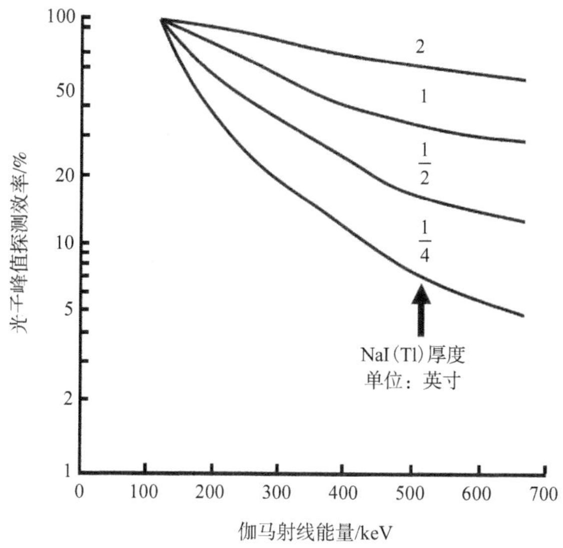

图 5.21　γ光子能量和 NaI(Tl)晶体厚度的关系

常重要。高计数率下，即使同时发生的两个独立散射事件也会发生堆积，如果叠加脉冲幅度不超过能量窗口范围的话，则该叠加脉冲也会被系统所接受，被认为是发生在它们之间某个位置的有效事件。这类假事件也是产生伪像的直接原因，会造成图像对比度和细节的损失。因此，改善图像质量的手段之一是对感兴趣区以外的高计数区进行屏蔽。减小γ相机的死时间可利用模拟缓冲器(buffer)来实现。它的作用是，当电路在处理一个信号的时候，能够将下一个事件的信号保持住，一旦前一个信号处理完后再将被保持信号馈入处理电路。另外，减小 PMT 输出信号的有效电荷积分时间也能缩短死时间，这可以通过对 PMT 的输出电压脉冲微分来实现，但这相当于减少了被 PMT 收集的光通量和用于定位的信息量，固有分辨率会因此降低。

4. 伽马相机的成像类型

根据成像的部位、图像采集的时间、方式及所用核素发射射线的种类，将γ相机成像分为以下几种类型。

1)*静态与动态成像*(static and dynamic imaging)　放射性示踪剂在脏器组织和病变内到分布平衡时所实现的成像称为静态成像。多用于观察脏器、组织或病变的位置、形态、大小和放射性分布，判断有无占位性病变，根据脏器内局部放射性的浓度还可用于判断局部血流量、功能及代谢率；放射性示踪剂引入体内后以一定速度连续或间断地多幅成像，用以显示示踪剂随血流流经或灌注脏器，或被脏器不断摄取与排泄，或在脏器内反复充盈和射出等过程所造成的脏器内放射性在数量上或位置上随时间而发生的变化，这种成像称为动态成像。

2)*局部与全身成像*(regional and whole body imaging)　前者指成像范围仅局限于身体某一部位或某一脏器的成像；后者指伽马相机的探头沿体表从头至脚做匀速移动，采集全身各部位的放射性并显示为一幅平面全身图像的成像方式。常用于全身骨骼、骨髓显像和寻找肿瘤转移灶或炎性病灶。

3) 阳性与阴性成像(positive and negative imaging) 病灶部位的放射性活度高于正常脏器的成像称为阳性成像，又称“热区”成像，这种成像由于病灶成像较正常脏器和组织成像明显，易于发现较小的病灶；正常脏器和组织细胞可选择性摄取某种放射性药物，能显示出该脏器和组织的形态和大小。而病灶区失去正常组织细胞的功能不能摄取示踪剂而呈现放射性缺损或减低，这种成像称为阴性成像，又称“冷区”成像。

4) 静息与负荷成像(rest and stress imaging) 受检者处于安静状态下将示踪剂引入体内一定时间后进行图像采集的成像方法称为静息成像；受检者在生理活动或药物干预状态下将示踪剂引入体内进行图像采集的成像方法，称为负荷显像。它有利于探测静息状态下不易发现的病变，常用于检查心脑脏器的储备功能。

5) 早期与延迟成像(early and delay imaging) 示踪剂引入体内 2h 以内进行的成像叫作早期成像；示踪剂引入体内 2h 以后进行的显像称为延迟显像。

5. 伽马相机的成像特点

平面显像是γ相机主要的成像特点。将γ相机的探头置于体表一定位置，采集脏器放射性分布而获得图像，这种图像为脏器内放射性在探头投影方向上前后叠加的图像。要注意到，叠加的结果可能掩盖局部放射性分布的异常改变。

1) γ相机图像为功能显像，它能反映脏器、组织或病变的血流、功能、引流、代谢和受体方面的信息，有利于疾病的早期诊断。

2) 可以对图像进行定量分析，提供有关血流、功能和代谢的各种参数。

3) 某些脏器、组织或病变能特异地摄取特定显像剂而显影，这种显像即具有较高的特异性，而这些组织或病变单靠其他影像学检查往往难以确定。

4) γ相机图像的清晰度较差，影响对细微结构的显示和病变的精确定位。这一方面是引入体内的放射性活度受限，致使成像的信息量不足；另一方面也受显像仪器空间分辨率的影响，故显示细微的解剖结构不及 CT、MRI 和超声检查。

5) 显像剂大多数通过静脉注射或口服引入体内，属无创性检查。其化学量极微，多为几毫克，不良反应率远低于 X 射线造影剂，受检者辐射吸收剂量也多低于 X 射线检查，因此它是一种安全的检查方法。

5.2.3 单光子发射计算机断层成像

单光子发射计算机断层成像(SPECT)是我国三级甲等医院核医学科必须配备的临床检查设备，成像使用的放射性核素是发射单一能量光子的 ^{99m}Tc。SPECT 具备γ相机的所有功能，不但可以完成平面成像，而且可以实现断层成像；既可以局部、全身成像，又可以进行静态或动态成像。

1. SPECT 结构

SPECT 硬件系统由探头(detector)、机架(gantry)、检查床(couch)和计算机系统组成。SPECT 系统方框图如图 5.22 所示。早期的 SPECT 多为γ相机型的大视野单探头机型图[5.23(a)]，为了提高探测效率和空间分辨率及减少数据采集时间，现代的 SPECT 通常使用两个以上的探头[图 5.23(b)、图 5.23(c)]。探头安装在可旋转机架上，工作时绕被检体长轴连续或步进旋转，从多角度采集放射性分布的投影数据(图 5.24)。

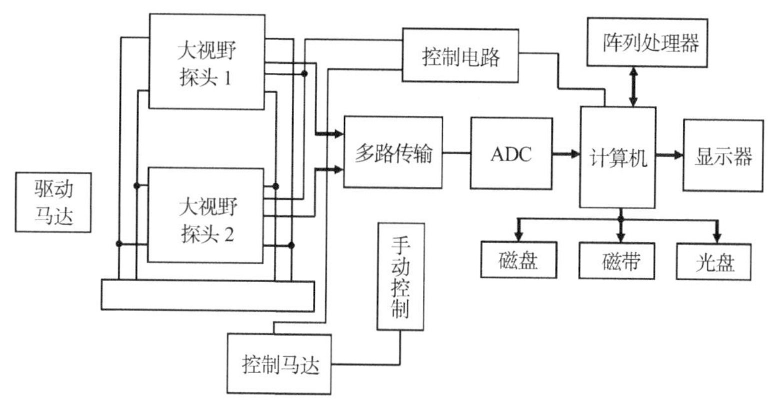

图 5.22　SPECT 系统方框图

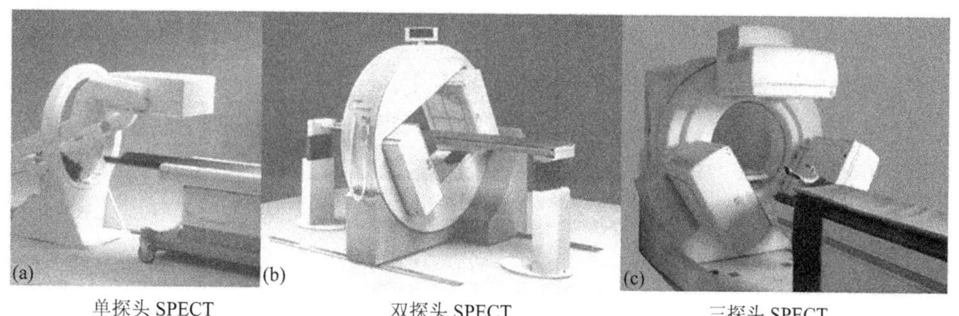

单探头 SPECT　　双探头 SPECT　　三探头 SPECT

图 5.23　SPECT 机型

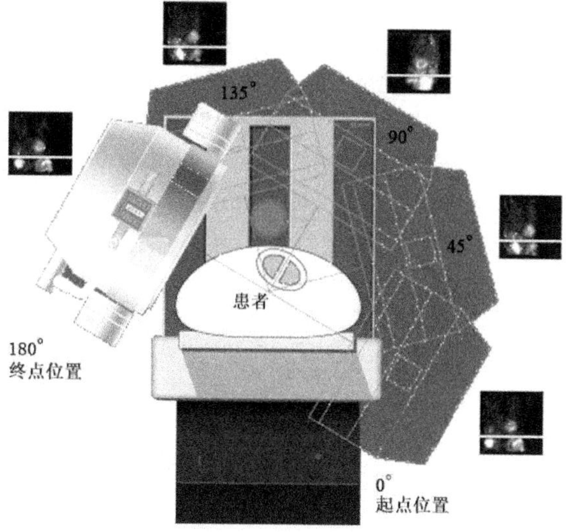

图 5.24　单探头 SPECT 值据采集

2. SPECT 值数据衰减校正

SPECT 图像重建的变量为放射性活度。因为注入到人体内的放射性分子探针发射的γ射线的活度是由体外探测器的计数来标定的，所以不希望穿出人体的γ射线衰减，否则不能正确反映计数值与放射性活度之间的对应关系。但是因穿出厚度造成的衰减是不可避免的，所以必须对数据进行衰减校正。衰减校正所涉及的因素相当复杂，但一般应考虑到组织成分和体厚等的影响。衰减校正时，用一个外部源，其能量和用来成像的放射性核素一样，利用透射 CT(TCT)重建出 $\mu(x,y)$ 衰减系数，然后用这些数据来校正测得的源分布的投影。校正可以大致分为计算法、同位素源校正法和 X 射线全能量衰减校正法。目前采用最多的是 X 射线全能量衰减校正法，其主要原因是如果同时利用 X 射线源和放射性核素则能建立结构图像及功能图像的双模式成像系统。

3. SPECT 图像重建

参见第 2 章第 3 节“CT 图像重建”和第 5 章第 2 节“PET 图像重建”。

4. SPECT 与γ相机的比较

目前医院中所使用的 SPECT 一般分为两种，一种是被称为旋转γ相机型的常规 SPECT，它在γ相机的基础上增加了断层图像获取和图像重建功能；另一种是带有符合电路(coincidence circuit)的 SPECT，这种机型除具有常规 SPECT 的所有功能外，利用 ^{18}F-FDG(氟-18-脱氧葡萄糖)显像剂能够在临床上部分取代 PET 功能(hPET 功能)，可获得比常规 SPECT 更多的信息。PET 的概念参见 5.2.4 正电子发射断层成像。

与γ相机作比较，SPECT 主要具有以下特点。

1) SPECT 可以得到真正的三维信息，即由许多二维断层图像重建而形成三维图像，而γ相机只能得到二维重叠图像。

2) SPECT 可得到单位体积的放射性浓度，能反映脏器深度方面的活性差异，提供了全定量的分析手段，γ相机测得的放射性强度只是单位面积的叠加信息。

3) SPECT 改变了脏器深度方面的空间分辨率，而一般γ相机对表浅部位容易探测，对脏器深部就很难探测，深部信息重叠在一起，很难分辨。

当然，SPECT 还不是一种非常有效的γ光子探测成像技术，因为每 10 000 个γ光子仅有 1 个可被探测记录，探测灵敏度低，空间分辨率仅为 1cm 左右。而更为有效的γ光子探测成像技术是后面将要介绍的正电子发射断层成像(PET)。虽然 SPECT 探测器与 PET 探测器所探测的对象在物理上两者无明显区别，但方法上有很大的不同，如实现成像机制、对比度形成原理、数据采集方法、数据分析和解释的模型等。因此，最终导致 SPECT 和 PET 各自从图像中获得的信息量及在临床上的应用价值产生了明显的差异。

5.2.4 正电子发射断层成像

随着基因组学、蛋白质组学和疾病基因组学的兴起，疾病诊断正从传统的疾病表征观察和生化实验室检测向多种基因及分子水平的客观检测方法发展，其中正电子发射断层成像(PET)技术从全身显像分析基因、蛋白质表达水平来认识疾病过程，代表了一种具备整体性、无创性、连续性，而且是一种微观分析无法取代的特异性检测方法。

1. PET 成像的基本原理

PET 成像的基本过程包括：①回旋加速器生产正电子发射放射性核素。②正电子发射放射性核素标记化学药物制成放射性示踪剂。③使用体外放射源先行透射扫描，记录透射投影数据供衰减补偿使用；对被检者注射正电子发射放射性示踪剂，体外探测湮灭辐射产生的双光子。④数据处理和图像重建。

(1) PET 符合探测

在 SPECT 探测器中，需要利用铅准直器对来自人体内的辐射进行空间定位，限定γ射线的方向和范围。而在 PET 中，根据湮灭辐射产生的一对光子具有 511keV 相同的能量，但飞行在方向相反的同一直线上的特点，采用电子准直技术对来自同一次湮灭辐射的光子对产生的信号进行确认。由于采用电子准直技术替代了铅准直器技术，无光子的吸收，所以 PET 的符合探测(coincidence detection)可明显提高探测灵敏度，增加信息的采集量。如图 5.25 所示。

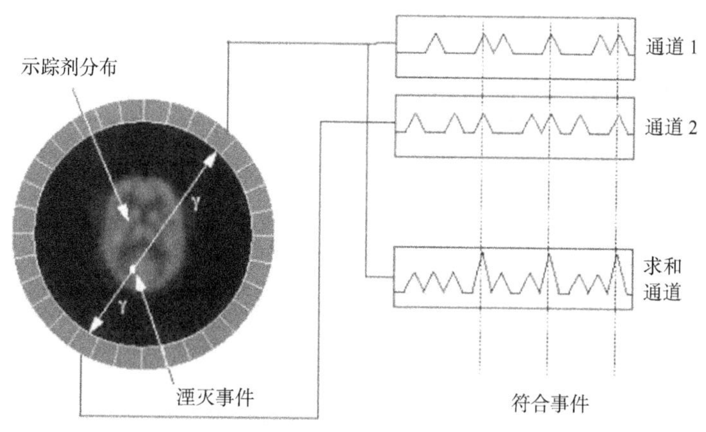

图 5.25　PET 中的符合探测

对符合探测的脉冲还要进行甄别和分析，其目的在于确认符合事件的真伪，即判断哪些事件是真符合(true coincidence)，哪些是随机符合(random coincidence)，哪些是散射符合(scattered coincidence)及多重符合(multiple coincidence)，如图 5.26 所示。下面对这几种探测事件分别进行讨论。

1) 随机符合事件　在 PET 探测器上接收到的光子事件中，只有很少一部分(不到 10%)组成一对真符合事件，其他的都被能量甄别电路或时间符合电路判定为单光子事件(single event)而舍弃掉了。产生单光子事件的原因有很多，如一对湮灭光子只有一个落在探测器上；或是其中一个湮灭光子只有一部分能量沉积在探测器内，因而未能落入预设的能窗；或湮灭光子之一在人体内被吸收或散射等。

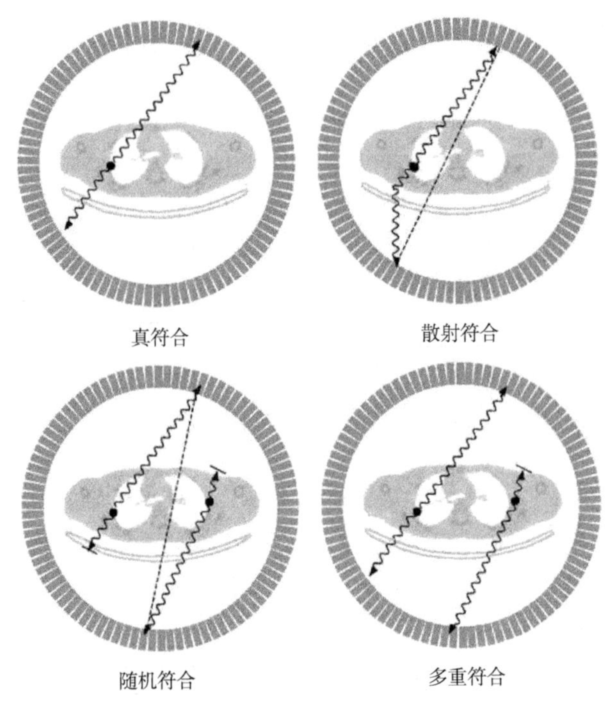

图 5.26 各种符合事件

单光子事件不仅影响探测器的死时间特性，而且由于符合电路的时间窗有一定宽度，两个原本不相关的单光子事件也有一定概率在符合电路的时间窗内同时发生，并被错误判定为一个符合事件。这类符合事件通常称为随机符合事件。一对探测器单元上的随机符合事件计数率 N_{random}，由下式决定：

$$N_{\text{random}}=2\tau N_1N_2$$

式中，τ 是脉冲成型电路给出的光子事件的脉冲宽度，2τ 为符合时间窗宽度；N_1 和 N_2 分别是相应两个探测器单元各自的单光子事件计数率。由于 N_1 和 N_2 一般与视野内的放射性活度成正比，所以 N_{random} 与放射性活度的平方成正比，同时也与符合时间窗宽度成正比。在 PET 的临床数据中，随机符合事件与真符合事件之比大约为 1∶4，而且随着放射性药物活度的增加，随机符合比真符合增加得更快。

2) 散射符合事件　与随机符合事件不同，散射符合事件本质上是“真”符合事件，但是湮灭光子对中的一个或两个光子在人体内发生了康普顿散射，损失一部分能量并改变运动方向。由于探测器的能量分辨率有限，这一对湮灭光子仍有可能使探测器产生输出信号，并通过脉冲幅度甄别器，被判定为一对符合事件。然而，此时由探测器单元间的连线确定的响应线(line of response，LOR)并不经过湮灭事件发生的真实位置。散射可能发生在人体的各个地方，而且可能发生多次散射，散射符合事件在 PET 图像上造成缓变的本底干扰，使图像分辨率受到损失。由于散射符合事件分布与人体内的放射性分布、人体尺寸、物质分布和探测器能量分辨率都有关系，所以一般认为是最难以准确估计和校正的。在二维 PET 中，各断层间的隔片(septa)可以阻挡一部分散射光子(参阅探测模式)，散射符合事件比例一般占 15%左右，而在三维 PET 中散射符合事件比例可达 50%。

3) 多重符合事件　当计数率较高时，除了一对湮灭光子外，在同一符合时间窗内可能还落入另一个光子事件，造成多重符合。此时，三个光子事件在视野内构成三条 LOR，无法判断哪一条是正确的。不同 PET 系统对多重符合事件的处理方式有所区别，有的直接抛弃所有的多重符合事件，也有的在三个光子事件中随机选择其中两个，记录为一个符合事件。

PET 的每对探测器对一次真符合事件的记数构成了一个投影数据，设置足够多的探测器就能获得足够多的投影数据，从而重建 PET 断层图像，了解人体内示踪剂的强度和分布。

(2) 探测系统

与 SPECT 的探测器排列方式不同，PET 探测系统将闪烁晶体排列成环形方式(图 5.27)，一个探测环有很多的探测器排列而成。在每两个探测器单元之间都连接着符合电路，能同时记录各个方向上的湮灭光子。因为处在环形探测器内的γ光子无论飞行方向如何都能被探测器所截获，所以环形探测器具有最佳的几何效率。

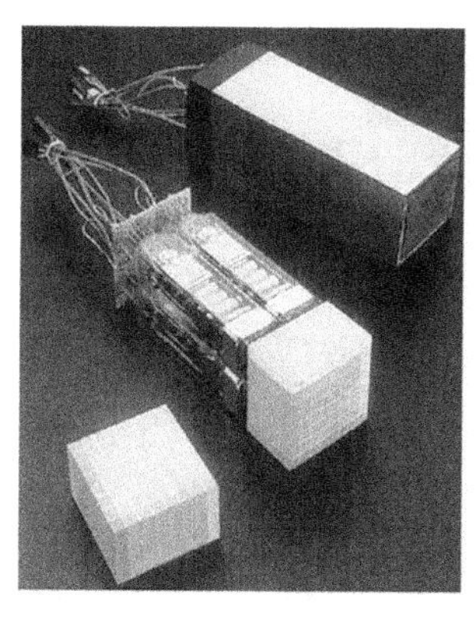

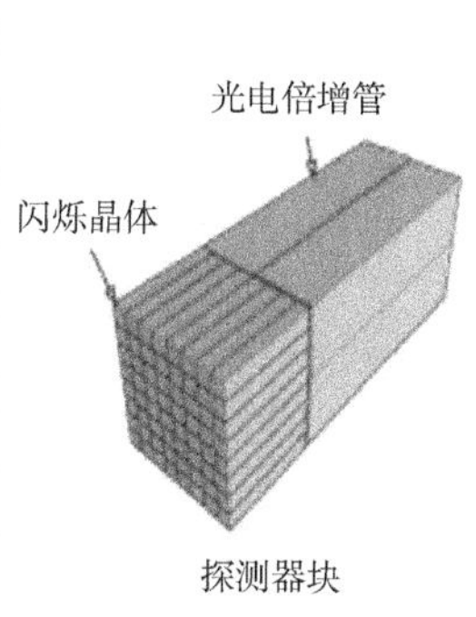

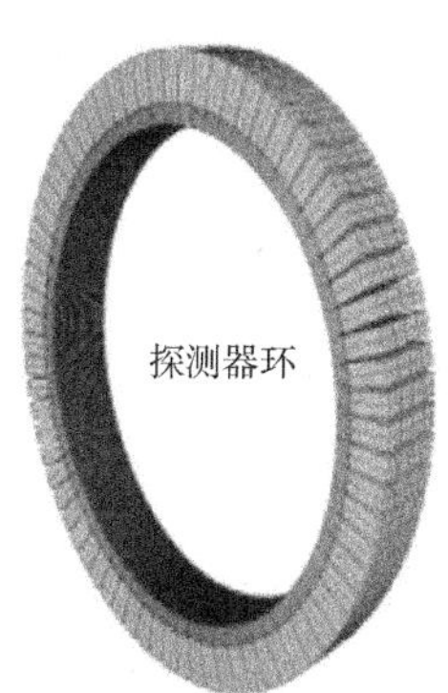

图 5.27　PET 探测器

探测器的闪烁体采用 BGO 晶体。一个 2 英寸×2 英寸厚度为 30mm 的 BGO 晶体块被切割成数十个晶体单元，其后设置有 4 个 1 英寸见方的 PMT 组成的阵列，这是大多数现代 PET 中探测器所采用的结构。与 NaI 晶体相比较，BGO 晶体的有效原子序数(74)和密度($7.13g/cm^3$)都要大，2.4cm 厚即可捕获 90%的 511keV 光子，故对高能γ光子有更好的探测效率和空间分辨率。

(3) 探测模式

1) 2D 数据采集模式　是指隔片位于扫描视野内将扫描视野分成多个切层层面进行的断层采集方式(图 5.28)，隔片由高原子序数物质(典型的如钨)制成。在 2D 数据采集中，符合事件的探测和记录发生在各自探测器环或者是相邻的探测器环组内，因此除了每层环内的直接符合之外，一般还允许在相邻的几层环之间进行交叉符合，这样在倾斜平面里飞行的湮灭光子也能被利用。隔片阻挡了来自视野以外的γ光子，在一定程度上减少了图像本底噪声。虽然 2D 数据采集时间延长，但是 2D 采集的散射及随机符合事件明显低于 3D，因此采集图像分辨率较好，并且能够进行准确的定量和半定量分析。另外在 2D 采集模式下，所有层面的计数基本一致，因此计数的均匀性较好。

2)3D 数据采集模式　是无隔片全扫描视野状态下进行的断层采集方式(图 5.29)。由于去除了隔板的屏蔽作用，探测器可探测到多个层面的交叉符合光子对，因此射线的探测灵敏度明显增加，但是散射符合也明显增多。需要指出，轴向的探测立体角的扩展，使得系统的探测灵敏度有所提高。与 2D 相比，3D 采集模式下重建图像的本底和高频噪声较多，说明探测灵敏度的提高是以牺牲图像分辨率为代价的。3D 采集模式下，中间层面计数高，边缘层面计数少，故 3D 模式下边缘层面计数相对中间层面计数涨落较大。3D 采集主要用于放射性活度较低的检查和需要快速扫描时的应用。

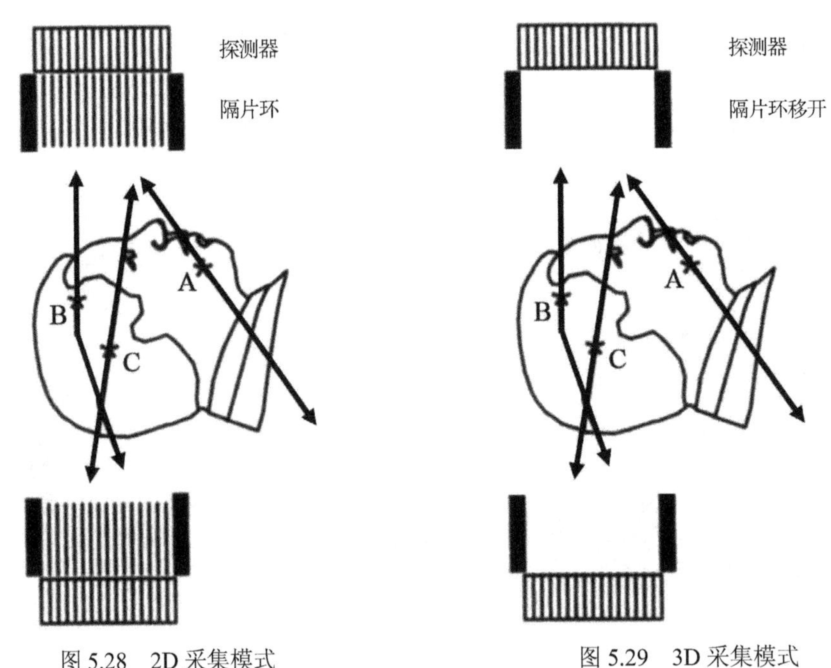

图 5.28　2D 采集模式　　　　图 5.29　3D 采集模式

(4)飞行时间技术

在符合探测时，利用湮灭光子在同一直线的 180°方向上实现了对γ射线的电子准直，但在电子准直中并不知道正电子湮灭发生在直线的具体位置。湮灭辐射的γ光子除了直线性以外，还具有同时性。利用湮灭辐射的同时性，可以获得湮灭事件发生的空间位置的信息。假定湮灭辐射发生在两个探头的中间，则符合事件在时间上应该是无差异的；除此以外的其他位置，两个γ光子达到探头的时间上有差异。因为γ光子运动的速度是已知的，所以只要测定相应的时间差，就能确认湮灭辐射产生的空间位置。这种技术在 PET 成像设备中被称为飞行时间技术(time-of-flight，TOF)。

图 5.30 显示了两个符合探测器 A 和 B 间到达间隔时间测量的原理，P 点代表湮灭

辐射事件发生和发射两个 511keV 光子的地点。由图 5.30 可知：

$$\mathrm{PA} = d + \Delta d\text{；}\quad \mathrm{PB} = d - \Delta d\text{；}\quad \mathrm{PA} - \mathrm{PB} = 2\Delta d$$

于是，两个光子在 A 和 B 探测器的到达时间间隔 Δt 为

$$\Delta t = \frac{2\Delta d}{C}$$

式中，C 是光速(3×10^8 m/s)。如果 $\Delta t = 0.6\text{ns}$，则 $\Delta d = 9\text{cm}$。

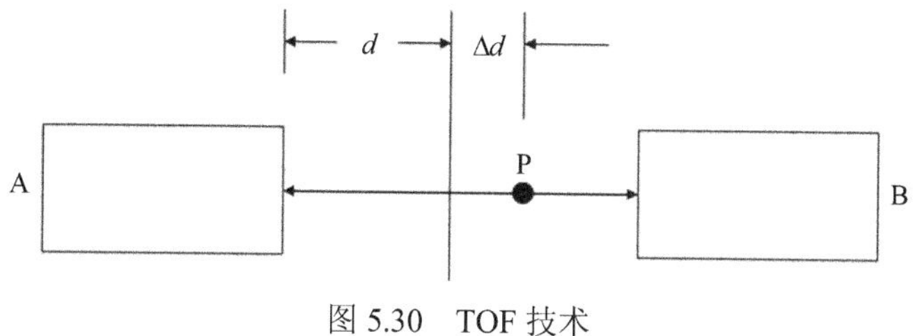

图 5.30　TOF 技术

TOF 技术的优势为：一是利用光子的飞行时间信息将正电子的位置限定在小范围内，减少了重建该事件涉及的体素数量，局部信息浓度高；二是对重建范围内各体素的信息量有正确的预判使信息分布更合理。由于 LSO 晶体具有短的死时间和高的阻止本领，所以 LSO 晶体最适合 TOF 探测。

图 5.31 给出了常规 PET 和 TOF-PET 之间差异的示意图。图 5.31(a)：在常规 PET，有着沿 LOR 记录的等概率事件；在 TOF-PET，两个湮灭光子到达之间的时间差，用于创建一个位于离开相机中轴线(虚线)Δ 距离被记录的放射性事件的概率分布。600ps 的时间分辨率形成的半峰值全宽度(FWHM)约为 9cm；图 5.31(b)：重建的 PET 图像表现出了 TOF-PET 信噪比(SNR)的较大改善。

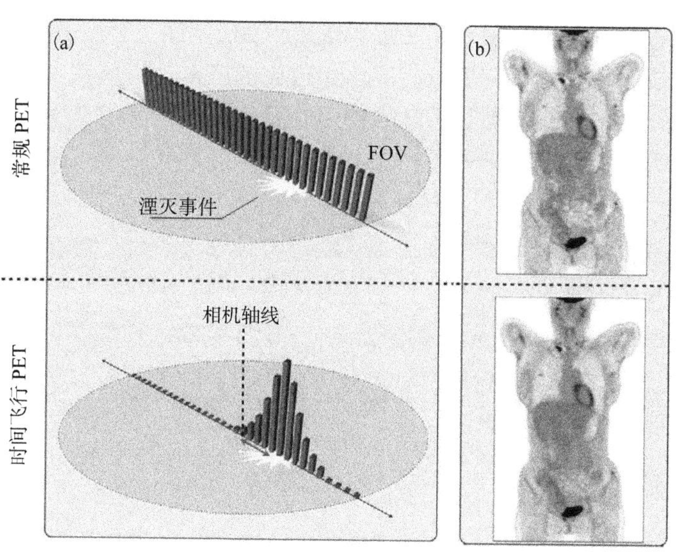

图 5.31　常规 PET 与 TOF-PET 间差异的示意图

2. PET 的数据采集

1) 空白扫描(blank scan) 作为 PET 成像质量控制的内容之一，空白扫描是每天必须进行的例行程序，在无患者状态下利用机载射线源进行扫描，使各探测器均匀地接受辐射。空白扫描的目的是监测探测器性能随时间发生的漂移和与透射扫描一起计算衰减校正系数。

2) 透射扫描(transmission scan) 在有患者的状态下利用机载射线源进行扫描，探测体外放射源透射人体的光子，其目的是与空白扫描一起计算组织的衰减系数。

3) 发射扫描(emission scan) 保持患者体位与透射扫描时的体位一致，探测患者体内放射性示踪剂发出的光子，通过探测体内的湮灭辐射产生的双光子，获得示踪剂聚集位置的信息，最终实现 PET 成像。发射扫描的数据采集方式包括：①2D 与 3D 方式；②静态与动态方式；③门控采集方式；④全身采集方式。

3. PET 的性能参数

1) 空间分辨率 PET 的空间分辨率用 FWHM 表示。PET 探测器视野中央的空间分辨率最好，横向远离视野中心时空间分辨率逐步降低。由于正电子具有一定的飞行距离及湮灭辐射的两个飞行光子的夹角并非绝对 180°这两个方面的原因，PET 的空间分辨率在理论上的极限约 3mm。PET 在运行中实际空间分辨率与许多因素有关，如显示系统灵敏度、示踪剂剂量、图像重建参数及像素大小和信号信噪比等。

2) 时间分辨率 表征 PET 系统排除随机符合计数的能力。若要减少随机符合计数，时间窗宽度应越小越好，但如果符合时间窗宽度相对于时间分辨率太小，则同时也将丢掉许多真符合计数。对于分布的时间响应曲线，符合时间窗宽度为时间分辨率的两倍为宜，代表 PET 系统对散射符合计数的鉴别能力。提高脉冲能窗下限可将低能量的散射光子排除掉，使散射符合计数减少，但能窗下限如果提得过高将导致真符合计数大量丢失。PET 系统的能量分辨率主要取决于所用晶体的光产额、阻止能力及光电倍增管的性能。

3) 系统灵敏度 指扫描仪在单位时间内单位比活度条件下所获得的符合计数。灵敏度与探测晶体的厚度、探头的数目、环数的多少及光收集效率等有关。

4) 探测器效率 指当一个光子通过探测器晶体时能够被记录下来的概率。设探测器晶体厚度为 d，吸收系数为 μ，则入射光子被吸收的概率为 $\varepsilon=(1-e^{-\mu d})\cdot\Phi$，$(1-e^{-\mu d})$ 是入射光子被探测器探测到的概率，Φ 代表该探测事件落入设定的能量窗口的概率。对于符合探测，两个光子都被吸收的概率则为 $\varepsilon^2=(1-e^{-\mu d})^2\cdot\Phi^2$。

5) 死时间 参见 5.2.1 伽马光子探测器：γ光子探测器的性能参数。

6) 噪声等效计数(noise equivalent count，NEC) 是指在无散射和随机符合计数条件下达到同样的信噪比所需的真符合计数。噪声等效计数用于衡量噪声、评估图像质量。

4. PET 图像重建

图像重建的任务是利用图像重建算法将探测器采集到的原始数据转换为其所代表的符合事件的空间分布并实现可视化，从而获得断层图像。

传统的图像重建算法主要是滤波反投影法(filtered back-projection，FBP)和迭代重建法(iterative reconstruction)，它们也是目前核医学成像 SPECT 和 PET 所使用的重建算法。FBP 的基本思想在 CT 图像重建中已经介绍过：在某一投影角度下取得投影函数(一维函数)，对此一维投影函数做滤波处理，得到一个经过修正的投影函数，然后再将此修正后的投影函数做反投影，得到重建后的图像。FBP 在实现图像重建时，只需做一维傅里叶变换，且可并行进行，图像重建速度快，因而获得广泛应用。但由于 FBP 不能补偿衰减等因素对图像的影响，重建结果只能提供定性分析，而且图像中的噪声明显。迭代重建法最大优点之一是可以根据具体成像条件引入与空间几何有关或与测量值大小有关的约束和条件因子，但是迭代法收敛速度慢，运算时间长，运算量大，而且重建图像会随着迭代次数的增加而出现高频伪影，这些缺点极大地限制了它在临床中的应用。目前 SPECT 和 PET 图像重建采用的是一种改进的具有较高图像质量及较短计算时间的迭代法-有序子集最大期望值法(ordered subsets expectation maximization，OS-EM)。OS-EM 是在最大似然期望法(maximum likelihood expectation maximization，ML-EM)的基础上发展起来的。ML-EM 算法在每一次迭代过程中，使用所有的投影数据对重建图像每一个像素点的值进行校正，重建图像只被替换一次。OS-EM 方法在每一次迭代过程中将投影数据分成 n 个子集，每一个子集对重建图像各像素点值校正以后，重建图像便被更新一次，所有的子集运算一遍，称为一次迭代过程。在 ML-EM 算法的一次迭代过程中，重建图像被更新一次，而在 OS-EM 算法的一次迭代过程中，重建图像则被更新 n 次，因此 OS-EM 算法具有加快收敛的作用。另外，OS-EM 能够对重建过程中的各种物理因素进行建模及校正，从而最大限度地逼近统计意义下的最优解，重建图像质量好，而且图像噪声水平较低。重要的是尽管 OS-EM 计算量较大，但运算时间完全可以满足临床诊断的要求。图 5.32 给出了利用 FBP、ML-EM 和 OS-EM 算法重建的体模测试图像的比较结果。可以看出，FBP 图像噪声明显，OS-EM 迭代 4 次的结果就能与 ML-EM 迭代 50 次的结果相媲美，足以说明 OS-EM 较快的收敛速度。

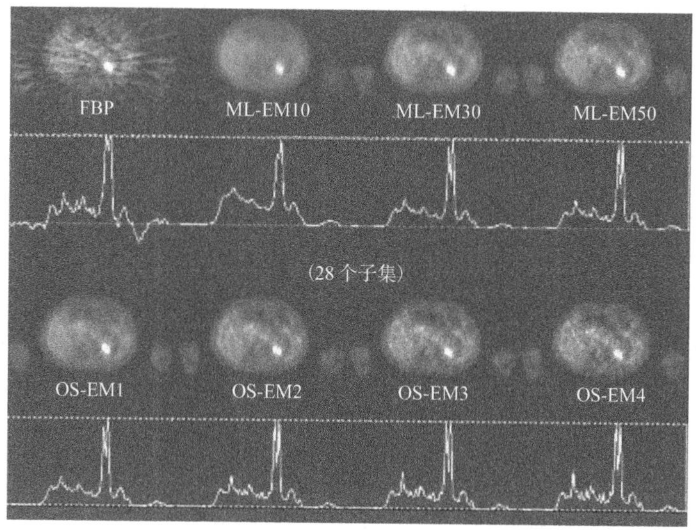

图 5.32　图像重建算法比较

5. PET 与 SPECT 主要性能的比较

1) PET 与 SPECT 同属于 ECT 成像技术，都能够实现生物体的功能性成像，具有无侵入性、特异性(由放射性示踪剂的类型决定)、活体显像的特点。

2) 因为采用了湮灭符合探测技术替代铅准直技术，所以 PET 的探测效率高于 SPECT，故具有更高的空间分辨率。

3) PET 探测器的闪烁晶体-光电倍增管结构与 SPECT 不同，除了空间分辨率指标外，其能量灵敏度也好于 SPECT。

4) SPECT 的空间变化率从边缘向中心会出现恶化，而 PET 在与 z 轴垂直的断面上的空间分辨率相对保持不变，在中心为最佳。

5) PET 中所使用的放射性核素是组成生命的基本元素，而 SPECT 中所使用的放射性核素在生物体内几乎不存在，因此 PET 所用的放射性示踪剂具有更好的生物相容性。

6) SPECT 能够实现对多种放射性示踪剂的同时显像。

7) 开展 PET 显像研究，需要同时建立小型回旋加速器机房和放射性化学药物制剂室，而 SPECT 所用的放射性示踪剂可较方便地制备或购买。

8) SPECT 的价格大约只有 PET 的 1/4。

5.3 功能成像与结构成像融合技术

基于多种原因，临床上通常需要对同一个患者进行多种模式或同一种模式的多次成像，即同时从若干幅图像上获得信息，进行综合分析。由于成像设备和成像原理不尽相同，不同模式的医学成像有着各自的优势与不足。若将不同模式的医学图像进行融合，充分整合各种医学图像的特点和优势，将获得关于病变组织更多、更全面的解剖与功能信息，使得临床的诊断和治疗更加准确完善。因此，多模式图像融合成像成为目前影像医学与和核医学领域的一个发展趋势，在临床疾病的早期诊断、治疗定位中将发挥重要作用。

5.3.1 多模式图像融合

从大的方面来说，现代医学成像技术可分为两大类型：一类称之为解剖成像，以 X 射线摄影、计算机断层成像(CT)、磁共振成像(MRI)和超声(US)成像为代表；另一类则是代谢成像或功能成像，如单光子发射计算机断层成像(SPECT)、正电子发射型计算机断层成像(PET)、功能性磁共振成像(fMRI)和磁共振频谱(MRS)成像等。

1. 多模式图像融合的定义

医学图像融合(image fusion)是指将两幅(或两幅以上)来自不同成像设备或同一成像设备在不同时间内获取的同一病灶区域的图像进行配准和叠加，结合各图像的优点或互补信息，获得信息量更丰富的新图像的技术。

2. 多模式图像融合的分类

(1) 按图像的来源分类

可分为同模式图像融合(如 CT/CT、MRI/MRI 等)和不同模式图像融合(如 CT/PET、MRI/PET、CT/MRI 等)。前者可提供目标在治疗过程中病灶或治疗靶区形态大小的变化信息；后者把不同类型的图像有机地结合起来，可以优势互补，增加信息量。

(2) 按融合对象分类

可分为单样本时间融合、单样本空间融合及模板融合。单样本时间融合是指跟踪某个患者，将其一段时间内对同一脏器所做的同种检查图像进行融合，以助于跟踪病理发展和研究该检查对该疾病诊断的特性；单样本空间融合，将某个患者在同一时间内对同一脏器所做的几种检查的图像进行融合，以便综合利用这几种检查提供的信息，对病情做出更确切的诊断。模板融合实现将患者的图像与从健康人大样本研究中建立的一系列模板图像融合，有助于研究某种疾病的病理和诊断标准。

(3) 按图像类型分类

可分为断层图像间融合、断层图像与投影图像融合、结构图像与功能图像融合三类。其中断层图像间融合主要指 CT/MRI 图像融合；断层图像与投影图像融合主要指 CT 或 MRI 与数字减影血管造影(DSA)经过三维重建后进行融合；而结构图像与功能图像融合主要指 CT 与 PET/SPECT 图像融合，MRI 与 PET 图像融合。

(4) 按图像维数分类

可分为仅考虑空间维数的图像融合与考虑空间维数的时间序列图像融合两大类。在每一类中根据涉及的图像空间维数进一步划分为 1D/2D、2D/2D、2D/3D 和 3D/3D 图像融合。其中二维图像融合目前研究较多，近年来三维图像融合研究也有很大发展，但基本是不考虑时间因素的 3D/3D 图像融合。

3. 多模式图像融合的意义

可以利用不同的物理学方法获得人体图像，如计算机 X 射线摄影(CR)、超声成像(US)、X 射线计算机断层扫描(CT)、磁共振成像(MRI)、闪烁扫描(scintigraphy)、单光子发射断层扫描(SPECT)和正电子发射断层扫描(PET)等。然而，在敏感性、特异性、准确性、辐射照射、检查成本和检查时间等方面，每一种影像学检查手段都有特定的优势及不足，而且各种模式的医学图像从不同角度反映了人体信息，单独从某一种图像中很难得到全面的诊断信息。如果仅依靠医生的空间构想和推测从多种图像中获得综合信息，那么其诊断的准确性难免不会受到主观因素的影响，有些信息甚至可能被忽视。

以肿瘤放射治疗为例，临床肿瘤诊断、肿瘤分级和患者治疗依赖于解剖成像和分子影像学的检查，主要成像模式是 CT、MRI 和 PET。由于 CT 图像具有良好的空间分辨率和密度分辨率，适合于肿瘤靶区定位，可为剂量计算提供电子密度值，所以成为放射治疗计划设计的基本图像。然而 CT 对软组织成像的对比度较低，肿瘤靶区边界与周围组织较难分辨，也不能提供关于病变部位的功能代谢情况。从某种程度上说，仅利用 CT 图像制定肿瘤放疗计划不可避免地存在失误，可能造成肿瘤漏照射或正常组织过量照射，不利于提高肿瘤局部控制率和降低正常组织并发症发生概率。与 CT 相比，MRI 可清晰地反映软组织、器官、血管等解剖结构，有利于肿瘤靶区和周围正常组织或器官的范围确定。同时，fMRI、MRS 还能提供肿瘤靶区的生理生化等代谢信息。然而因为 MRI 的像素灰度与组织电子密度不存在直接关系，也就是说 MR 图像中缺乏电子密度的信息，所以 MRI 无法应用于目前精确放射治疗计划中的剂量计算。PET、SPECT 则能利用探测到的人体内示踪剂的放射性浓度分布实现成像，反映肿瘤、组织器官的代谢水平和血流状况，全面提供人体的功能信息。US 对肿瘤、软组织具有较好的动态成像性能，并能反映肿瘤的血供情况，对肿瘤进行实时监测。但是与 CT、MRI 相比，PET 和 SPECT 的共同缺点是空间分辨率较低。这些事实表明，解剖成像和功能成像各自内在的局限性，限制了它们在评价肿瘤分级和治疗响应上的诊断准确性。因此，多模式图像融合的意义就在于结合各种医学图像的优势，减少诊断的不确定性，使医生对病变部位看得更直接，更清晰，从而有利于做出准确的判断。多模式图像融合有着部分之和大于整体($1+1>2$)的效果。

下面将主要以精确放射治疗计划中使用的断层功能图像与断层解剖图像融合的应用为例，介绍 PET/CT 融合和 PET/MRI 融合的基本概念。

5.3.2 PET/CT 及其应用

PET 已成为一种癌症患者能够接受并具有价值的诊断成像工具。使用 PET 能够对代谢改变、治疗响应和复发进行评价。PET 成像可以使用不同的示踪剂完成，最常用的放射性药物是 2-[氟-18]氟-2-脱氧-D-葡萄糖(^{18}F-FDG)。信号依赖于对有氧糖酵解率增加的检测。大多数癌症恶性细胞会增加代谢活动，大量摄入 ^{18}F-FDG。因此，增加的 ^{18}F-FDG 分子吸收可用于恶性肿瘤和肿瘤生长范围的诊断。一般来说，这种加速的代谢活动在解剖结构变化之前就已经发生。然而，在临床应用中也发现了单纯使用 PET 诊断疾病存在的某些不足，因为 PET 只能提供疾病的代谢和功能改变，而在结构变化和病灶定位上尚有缺陷。另外 PET 还需要采用外部放射源对人体内的放射性示踪剂发射的射线进行衰减校正，而且其校正方法较复杂，成本较高。

CT 是一种基于物质电子密度的结构成像方法，主要提供肿瘤和潜在转移的形态学信息。现代 CT 扫描机成像质量好，分辨率可达到亚毫米级。由于缺乏功能信息，在评价转移扩散的淋巴结方面，CT 价值常常受到限制。

PET/CT 图像融合的意义在于可精确定位功能图像所显示的异常改变区，极大地提高病灶的检出率和诊断的准确性。

1. PET/CT 图像融合的实现途径

从具体实现的技术途径来说，PET 与 CT 图像融合可以分为异机实现方式和同机实现方式。前者是指分别将CT单机图像和PET单机图像输入到计算机图像工作站，通过图像融合软件完成图像配准、融合和显示。该方式的优点是获得融合图像的代价较低，不足是配准精度随算法的选择而异，如果综合应用不同的算法则计算复杂，较长的处理时间使异机实现方式的实际应用受到了限制。后者则有机整合PET和CT两种成像设备，使用同一个检查床和同一个图像处理工作站，在相同的机械条件、相同的几何坐标和相同的患者体位下，连续两次扫描获得PET/CT融合图像。PET/CT一体机如图5.33所示。许多研究者利用PET/CT一体机进行了各种临床实践，针对肿瘤患者进行的PET/CT成像研究表明，PET/CT融合图像对肿瘤的诊断与分期及治疗响应的评价具有重要价值，证实了PET/CT的可行性和临床应用潜力。

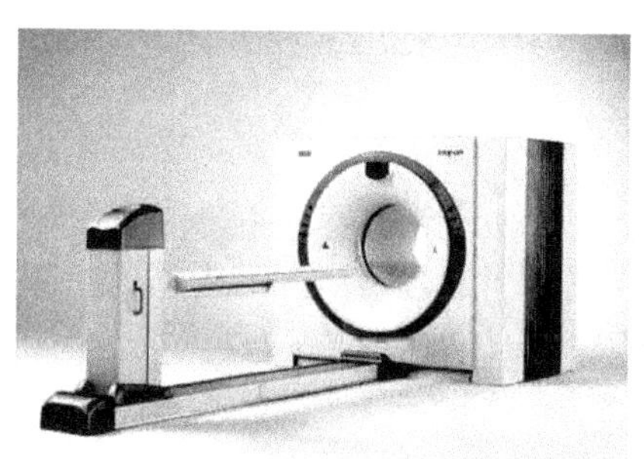

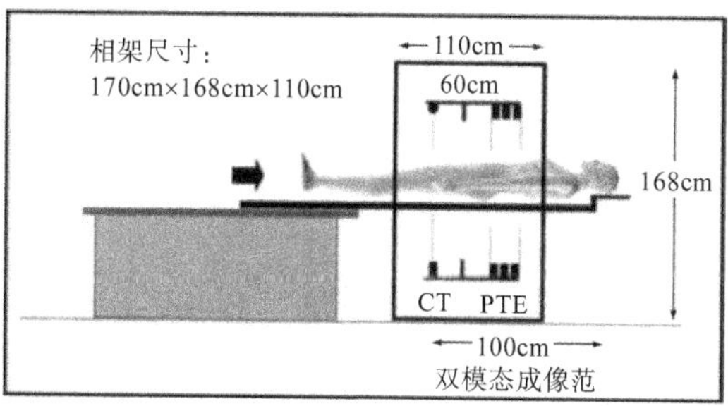

图5.33 PET/CT一体机

2. PET/CT一体机的特点

PET/CT同时具有PET和CT的功能，但它绝不是二者功能的简单叠加。与PET单机相比，PET/CT具有明显的优势，主要体现在以下几个方面。

1) 应用CT值进行衰减校正，因此透射扫描采集的时间明显减少，缩短了整个图像的采集时间，提高了患者的流通量。

2) 改善了病变的精确定位。PET/CT同机实现降低了成像时间，增加了患者的流动量。一体化设备避免了不同扫描仪上患者体位变化引起的图像配准不良造成的误差。

3) PET/CT诊断的准确性优于单机PET或单机CT。

4) CT的应用可避免代谢型示踪剂(如^{18}F-FDG)摄取阴性肿瘤的漏检。

5) 指导医生实施精确放疗。PET可利用多种不同性质的示踪剂，从肿瘤组织的血流灌注、代谢、增殖活性、乏氧、肿瘤特异受体、血管生成及凋亡等方面确定肿瘤病灶内肿瘤活性细胞的分布状态，为生物靶区(biological target volume，BTV)定位提供依据。

3. PET/CT图像融合在精确放疗中的主要作用

PET/CT商业化一体机已经在精确放射治疗中获得广泛应用，对定位诊断肿瘤、指导肿瘤放疗计划、选择活检部位及监测疗效等具有重要价值。

(1) 鉴别肿瘤良恶性病变，确定肿瘤分期

据原发恶性肿瘤的生长范围和扩散程度而对肿瘤发展程度进行分期，对制订治疗方

案、分析疗效和估计预后，都有重要的指导意义。由于在组织代谢发生功能异常时就能发现病变，所以 PET 要比其他影像发现肿瘤早得多。PET 所使用的正电子放射性核素与组成人体生命的基本元素同宗，而氟(F)的生化特性与氢(H)相似，^{18}F-FDG 代谢途径与活体葡萄糖类似，只是没有转换为 CO_2 和水，而是保持在组织中。这有利于良恶性肿瘤的鉴别诊断，因为增生的癌细胞比一般细胞具有较高的葡萄糖代谢摄取率。其诊断准确率可超过 95%。同时 PET/CT 在探测肿瘤的远地转移方面具有明确的临床价值。图 5.34(彩图 7)是对一个鼻咽鳞状细胞癌伴双侧颈部淋巴结转移的 61 岁男性患者进行肿瘤分期 PET/CT 探查的结果，包括了轴向 PET、CT 和 PET/CT 及最大密度投影(MIP)图像。图像显示右肝叶有局灶性 FDG 摄取，揭示存在肝脏转移(黑色、白色箭头)；从图像中还发现腰椎、胸骨和肋骨等处也有局灶性 FDG 摄取，表明存在多处骨转移(红色箭头)。

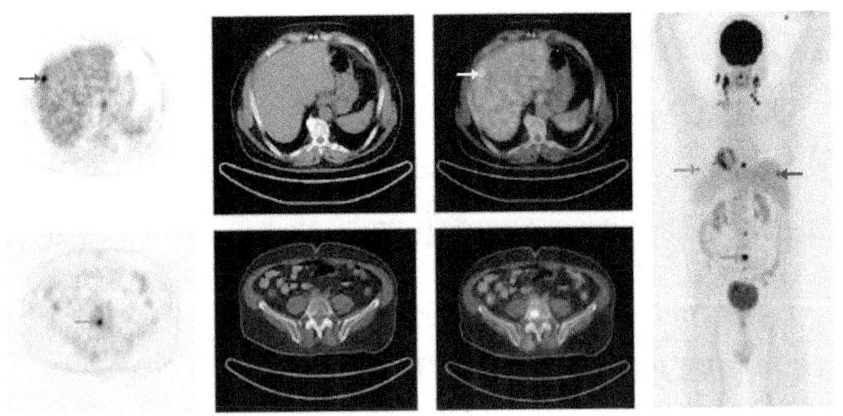

图 5.34　头颈部肿瘤患者肿瘤分期的 PET/CT 图像

(2) 指导放射治疗靶区精确勾画

在制订精确放射治疗计划过程中，医生对从大体肿瘤靶区(gross tumor volume，GTV)到临床靶区(clinical target volume，CTV)的边界外放的处理存在较大的随意性，这与医生的临床经验及读片水平关系密切，表现为不同医师对同一患者的定位图像所勾画的 GTV 差异较大，而 PET/CT 的一个重要特点是对肿瘤实现了定量诊断，其中标准摄取值(standard uptake value，SUV)是 PET 诊断肿瘤的重要指标之一，反映了肿瘤的放射性浓聚程度，能发现传统 CT 无法发现的亚临床病灶，具有较高的灵敏度，对于指导 GTV 到 CTV 的边界外放的意义十分明显。图 5.35(彩图 8)表现了 PET/CT 融合在精确放疗肿瘤靶区勾画中的应用。图中未增强 CT 图像仅显示了右侧颈部的肿瘤(箭头所示)； PET 图像在显示右颈部肿瘤的同时还表明右侧舌基底部存在高吸收(被活检所证实)；仅根据常规数据确定的临床治疗体积(PTV)由白色线定义；然而，用 PET/CT 融合图像所确定的 PTV 不仅包括舌基底部肿瘤还包括口咽部和对侧颈部，由绿色线定义。与前者相比，后者 PTV 增加了 467cm^3。因此，以 PET/CT 所见的肿瘤“生物靶区”来设计肿瘤精确放疗计划更科学、更合理。

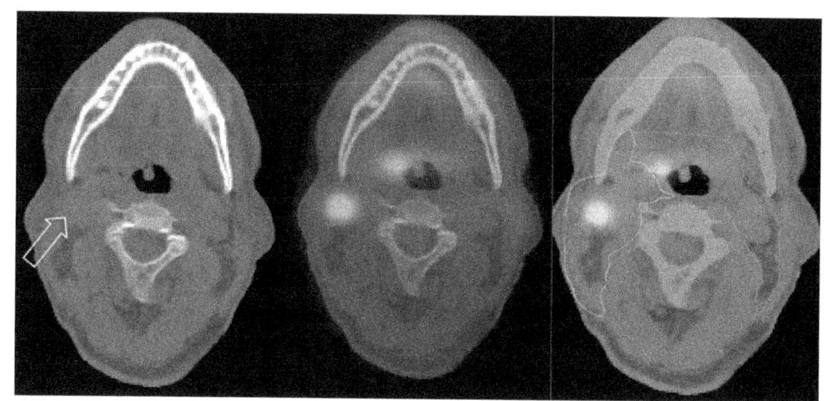

图 5.35　用 PET/CT 图像指导放疗靶区勾画

(3) 评价肿瘤放疗后效果

CT 作为评价肿瘤疗效的常用手段之一，它根据肿块的大小及密度变化来评价肿瘤疗效，但可靠性不令人满意。PET 作为功能分子显像，更适合作为疗效评价的手段，恶性肿瘤组织糖酵解增强，对 ^{18}F- FDG 摄取增高，明显高于周围正常组织；而瘢痕、纤维组织、肺不张等病变相对摄取较低，坏死组织表现为代谢缺损。FDG-PET 显像能够根据肿瘤组织对 ^{18}F-FDG 的摄取程度，在肿瘤治疗后肿瘤发生形态改变之前灵敏地检测病灶的代谢改变。通过治疗前后两次 PET 图像对比，对治疗后的疗效进行早期评价。加上 CT 的解剖定位及形态密度变化等信息，更利于恶性肿瘤放射治疗前后的对比评价，从而帮助医生及时调整治疗方案。

5.3.3　PET/MRI 及其应用

自 2001 年第一台 PET/CT 商业化一体机投入临床使用后，分子影像学获得了长足的发展，并在疾病早期诊断、鉴别诊断、分期、预后、疗效评估和复发检测等许多方面获得重要突破，临床意义重大。但随着 PET/CT 的广泛推广和深入研究，PET/CT 的自身缺陷也逐渐显现出来，例如，重复扫描增加了被检查患者的电离辐射量；CT 图像上的软组织对比度明显不如 MRI；与 MRI 提供的功能生理信息相比，CT 不具有相同程度的灵活性；由于能量差异大 CT 对 PET 图像衰减校正不够精确等。所以，需要研究更安全、信息量更大的结合功能成像与结构成像特点于一体的扫描仪。PET/MRI 系统的概念就是在这样的技术要求背景下提出并实现的。

1. PET/MRI 图像融合的意义

MRI 具有非常高的软组织对比度分辨率，擅长神经、血管成像，还能给出弥散、灌注、心脏运动等信息。MRS 可以观测 ^{1}H、^{13}C、^{15}N、^{18}F、^{31}P 等核素，获取化学位移变化的信息，是体内化学物质结构分析的重要手段。高场强 MRI 可提供高分辨率、高对比度、任意层面和方向的解剖影像，清晰显示人体软组织结构，提供血流和局部生物化学容量方面的信息。PET 则是最敏感的分子成像方法。从研究的角度，PET/MRI 融合远远超出了 PET 或 MRI 本身。PET/MRI 数据的同时采集具有非常重要的意义。在体(*in vivo*)的 PET 和 MRI 同时成像，保证了患者在数据采集时具有相同的生理状态，并能确保在整个 PET 和 MRI 成像过程中对某个干预出现的响应具有相关性。在临床上，PET/MRI 融合有可能增加对疾病发生原因、后果及疾病进展过程的理解，如癌症、神经退行性疾病。PET/MRI 融合也可以为癌症和骨病诊断水平的提高与监测治疗提供帮助。此外借助于 PET/MRI，临床医生通过观察药物在体内的代谢过程，从而评价某些药物的疗效。其他的好处是，PET/ MRI 检查提供了比 PET/ CT 扫描更多的结构细节，特别是对软组织成像，而且 PET/MRI 解决了 PET/CT 扫描过程患者长时间暴露在电离辐射下的问题。

2. PET/MRI 融合方式及其技术要点

1) PET/MRI 融合方式　与 PET/CT 融合方式相似，目前 PET/MRI 也分为异机和同机融合两种模式。异机 PET/MRI 通过医学影像存档与通信系统(PACS)系统和图像融合软件来完成 PET 和 MRI 的图像融合。这种方法的缺点很多，单机 PET 和单机 MRI 在医院隶属不同的科室，患者、医生、技术等因素在时间和空间上的不确定性决定了其临床应用意义不大。2005 年，欧洲推出了第一台 PET/MRI 一体化扫描仪(hybrid PET-MRI scanner)，将分子影像学成像水平提高到一个新的高度。

2) PET/MRI 从构想到现实　在一台成像设备上整合 MRI 和 PET 两种类型的扫描，技术实现是有较大难度的。PET/MRI 从构想到现实所面临的挑战主要有四个方面：一是 PET 和 MRI 两种系统的相互干扰；二是图像伪影；三是图像变形；四是扫描仪内部空间有限，要把所有组件都安装在一起并非易事。第一个问题最为关键，主要涉及电磁干扰(electromagnetic interference，EMI)和 MRI 磁场对 PET 扫描仪探测器的消极影响。PET 扫描仪探测器的典型结构是闪烁晶体和光电倍增管，这些真空管对电磁场极度敏感，在磁场中几乎无法工作。与此相反，PET 的电子及射频组件则可明显地干扰 MRI 系统。为了解决上述问题，需要寻找一种能明显减少磁场影响的替代探测技术。在早期仍然使用光电倍增管的 PET/MRI 原型机研究中，采用很长的光纤连接闪烁晶体单元和光电倍增管，将闪烁光引出磁场外。虽然这种方法消除了 PET 与 MRI 系统间的电磁干扰，但被证明不具备实用性。与单机的 PET 扫描仪相比，PET/MRI 扫描仪中的 PET 扫描组件性能较差，而且光纤的长度增加了系统的复杂性。因此，直至 2003 年基于硅材料的雪崩光电二极管(avalanche photodiode detector，APD)发明之前，研究人员一直在等待新的探测器技术的问世，以期达到 PET/MRI 扫描仪的实用化。目前的 PET/MRI 一体化系统解决方案都使用了 APD 探测器，这种对磁场不敏感的光电二极管探测器被证明非常有效。就 MRI 射频和梯度线圈而言，仅需在光电二极管与 PET 电子器件之间适当地使用很短的光纤束来减少干扰。基于这样的方式，研究人员开发出了能在 MRI 扫描仪内部有效地安放 PET 扫描装置的 PET/MRI 系统。

PET/MRI 的发展经历了从小动物用 PET/MRI 到人体头部 PET/MRI 再到人体全身 PET/MRI 的三个阶段。20 世纪 90 年代，美国加利福尼亚大学(UCLA)的研究人员开发了小动物 PET/MRI 系统。2005 年，德国西门子(Siemens)公司展示了用于人脑成像的第一台 PET/MRI 系统。这台设备 MRI 的场强为 3T，PET 组件可嵌入其孔径 60cm 的孔洞内部。32×6 的探测器模块组成了 PET 探测器环，每个探测器模块包含 12×12 块 LSO 晶体(每个晶体的大小为 2.5mm×2.5mm×20mm)，耦合到 3×3 的 ADP 阵列。该设备的成像视野径向为 30cm，轴向为 19.25cm。在 2007 年美国第 54 届核医学年会上，西门子公司又展出了孔径达 72cm 的全身 PET/MRI 系统，PET 和 MRI 同时扫描，图像的空间分辨率大约 3mm。在 2010 年北美放射学会年会上，西门子公司、荷兰飞利浦(Philips)公司和美国通用电气(GE)公司都展示了它们的 PET/MRI 系统，虽然形式是一样的，但设计思想明显不同。如前所述，PET 成像中所用的光电倍增管无法在强磁场中工作，过去一直被认为是开发 PET/MRI 系统的主要障碍。西门子的研究人员思考的是如何屏蔽系统以将 PET 探测器整合到 MRI 机器中，其结果西门子 PET/MRI 系统仅比标准 MRI 系统稍长一些(图 5.36)。飞利浦和通用电气的研究人员通过分离两个成像系统到机房的两端来解决电磁干扰问题，两个成像系统之间安装有带患者床的旋转平台。图 5.37 显示的飞利浦公司的 PET/MRI 系统。检查时系统首先加载患者进入 MRI 扫描仪，扫描完成后患者床退出并旋转 180°，再加载到 PET 扫描仪进行扫描(图 5.38)，然后计算机系统配准两幅图像。图 5.39(彩图 9)显示了飞利浦 PET/MRI 扫描获得的 PET、MRI 和 PET/MRI 融合图像。在大小规模上，西门子 PET/MRI 系统可安装在一个标准的机房内，而飞利浦 PET/MRI 系统可能需要约两个房间的面积。西门子系统可同时获得 PET 和 MRI 图像，但飞利浦系统做不到这一点。

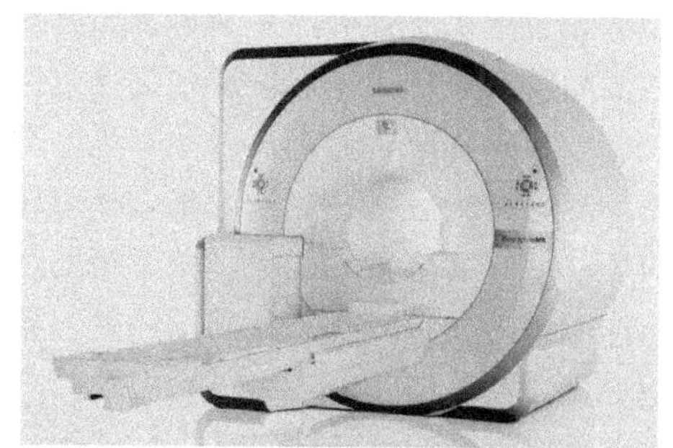

图 5.36　西门子 PET/MRI 系统

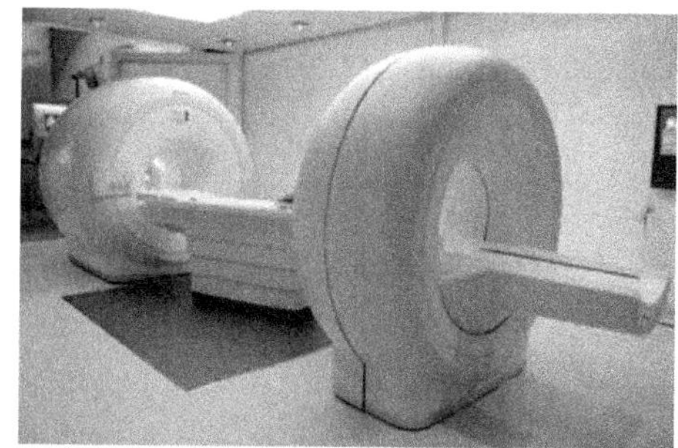

图 5.37　飞利浦 PET/MRI 系统

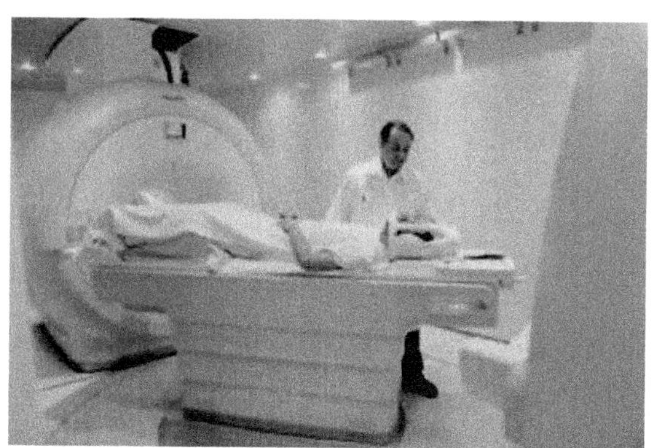

图 5.38　飞利浦 PET/MRI 系统在工作中

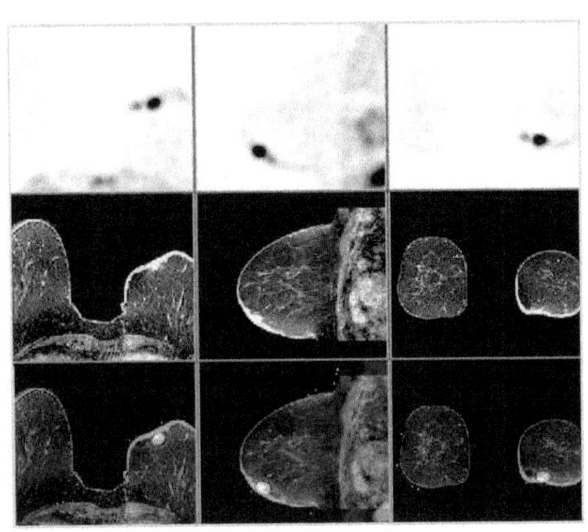

图 5.39 飞利浦 PET/MRI 扫描显示的乳腺癌病灶

3. PET/MRI 面临的挑战

近年来，PET/MRI 成为影像医学与核医学领域研究的热点课题之一。技术上主要集中在研发其他对磁场不敏感的 PET 探测器及如何进行 PET 数据衰减校正和运动校正等方面；在临床或临床前研究领域，PET/MRI 系统已经获得初步应用，得到了一些研究成果。PET/MRI 在儿科成像、神经系统、软组织和骨骼肌肉疾病及肿瘤诊断等方面具有优势。例如，PET 扫描目前虽能够区分出早期阿尔茨海默病所引发的轻微感知损伤，但是无法确定因萎缩症导致的大脑减损量。而通过 PET/MRI，临床医生们可以能够更加合理地确定感知损伤和萎缩症。此外，将 PET/MRI 与新兴神经生物标志技术结合在一起，拥有优化大脑状况评估的巨大应用前景。同时对于心脏病患者而言，该技术可帮助医生研究如何在心脏病后抢救可挽救的大脑组织。总体而言，PET/MRI 系统目前还处在发展和应用的初步阶段，到 2010 年底为止，世界上正在使用的 PET/MRI 系统总共只有 3 台，它们分布在德国技术大学附属医院(Siemens 系统)、瑞士 Geneva 医院和纽约 Mount Sinai 医院(Philips 系统)，正进行着各种临床试验。同时西门子和飞利浦公司也正期待着 PET/MRI 系统在 2011 年获得欧洲 CE 认证和美国 FDA 510(k)认证，然后真正推出商业化 PET/MRI 系统向全球销售。事实上，PET/MRI 尚有一些技术困难需要解决。例如，MR 图像不能直接用于 PET 的衰减校正，尤其是无法区分胸腔肺部和骨骼成分等问题。但是可以预期的是，随着技术的发展和临床应用的深入，PET/MRI 有可能开辟影像医学与核医学领域新的研究方向，如开发新的生物标志物或新的治疗方法等。

4. PET/MRI 的临床应用

恶性脑胶质瘤亦称为高级别胶质瘤(high grade glioma，HGG)，是成人最常见的颅内原发恶性肿瘤。手术切除是 HGG 的首选治疗方案，但术后几乎毫无例外地复发。早在 20 世纪 70 年代，术后放疗已被证实是 HGG 的标准治疗手段，有助于降低局部复发率。MRI 虽然是目前 HGG 的标准诊断手段之一，但 MRI 对脑肿瘤检测的特异性和准确性均较低，分别仅为 53%和 68%。另外，由于手术创伤可造成血脑屏障(blood brain barrier，BBB)受损和术腔周围组织水肿，因此 MRI 难以明确分辨术后肿瘤残留还是手术创伤所引起的非特异性改变，影响了术后放疗靶区的准确勾画。而 PET/MRI 融合为解决单体 MRI 所面临的挑战提供了途径，其主要临床应用体现在以下几点。

1) PET/MRI 融合已被用于脑肿瘤的初步评估及治疗计划和治疗后随访。用 PET/MRI 融合进行的诊断，已经表现出与进行放疗的 HGG 复发患者的生存时间延长有相关性，而且对儿童脑肿瘤的诊断更具特异性。

2) PET/MRI 融合已被用于对患有某种类型的脑肿瘤和顽固性癫痫患者的治疗，根据不同情况在过程中还可联合使用其他图像如 CT 或 SPECT。联合图像提供了要治疗的脑部体积的其他信息，使得靶区病变的治疗更彻底，并且能够减少与治疗相关的并发症的发生。

3) PET/MRI 融合的应用，改善了对患有某种遗传性疾病进行癫痫手术评估的儿童癫痫病灶的探测精度。PET/MRI 融合也应用到无框架手术导航系统(frameless surgical guidance system)中，以实现对癫痫病灶进行更精确的切除，并将正常组织的损伤降低到最小限度。

这里仍然以放射治疗计划设计为例，说明 PET/MRI 融合在精确放疗应用上的重要作用。Gross 等研究 ^{18}F-FDG-PET/MRI 融合图像对恶性胶质瘤放疗靶区勾画的影响。结果发现 ^{18}F-FDG-PET 对靶区的影响较小，在放疗定位中的价值有限，可能与 ^{18}F-FDG 在脑组织内的高浓聚有关；而对另一种氨基酸类示踪剂 ^{11}C-甲硫氨酸(^{11}C-MET)进行研究后发现，^{11}C-MET-PET 的异常高代谢灶与 MRI T1WI 增强的强化区、T2WI 的异常高信号区位置及大小不一致的患者分别为 87%和 100%。^{11}C-MET-PET 的异常高代谢灶在 T1WI 增强图像的强化区外或在 T2WI 的异常高信号区外的患者分别为 74%和 50%。由于 ^{11}C-MET-PET 对脑肿瘤检测的高特异性，将 ^{11}C-MET-PET 检测出的异常高代谢灶作为大体肿瘤靶区(GTV)可能更为科学。Grosu 等对 44 例复发胶质瘤母细胞瘤患者进行再放疗，其中 82%的患者使用 ^{11}C-MET-PET/MRI 融合图像进行靶区勾画，而 18%的患者仅用 CT 或 MRI 图像勾画靶区。结果显示对 PET/MRI 图像融合的靶区进行治疗的患者生存期为 9 个月，而单纯使用 CT 或 MRI 图像勾画靶区的患者仅 5 个月，这些研究结果提示，^{11}C-MET-PET 与 MRI 融合图像有助于更准确地勾画 HGG 术后放疗靶区，从而为提高放疗增益比、降低正常组织并发症概率奠定了基础。

5.4 分子影像学核医学成像

分子影像学(molecular imaging)是运用影像学技术显示组织水平、细胞和亚细胞水平的特定分子，反映活体状态下分子水平变化，对其生物学行为在影像方面进行定性和定量研究的科学。作为一门技术性学科，分子影像学的研究与应用需具备三个要素：分子探针、信号放大和高灵敏探测。

目前最为常用的分子影像学技术分为三大部分，一是核医学成像，尤以 PET 的分子显像研究最具活力；二是 MRI 及 MRS 和 fMRI；三是光学成像。鉴于核医学成像在目前分子影像学研究中占据着极其重要的地位，与分子影像学研究有关的核医学又被称为分子核医学(molecular nuclear medicine)。分子核医学是在传统的核医学的基础上，不断注入新的分子技术而逐步形成和发展起来的。狭义地说，分子核医学是研究用核素标记的代谢物、营养成分、药物、毒物等生物活性分子在疾病中的表型生化改变与其相关的基因型的联系，精细探测代谢及基因的异常。广义来说，各种药物、细胞、受体、抗体、多肽、神经递质、基因片段等放射性标记物等都是分子核医学的重要研究对象。虽然分子影像学中非核素标记技术(如 MRI 和光学成像)在某些特殊疾病的临床应用会逐渐发展，但是拥有 PET 和 SPECT 的分子核医学能在分子细胞水平揭示病变发展及转归，在疾病诊断方面具有独特的优势；分子核医学在未来的分子影像学发展中占有主导地位，同时也将进一步促进用于 PET 或 SPECT 的新的细胞靶点示踪剂及分子探针的研究。

5.4.1 分子影像学对核医学成像设备的挑战

分子核医学成像实现在远距离探测放射性核素标记的分子探针参与生命过程中发出的γ射线，并且重建断层图像。目前临床上应用 PET 和 SPECT 设备已经可以从体外无创、定量和动态地观察人体内的生理、生化变化，洞察分子探针在正常人或患者体内的活动。PET/CT、SPECT/CT，特别是 PET/MRI 对分子核医学发展的推动作用是显而易见的。人类的许多疾病和损伤都可以基于动物建立模型，而小鼠是理想的人类疾病的动物模型，因此从生物医学到细胞与分子生物学的众多领域，越来越需要利用小动物的功能图像在分子水平上开展各种研究。临床 PET 和 SPECT 设备及应用技术相对成熟，但如果直接将目前临床应用的 SPECT 和 PET 设备用于对小动物成像，无论是空间分辨率还是灵敏度都难以满足分子成像的实验要求，这是因为小动物在体重和体积上要比人小 3 个数量级左右，而且脏器间距很小。为此需要针对小动物专门设计高分辨率和高灵敏度的 micro-PET 及 micro-SPECT。另外，小动物 PET 和小动物 SPECT 的一些技术因为其具有很高的灵敏度及分辨率，也被移植到临床应用上来。例如，高灵敏度高分辨率的多针孔 SPECT 过去主要用于小动物显像研究，针孔可以更换。有研究者曾经报道了应用 9 针孔 SPECT 对手骨关节炎显像的临床应用，图像质量很高。

5.4.2 小动物 SPECT 及 SPECT/CT

小动物 SPECT 可以对多种核素示踪剂成像，如 ^{125}I(30keV)、^{201}TI(75keV)、^{99m}Tc(140keV)、^{123}I(159keV)、^{111}In(117/250keV)、^{131}I(364keV)等，能量范围从几十 keV 到几百 keV。小动物 SPECT 对活体动物的实验具有很广泛的用途，对分子生物学、药学、各种系统疾病和肿瘤的诊治具有重要意义。

1. 小动物 SPECT

在分子影像学研究中使用的小动物 SPECT，其成像原理与临床使用的 SPECT 基本相同，但如果直接使用临床型 SPECT 对小动物成像，探测系统半径对于小动物而言则太大，以致相对探测的效率非常低，空间分辨率和灵敏度都达不到相应的要求。小动物在体单光子发射断层成像采用的是一种小孔准直器 SPECT 扫描仪(图 5.40)。

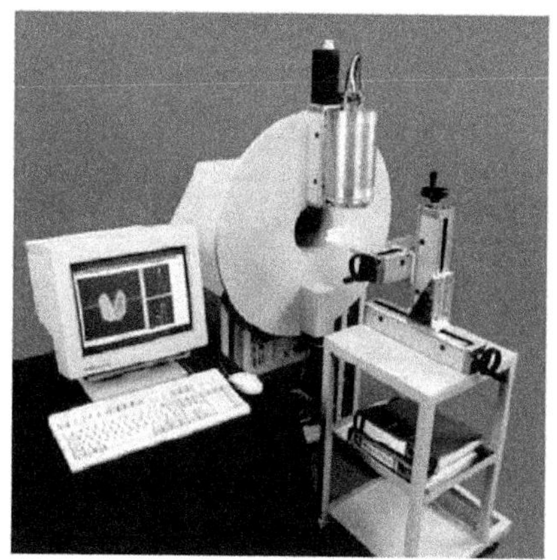

图 5.40　小动物 SPECT

小孔准直器 SPECT(pinhole-collimator SPECT)提供利用单一 γ 射线发射放射性示踪剂获得高分辨率图像的能力，实现了对非常小的成像视野与灵敏度之间的较佳权衡。由于探测器单元本身固有的空间分辨率对小孔成像装置总的空间分辨率有着支配性的影响，所以需要在探测器类型、结构及与光电倍增管耦合方式等的设计方面有别于临床使用的 SPECT。目前除了大部分探测系统仍然采用闪烁体阵列以外，还有的系统使用了半导体固体 CdZnTe 阵列作为成像的探测单元，同基于闪烁体阵列的 SPECT 相比较，基于半导体探测器的 SPECT 除了可以减小系统体积外，还改善了系统的灵敏度和能量分辨率。

因为放大效应，当探测对象紧靠小孔放置时，SPECT 的小孔准直器可产生非常高的空间分辨率和灵敏度。放大效应使得总体分辨率超越了相机固有空间分辨率。总体说来，当探测器的空间采样不再作为一个限制因素时，对于小孔准直器相机，分辨率由下式给出

$$R_0 \approx \sqrt{\left[\frac{(a+b)d_e}{a}\right]^2 + \left(R_i \frac{b}{a}\right)^2}$$

式中，a 是小孔–探测器距离；b 是小孔–探测对象距离；R_i 是相机固有分辨率；d_e 是有效小孔直径。实际直径随着能量的增加和小孔尺度的减少而改变，而有效直径与实际直径有关。有效直径的表达式为

$$d_e = \sqrt{d\left(d + \frac{2}{\mu}\mathrm{tg}\frac{\alpha}{2}\right)}$$

式中，d 是实际直径；μ 是线性衰减系数；α 是小孔角。

虽然从理论上说，即将介绍的小动物 PET 应被视为动物分子影像学的最理想的先进成像设备，但目前对大多数研究实验室而言，小动物 PET 仍然是一个相对昂贵的不太容易采纳的研究模式，部分原因是 PET 所使用的放射性同位素须由回旋加速器来制造，还必须建立放射性化学药物制剂室，另外 PET 所用的放射性同位素大都属于短半衰期性质，要求实验室必须非常靠近回旋加速器机房。事实上，在以 PET 为平台的小动物在体成像中，获得相对高的空间分辨率和灵敏度的图像是以非常高的运行成本为前提的。

小动物 SPECT 中应用的许多放射性核素标记的分子探针具有易得和价廉的特征，为许多从事分子影像学的研究人员提供了各种类型的研究工具。这些放射性核素标记的分子探针包括 ^{125}I-Trans-7-OH-PIPAT、^{125}I-S-5-OH-PIPAT、^{123}I-β-CIT、^{99m}Tc-TRODAT-1 等。例如，^{125}I 标记的 *N*-乙酰-5-甲氧基色胺和 ^{111}In 标记的反义 mRNA 及有义 mRNA，

在中枢神经系统中的神经受体浓度测量、大脑中配体靶向标记、恶性肿瘤中的致癌基因显像等方面都表现出强烈的应答机制。利用小孔准直器，特别是利用小孔准直器提供的可能放大倍数，小动物 SPECT 图像的空间分辨率虽然不能与 PET 图像相媲美，但也有了明显的提高。

小动物 SPECT 还有一个优势，就是能够实现双同位素成像的重要功能。双同位素研究对于应用多种同位素同时探究多重受体系统是一个强有力的工具，成像同时作用的分子探针各自发射不同能量的光子。SPECT 双同位素研究的一个典型应用是研究神经退行性疾病(如帕金森病)，这里用 ^{99m}Tc-TRODAT-1 对突触前多巴胺转运子成像；用 ^{123}I-IBZM 对突触后多巴胺 D2/D3 受体成像，所获得的图像将可能给出一个更佳的从多重系统萎缩或核上性麻痹诊断帕金森病的可能性。

2. 小动物 SPECT/CT

小动物 SPECT 虽然能够在体获得功能性图像，但其较低的空间分辨率影响了图像的视觉效果，尽管小孔成像在一定程度上提高了小动物 SPECT 图像的空间分辨率，但与 CT 和 MRI 相比仍然存在显著的差距。事实上，对于动物活体成像而言，不仅需要功能信息表达生理和生化过程，同样也需要解剖信息对有关组织或结构进行准确定位。前面已经介绍，因为常规放射性核素成像过程中可受到软组织衰减和其他物理效应如散射辐射的影响，所以要采用相同能量的外部 X 射线源实现数据衰减的校正。如果同时利用该 X 射线源对小动物活体进行锥形束(cone-beam)扫描并由计算机重建透射型断层图像，再将功能图像与解剖图像进行融合，就可以获得比单一成像模式更多的可视化图像信息。如图 5.41(彩图 10)所示，肺癌大鼠模型，顶部一排为 CT 图像，中部一排为 SPECT 图像，分子探针采用 99mTc-Depreotide，底部一排为 SPECT/CT 融合图像。SPECT/CT 图像显示前臂上有骨转移吸收。SPECT/CT 双模式成像系统(图 5.42)的优点是显而易见的，一方面 CT 数据被用来获得衰减系数的特定分布图以校正光子衰减从而正确重建核素图像，提高核素成像的定量准确性；另一方面将 CT 图像很高的空间分辨率用于改善

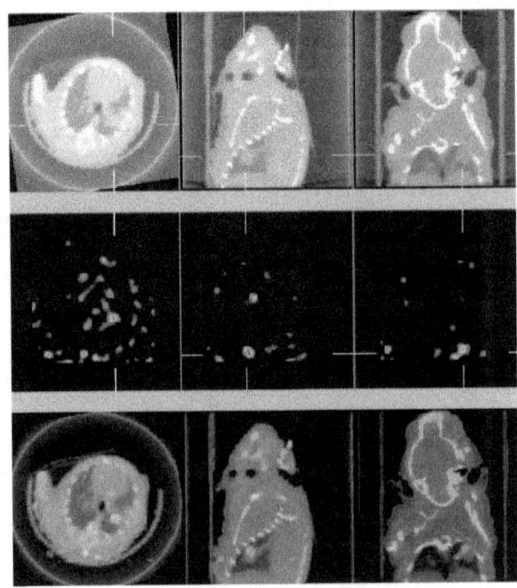

图 5.41 肺癌大鼠模型的 SPECT/CT 图像

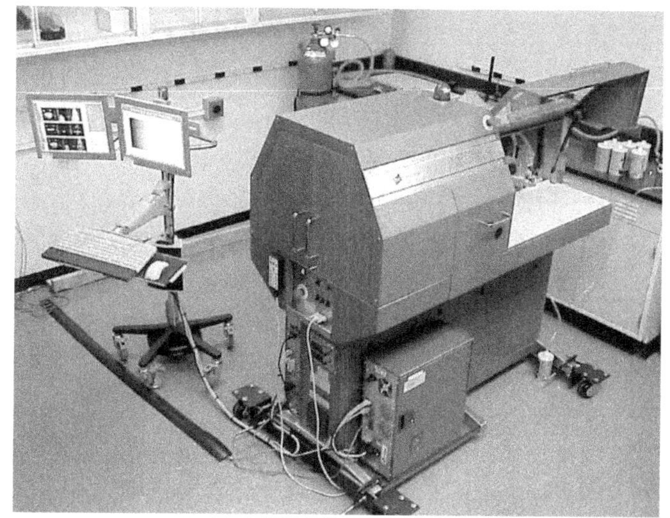

图 5.42　小动物 SPECT/CT 双模式成像系统

分子探针高浓度聚集区域的解剖定位。具体实现时 CT 和 SPECT 双模式成像设备安装在同一个机架上，两种显像技术使用同一个定位坐标系统，在两次扫描期间小动物处于同一个检查平台上，且保持体位不变，先后获得的两种图像不必进行配准就可精确融合。SPECT 与 CT 几乎同时采集，可以防止因小动物移位产生的误差，在一定程度上解决了时间配准的问题，避免了复杂的外标记方法和采集后的大量图像运算。

美国 Gamma Medica 公司医疗生产的 FLEX Triumph SPECT/CT 系统(图 5.43)外形尺寸约为 90inch×58inch×48inch，由旋转机架(其上装有γ辐射探测器相机)、X 射线管和 CT 探测器构成，CT 探测器与 3 台装有数字化分析软件的计算机工作站相连。SPECT 相机集成了一个 5×5 固态镉锌碲化物(CZT)模块阵列，每个模块包括 1.5mm 像素的 16×16 阵列，在一个 12.7cm×12.7cm 的视野内可提供总数为 80×80 的像素阵列。4.6%的

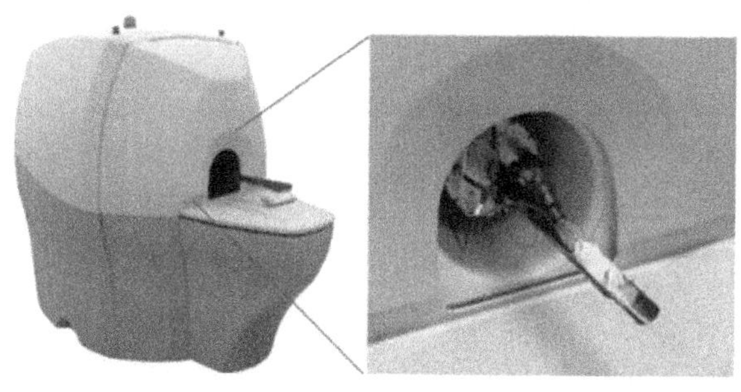

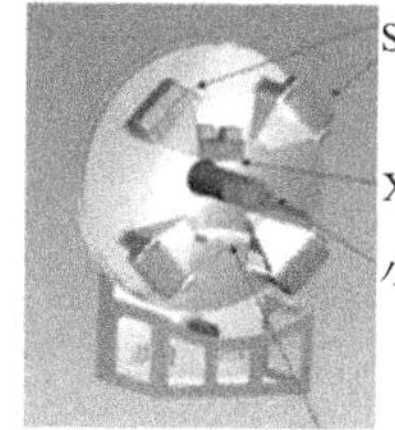

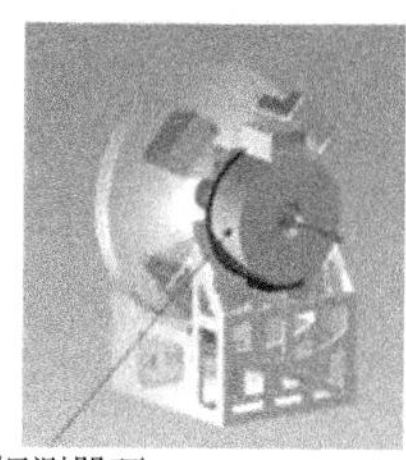

图 5.43　Gamma Medica 公司的 FLEX Triumph SPECT/CT 系统

能量分辨率可提供双核素显像能力，是大多数其他成像系统所不具备的。旋转机架上的X射线管和探测器被设计为能完全围绕小动物床旋转，以采集实验对象的断层图像。X射线探测器是基于互补金属氧化物半导体(CMOS)的设备，能够有以扫描间隔 50mm 在12mm×12mm 视野内形成 2240×2368 像素矩阵。该仪器可以进行包括 PET 探测器环在内的技术升级，构成 PET/SPECT/CT 三模态小动物分子影像学设备。

该系统数据采集的过程如下：首先采集 CT 断层图像，经麻醉的小动物被放置在床上并进行约束，装上一个枕形传感器，该传感器与一个呼吸监测器相连。首先使用 X 射线管及其探测器采集 CT 数据，机架旋转 360°，在 2min 内采集 128 个 X 射线投影数据。接着采集 SPECT 图像，为得到最大的探测器灵敏度和合适的视野，γ相机尽可能地贴近小动物安放。机架再次旋转 360°，采用 64 等角度曝光。取决于γ辐射信号的强度、探测器灵敏度和视野，个体角度的曝光时间可能有所不同，8～999s 不等。而后两个参数是相机旋转半径的函数。在实践中对于大多数研究而言，每只小动物总采集时间范围为15~60min。麻醉的小动物的视野范围为 4~164cm^2，空间分辨率与视野的增加成负相关。来自单个或多个探头的数据可以同时被采集。平面采集允许快速(几秒到几分钟)的曝光时间，以评估二维的生物分布。在药物开发研究中平面 SPECT 可以用来评估放射性示踪药物或毒物的分布动力学；断层成像则可以评估药物的三维空间分布。

3. 小动物 SPECT 的主要应用

从以下的应用实例中可以看到，在小动物 SPECT 上所开展的分子影像学等实验，不仅能够在分子水平上获得关于活体小动物内生理、生化和功能代谢变化的信息，而且可以为临床研究提供有应用价值的重要资料。

在心脏疾病的老鼠模型研究中，采用心电图门控小孔心肌灌注 SPECT，对 8 只实验鼠的搏出分数(ejection fraction，EF)和心脏舒张末期体积(end-diastolic volume，EDV)指标进行测量，共测量两次，两次测量期间间隔一星期。设置和采集图像不超过 30min。比较测量数据集的平均绝对偏差，以确认技术的重复性。使用同样的成像方案对三氟溴氯乙烷灌注剂量大小和心脏刺激物 dobutamine 对心脏功能的影响进行评估。EF 在三氟溴氯乙烷作用下显著减小，而 EDV 轻微上升，反映三氟溴氯乙烷影响了心脏功能。相反地，在 dobutamine 的作用下，动物心脏的 EF 上升，同时 EDV 下降。由于该方法不依赖于操作者，并且能在实验室动物上频繁重复，因此它能够准确地测量左心室功能。

利用 ^{123}I-IBZM 和小动物 SPECT 进行实验狗脑多巴胺 D2 受体显像研究，了解 ^{123}I-IBZM 脑多巴胺 D2 受体显像的组织分布特性及其受体的选择性，以及放射性分布与脑血流灌注显像的差异，并了解受体显像的最佳时期。实验结果表明，^{123}I-IBZM 能选择性地显示多巴胺 D2 受体富集的纹状体等脑组织，其放射性分布与脑血流灌注显像有明显的差异，^{123}I-IBZM 是一种特异性的脑多巴胺 D2 受体分子探针。

体外研究指出，Zn 可以抑制与凋亡相关的 caspase-3 的激活。利用 ^{99m}Tc-annexinV 核素和小动物 SPECT 显像研究大鼠心脏移植模型中 Zn 对心肌凋亡的作用。显像表明，移植心脏对 ^{99m}Tc-annexinV 的摄取与 $ZnCl_2$ 的治疗量成负相关，$ZnCl_2$ 可延长啮齿动物心脏移植存活率。通过 ^{99m}Tc-annexinV 的在体显像研究，为临床 $ZnCl_2$ 在心脏移植排斥反应中的作用的判定提供了可靠的证据。

建立脑室体积异常的实验鼠头部模型，在生理条件下对新纹状体多巴胺系统进行研究。使用 ^{99m}Tc-DPD 和 ^{123}I-FP-CIT 进行的在体研究表明，骨代谢与多巴胺转运体的结合可以利用小动物 SPECT 视见。^{99m}Tc-DPD 显像与 ^{123}I-FP-CIT 显像的图像融合表现了脑内结构与脑外结构的差异，用哌醋甲酯进行的预处理导致了纹状体多巴胺转运体结合的障碍。

利用 ^{99m}Tc-NGA 作为分子探针，进行肝癌动物模型的 SPECT 活体显像。由于 ^{99m}Tc-NGA 是一种特异性的肝受体显像剂，能直接反映肝细胞受体的改变，所以有助于分别了解各部分肝细胞的功能状态。^{99m}Tc-NGA 显像可应用于肝癌切除的安全界限划定、肝硬化治疗、急慢性肝病预后及肝移植监测等。

转基因治疗中常用的自杀基因 HSV-TK 能将已进入细胞内原无毒药物前体-丙氧鸟苷(gancyclovir，GCV)转变为不能再自由穿透细胞膜的磷酸化 GCV，而在细胞内继续被磷酸化成为具有毒性的三磷酸形式，通过参入 DNA 阻断 DNA 的合成来杀伤细胞。对自杀基因是否转导成功进行及时评估：用 ^{131}I 标记 GCV 的类似物 FIAU，通过静脉注入已转导了自杀基因的荷瘤大鼠，进行 SPECT 活体成像，图像显示肿瘤内聚集 ^{131}I-FIAU 的量远远高于正常组织和未转染自杀基因的肿瘤，结果的离体标本放射自显影和免疫组化所见一致。该实验结果间接但充分证明了基因转导成功。否则，核素标记的 FIAU 将不可能被磷酸化，而将穿透细胞膜逸出细胞，不可能滞留在肿瘤细胞内而显影。非侵入性的 SPECT 活体显像可提供转导基因是否成功，靶细胞中基因表达能否达到最佳疗效水平，最高表达基因的时间点等重要信息。

5.4.3　小动物 PET 及其应用

小动物 PET 是在临床 PET 诊断技术基础上发展起来的专门用于小动物的功能性断层成像设备。已有的研究表明，由于小鼠的基因与人的大部分基因相近，小动物 PET 研究最终可能替代本来需要在人体身上进行的 PET 研究。

1. 小动物 PET 的特殊性

小动物 PET 有别于一般临床使用的 PET，其最大的差异在于受测体几何尺寸的不同，这些将直接导致一些系统相关设计因素上的调整，如空间分辨率、探测器灵敏度、放射性核素的活度等。另外动物无法像人类平稳地置于实验床上，故还需要考虑到麻醉等情况。

几何尺寸对空间分辨率的影响最为明显。人与小动物之间的体积相差数个数量级，而动物实验的结论最终需要外推至人体实验。因此，如果要看到与人体对应的动物组织器官，小动物 PET 的分辨率需要等比例提高。以心脏结构成像为例，人体需要 10mm 的分辨率才可看清楚的组织，小鼠则需要将分辨率提高至 1mm 才能获得同样的视觉效果。

探测器探测到的放射性核素衰变产生的光子数的百分比称为系统的绝对灵敏度(absolute system sensitivity)。对灵敏度的要求，小动物 PET 较临床型 PET 要高得多。小动物进行 PET 成像时所注射的示踪剂的剂量较小，造成了每个体素(voxel)所得到的光子计数量下降，这将降低图像的信噪比。临床上为了降低统计噪声通常使用低通波滤器滤除噪声，但在提高信噪比的同时会造成图像的模糊。数据采集模式的不同也会产生放射性核素衰变计数率的差异。另外选择不同的图像重建算法也会对图像的分辨率产生影响，与使用滤波反投影法(FBP)算法相比，使用迭代重建法可有效抑制影像噪声并提高图像分辨率。

示踪剂活度(tracer specific activity)用来标定放射性核素标记化合物每单位质量放射性活度的量，其值会随着放射性核素的衰减而减少。在示踪剂注射量限定的情况下，示踪剂活度决定整个实验所能产生的放射线的总量。

实现小动物 PET 成像一般都要对小动物进行麻醉，在麻醉时需要考虑不同的麻醉方法对小动物成像带来的副作用。一方面必须选用对成像结果影响最小的麻醉方法，同时还要注意麻醉的实施时间，以避免麻醉药对放射性示踪剂分布的影响。

2. 小动物 PET 技术上的改进

前已提及，从临床型 PET 发展到小动物 PET，必须很好地解决如何提高空间分辨率的问题。除了小动物体积显著减小导致的空间分辨率改变外；另一个因素是湮灭过程中电子对转换为光子对时的残余动能也将造成图像的模糊，而这种模糊与成像视野半径成正比。小动物 PET 技术上的改进主要体现在探测器的闪烁晶体和数据读出技术上。

(1) 闪烁晶体

小动物 PET 的探测系统采用了硅酸镥(lutetium oxyorthosilicate，LSO)晶体。这种晶体的原子序数略小于临床 PET 所用的 BGO 晶体而大于 SPECT 所用的 NaI 晶体，其密度高于 BGO，表明对于 511keV 高能光子具有很好的探测效率；其衰变时间远小于 BGO 和 NaI 等晶体材料，有利于缩短探测系统死时间，从而提高计数率；同时 LSO 晶体的发光效率 5 倍于 BGO 晶体，因此用这种材料制作的探测器单元极大改善了系统的探测效率，可以实现快速动态采集和获得较高的空间分辨率。

(2) 数据的光纤读出技术

光纤读出技术的应用使得探测器单元的小型化成为可能。小动物 PFT 探测系统使用的 LSO 晶体阵列被精密地切割成 64 个 2mm×2mm×10mm 的晶体单元，通过一对一的 2mm 直径的光导纤维与 64 通道光电倍增管进行连接，形成独立的数据读出机制，故探测器单元的分辨率可以由晶体阵列的切割尺寸即晶体单元的尺寸决定。由于采用光纤外吸收物，减少了光纤间的交叉干扰，所以这种技术的应用使得探测器的空间分辨率有了明显的改善，而且保持了原有的时间分辨率，为现代高分辨率小动物 PET 断层成像提供了合适的能量分辨率。

3. 小动物 PET 的技术类型

一般而言，小动物 PET 成像系统由探测器、数控载物台、衰减校正点源架、激光定位系统、计算机工作站及其他辅助部分组成。前面提及，探测器是决定成像系统空间分辨力和灵敏度的核心部件，小动物 PET 系统亦如此。从探测器的角度将小动物 PET 分为两类：一类属于闪烁晶体型的，如 microPET、SHR-7700 和 MADPET 等；另一类为多丝电离室(multiwire ionization chamber)型的，如 Quad-HIDAC PET[图 5.44(a)]，其探测器就是一种由高密度雪崩型电离室组成的方形阵列。或根据成像对象的不同，将小动物 PET 分为啮齿类动物 PET 和灵长目类动物 PET。在图 5.44(b)的灵长目类动物 PET 系统(SHR-7700)中，探测器部分采用 BGO 闪烁晶体与位置传感 PMT 组合结构，机架孔径为 50.8cm，轴向视野(axial field of view，AFOV)为 11.4cm。在图 5.44(c)的啮齿类动物 PET 系统(microPET)中，探测器部分采用光纤耦合 LSO 闪烁晶体和位置传感 PMT，机架孔径为 27cm，轴向视野 AFOV 为 80mm。

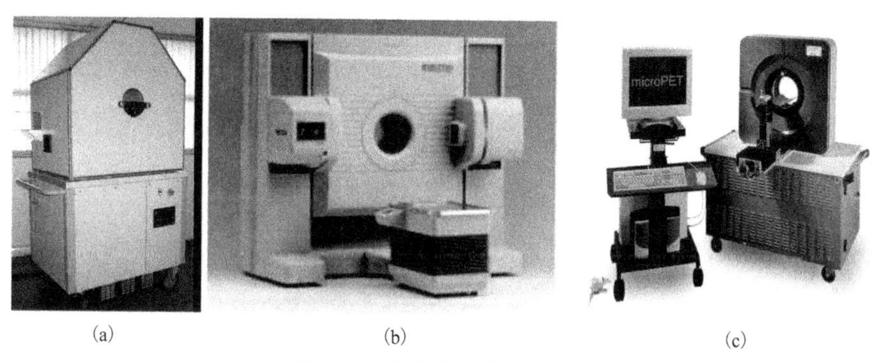

(a)　(b)　(c)

图 5.44　各类小动物 PET 系统

(a) 小动物 PET(Quad-HIDAC PET)；(b) 灵长目类动物 PET(SHR-7700)；(c) 啮齿类动物 PET(microPET P4)

4. 小动物 PET 的应用意义

离体动物实验是生命科学研究常用的手段之一。为了减少动物之间的个体差异，一般都要在一个实验中使用一大批动物；同时还要利用另一批同类的动物作为对照组。这些都直接导致了实验的过程繁复，实验的周期延长。因为实验大多是在处死动物后进行离体测量，或者进行有创伤的在体测量，所以在实验数据的时效性方面存在很大的局限性，同时实验数据在很多情况下不能反映机体内实际的生理和生化过程。

在小动物 PET 上进行的分子影像学研究，实验可在同一只动物身上重复地、非侵入性地和定量地进行，因此其积极意义主要有：①当使用啮齿类小动物进行小动物 PET 显像时可大幅度减少 PET 显像剂的费用支出，这主要归结于啮齿类小动物所用的放射性分子探针的剂量较低；②小鼠是细胞与分子生物学实验及遗传学实验所使用的主要啮齿类小动物，小动物 PET 分子影像学研究不需要处死小鼠，因而可显著地减少实验动物费用；③对活体小鼠进行实时的、无损伤的测量，在时效性方面有优越性；④如果进行的是基因表达监控和基因治疗方面的研究，价格昂贵的转基因动物的重复使用则会使得实验动物数量和费用显著下降；⑤小动物 PET 研究的实验结果可以直接外推到人体，架起了动物实验与临床研究之间的技术桥梁。

另外，有些实验必须利用小动物在分子水平上活体进行，如确定疾病的致病因素，观察疾病发生和发展的过程；开发新的药物，观察新药疗效，以及发展新的治疗方法，都要先在动物实验中进行，取得结果后再用于临床。

5. 小动物 PET 的应用

(1) 受体显像

受体显像的研究目前主要集中在中枢神经递质和受体显像、心脏神经递质和受体显像、肿瘤受体显像等方面。

以往人们对神经退行性疾病(如阿尔茨海默病，AD)分子学水平的研究局限于尸解和离体动物实验，无法获得在体的生理、病理和生化信息，研究结果的推广受到限制。小动物 PET 显像则在 AD 的研究上具有特殊意义。通过正电子放射性核素标记特定的配体基团与受体的特异性结合，利用小动物 PET 对活体动物脑内特定受体结合位点进行精确定位并获得受体的分布、密度与亲和力图像，揭示 AD 模型动物在脑血流灌注、代谢和递质受体等不同研究水平的异常，为完善 AD 的病因、病理、诊断和治疗提供了大量资料。

(2) 基因显像

基因显像是利用放射性核素标记的分子探针，在 DNA、mRNA 或蛋白质水平上，体内无创伤性显示基因及其表达产物的功能动力学改变。基因显像包括转导基因表达显像和反义 DNA 或 RNA 对靶基因的直接显像。前者指用放射性核素标记报告基因探针使转导到靶细胞中的基因表达产物显像；后者指利用核酸碱基互补原理，用放射性核素标记人工合成或生物体合成的特定反义寡核苷酸，与肿瘤的癌基因 mRNA 相结合显示其过度表达的靶组织显像。

基因治疗过程中必须有基因显像为先导，建立适应不同基因治疗方案的基因监测系统是非常必要的。目前采用放射性核素成像模式的基因表达显像的策略如表 5.6 所示。

表 5.6 基因表达成像策略

标志蛋白	成像模式	配体/底物	机制
胞内			
胸苷激酶	核素成像	FIAU,ganciclovir	前体药物磷酸化
胞嘧啶脱氨酶	核素成像	胞嘧啶	前体药物脱氨化
酪氨酸酶	核素成像	酪胺、多巴	底物转化成黑素或金属清除
细胞表面			
胃泌素释放肽受体	核素成像	韩蛙皮素	亲和力黏附
生长抑素受体	核素成像	多肽	亲和力黏附
分裂蛋白	核素成像	氧化碍酸酶	螯合作用

有研究人员利用 PET 报告基因探针 ^{18}F-FHBG 和小动物 PET 进行了大鼠心肌 PET 报告基因 HSV1-sr39tk 表达显像定量准确性、探测敏感性及时间进程的研究。获得的结论是：利用 ^{18}F-FHBG 及小动物PET显像能够定量和连续地对大鼠心肌中的HSV1-sr39tk 报告基因表达进行可重复的高灵敏监测，从而心脏 PET 报告基因表达显像提供了在人类心脏疾病基因治疗中对治疗基因表达监测的可能性。

(3) 代谢显像

利用小动物 PET 代谢显像开展的研究，目前大都集中在动物的心脑代谢方面。心肌代谢显像可在活体内显示心肌细胞和代谢情况，包括糖、脂肪酸、氧和氨基酸等心肌代谢显像；脑代谢显像在研究中枢神经系统功能代谢活动的变化规律及探讨脑部疾病的有效诊治方法方面具有重要的意义，包括糖、氧和蛋白质等代谢显像。心脑的葡萄糖代谢显像是代谢显像研究的主要内容。

利用小动物 PET 可开展大鼠脑神经元激活和重塑性的半定量研究；大鼠脑创伤性损伤后葡萄糖代谢变化的定量研究；测定心肌梗死大鼠和小鼠模型的葡萄糖代谢和心肌血流变化，研究心肌梗死心肌血流与葡萄糖代谢的关系。

建立严重冠状动脉狭窄的大鼠模型，通过心肌葡萄糖代谢研究检测模型大鼠的局部室壁运动和整体心室功能。^{18}F-FDG 小动物 PET 显像可灵敏地检测出灌注缺损区心肌细胞是否存活，是判断心肌活力最可靠的方法。

葡萄糖是脑组织的唯一能源物质，脑内葡萄糖代谢率的变化可反映脑功能活动状态。18F-FDG 为葡萄糖类似物，参与部分葡萄糖代谢而停留在脑细胞内，观察和测定 ^{18}F-FDG 在脑内的分布情况，可以了解局部的葡萄糖代谢状态。

(4) 肿瘤显像

图 5.45(彩图 11) 为利用小动物 PET 拍摄的以 ^{64}Cu 标记单克隆抗体片段进行无胸腺小鼠癌胚抗原(CEA)阳性的肿瘤移植图像。小鼠右肩部异种移植表达 CEA 的 LS174T 肿瘤，小鼠左肩部异种移植 C6 胶质瘤作为阴性对照。小动物 PET 图像显示 ^{64}Cu 标记的抗体片段在 LS174T 肿瘤和肝脏中高度滞留，而在对照组肿瘤中滞留较少。肝脏中的信号出现在抗体片段代谢的部位。因而作为 ^{64}Cu 标记的单克隆抗体片段可以作为新型 PET 肿瘤显像剂。

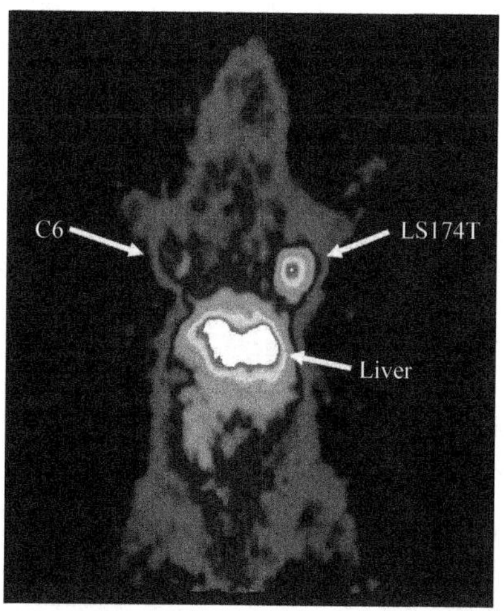

图5.45　^{64}Cu标记的单克隆抗体片段在肿瘤中的滞留

采用 ^{66}Ga-DOTATOC 对裸鼠胰腺肿瘤行小动物 PET 显像，动物生物分布数据和序列图像显示该分子探针与生长抑素受体特异性结合，肿瘤吸收迅速，肿瘤与非靶标组织比值高，血浆及肾脏以外的组织清除快。表明该探针不仅可以用于诊断生长抑素受体阳性胰腺肿瘤，而且可以作为定量的基于图像的剂量测量手段，如果解决了对肾脏的毒性问题，^{66}Ga-DOTATOC 还可能用于对表达生长抑素受体的胰腺肿瘤的大剂量内照射治疗。

(5) 药物开发研究

小动物 PET 按照放射性分布的绝对量进行连续性扫描，所获得的时间-放射性活度动力学资料完整地描述了单个动物体内生物分布及配体-受体结合动力学。在药理学研究中，可以利用所获得的动力学资料测试药物对动物的生理生化过程的影响。

目前最受瞩目的新药研究方法是依据药物作用的靶分子(主要是蛋白质和核酸)结构进行新药设计。对能与靶分子相作用的分子-配位基(ligand)进行一系列的修饰或优化，即可获得药物设计的先导化合物。这一过程主要的步骤是：首先确定药物作用的靶分子；再对靶分子用生物技术手段加以分离纯化；确定靶分子的三维结构及依据相关理论或经验提出的一系列假定的配位基与靶分子复合物的三维结构；然后依据这些结构信息，用计算机模拟出最佳的配位基结构模型；合成模拟的结构；进行活性测试，测试结果如果满意，则可接着进行药代动力学、毒理学、临床实验等项研究，如果对结果不满意，则重复上述结构模拟过程，直至获得满意结果为止。

在药代动力学和毒理学研究阶段，直接用正电子发射型核素对配位基进行标记，通过小动物 PET 显像检测其到达动物组织内靶点的量，或检测生理性刺激及病理学过程中药物分布与代谢的变化，从而得到对药物剂量、作用部位、可能发生的毒副作用等的判断。利用 PET 显像还可以判断其代谢反应的类型及产物，观察药物与其他药物的相互作用、药物与营养物质的相互作用、药物与受体的作用、药物与酶的相互作用等。

6. 小动物 PET/CT

小动物 PET/CT(图 5.46)也是一种由临床型 PET/CT 发展起来的集结构成像和功能

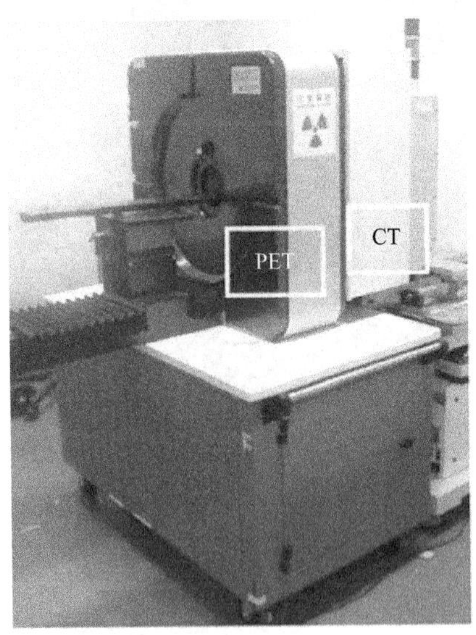

图 5.46 micro PET/CT

成像于一体的双模式动物分子影像学成像系统。高分辨率小动物 PET/CT 可以进行代谢显像、受体显像、肿瘤显像、基因表达显像等，是一种生命的断层影像。小动物 PET/CT 可在神经科学研究、肿瘤研究、心脏病学研究、临床前药物研究及遗传基因研究等许多方面发挥独特的作用。

与 SPECT/CT 双模式成像系统的设计理念相类似，PET/CT 图像融合的意义也在于克服功能成像空间分辨率和组织对比分辨率低的缺点，发扬结构成像手段各种分辨率高、定位准确的优势，最大限度地挖掘影像学信息。从具体实现的技术途径来说，图像融合可以分为软件实现方式和同机实现方式。例如，分别将由 CT 成像设备和 PET 设备单独获得的结构图像与功能图像输入到计算机系统，通过图像处理程序完成图像配准、融合和显示，是一种典型的软件实现方式。这种方式的优点是获得融合图像的代价较低；不足是配准精度随算法的选择而异，如果综合应用不同的算法则计算复杂；较长的处理时间使其实际应用受到了限制。而 PET/CT 一体机将 PET 扫描仪和 CT 扫描仪整合在一个系统中，通过一次检查可完成两次扫描。图 5.47（彩图 12）是利用小动物 PET/CT 成像系统分别获得的小鼠 CT 图像、PET 图像和 PET/CT 融合图像。

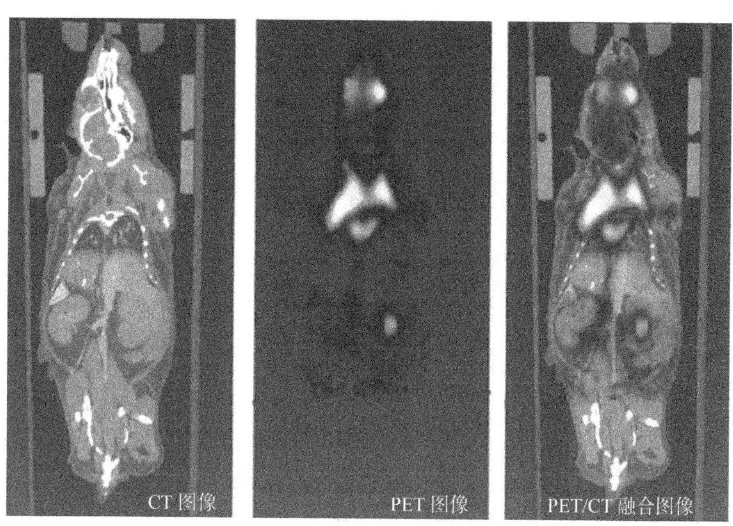

图 5.47　小动物 PET/CT 图像融合

第 6 章　超 声 成 像

诊断超声成像的兴起，可以追溯到 60 多年前利用改进的雷达和声呐设备进行的早期实验。如今，超声已成为主要的医学成像手段之一。由于超声成像具备实时显示、重复性好、非电离性等特点，几乎在所有医院和临床诊断方面获得了应用。本章主要介绍超声波的基本物理性质，描述各类超声成像模式的基本原理，讨论超声图像质量控制的基本内容，概述超声成像的最新进展。

6.1　超声波物理基本性质

超声波是一个用于描述频率超过人耳听觉范围的声波的术语，意味着任何频率超过 15~20kHz 的声波都称为超声波。经皮肤测量的医学诊断超声通常工作在 2~10MHz，但用于术中和动脉导管超声显像的超声波频率高达 40MHz。

介质中质点振动形成的波，主要包括纵波和横波两种类型。纵波是质点的振动方向与波的传播方向相同的波，又可称为压缩波(compression wave)。

随着压力的增大和下降，介质沿着传播方向以确定的空间周期紧缩和松弛。紧缩和松弛方式沿着波的传播方向以波速 c 运动(图 6.1)。固体、液体和气体介质都可传播纵波。横波是质点振动方向与波的传播方向垂直的机械波，只能在固体介质中传播。这表明，超声波在固体介质中既可以用纵波的形式传播、也可以用横波的形式传播，但在气体、液体介质中，由于这类介质没有切变弹性，超声只能以纵波的形式传播。医学超声基本都采用纵波。

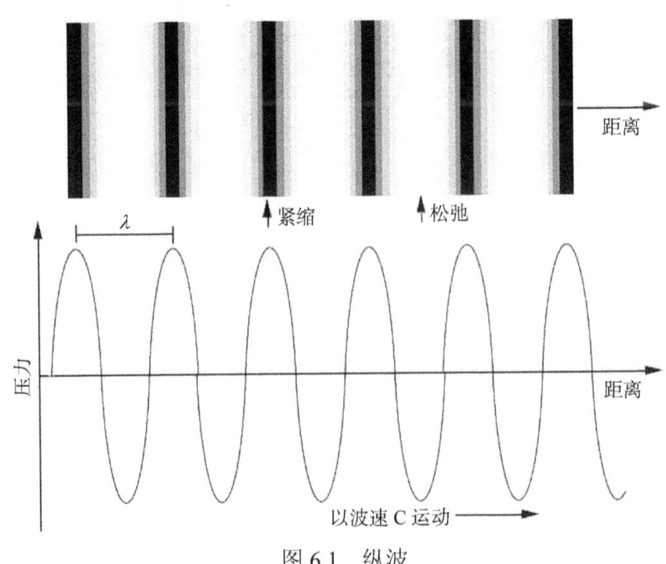

图 6.1　纵波

6.1.1 超声波主要声学参数

超声波具有声波的通性，可用声速、波长、频率等物理参数进行描述，并遵守反射、折射定律。由于超声波是一种高频机械波，波长短，所以还具有一系列其他的物理特性。

1. 声速

声速(sound velocity)是指声波的某一个振动相位在介质中的传播速度，即声波在传播介质中单位时间内传播的距离，单位为m/s。介质中声速的计算公式为

$$c=\sqrt{\frac{k}{\rho}}$$

可见弹性模量(k)与密度(ρ)比率大的介质，其声速大，反之则声速小。

据此，固体中的声速最大，液体中次之，气体中最小。人体软组织的声速与液体近似，平均为1540m/s；肺、胃肠道等含气脏器为350m/s；骨与软骨约为4500m/s。一些介质中的超声速度见表6.1。

表6.1 各种介质中超声的速度 (单位：m/s)

生物材料	声速	非生物材料	声速
脂肪	1475	空气	331
脑组织	1560	铝	6420
肝脏	1570	黄铜	4700
肾脏	1560	玻璃	5640
脾	1570	丙烯酸	2680
血液(24℃)	1556	尼龙	2620
肌肉	1580	聚乙烯	1950
颅骨	3360	水(25℃)	1498
软组织	1540	水(50℃)	1540

实验表明，不同频率的超声在相同的介质中传播时，声速基本相同；同一频率的超声在不同的介质中传播时，声速不同。在各向同性的均匀介质中，声速为恒量；在各向异性的介质中，沿不同方向有着不同的声速。在非均匀介质中，各部分介质的声速亦不相同。

2. 声压与声强

1) 声压 超声在介质中传播时，介质的密度随之作周期性改变，因而引起该处瞬时压强的变化。声压(sound pressure)定义为压强瞬时值与无超声传播时压强值的差值。对于平面波，声压p可表示为

$$p=\rho vc$$

式中，ρ为介质密度；v为质点振动速度；c为声速。

2) **声强**　在单位时间内，通过垂直于传播方向上单位面积的超声能量称为超声强度，简称声强(sound intensity)，用 I 表示。对于平面波，有

$$I = \frac{p^2}{\rho c}$$

3. 声强级

由于人耳感觉声音强弱与声强的对数成正比，人耳对声音感觉的强度范围非常宽，故以 1000Hz 为标准，利用强度之比的对数来比较两个声音信号的大小，这样定义的测量方法称为声强级(acoustic intensity level，AIL)，用 L_I 表示

$$L_\mathrm{I} = 10\lg\frac{I}{I_0}\ (\mathrm{dB})$$

式中，I_0 为基准声强，取 $I_0 = 10^{-12}\mathrm{W/m^2}$。声强级的单位是贝尔(Bel，B)或分贝(dB)，1B=10dB。

例如，某个声强 I 为参考声强 I_0 的 10 倍，则它的声强级 L_I 为 10dB。诊断超声成像中，回波的动态范围可达 50dB 以上，就是指最大回波信号与最小回波信号强度之比可达 100 000 倍以上。

4. 声阻抗

声场中某一位置上的声压与该处质点振动速度之比定义为声阻抗(acoustic impedance)。在平面波情况下，声阻抗可表示为

$$Z = \rho c$$

由声速 $c = \sqrt{k/\rho}$ 得到 $Z = k\rho$，表明声阻抗 Z 仅与介质本身的声学特性有关。介质密度越大、弹性模量越大，声阻抗越大。表 6.2 列出了常用的各种介质的声阻抗数据。

表 6.2　常用介质的声阻抗　　[单位：$\mathrm{kg/(m^2 \cdot s)} \times 10^4$]

生物材料	声速	非生物材料	声速
脂肪	1.38	空气	0.0004
脑组织	1.55	铝	18.0
肝脏	1.65	黄铜	4700
肾脏	1.62	—	—
脾	1.64	—	—
血液(24℃)	1.61	—	—
肌肉	1.70	聚乙烯	1.85
颅骨	5.70	水	1.50
软组织	1.63	—	—

6.1.2 超声换能器

超声换能器(ultrasonic transducer)同时兼有超声波发射和超声波接收的双重功能，能够将电能转变为声能，或者将声能转变为电能。在小于 20kHz 的低频应用场合，扬声器和麦克风就是两个大家熟知的换能器例子。对于诊断超声而言，则需要更高频率的超声波，最常用的技术是利用压电材料来获得。

1. 压电效应

压电材料在不受外力的情况下是不带电的，但当压电材料两端受到机械应力时，材料发生形变，在其内部产生电极化，随之材料表面出现电荷，这种机械能转变为电能的现象称为正压电效应(direct piezoelectric effect)。如图 6.2(a)所示。超声换能器以接收方式工作基于的就是正压电效应，将来自声学界面的反射、散射回波转换成电信号，由接收电路进行信息处理。

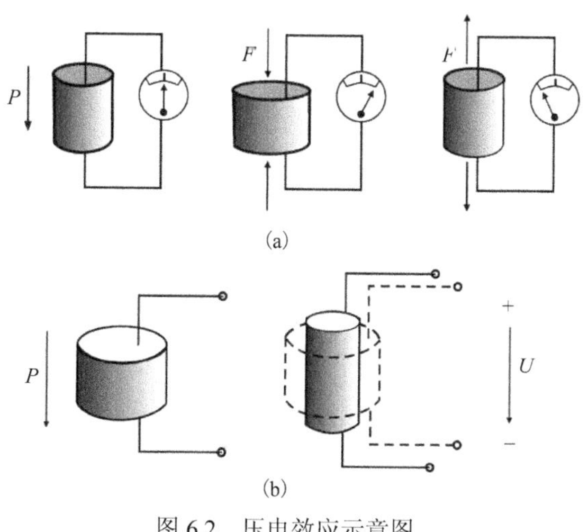

图 6.2 压电效应示意图

(a)正压电效应；(b)逆压电效应

相反地，当给压电材料两端施加电场时，材料发生应变，其形状从收缩到膨胀交替变化，变化的频率与施加的交变电场频率相同，这种电能转变成机械能的现象称为逆压电效应(converse piezoelectric effect)。如图 6.2(b)所示。超声换能器工作在发射状态时利用了逆压电效应，将交变电压转变为声压，向扫描目标发射超声波。

2. 压电材料

常用的压电材料包括天然单晶体和某些人造陶瓷材料，前者如石英，后者如锆钛酸铅(PZT)。石英这样的晶体具有天然的压电性，其性质由它们的晶体特征决定。与此相反，人造陶瓷在居里温度(Curie temperature)以上被极化，PZT 典型的温度为 320~370℃。加热的同时施加强电场，促使人造陶瓷形成各向异性从而具备强压电性质。PZT 是诊断超声成像中最常用的压电材料。

3. 压电材料的性能指标

反映压电材料性能的指标很多，包括力学性能、电学性能、压电性能等。以下介绍的是一些与超声换能器性能密切相关的指标。

1) 机械品质因数 Q　表征压电材料在谐振时克服内摩擦消耗能量的多少，定义为压电材料工作频率与带宽之比。较高 Q 值的换能器发射较长空间脉冲长度(spatial pulse length，SPL)的超声波，其带宽较窄；较低 Q 值的换能器发射较短空间脉冲长度的超声波，其带宽较宽。

2) 机电耦合系数 k　表征压电换能器能量互相转换的程度，是一个无量纲的物理量，其取值为 0~1。$k=0$ 时，说明没有能量转换，压电效应消失。k 值越大，表明压电换能器的性能越好。

3) 压电发射系数 d　表征应力恒定不变时，由电场强度的变化引起的应力的变化；或电场强度不变时，由应力的变化引起的电位移的改变。d 代表在压电材料上施加单位电场强度时产生的形变。因此，对于发射型换能器，应选择 d 大的压电材料。

4) 压电接收系数 g　表征电位移恒定不变时，由应力的变化引起的电场强度的变化；或应力恒定不变时，由电位移的变化引起的应变的改变。g 代表在相同的声压条件下，压电材料获得的电场强度的大小，g 越大，压电材料输出的电信号越强。因此，对于接收型换能器，应选择 g 大的压电材料。

5) 介电常数 ε　对于压电材料，ε 除反映其介电性质，还反映其极化性质。压电体加上电极后构成了一个电容器，电容量与 ε 有关。在电路中，电容量小意味着容抗大，适合用作高频压电元件。医用压电换能器工作频率多在 MHz 范围，因此，应选择 ε 小的压电材料。

4. 单晶片超声换能器

基于压电材料设计与生产超声换能器，主要考虑其功能如何能有效地改善超声图像质量。无论超声换能器的结构和形式如何变化，单晶片超声换能器(single-element ultrasonic transducer)始终是各类换能器的最基本和最简单的形式。单晶片超声换能器的基本结构如图 6.3 所示，它主要由压电陶瓷晶片、匹配层、背面吸收层等组成。

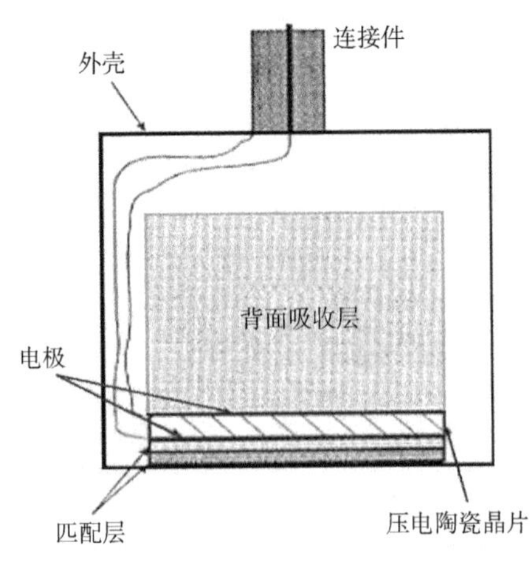

图 6.3　单晶片超声换能器

1)压电陶瓷晶片　产生并检测超声波，是换能器的核心元件。这里主要考虑的是压电陶瓷晶片的几何形状和尺寸如何满足临床诊断的需要。压电陶瓷晶片的自然共振频率由其厚度决定，较薄的压电陶瓷晶片产生较高频率的超声波，较厚的压电陶瓷晶片产生较低频率的超声波。

2)匹配层　提供压电陶瓷材料与组织的作用界面，最大限度地减小声阻抗配合不当。匹配层材料的声学特性介于软组织和压电陶瓷材料之间。一般地，选择匹配层的厚度等于该层中超声波长的 1/4。良好的匹配层能够提高超声能量的传输，使得超声的带宽变窄，有利于提高灵敏度和轴向分辨率。

3)背面吸收层　吸收压电陶瓷晶片背向辐射的声波，减少从外壳或其他结构材料中散射回来的超声波。同时压电陶瓷晶片背面的阻尼模块还能减少振铃时间(ring down time)，振铃时间是换能器的另一个特征参数，是指共振持续时间的长度，要求压电陶瓷晶片起振后能尽快止振，以维护其固有频率的“纯度”；另外，提高阻尼模块的阻尼系数可产生短空间脉冲长度，有利于保持沿声束轴向的细节(轴向分辨率)。

5. 超声多晶片换能器阵列

在现代超声成像系统中，大都采用超声多晶片换能器阵列(ultrasonic multi-element transducer array)以实现高速扫描和动态成像。这种换能器阵列由许多压电晶体单元组成，单元的排列取决于特定的扫描方式。图 6.4 给出了一个一维换能器阵列的基本结构。

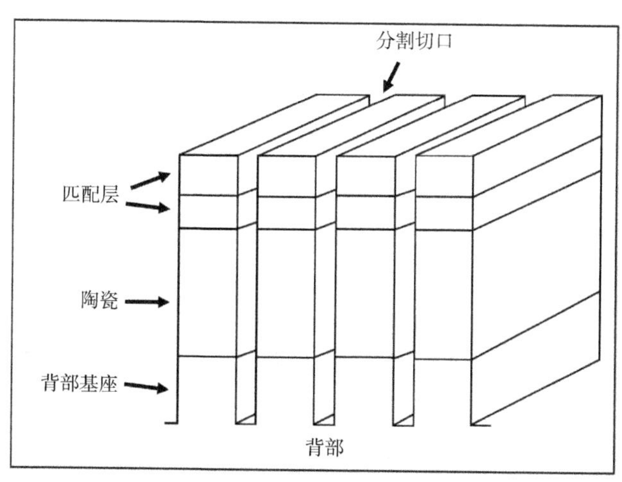

图 6.4　一维换能器阵列的基本结构

多晶片换能器阵列按其排列方式分为直线形排列的线阵换能器、同为直线形排列但晶片尺寸较小数目较少的相控阵换能器、按曲面线阵排列的凸面线阵换能器、矩形排列的方阵换能器及环形排列的环形阵列换能器等。如图 6.5 所示。线阵的阵元数目从几十到几百不等，它们在时序电路的控制下按一定顺序工作，形成特定的声束。

为了提供固定的几何聚焦，在换能器的前方通常放置声学透镜。这对于使用一维阵列进行成像特别重要，因为在这样的情形中是沿着非扫描方向提供几何聚焦的。

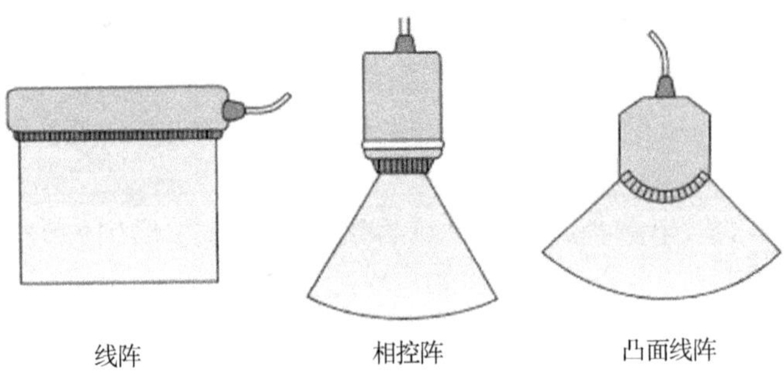

图 6.5　几种不同排列的多阵元换能器

6. 超声波的指向性

超声波与一般声波不同，由于频率非常高而波长很短，在介质中呈直线传播，在靠近换能器的近场(near field)具有良好的束射性或指向性，但在距换能器一定距离的远场(far field)，超声波则有不同程度的扩散(图 6.6)。近场长度的公式为

$$L = \frac{r^2}{\lambda}$$

式中，r 为超声换能器半径；λ 为超声波波长。圆形非聚焦超声换能器的近场范围见表 6.3。显然，超声波频率越高，近场长度就越长。换能器半径越大，近场长度也会越长。

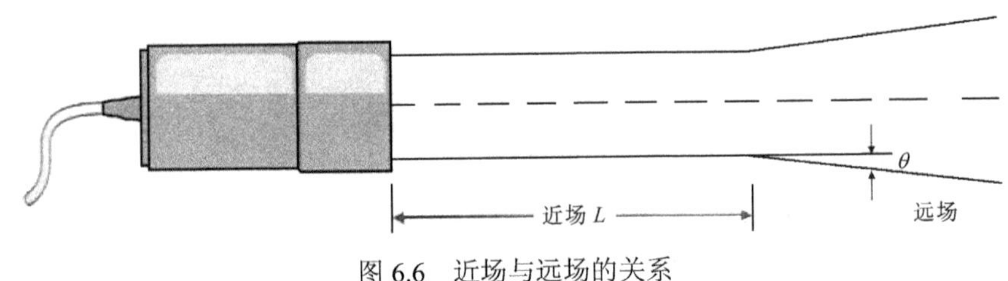

图 6.6　近场与远场的关系

表 6.3　圆形非聚焦超声换能器的近场范围

频率/MHz	波长/mm	半径/mm	近场长度/cm
1.0	1.55	10	6.5
2.5	0.62	10	16.3
5.0	0.31	10	32.5
7.5	0.21	10	48.8
10.0	0.16	10	65.0

扩散声场的两侧边缘所形成的角度称为声束的扩散角 θ，它与超声换能器半径和超声束波长有关，有

$$\sin\theta = 0.61\frac{\lambda}{r}$$

公式表明，超声波频率越低，换能器半径越小，扩散角度就越大。因此，高频超声的扩散程度要小于低频超声，大探头更有利于减小超声的扩散。

注意，声场中远场的声压除了随距离变化外，还随扩散角 θ 而变。对于圆形阵元形成的换能器，可用指向性因数 D 描述其声场的指向性，定义是：距离阵元中心为 z 时的偏离中轴线某角度 θ 方向上的声压值 $p(z,\theta)$ 与中轴线方向上同等距离处的声压值 $p(z,0)$ 之比。由声学理论分析得

$$D=\frac{p(z,\theta)}{p(z,0)}=\frac{2\mathrm{J}_1(kr\sin\theta)}{kr\sin\theta}$$

式中，J_1 为第一类贝塞尔函数(Bessel function)；$k=\frac{2\pi}{\lambda}$。

超声换能器声束的指向性，可直接利用在不同扩散角 θ 条件下对指向性因数 D 进行绘图得到直观的描述，该图形称为波瓣图(图 6.7)。图中曲线上的任一点离阵元原点的距离，表示 D 在该点决定的夹角方向上的取值。可以看到，在 $\theta=0$ 时声场的声压形成最大声压，表现为一个主瓣；而在其他的扩散角 θ 时，声波能量分布表现为多个副瓣(或称为旁瓣)，能量较小。例如，第一副瓣比主瓣的幅值要低约 18dB。主瓣宽度、副瓣数量与超声波的频率有关，主瓣宽度随频率的增加而变窄，而副瓣数量则增加。另外，当阵元半径增加时，主瓣宽度也将变窄。

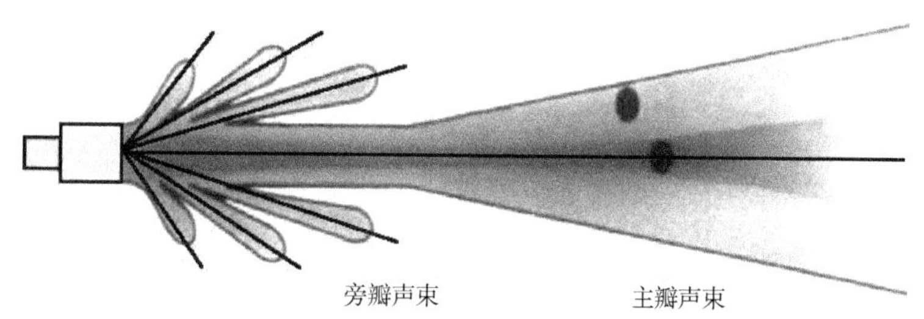

图 6.7 圆形阵元的指向性

超声束宽度(圆形超声换能器的半径)和声场近场范围对超声成像分辨率的影响将在 6.5 超声图像质量及其评价中讨论。

为了降低声束扩散对成像质量的影响，超声成像中多使用声束聚焦的传感器。目前常用的声束聚焦方法主要是：

1) *声透镜聚焦* 像光束一样，可利用透镜实现声束的聚焦。不同的是，透镜中声速大于透镜外液体或人体组织中的声速，因此声束聚焦采用的是凹透镜。

2) *曲面换能器* 直接将压电晶片本身制成凹面形，由它辐射出聚焦式超声波。它的聚焦原理与声透镜聚焦系统类似。

3) *电子聚焦* 现代超声换能器采用多晶片单元组成的阵列形式。为了产生实时扫描，电压脉冲按一定的延迟时序顺序加到各组压电晶片上，激励线性或凸面阵列[图6.8(a)]，形成电子聚焦。改变各晶片之间电压脉冲的相对延迟时间，可实现声束偏转(beam steering)，如图 6.8(b)所示。

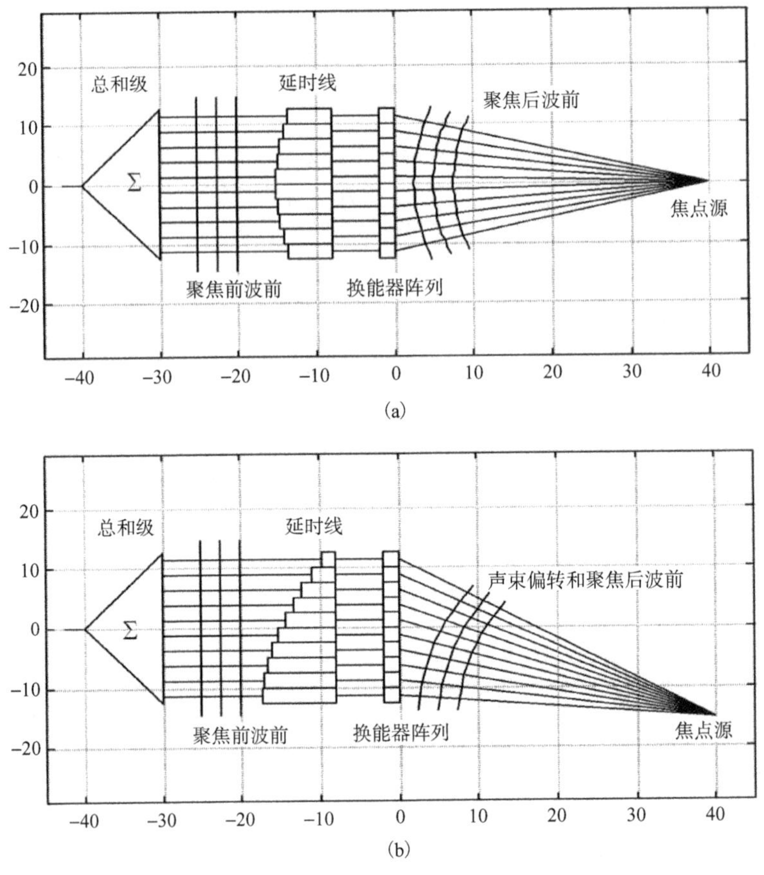

图 6.8 电子聚焦及声束偏转

(a) 电子聚焦；(b) 声束偏转

6.1.3 超声波的传播特性与生物效应

声阻抗不同的介质的接触面构成了声学意义上的界面。在传播过程中，超声波经过两种不同声阻抗的界面时，由于界面两侧的介质的声学特性发生突变，超声波传播的方向将发生变化。

1. 反射与折射

平面超声波在无限大界面上的反射和折射定律与光学是相同的。如图 6.9 所示，下标 i、r、t 分别表示入射、反射和折射。介质 1 和介质 2 的声阻抗分别是 Z_1 及 Z_2。描述经过两种介质的界面时超声波方向的关系取决于两种介质中的超声速度，并由公式 $\frac{\sin\theta_i}{\sin\theta_t}=\frac{c_1}{c_2}$ 给出。即入射角正弦与折射角正弦之比等于两种介质中超声速度之比。

根据声压连续性和法向速度连续性原则，即在界面两侧的总压力相等及界面两侧质点的速度连续，并利用速度、声压与声阻抗的关系，可以推导出超声强度反射系数 R 和折射系数(透射系数) T 分别为

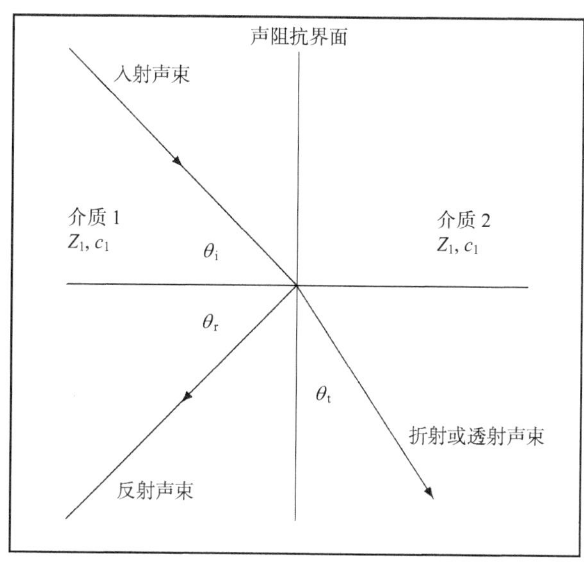

图 6.9 超声波的入射与折射(透射)

$$R = \left(\frac{Z_2 \cos\theta_i - Z_1 \cos\theta_t}{Z_2 \cos\theta_i + Z_1 \cos\theta_t} \right)^2$$

$$T = \frac{4 Z_1 Z_2 \cos\theta_i}{(Z_2 \cos\theta_i + Z_1 \cos\theta_t)^2}$$

如果超声波是垂直入射，则超声强度反射系数 R 和折射系数(透射系数) T 分别是

$$R = \left(\frac{Z_2 - Z_1}{Z_2 + Z_1} \right)^2$$

$$T = \frac{4 Z_1 Z_2}{(Z_2 + Z_1)^2}$$

由此看到：①$R+T=1$，表明超声波垂直入射时，入射能量等于反射能量与透射能量之和，符合能量守恒关系。②两种介质的声阻抗差别越大，超声波从界面的反射越强烈，反射能量越多，透射能量越少。反之，如果两种介质的声阻抗越接近，则反射的能量越少，透射的能量越多。

例如，超声波垂直入射空气-软组织、软组织-颅骨界面，利用公式计算得到的反射系数 R 分别是 0.9989 和 0.32，即说明在这两种界面上分别仅有 0.11%和 68%的超声能量透过界面，这可用来解释超声成像设备无法检查含气脏器及对颅脑检查困难的原因。

2. 衍射与散射

若障碍物(如胆结石)界面的线度与入射超声波的波长相近时，超声波可以绕过障碍物的边缘传播，这种现象叫作衍射(diffraction)。由于衍射与障碍物的线度有关，所以声波遇到障碍物时会发生一些特殊现象，如声影等。这在后面将具体介绍。

若超声波遇到远远小于超声束波长的障碍物(如红细胞和脏器内的微小组织结构)，则会发生散射(scattering)现象，微小障碍物成为新的波源而向四周发射超声，有以一部分声能就要偏离原来的传播。散射无方向性。

一般说来，大界面上超声的反射回声幅度较散射回声幅度大数百倍。利用超声的反射只能观察到脏器的轮廓，尽管散射会影响超声图像质量，但利用超声的散射才能弄清脏器内部的病变性质。

3. 超声波在介质中的衰减

超声波在介质中传播时，其声强将随着距离的增加而减弱，这种现象称为超声波在介质中的衰减(attenuation)。

(1) 衰减成因

1) 扩散衰减　这类衰减是由声束本身的扩散导致单位面积中的能量下降。超声的反射、折射与散射的结果使能量不再沿原来的方向传播，从而使原来传播方向上的声强减弱。扩散衰减遵循平方反比定律，即声强随距离增加呈平方反比关系下降。在这类衰减中，超声的总能量并没有减少。一般而言，扩散衰减主要受辐射声场的形状、分布的影响，如声束波阵面形状、圆形阵元发出声束的近、远场区等，而与传播介质声阻抗特性无关。

2) 散射衰减　实际介质中的杂质，如悬浮在空气中的水雾和尘埃、液体中的悬浮例子等，由于它们的线度通常都远小于超声波的波长，所以成为散射源，致使一部分声能偏离原来的传播方向。散射波沿着复杂的路径传播，最后被传播介质以热能形式吸收。

3) 吸收衰减　超声在传播中，由于介质的吸收，将声能转化为热能，而使能减少。吸收衰减主要有两种类型：①黏滞吸收，超声在介质中传播时，由于黏滞性，介质质点运动时相互产生弹性摩擦，使一部分声能转化为热能；②弛豫吸收，通过介质的传导把一部分热能辐射出去而使声能减少，称为弛豫吸收。吸收与声波频率有着密切的关系，介质性质也影响声波的吸收，影响最终体现在超声图像上。

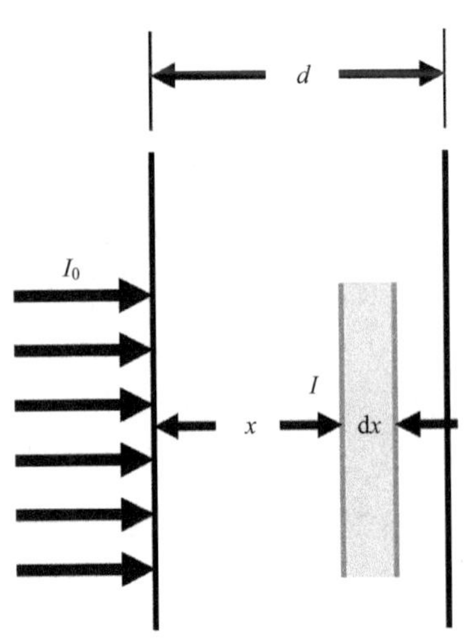

图 6.10　吸收衰减模型

(2) 衰减系数

扩散衰减一般可以通过算法进行校正，因此定量研究介质中的声波衰减规律通常以吸收衰减作为讨论的对象。

1) 衰减系数的定义　定量研究超声波吸收衰减规律的常用模型如图 6.10 所示。超声波穿过厚度为 d 的均匀介质，入射声强为 I_0，穿过深度 x 时的声强为 I，继续穿过厚度 $\mathrm{d}x$ 的波层，假定被吸收的声强为 $\mathrm{d}I$，根据实验规律，有

$$-\mathrm{d}I = \alpha I \mathrm{d}x$$

在整个厚度 d 上对该式两边取积分，得

$$I = I_0 \mathrm{e}^{-\alpha d}$$

式中，α 是声强吸收衰减系数，表示声波穿越单位厚度的介质时声强衰减的分贝数，与超声波频率和传播介质的声阻抗特性有关。

同理可得到声压的吸收规律为

$$p = p_0 e^{-\alpha_{\mathrm{p}} d}$$

式中，α_{p} 是声压吸收衰减系数。可以证明，声强吸收衰减系数与声压吸收衰减系数的关系，即

$$\alpha = 2\alpha_{\mathrm{p}}$$

2）人体组织的平均衰减系数　人体不同组织对入射超声波的吸收衰减程度不一，主要与组织中蛋白质和水的含量有关，且在同一种组织中又随超声频率 f 的增高而增大，即

$$\alpha = \beta \cdot f$$

式中，β 是平均衰减系数，单位是 dB/(cm·MHz)。表 6.4 给出了人体部分组织的 β 值。需要说明，由于离体实验所采用的测量方法、测量条件和测量设备不尽相同，所以这里的数据可能与其他文献报道的数据有所出入。

表 6.4　人体部分组织的平均衰弱系数

人体组织	平均衰减系数/[dB/(cm · MHz)]	超声频率/MHz
血液	0.18	1.0
脑	0.85	0.9~3.4
晶状体	2.0	3.3~15
脂肪	0.68	0.8~7.0
肝脏	0.94	0.3~3.4
肾脏	1.0	0.3~4.5
颅骨	20.0	1.6
肺	40.0	1.0
心肌	1.8	0.3~4.5
脊髓	1.0	1.0

在人体组织中，超声的衰减随着超声波频率的提高而增大，因此在探查深部组织时不宜使用频率较高的超声波，而对于浅部组织可以适当提高超声频率。

4. 组织谐波与对比谐波

(1) 组织的非线性参数

前面的讨论都建立在线性声学的理论基础上，即认为人体组织是一种线性的传播介质，传播过程所涉及的声学参数之间是线性关系。在线性声学中，认为声速是一个常数，小振幅声波传播时，波形不随传播距离而变化，它的频率也保持不变。而实际上当使用较大振幅的超声波时，在人体组织内的超声传播及声学界面的入射/反射关系都是非线性的。这是因为：①在大振幅声波传播时，随着传播距离的不断增大，声波的波形发生畸变；②声波振幅大时，声压 p 与组织密度 ρ 的变化不再保持线性，也就是 p 的变化 Δp 不仅与 ρ 的变化 δ_{P} 有关，还与 ρ 的变化的平方项 δ_{P}^2 有关，即 $\Delta p = A\delta_{\mathrm{P}} + B\delta_{\mathrm{P}}^2$。B/A 是衡量组织的非线性效应大小的一种尺度，称作非线性参数。

因此，当声波振幅大时，考虑到组织的非线性效应，声波在组织中传播时将会产生非常明显的畸变。波形畸变意味着波的频率也随之发生变化，故大振幅声波传播时，随着传播距离的增大，将产生出各种不同频率的谐波，通常，一个频率为 f_0 的大振幅波，随着传播距离的增大会产生二次谐波 $2f_0$，三次谐波 $3f_0$ 等高次谐波。如图 6.11 所示。从图中可以看到，二次谐波 $2f_0$ 比其他谐波的强度都要大，因此目前谐波成像主要以二次谐波为对象，称为二次谐波成像(参阅 6.6.1 谐波成像)。

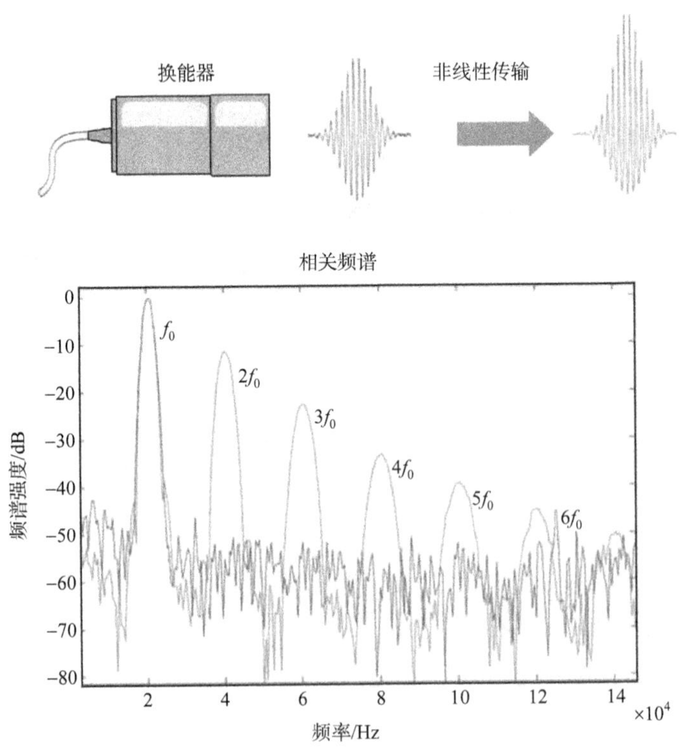

图 6.11　发射脉冲、基波与谐波示意图

非线性参数 B/A 决定了所产生的二次谐波的强度。一般认为，人体组织在不同的病理状态下，具有不同的非线性参数 B/A，它反映组织的动态特性，能比一般线性参数(如声速 c、声阻抗 Z、密度 ρ 等)提供更多有关组织内部结构的信息。

(2)超声对比剂的非线性效应

超声对比剂(ultrasonic contrast agent)通常是指直径为微米级的有壳的微气泡(bubble)。微泡壳厚度为纳米级，壳体材料可以是白蛋白、磷脂、半乳糖、聚合物、液膜(表面活性剂)等。泡内气体通常是二氧化碳、多氟碳气(如全氟丙烷、全氟丁烷等)、六氟化硫及空气等。

超声对比剂具有两个重要的声学特性：声散射特性和声空化特性。因为微泡中气体的声阻抗远大于血液的声阻抗，所以微泡会对超声波产生极强的散射。而当血液中存在对比剂时，微泡则相当于血液中的空化核(参阅下节“超声的生物效应”)，因此使血液的空化阈值大大降低，此时血液很容易发生空化。在声压较小时，微泡在声场作用下将发生不对称的膨胀和惯性压缩运动，产生强烈的非线性微泡回波(图 6.12)，其中除了基波频率 f_0 信号外，还会产生次谐波$\left(\frac{1}{2}f_0\right)$、超谐波$\left(\frac{3}{2}f_0\right)$、$\left(\frac{5}{2}f_0\right)$…及高次谐波。

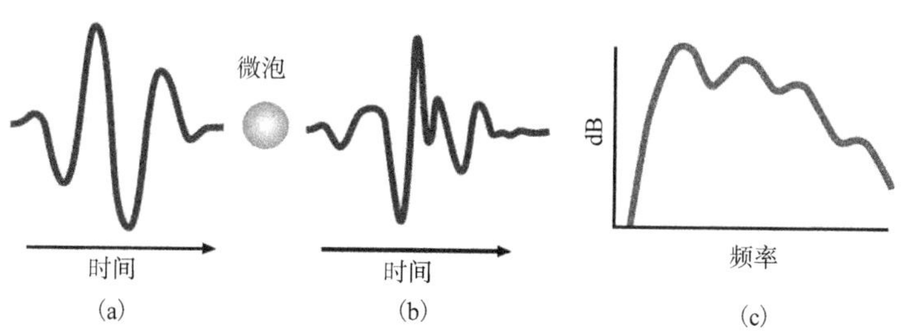

图 6.12 微泡回波及其频谱

(a)入射声波；(b)非线性微泡回波；(c)微泡回波的频谱

组织的非线性参数和超声对比剂的非线性效应，分别是构成组织谐波成像和对比谐波成像的物理基础。

5. 超声的生物效应

超声波是一种依靠介质来传播的声波，它具有机械能。因此，在传播的过程中将不可避免地与人体和生物组织相互作用，产生各种生物效应。超声的生物效应与声强、频率及生物组织本身的性质有很大关系，且有可逆效应和不可逆效应两种，可逆效应在声强比较低的情况下发声，而声强超过一定阈值之后会发生不可逆效应。

(1)机械效应

声波能量作用于介质，会引起质点的振动，产生速度、加速度、声压、声强等力学量的变化，从而引起机械效应。利用超声的机械效应，引起组织内细胞的摩擦，增强细胞的弥散作用，能促进新陈代谢，提高组织再生能力；利用超声的机械效应，能够降低神经兴奋性，减慢神经传导速度，具有一定的镇痛作用，用于某些周围神经疾病的治疗；

利用高强度超声引起的振动效应，可以粉碎人体内的肾结石和胆结石而不损伤软组织。但高强度超声的机械效应，有可能超过组织的弹性极限，使之破裂，造成损伤。尤其考虑到其高达 5 万~12 万倍重力加速度的加速度值，任何生物组织处于如此激烈变化的运动场中，其功能和生理过程乃至结构都会发生损害。

(2) 空化作用

与声场激活生物组织特别是液体内可能存在的微气泡引起的生物效应相联系的是超声的空化作用，包括稳态空化和瞬态空化。前者是指低声强超声波在组织内传播时，微气泡的径向振荡受声压控制，可在其周围的组织细胞内产生局部压力，因此导致细胞质运动或细胞膜破裂。而当超声强度增大，在周期性交变的声压作用下，微气泡体积急剧膨胀，压缩，直至破裂，这是一个集中声场能量并迅速释放的过程，称为瞬态空化，通常所说的空化大多指的是这种空化。

超声对生物体所形成的空化作用可以在很短时间内产生巨大能量，达到基因/药物输运、杀死肿瘤细胞、阻塞病变血管、止血等目的。然而在产生理想的治疗作用的同时，超声的空化作用也可能造成正常细胞或组织的损伤，而产生此类损伤的重要因素之一是由空化泡瞬间破裂放出巨大能量引起温度迅速上升所导致的热损伤。

(3) 热效应

超声波作用于人体组织时，超声波的声能转变为人体组织吸收的热能，导致组织本身温度升高，称为超声热效应。产生的原因主要是：①超声通过组织时，声能在组织中损耗而产热；②超声通过组织时，使组织内分子产生剧烈振荡，通过分子间的相互作用而产热；③超声能量在不同声阻抗组织的界面上反射而产热。理疗超声、肿瘤超声热疗等主要利用超声波的热作用。热的产生与声强、组织的声压吸收系数、超声持续作用时间有关。用于诊断的超声，其平均声强小于 100mW/cm^2，导致的组织温度升高不超过 1℃，同时人体对热刺激具有平衡调节功能，因此不会导致热损伤，仅能使局部血管扩张，血液循环加快。

综上所述，超声的强度和持续作用时间是发生超声生物效应的关键因素。遵循一定强度阈值的超声波通常不会对人体产生危害，甚至还具有治疗作用。一般而言，超声热效应导致的组织损伤主要发生在低强度、作用时间长的照射期间；而在高声强、短作用时间范围内，瞬态空化作用成为组织损伤的主要机理；若声强在 700~1500mW/cm^2 的范围内，损伤的机理则主要来自于机械作用。

6. 医学超声成像的安全剂量

对于超声诊断，人们的普遍看法是不存在像 X 射线的电离辐射损伤，也没有像 X 射线那样的累积效应，故认为超声检查是安全的。最为典型的例子便是超声诊断成为产前检查的一种常规技术。然而作为一种能量形式，当超过一定的作用剂量(声强与作用时间的乘积)时，超声波同样会对人体组织形成危害。因此，有必要对医学超声成像的安全性问题给予足够的重视。

1977年美国学者Nyborg对有关超声引起哺乳动物组织生物效应的材料进行全面总结剖析后，提出了声强与时间关系的安全剂量曲线。在该曲线给出的安全区域，超声对组织不会引起可觉察的生物效应。依据Nyborg的数据，美国医用超声学会(American Institute of Ultrasound in Medicine，AIUM)生物效应委员会1978年提出：只要空间峰值时间平均强度(I-SPTA)$<100mW/cm^2$就不会对人体产生明显有损伤的生物效应。多年来国际上多采取此值作为诊断超声安全阈值的剂量尺度。但近年来也有文献指出，即使I-SPTA$\leqslant100mW/cm^2$，仍可使细胞分裂时姊妹染色体互换率增长，使活体血小板计数增加，使红细胞膜抗原松解及O_2结合力降低。在产科的应用中，虽然大多数国内外文献及流行病学调查均未见有对胚胎影响的报道，但还是有一些调查报道表明有胎儿出生体重轻及儿童诵读困难等副作用。

为此，在能够给出良好的图像质量并获得必要的诊断信息的前提下，超声诊断设备的输出强度应尽可能地小。在实际操作中，应严格控制设备的输出功率，特别是对早孕期的胚芽及孕期胎儿颅脑、胎心等对超声敏感的组织，在每一受检切面上其固定连续察看时间不应超过1min，可在相隔2~3min后再至先前的感兴趣切面视察，其持续时间仍不应超过1min，这样往复扫查，可使进入某区组织的均匀声能量降落，避免其可能的影响。显然，只要准确把握超声功率和作用时间，超声诊断应该是安全的。

6.2 多普勒效应与血流动力学效应

血流测量是超声诊断的一个重要内容，通常是指测定血管或心脏中某个位置上的血流速度(包括大小和方向)，再通过一定的计算得出血流的平均流速、脉动指数和阻力指数等指标。多普勒效应(Doppler effect)是超声多普勒血流测量所依据的主要物理原理。在超声多普勒血流测量时有时还会遇到一些特殊的血流动力学效应，需要予以足够的注意。

6.2.1 多普勒效应

声学研究表明，当声源与观察者之间存在相对运动时，接收到的声波信号频率相对于声源发射的声波频率会发生改变(图6.13)，存在一个大小正比于相对运动的速度的频移(frequency shift)。这种现象由奥地利数学家和天文学家Doppler于1842年首次报道，称为多普勒效应。实践证明，所有波动现象如声波、超声波、光波、电磁波都存在多普勒效应。

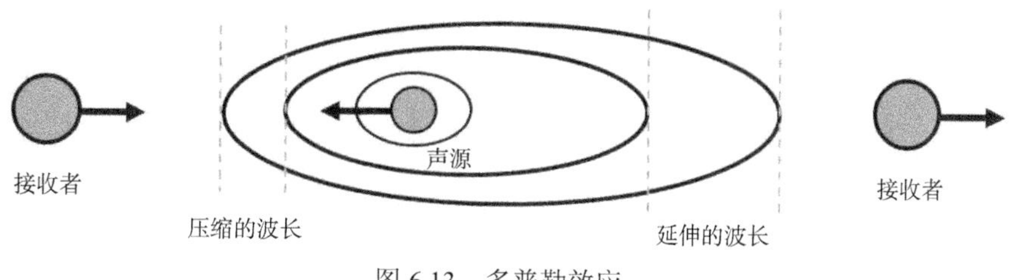

图6.13 多普勒效应

1. 多普勒效应

声源与接收者间的相对运动可分为多种情况：①声源静止，接收者以某一速度相对声源运动；②接收者静止，声源以某一速度相对接收者运动；③声源与接收者同时运动。这里仅讨论多普勒血流速度测量所涉及的前两种情况，并了解接收者所感知的超声波频率的变化。

设波源和接收者相对运动发生在两者的连线上。若波源静止，超声波频率为 f_0，波速为 c；接收者逆着超声波传播方向运动，即接收者向着声源运动，相对于波源的运动速度为 v_0，于是接收者所接收到的频率 f_r 可表示为

$$f_r = f_0 \frac{c + v_0}{c}$$

如果接收者对上述方向呈 α 角以速度 v 运动，有 $v_0 = v\cos\alpha$，则接收者所接收到的频率 f_r 的表达式可修正为

$$f_r = f_0 \frac{c + v\cos\alpha}{c}$$

而当接收者静止，波源以速度 u_0 朝接收者运动，接收者所接收到的频率 f_r 可表示为

$$f_r = f_0 \frac{c}{c - u_0}$$

同样地，如果波源对上述方向成 β 角以速度 u 运动，那么 $u_0 = u\cos\beta$，则观察者所接收到的频率 f_r 的表达式可修正为

$$f_r = f_0 \frac{c}{c - u\cos\beta}$$

结合上述两种运动情况，得到观察者接收的频率

$$f_r = f_0 \frac{c + v\cos\alpha}{c - u\cos\beta}$$

2. 多普勒频移

将频率差值 $f_D = f_r - f_0$ 称为多普勒频移，有

$$f_D = f_0 \left(\frac{c + v\cos\alpha}{c - u\cos\beta} - 1 \right)$$

在超声成像中，多普勒频移被用于测量血流速度。上述讨论的波源、观察者之间的两种运动情况都会涉及，进一步说，超声波传播过程中伴随着两次多普勒频移现象。首先，在换能器固定的超声场中，由于血液粒子的运动将形成第一次频移；其次，由于散射，每个粒子相当于运动着的波源，于是会产生第二次频移。显然地，考虑到 $u = v$，并

且血流速度远小于超声波波速，公式 $f_D = f_r - f_0$ 可写为

$$f_D = 2f_0 \frac{v\cos\alpha}{c}$$

可以看到，多普勒频移正比于血流粒子相对于换能器的轴向运动速度，声束与血流方向平行时，多普勒频移获得最大正值。为了获得最大的频移信号，超声束应该与血流方向尽可能地平行。而实际应用时，为了减少超声波衰减损耗，角度常取 45°。

需要注意，包含在声场作用范围的血流粒子的运动速度通常不同，因此典型测量的多普勒频移具有一定的带宽。可能还包括与相反速度对应的成分。很明显，如此定义的多普勒频移有可能成为负值，因此有必要以两个轴向方向都能被分解的方式定义多普勒信号。

因为多普勒频移与超声波入射角和反射角的大小密切相关，所以多普勒频移更为直观和准确的描述是引入矢量方式定义。这里从略，具体可参阅有关文献。

6.2.2 血流动力学效应

了解一些特殊的血流动力学效应，如连续效应、感应现象、涡旋产生距离等，有助于在彩色多普勒血流检查过程获得准确和有诊断价值的多方面信息。

1. 实际流体的流动

实际流体是具有流动性、可压缩性和黏性的液体。血管内流动的血液就是一种具有黏性的液体。黏性液体的流动有两种基本流动状态：层流(laminar flow)及湍流(turbulent flow)，如图 6.14 所示。1883 年，英国物理家 Reynolds 用实验证明了这两种流动状态，而且提出了判别两种流动状态准则，即雷诺数(Reynolds number)。在彩色多普勒检测中，需要注意观察不同的血流状态，用以识别正常或异常血流，并作为各种疾病的诊断依据。

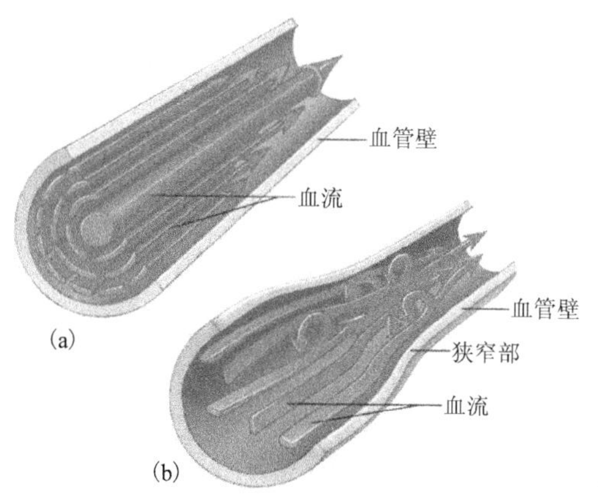

图 6.14 层流与湍流

(a)层流；(b)湍流

1) *层流* 黏性液体分层流动，相邻各层以不同的速度相对滑动，彼此不相混合，流体粒子流沿着流线运动。层流时液体的速度分布较窄，方向一致。通常在体内，血液流动为层流。

2) 湍流　湍流的速度分布不同于层流，黏性液体不再保持分层流动，各层之间相互混杂，流体粒子流不再沿着流线运动，甚至出现涡旋。整个流动显得杂乱而不稳定。流体作湍流时的流动阻力远大于层流，所消耗的能量比层流多。在人体内血液高流动性条件下，特别是在升主动脉，层流受到扰动并变为湍流。一旦发生这种情况，血液的相邻层间不再呈现线性和平滑的流动，取而代之的是用混沌(chaotic)进行描述。湍流还可发生在大动脉的分支点处、动脉狭窄及心脏瓣膜狭窄处。

湍流区别于层流的特点之一是它能发出声音。例如，动静脉部分堵塞及心脏瓣膜狭窄在血管中引起的杂音，都是由湍流产生的。

3) 雷诺数　雷诺从大量的实验中归纳出一个判断流体流动状态的无量纲纯数，这个数称为雷诺数，用 Re 表示。由层流过渡到湍流的雷诺数称为临界雷诺数。实验表明，黏性液体的流动形态除与速度有关外还与流体的密度、黏度及管子半径等有关。血管内血流的临界雷诺数为 2000，当 $Re<2000$ 时，血液的流动为层流，当 $Re>2000$ 时，血液流动作湍流。不过，上述结论不是绝对的。例如，管道有急拐弯、分支或管径骤变，以及流体被迫流经小孔，经过障碍物等，均能在较小的 Re 值下产生湍流。

人在静息时，整个心动周期内主动脉血流平均速度为 0.2m/s，小于血液的临界速度 0.4m/s，因此在一般情况下主动脉中的血流属于层流范围，但在心脏收缩开始射血期内速度将超过临界速度。剧烈运动时，心排血量可达静息时的 4~5 倍，主动脉中将产生湍流。

2. 连续效应

湍流可以在一个液流连续区域内从一处传播到另一处的现象称为连续效应(series effect)。在河流中，常可见到产生于水中某处的涡旋，可以从一处移动到相当远的另外一处。

在人体循环系统，也可以发生连续效应。例如，产生于室间隔缺损处的湍流，可以在它出现层流重建之前，通过右室而进入肺动脉。在这种情况下，即使所有这些湍流都产生于室间隔缺损部位，也仍然会因为在肺动脉处发现湍流而怀疑有肺动脉狭窄存在。也就是说，由于连续效应的存在，可能导致对所观察的现象做出错误的解释。

3. 感应

感应(induction)是指身体一个部位的湍流可以传播到与之并无液流连续性，而仅有物理连续性的另一部位的现象。与连续效应不同，感应指的是湍流透过非液流连续区，如透过血管壁或其他组织，传播到另一液流区域的现象。

在肺动脉瓣狭窄或其他一些可以引起肺动脉内湍流的疾病(如动脉导管未闭，室间隔缺损及其他一些损害)，即使左室流出道完全没有湍流，仍可以发现主动脉内有湍流存在，这就是所谓的感应现象。物理检查常于胸骨上窝摸到细震颤，说明发自肺动脉的细震颤可以透过主动脉弓及其邻近组织而传到体表。湍流这种透过不具有液流连续性的组织从一处传递到另一处的现象可归因于某种形式的物理感应(physical induction)。尽管这里所用的术语“感应”与电学感应意义不完全相同，但仍有助于理解这种湍流的传递过程。这种正常血管内的湍流是由血管本身的震动引起的，而这种血管震动是由与之邻近的另一异常血管内的强大湍流所引起。

4. 涡流发放距离

涡流发放距离(vortex shed distance)是指从狭窄口到最早出现湍流的部位的长度，实际上也就是射流束的长度，在有些情况下，涡流产生距离较大，使得射流后湍流区出现于另一心腔而引起判断困难。做多普勒超声心动图检查时，如果未能发现射流区，湍流的发现则仅能证明有病变存在。这时检查者必须确定引起湍流的狭窄部位。在有房室通道和二尖瓣反流的患者，由于涡流产生距离较长而不能在左房内发现湍流，首先发现有湍流的心腔是右心房。这是由于射流束较长，从二尖瓣发出后通过房间隔缺损进入右房，所以射流后湍流区位于右房内。对这样的患者要做出正确诊断须注意寻找射流。

5. 掩盖

掩盖(masking)是指一个狭窄部位引起的湍流掩盖了另一个狭窄病变，因而漏掉对第二个狭窄的诊断。这种伪像与连续效应有关，但属不同的临床情况。一个紊乱的血流通过第二个狭窄处后，可能仍保持湍流状态，这样虽然第二个狭窄是存在的，仍旧不容易使人想到会有两个狭窄同时存在，而往往漏掉对第二个狭窄的诊断。典型的例子是主动脉瓣下隔膜伴有主动脉瓣狭窄，隔膜狭窄会掩盖主动脉瓣狭窄。

6.3 脉冲回波技术

医学超声成像的基本过程如图 6.15 所示。将开关置于发射位置(T)，脉冲波形激励换能器发射特定性质的声束，紧接着脉冲之后开关切换至接收位置(R)，声束遇到不连续界面时反射形成回波并由同一换能器接收，转换的电信号经过带通滤波、放大和探测，或以回波信号强度随时间变化的曲线显示；或以回波信号强度的灰度调制方式进行显示(图 6.16)。

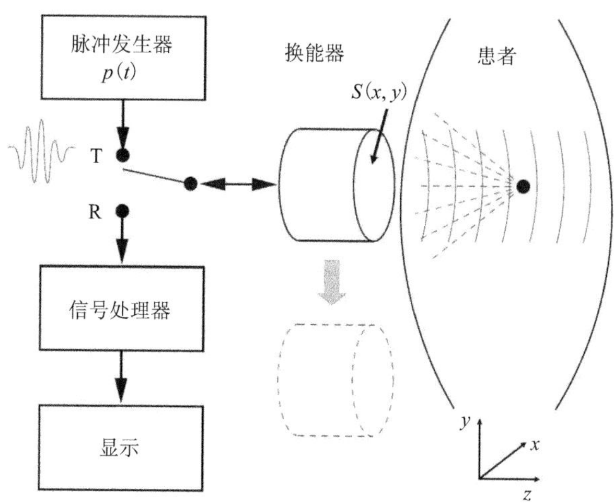

图 6.15 基本超声反射成像系统

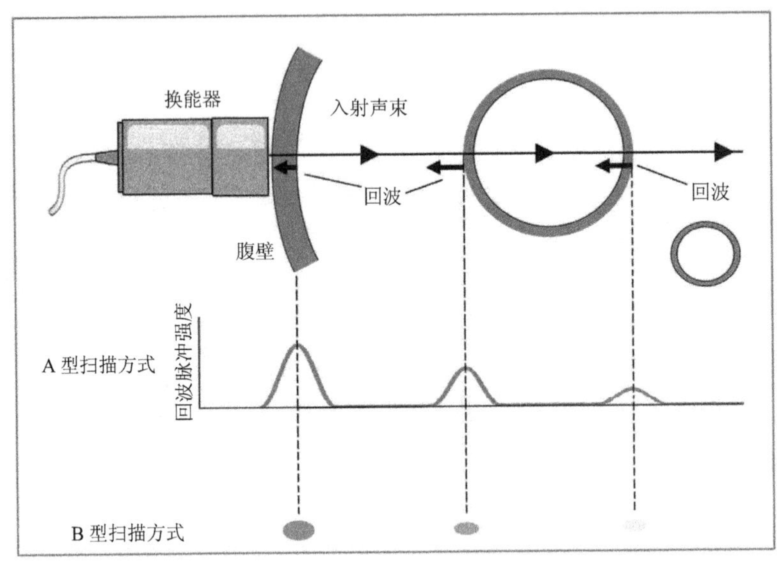

图 6.16 超声回波信号强度显示方式

超声诊断的信息主要由反射回波和散射回波所携带，因此医学超声仍然基于脉冲回波技术(pulse-echo technique)。除此以外，在超声成像系统中起重要作用的还有时间增益补偿技术、数字图像处理技术等。

6.3.1 脉冲回波技术参数

脉冲回波技术不仅易于对回波界面进行定位，而且由于消除了很强的发射信号对回波的干扰，明显地提高了回波信号检测灵敏度。因此，除了多普勒超声设备使用连续超声波工作方式外，目前大多数超声成像诊断系统都采用脉冲超声波对人体进行扫描。脉冲波一般为阻尼衰减振荡波，如图 6.17 所示。通常用下列几个特征参数来描述脉冲波。

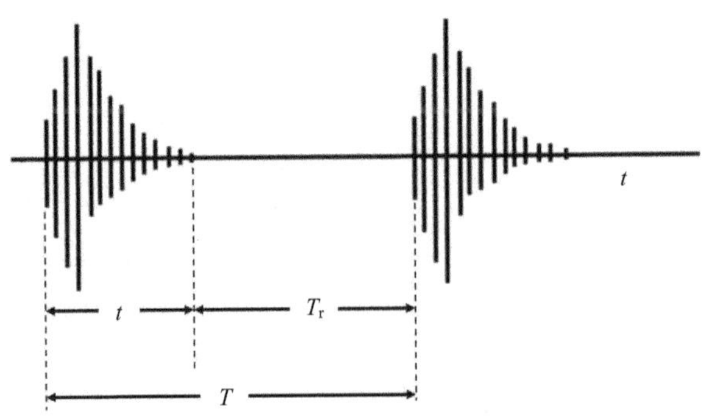

图 6.17 脉冲声波及其有关参数

1) *脉冲波形* 超声换能器发射的超声脉冲有着不同的波形，常用的是单尖脉冲、具有若干个周期的窄脉冲、方波调制脉冲三种类型。

2) *脉冲宽度* 指的是脉冲的持续时间。超声探测的最小探测深度与脉冲宽度有关，它们之间的关系为

$$系统最小探测深度=\frac{1}{2}c\times 脉冲宽度$$

式中，c 为声速。显然，脉冲宽度越大，系统最小探测深度也越大。为了减小最小探测深度，以缩小超声换能器附近的探测盲区，应适度减小超声脉冲宽度。过窄的脉冲宽度导致发射的超声脉冲的能量减少，进而对系统探测灵敏度产生影响。因此，所谓适度减小，应是在既缩短探测盲区又不显著影响系统灵敏度的前提下，结合提高超声的工作频率，控制超声脉冲的宽度。

3) 脉冲重复周期与重复频率　脉冲重复周期指两个相邻脉冲前沿相隔的时间；脉冲重复频率指每秒内脉冲重复出现的次数。脉冲重复周期与脉冲重复频率存在倒数关系。例如，脉冲重复周期为 500μs，脉冲重复频率就是 2kHz。脉冲重复周期决定了系统的最大探测深度，有

$$系统最大探测深度=\frac{1}{2}c\times 脉冲重复周期$$

从中看出，脉冲重复频率不可取得过高，不然将限制系统的最大探测深度。但脉冲重复频率又不可取得过低，否则将影响图像的声线密度。一般用于医学超声诊断的发射脉冲的重复频率为 1~5kHz。

4) 间歇期　指声波发射相邻脉冲之间的间歇时间。脉冲宽度＋间歇期 = 脉冲重复周期。

5) 脉冲占空比　指脉冲周期中脉冲宽度与间歇期之比。占空比在研究超声脉冲的生物效应时具有重要意义。动物实验结果发现，生物组织血管中的温度随着超声脉冲占空比的提高而增加，因为占空比提高施加的声能量也随之增加。通常脉冲占空比取值为 0.0075%~1%。

6.3.2 脉冲回波检测技术

脉冲回波检测技术基于三个物理假定：①声束在介质中以直线传播，据此可估计成像的方位；②人体内不同组织和器官中声速均匀一致，据此能估计成像的层面；③人体内不同组织和器官的吸收系数均匀一致，以此确定时间增益补偿等技术参数。

在超声成像过程中，反射回波主要携带回波界面的位置信息；散射回波则携带被探查目标的结构信息。

图 6.18 直观地说明了回波检测技术的原理。人体组织和器官具有不同的声速及声阻抗，入射的超声束在声学界面上形成反射回波。因为人体内各种介质的声学特性差异并不显著，所以反射回波的能量只占入射超声能量的一小部分，大部分超声能量继续穿过界面向前传播，从而为遇到下一个界面再形成回波提供了条件。由图可见，声源到各界面的距离 d 为

$$d=\frac{1}{2}ct$$

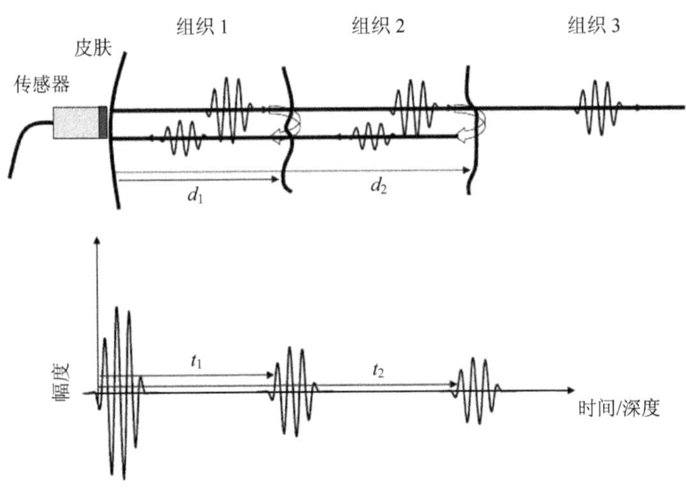

图 6.18　回波检测基本原理

6.3.3　回波信号处理技术

1. 时间-增益补偿

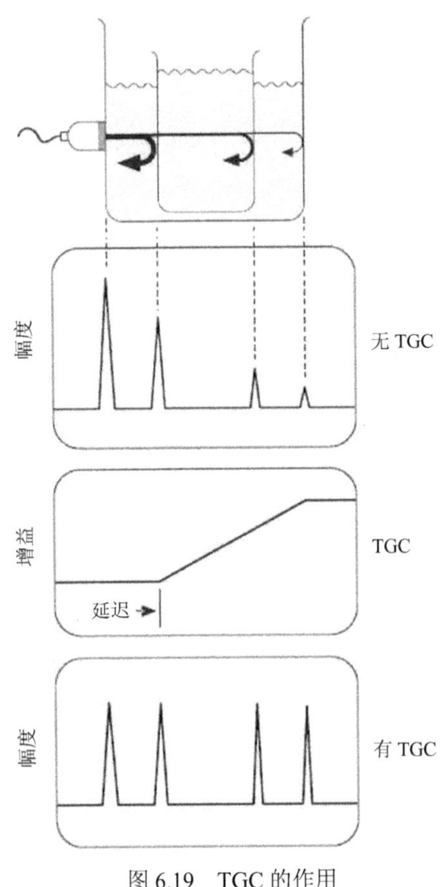

图 6.19　TGC 的作用

不同深度界面反射回波的幅度与声波传播的距离有关，距离近的反射回波幅度强，距离远的反射回波的幅度弱，从而导致不同深度、相同声阻抗界面回波在显示器上表现为不同强度的信号，由此可能造成对回声图像的不正确判读。

根据超声束在介质中的衰减规律，如果是均匀介质，换能器到声阻抗界面的距离为 d，则有

$$p_r = p_0^{-\frac{\alpha}{2}\times 2d}$$

式中，p_0 是换能器发射的声束的初始声压；p_r 是换能器接收到的反射回波声压；α 是介质的声强吸收系数。所以，由声波传播距离 $(2d)$ 而导致的声压减少的分贝数是

$$L(\text{dB}) = -20\lg\frac{p_r}{p_0} = k_1\alpha d = k_2\alpha ct$$

这里的 k_1 和 k_2 均为常数。由此证明，声波传播距离 $(2d)$ 造成的声压减少的分贝数与传播时间成正比。

为使深度不同但声阻抗界面相同的反射回波在显示器上具有相同强度的显示，有必要对从较深部位声阻抗界面反射的回波信号给予一定的增益补偿。上述表达式是这种补偿的定量依据。于是，从较深部位声阻抗界面反射的回波信号的放大倍数较大，而距离换能器较近的回波信号，即时间上较早到达的回波信号的放大倍数较小(图 6.19)。对回波进行的这种增益补偿称为时间-增益补偿(time gain compensation，TGC)。图 6.20 显示了应用与不应用 TGC 对超声图像的影响。

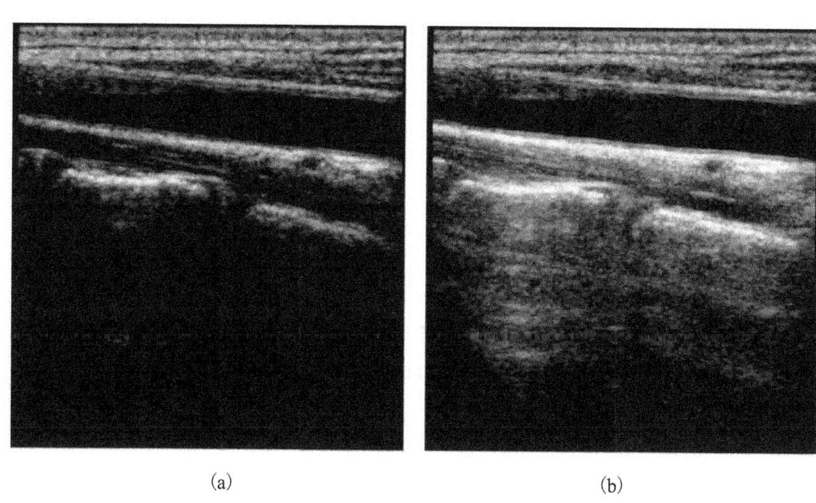

(a) (b)

图 6.20 TGC 对图像质量的影响

(a)无 TGC 的颈动脉超声图像；(b)有 TGC 的颈动脉超声图像

2. 对数压缩

超声信号幅度变化的大小用信号动态范围进行描述，其定义为

$$信号动态范围=20\lg\frac{信号最大值}{信号最小值}$$

超声回波信号的动态范围主要由两大因素决定：一是探查深度范围内的超声传播衰减；另一个是成像设备所能显示的反射及散射系数范围。眼部、心脏和腹部的可探测信号动态范围大概分别为 40dB、100dB 和 120dB 左右。其中由声阻抗界面反射特性差异产生的动态范围为 30dB 左右，其余由传播衰减所提供。

超声回波信号的动态范围很大，超过一般显示器的动态范围(调辉型显像管的视觉可辨亮度变化范围约为 20dB)。这表明，即便是使用高性能的 TGC 电路能够完全补偿因为衰减造成的声压损失，但显示器还是没有能力显示动态范围很大的回波信号。基于这个原因，通常在 TGC 放大器之后加入一级对数放大器，它的输出信号正比于输入信号的对数值，这样可以将较大的输入动态范围压缩为较小的输出动态范围。实际应用的对数放大器是一种线性-对数放大器，即在一定范围实现对数放大，而对较小信号为线性放大，这样可保证小信号传输时信噪比不致降低。

3. 检波

在超声回波信号中包含幅度、频率、相位、时间等多种有用信息，根据需要可利用幅度检波、频率检波、相位检波等手段检出相应信息。幅度检波的目的是从调幅信号中取出原低频调制信号，也即调幅信号的包络。B 型超声成像系统通常需对经射频放大器放大的回波信号进行幅度检波，以便映射成相应的灰度供成像显示。图 6.21(a)是被射频放大器放大后的回波信号，图 6.21(b)是幅度检波的输出信号。检出的调幅信号的包络(也称视频信号)在映射成相应的灰度之前，还需要进一步放大，这称为视频放大。为了使视频信号的边缘得到增强(突出检波信号的前后沿)，一般还要对视频信号进行微分运算。

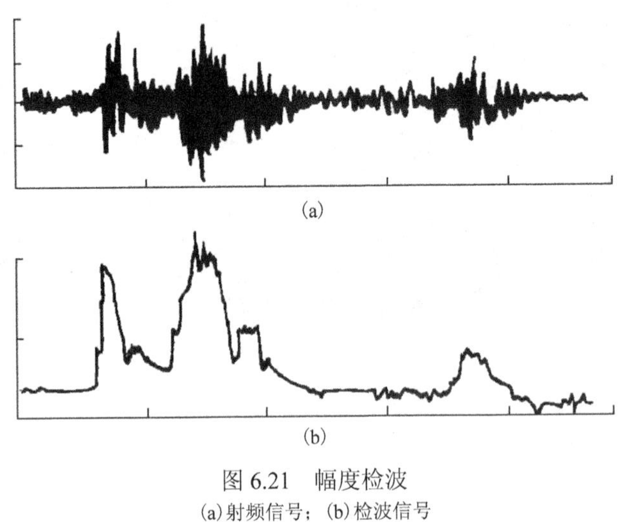

图 6.21　幅度检波
(a)射频信号；(b)检波信号

6.4　超声成像的主要模式

超声成像的医学应用主要体现在两个方面：其一解剖成像，探查人体组织的形态学特征及其改变，明确区分组织器官与病变的物理性质；其二血流成像，了解和评价组织器官功能及其血流动力学行为。与前者相对应的主要是 A 型和 B 型超声诊断系统；后者则以 M 型和多普勒超声成像系统为典型代表。

6.4.1　A 型超声诊断系统

A 型(A-mode)超声诊断系统属于幅度调制型(amplitude modulation)成像，利用超声回波信号的强度来调制显示器基线的高低，并以一维波形图显示。超声束垂直入射到人体组织，换能器检测到声阻抗界面的回波，根据回波的时间能够计算出回波的深度信息。显示器的横坐标表示的是根据超声在组织中的恒定速度和测量的回波时间计算出来的探查深度，纵坐标表示回波脉冲的幅度(图 6.22)。

超声在体内传播的时间与传播距离成正比，因此，由回波所在位置可测出脏器的厚度、病灶的深度、病灶的大小。也可依据回波的幅度和波形特征，评估病灶的物理特征，以获得对疾病的提示。

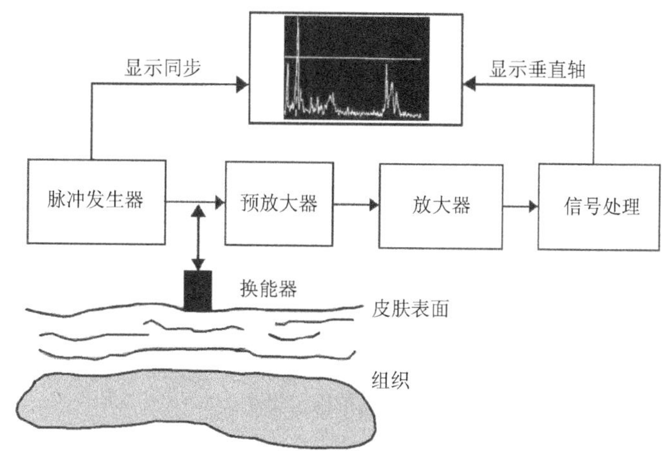

图 6.22 A 型超声诊断仪结构示意图

在 20 世纪 70 年代 CT 发明以前，颅内肿瘤或颅内出血的粗略诊断是利用 A 型超声诊断仪进行的，探查所获得的图像被称为脑回波图(echoencephalogram)。因为 A 型超声诊断仪处理的是幅度-时间/深度信息，所以目前它在临床上已很少使用。尽管如此，但 A 型超声诊断仪在眼科仍然发挥着重要作用[图 6.23(a)]，主要用于评估玻璃体-视网膜的结构、探查玻璃体-视网膜结构的异常现象、评估眼球的肿瘤结构(大小、形状)与区分、眼球外伤时(包含异物)的评估等。图 6.23(b)显示了利用 A 型超声诊断仪沿光轴测定正常眼结构的结果。

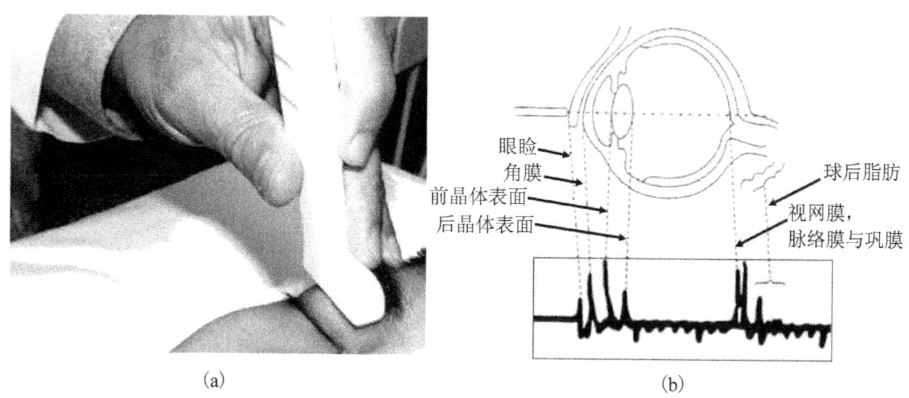

(a) (b)

图 6.23 A 型超声诊断仪的眼科应用

(a)A 型超声诊断仪的眼科应用实例；(b)利用 A 型超声诊断仪测定正常眼结构

6.4.2 B 型超声诊断系统

B 型(B-mode)超声诊断系统是一种亮度调制型(brightness modulation)成像系统，利用超声回波信号的强度来调制显示器亮度，其上显示的是二维切面图像(cross-image)，显示器的水平方向代表切面宽度，垂直方向表示探查深度(图 6.24)。

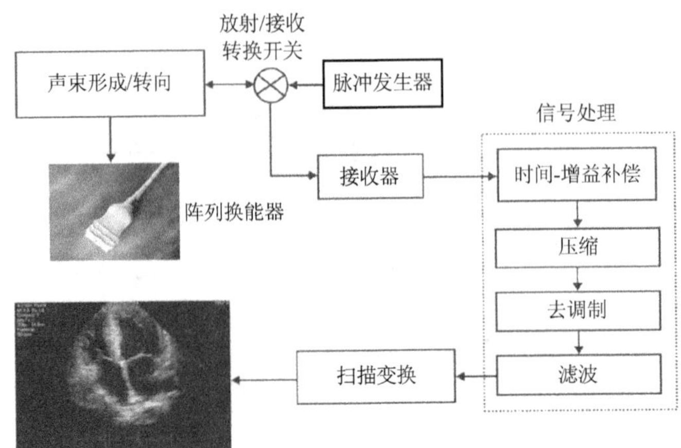

图 6.24　B 型超声诊断仪结构示意图

1. B 型超声诊断仪的工作原理

B 型超声的回波信号加在显示器电子枪阴极或控制栅极上，不同深度上的回波对应图像上一个个光点，光点的亮度由回波幅度线性控制。与发射脉冲同步的时间扫描电压加在垂直偏转板上，也就是时间基线在 y 轴上，于是在各深度声阻抗界面上的回波形成了自上而下的一串光点。同时在 x 轴偏转板加锯齿扫描电压，以保证当换能器平移时显示器内电子束(光点)同步平移。当换能器(声束)沿着人体表面移动时，声束就将在人体内形成一个断面。因为显示器采用长余辉荧光材料，声束在人体内扫过的断面就表现为一个二维断层动态图像。

2. B 型超声诊断系统的扫描方式

如果换能器置于人体表面不动，此时在显示器上显示的是反映声阻抗界面深度的、各点亮度各异的一维线条。因此，为了获得二维信息，B 型超声诊断仪的换能器发射的声束必须沿着体表移动，这个过程成为扫描。扫描方式经历了手动扫描、机械扫描、线性电子扫描、相控阵电子扫描和动态频率扫描等发展阶段。

(1) 手动扫描

手动扫描(freehand scanning)式 B 型超声诊断仪是最早应用于临床的 B 型超声成像系统，它的换能器为圆形单阵元方式，通过对人体不同位置的手动扫描，或者在同一位置进行的旋转扫描实现成像。为了使超声图像与换能器声束在人体的扫描切面严格对应，成像系统上专门配有换能器位置检测器，用来检测换能器的位置坐标并形成位置电压，从而去控制显示器上的扫描位置。

手动扫描的缺点主要是：

1) 成像速度慢，实时成像困难；

2) 换能器的移动受到人体表面的限制，扫描重复性差；

3) 图像质量依赖于操作者手动扫描的熟练程度和技巧。

(2) 机械扫描

机械扫描换能器(mechanical transducer)由一个或多个压电晶体单元组成，伺服电机驱动这些单元旋转，通过摆动超声束形成扇形扫描弧面。所有机械换能器需要使用一个伺服位置反馈系统，以调整超声束与换能器脉冲/接收器、扫描转换器和显示器的坐标关系。

机械扫描换能器主要有多个压电晶片单元旋转驱动式、单个压电晶片往复摆动式和单个压电晶片静止而声反射镜摆动式 3 种类型。

图 6.25 是一个三单元旋转驱动机械扫描换能器的工作示意图，形成的是扇形扫描声束。扇形声束扫描尤为适合心脏探查。扫描声束经肋骨间狭窄的空间进入胸腔后，呈扇形对心脏进行大范围的扫查，避免了线性声束经肋骨强反射难以完全到达心脏的缺点。

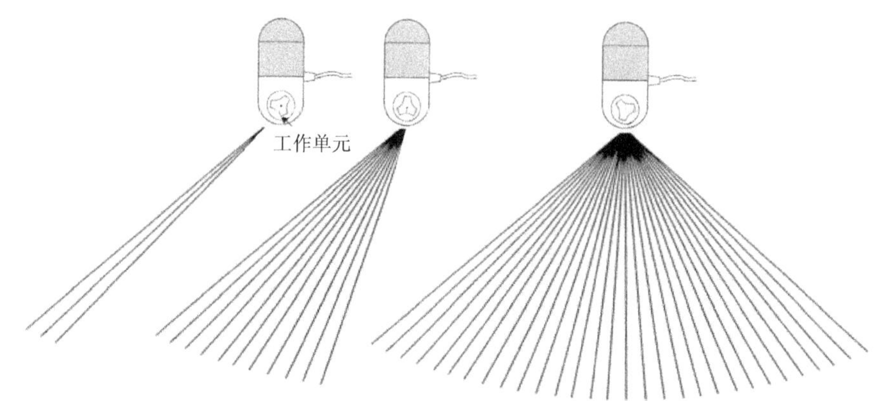

图 6.25 三单元旋转驱动机械扫描换能器

机械扫描换能器的缺陷主要表现为：

1) 活动件磨损；

2) 在运动压电晶片到换能器表面用声学耦合液体耦合，可能起泡引起声束衰减；

3) 换能器易损坏；

4) 机械运动存在物理上的扫描速率限制。

(3) 线性阵列扫描

线性阵列扫描利用线性阵列换能器(linear array transducer)实现。这种换能器由大量的压电晶片组成，阵列中的每个晶片称为阵元，目前典型的阵元数可高达 512 个。它们排列成平行直线状，为了聚焦一般将全部阵元编为若干组，通过电子线路控制阵元组的发射顺序。扫描声束发射按照阵元组顺序，相当于一个声束线性平移(图 6.26)。

线性阵列扫描器的优点有：

1) 大范围清晰的视野；

2) 动态聚焦允许焦点深度可变；

3) 非常快速的扫描。

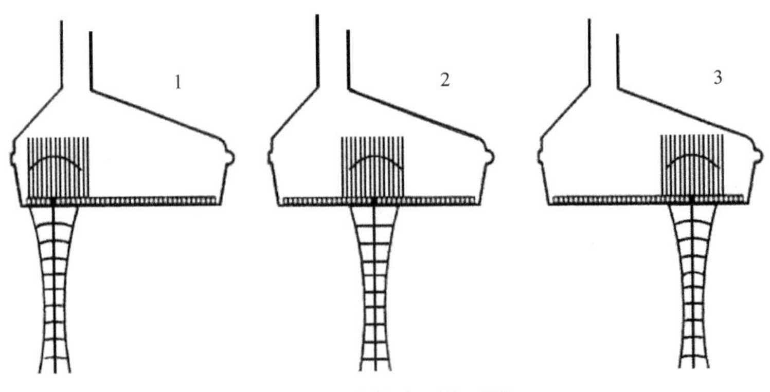

图 6.26　线性阵列传感器

线性阵列扫描器的缺陷是：

1) 表面面积大，不适合心脏扫描使用；

2) 有限的焦点区域；

3) 电路复杂。

(4) 相控阵电子扫描

相控阵电子扫描换能器(phased array transducer)又叫作扇形束电子扫描换能器(sector transducers)。在上述线性阵列扫描中，每组的阵元同时激励，其合成声束方向为阵元波面法线方向，若相邻阵元的激励时间按顺序有一个很小的等值时间延迟，则根据波的叠加原理其合成波束方向与法线方向有一相位差；若改变延迟量和激励顺序就能使合成波束在法线两侧偏转，从而形成扇形扫描(图 6.27)。线阵波束的偏转方向由线阵中每一个阵元激励信号的相位来控制，因此这种方法称为相控阵扫描。

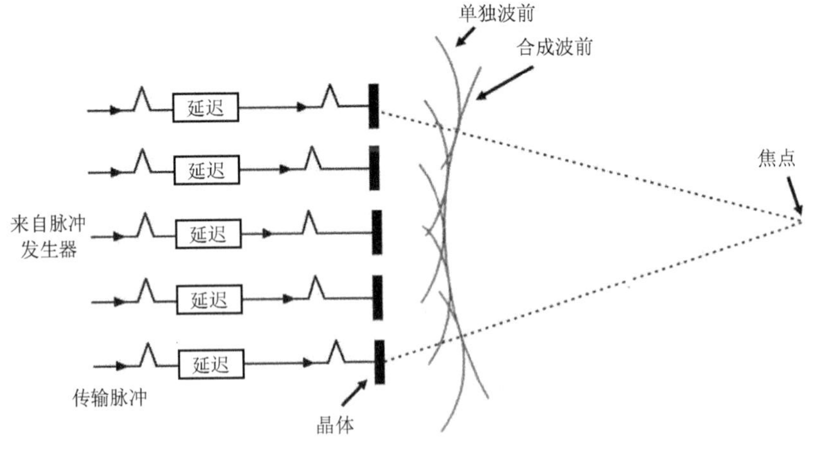

图 6.27　相控阵电子扫描

3. B 型超声诊断系统中的 DSC 技术

早期的超声动态成像系统直接把处理后的视频信号用于显示，而超声传播速度的限制直接导致了帧频偏低，引起图像闪烁；此外，由于对模拟图像的信息存储和处理技术等方面的原因，必然难以获得高质量的超声图像。随着计算机、微电子和数字图像处理技术的发展，超声成像系统的设计迅速采用了相应的技术。1974 年第一台配置数字扫描变换器(digital scan converter，DSC)的 B 型超声诊断系统问世，使得超声诊断仪在图像质量上实现了一个新飞跃。

在介绍 DSC 的功能之前，首先了解一下超声扫描和显示扫描的有关概念及区别。前者是指利用换能器发射的超声波对人体组织器官按一定的顺序进行扫描，而后者指回波图像显示时对显示器的扫描。超声波在人体中传播的速率较慢，因此超声扫描的速率较慢；若要使人眼对回波图像无闪烁感，就必须保证显示扫描以较高的速率进行。早期的 B 型显示方式是将接受到的信号按照与探头一致的扫描频率直接送到显像管显示，受扫描速率的限制，这种方式形成的图像有明显的闪烁感。如果在超声扫描与显示器之间插入一种图像存储器，实时地、数字式地将超声回波的视频信号写入图像存储器中，同时从图像存储器中不断地读出图像信息送到显示器显示，则这种情形将会发生根本性的改变。实现时写入图像存储器的速率与超声扫描同步，而读出图像信息的速率与显示器的扫描同步，这样就能够使显示图像稳定而无闪烁感。因此，DSC 主要具备两个功能：一是扫描格式的变换；二是扫描速度的变换。超声扫描与显示扫描之间相互独立，所以不管超声扫描的形式和速率如何，最终显示的都将是无闪烁感的高质量图像。同时，DSC 使得保持某一幅图像冻结(静止不动)成为可能，也使得图像处理、图像测量及与系统外部的图像数据交换得以实现。

4. B 型超声诊断系统中的主要图像处理技术

1) 灰阶变换　图像的灰阶变换是 B 型超声图像处理最常用的技术之一。常用的灰阶变换有 γ 校正与视觉校正、灰阶变换、灰阶统计及直方图均衡等。实现灰阶变换可分为硬件方式和软件方式。前者适用于变换曲线单调且作少数几种变换的场合，变换速度快；后者适用于任意变换函数集多种变换的场合。

2) 帧相关　超声成像系统中存在的一个固有问题是超声图像中的斑点噪声(speckle noise)，通常采用帧相关来处理这类高频噪声。帧相关的基本原理可简述为：本次输出的图像由一部分本次输入图像与一部分前一次输出图像组成。

假设第 n 幅超声回波图像中各像素点的灰阶值用 $x^{(n)}(i,j)$ 表示，经过帧相关处理的超声回波图像用 $y^{(n)}(i,j)$ 表示，则帧相关处理可表示为

$$y^{(n)}(i,j)=ay^{(n-1)}(i,j)+(1-a)x^{(n)}(i,j)$$

式中，a 为相关系数。

3) 勾边　又称作图像边缘增强。设 $y(n)$ 为经过勾边后第 n 条线的灰度值，$x(n)$ 为未经过勾边第 n 条线的灰度值，那么有

$$y(n)=ax(n)+(1-a)[x(n)-x(n-1)]$$

$$y(n)=x(n)-(1-a)\,x(n-1)$$

等式两端同时除以 a，归一化为

$$y(n)=\frac{1}{a}x(n)-\frac{1-a}{a}x(n-1)$$

式中，a 为常数，取值范围 0.15~0.60。

4) 图像冻结　为了使扫描获得的图像易于观察、测量和拍照而将图像固定在显示器上静止不动的图像处理技术，称为图像冻结(image freezing)。显示器上实时显示动态图像时，存储器写入和读出是同时进行的，若控制系统不让新的信号进入存储器，而循环输出其中的原有信号，不断显示已存入的一幅图像，就能达到冻结显示效果。

6.4.3　M 型超声诊断系统

M 型超声诊断仪是记录和显示来自心脏的运动回波的超声成像方式，它能够从心肌及瓣膜功能的角度解释心脏的运动。M 型超声诊断仪是在 A 型超声的基础上发展而来的，其换能器、换能器的激励与声束的输出、回波信号的处理等都与 A 型超声相同，所不同的是采用了 B 型超声的显示方式，用亮度显示摆动的回波形成的曲线。

在 A 型超声模式下，放置在人体心脏部位的换能器将接收多种回波脉冲，其中固定脉冲反映了静止的声学界面，而摆动的脉冲表现了运动的声学界面。这些摆动的脉冲提示其所对应的声学界面与换能器之间存在着相对运动。设想用 B 型超声显示方式表现上述过程，灰度图像由一系列光点组成。类似地，有些光点是固定的，它们代表了静止的声学界面；有些光点是移动的，它们与运动的声学界面相联系。建立一个坐标系，水平轴表示时间，垂直轴表示组织深度。于是在这个坐标系中观察深度与时间的关系，固定的光点就会表现为一条直线，而移动的光点会形成反映声学界面深度与界面两侧介质性质的活动曲线，代表了超声声束与反射界面交界点随时间的运动轨迹(图 6.28)。因此从

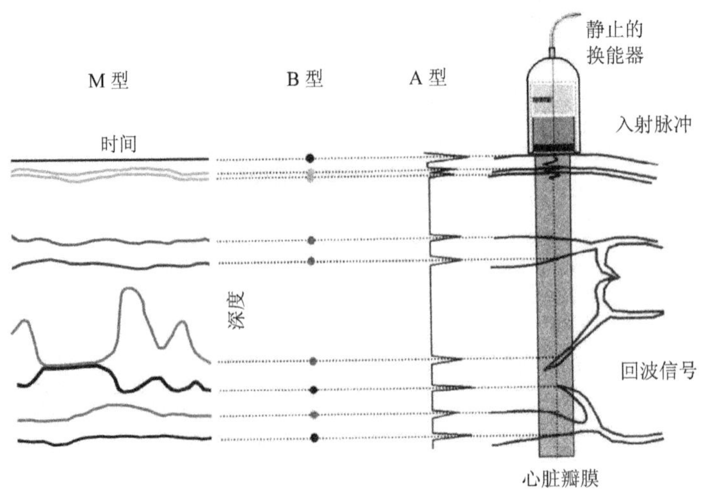

图 6.28　M 型超声原理

这个角度看，M 型超声也可称为时间-运动型(time-motion mode，T-M mode)成像。图6.29为心脏的 M 型超声成像，图像上曲线的起伏性体现了左心室(left ventricle，LV)的运动状态，可以通过对该图像的测量得到室壁厚度、心室腔大小、心室容积等数据。M 型超声对于研究快速运动对象具有重要的价值，如二尖瓣瓣叶等。

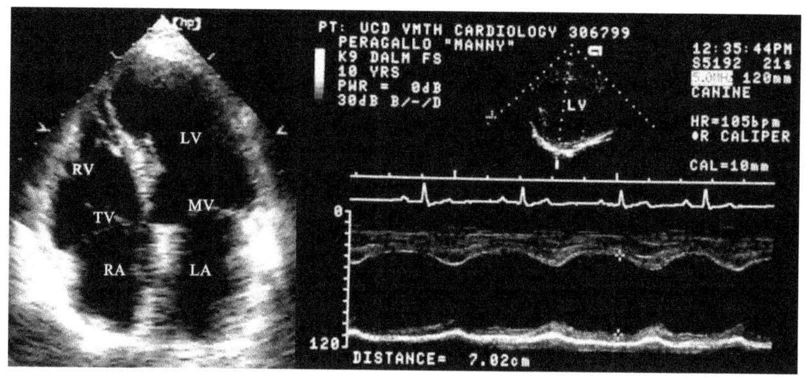

图 6.29 心脏的 M 型超声成像

从图 6.30 表现的技术层面看，M 型超声的特点主要体现在以下 3 个方面。

1)*深度扫描信号的加载方式* M 型超声深度扫描信号加载到显示器的 y 偏转板(垂直偏转板)上。因此，时间基线显示在图像的纵轴上，回波信号(光点)距换能器的距离表示被探查声学界面的深度。

2)*慢时间扫描电压的加载方式* 在 M 型超声系统显示器的 x 偏转板(水平偏转板)上，施加一个锯齿形的慢时间扫描电压。将原本在显示器上沿一条直线上下移动的光点(与各声学界面空间位置发生的位移相对应)，按照一定的时间周期自左向右慢慢展开，形成二维图像。

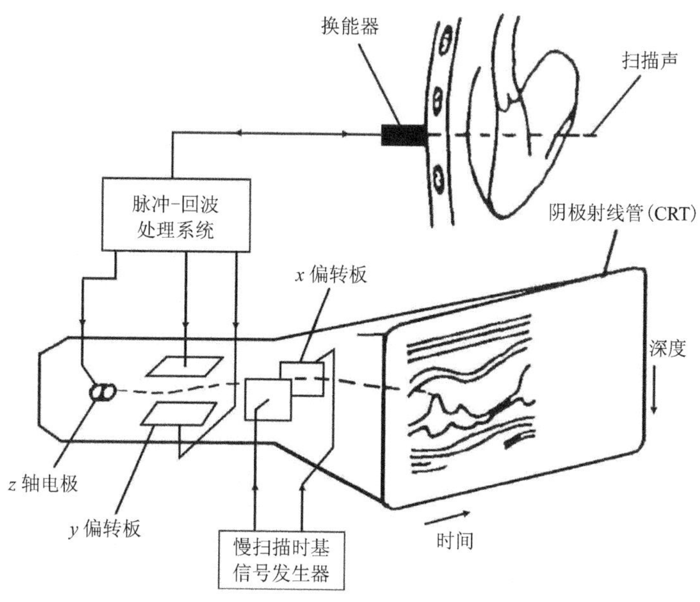

图 6.30 M 型超声系统的构成

3) **系统输出信号的加载方式** M 型超声系统输出信号加载到显示器的 z 轴(亮度调制栅极)上，因此光点的亮度代表回波信号的强度。

6.4.4 多普勒超声成像

多普勒超声成像是利用多普勒频移研究运动目标的速度、速度分布等性质的一种技术，在临床上主要用于心脏、血管、血流和胎儿心率的检测和诊断。依据多普勒模式的不同，多普勒超声成像可分为频谱多普勒、彩色多普勒血流成像和能量多普勒等类型。

1. 频谱多普勒技术

频谱多普勒基于多普勒频谱分析(Doppler spectrum analysis)技术，即分析运动目标所产生的多普勒信号的频谱分布，包括连续波型和脉冲波型。连续波多普勒和脉冲波多普勒在换能器设计和操作特征、信号处理过程和提供的信息种类等方面存在差异，各有优点和不足。

(1) 连续波多普勒

连续波多普勒(continuous wave Doppler，CW Doppler)采用连续超声波获得运动目标的多普勒频移信号，经处理而获得运动目标的速度信息(主要是速度的大小信息)。多普勒效应在医学超声中首次报道的应用便是 CW 血流速度的测量。

在连续波多普勒换能器的内部使用两个压电晶体单元，一个连续发射超声，另一个连续接收回波信号。两个晶体单元通常以微小的角度相互安装，以保证向外的(透射的)和向内的(接收的)超声束重叠(图 6.31，阴影区域)，重叠的区域通常为几厘米长并包含多普勒换能器的敏感容积，也就是可能探测血流速度的区域。连续波多普勒可以处理任何在此区域中移动的界面产生的回波信号。

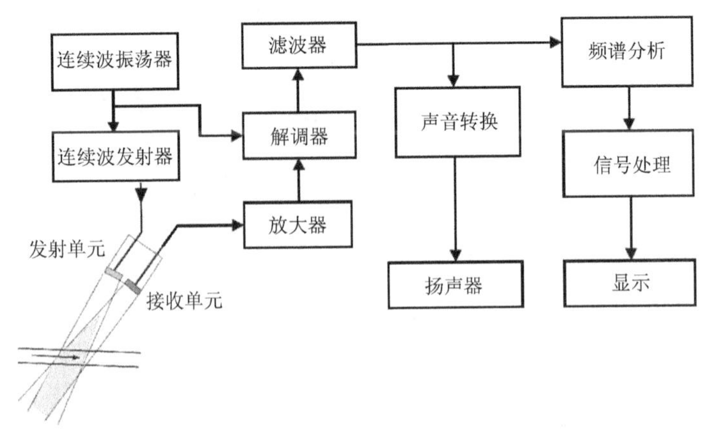

图 6.31 连续波多普勒系统

连续波多普勒系统工作时，振荡器产生与发射单元谐振频率相同的连续正弦波信号，激励发射单元发射连续波超声束。来自人体的回波信号仍然是连续波信号，其中不仅含有从运动目标在不同运动速度下产生的多普勒频移信号，而且还包含静止目标产生的干扰或杂波信号，即系统接收的连续回波是含有多种频率成分的复合波。因此，需要对复合波进行解调，分离出多普勒频移分量。其提取步骤如下：

1) 对原始信号进行解调，移入基带范围；

2) 解调信号经低通滤波器滤除其中的高频成分，获得多普勒频移信号；

3) 利用高通滤波器滤除来自静态组织和相对慢速运动血管壁的静止及低速信号，这些信号通常强于血流信号；

4) 采用多普勒频移分析器提取血流速度，分析结果通常在监视器上以时间速度谱方式显示，表示血流速度随时间的变化。

另外，经滤波的多普勒信号的频率多在 200~15kHz，位于人耳可听声音范围，也可经放大后送入立体声扬声器或耳机中监听。

在连续波多普勒中，因为超声波的连续发射和接收，覆盖区域内的所有运动目标都对最终的回波信号有贡献，所以不可能区别来自不同深度的多普勒信号。系统缺乏距离选通能力导致无法精确测量某个位置的速度，这是连续波多普勒与脉冲波多普勒相比的主要缺点。但与脉冲波多普勒相比，连续波多普勒的信号很少出现混叠，故具有测量高速血流的能力，这对于定量分析心血管系统中的狭窄、返流性疾病是一个非常重要的优点。图 6.32 显示的是一幅典型的 CW 多普勒频谱图像。

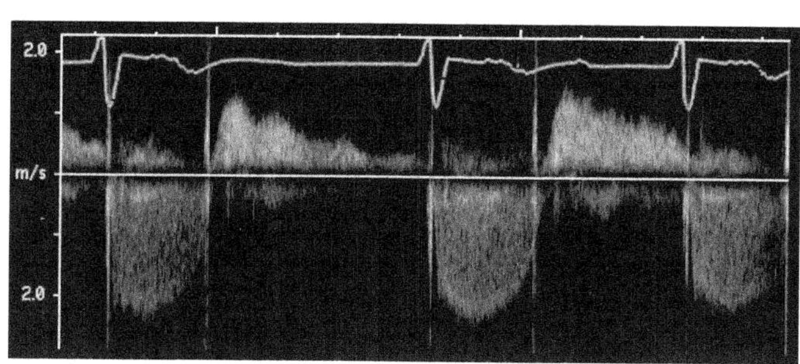

图 6.32 典型的 CW 多普勒频谱

(2) 脉冲波多普勒

脉冲波多普勒(pulsed wave Doppler，PW Doppler)是一种用一定宽度的调制脉冲超声波获得某一采样容积内运动目标的多普勒信号，经处理后得到运动目标的速度和速度分布等信息的技术，它同时兼有脉冲回波技术的距离鉴别能力和连续波多普勒的速度鉴别能力。

1) 工作原理 脉冲波多普勒技术的基本原理如图 6.33 所示。脉冲波多普勒换能器采用同一块晶体来发射和接收超声信号。连续波振荡器产生正弦振荡信号，由发射门控电路将连续正弦信号调制成脉宽为 1~2μs 的矩形脉冲调制波。换能器在脉冲波作用下产生脉冲超声束，射向人体内的探测目标。当换能器为接收状态时，接收包含多普勒信息的回波信号，经放大后进行乘法器正交解调，解调信号通过距离选通(range gating)门控电路，调节该门控电路的取样脉冲延迟时间，从而可选出来自某深度的探测回波信号，而其他深度的回波信号被完全抑制。如果同时获得一系列不同的回波时间频移信号，那么就同时获得了不同深度运动目标的血流随时间变化的多普勒频移。接下来通过音频滤波器去除残留的脉冲重复频率成分，再用高通滤波器滤除低频杂波干扰，最后输出多普勒信号或供监听或进一步做频谱分析。

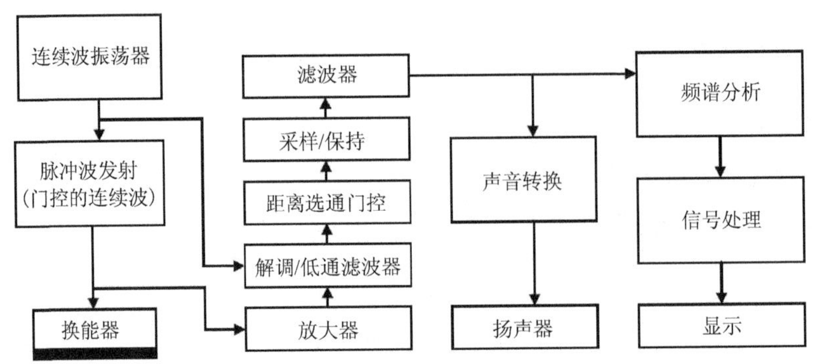

图 6.33　脉冲波多普勒系统

2) 距离选通　距离选通的基本原理如图 6.34 所示。在 t_0 时刻，超声脉冲信号射入人体内探测目标。在下一个脉冲发射前有许多回波信号不断地到达接收器，这些随时间变化的回波信号反映了不同深度处的目标运动状态。

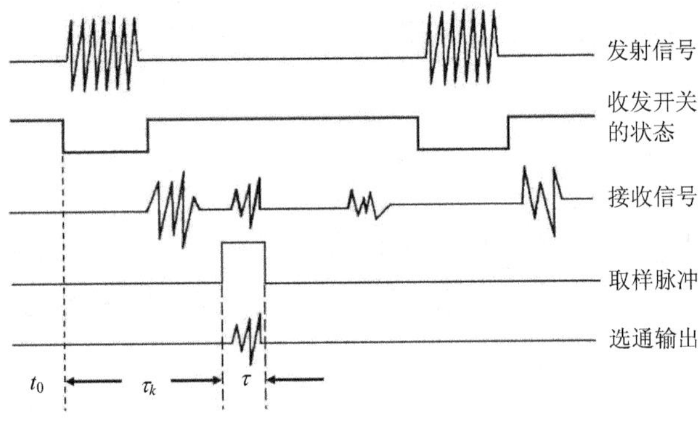

图 6.34　脉冲波多普勒的距离选通

在接收的信号中，来自浅部的回声信号比来自深部的回声信号更早地到达换能器，调节取样脉冲延迟 τ_k，并由接收门控电路选出深度为 $R = c\tau_k / 2$，深度方向上轴向分辨单元长度为 $\Delta R = c\tau / 2$ 的探测部位的回波信号。利用距离选通功能，脉冲波多普勒可以确定指定深度的速度信息，而不会受到来自其他区域信号的干扰。多选通技术还可以同时检测多个深度的速度信息。

(3) 脉冲波多普勒的技术特点

1) 脉冲重复频率与最大探测流速的关系　在 PW 多普勒中，多普勒信号被间隔为 T_P 的每个发射超声脉冲进行取样，因此对所接收的多普勒信号进行取样的频率为

$$f_P = \frac{1}{T_P}$$

这个频率通常被称为脉冲重复频率(pulse repetition frequency，PRF)。如果要准确表达频移的大小和方向，根据奈奎斯特准则(Nyquist criterion)，f_P 必须大于所探测的最大流速 v_{max} 产生的多普勒频移信号频率 f_{dmax} 的两倍，即

$$f_P \geqslant 2f_{d\max}$$

脉冲重复频率的 1/2，即 1/2 f_P，称为奈奎斯特频率极限。在 PW 多普勒中，如果最大多普勒频移 f_{dmax} 超过这一极限，则会产生频率混叠(frequency aliasing)现象，显示的波形或切断、或卷绕并出现在基线的相反位置上(图 6.35)。此时无法从频谱波形中判断频移信号的大小和方向。

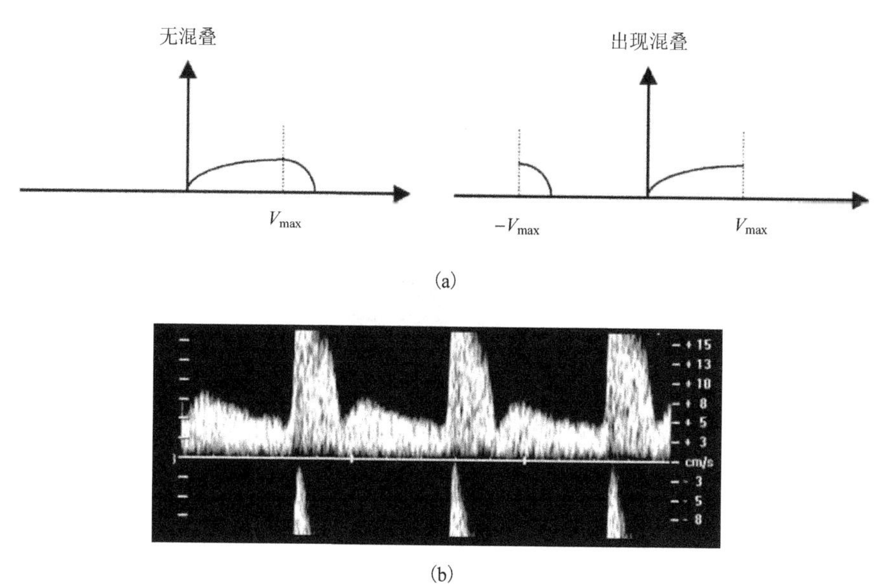

(b)

图 6.35 频率混叠

(a)频率混叠示意图；(b)频率混叠实例

2)脉冲重复频率与最大探测深度的关系 由脉冲波多普勒超声系统的工作原理可知，来自人体体内的回波信号必须在下一个脉冲发射前到达换能器，因此，声束路径上的最大探测深度 R_{max} 为

$$R_{\max} = \frac{1}{2}cT_P = \frac{1}{2}\cdot\frac{c}{f_P}$$

这里的 c 是超声波在组织中的平均运动速度。可见，脉冲重复频率越高，探测深度越小；反之探测深度越大。

3)最大探测流速与最大探测深度的关系 为得到最大探测流速与最大探测深度的关系，综合多普勒频移公式 $f_{dmax} = \frac{2v_{max}}{c} f_0 \cos\theta$、奈奎斯特准则 $f_p \geqslant 2f_{d\max}$ 及最大探测深度公式 $R_{max} = (1/2)/(c/f_p)$，于是有

$$v_{\max} \cdot R_{\max} \leqslant \frac{c^2}{8 f_0 \cos\theta}$$

该式表明，在主振频率f_0不变时，脉冲波多普勒的最大探测流速与最大探测深度的乘积是一个常数。它们是相互制约的关系，提高其中的一个指标必然要以降低另一个指标为代价。

4) 取样容积与距离分辨本领　将超声束截面积S与单个取样脉冲宽度τ、超声在组织中的运动速度c的乘积，即$Sc\tau$，称为取样容积(sample volume)，如图 6.36 所示。距离分辨本领通常由取样容积决定。距离分辨本领越大，取样容积必须越小，即超声束截面积越窄。

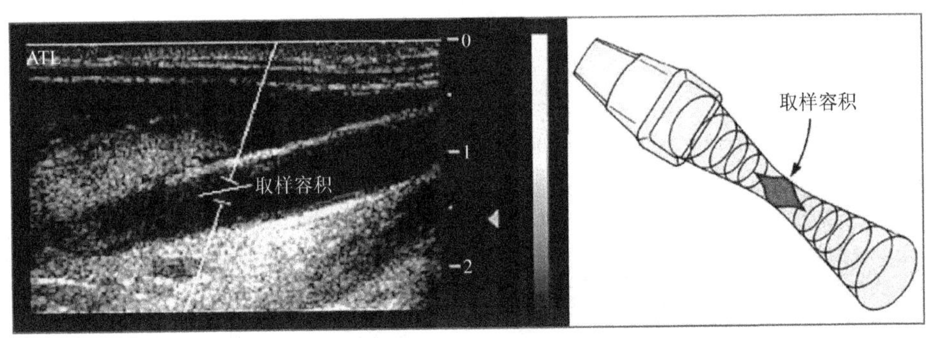

图 6.36　取样容积

2. 多普勒信息的表达

对多普勒回波信号进行频谱分析后，提取出频移相关信息，主要通过音频多普勒声监听方式和图像图形显示方式输出有关特征信息。

(1) 音频监听方式

虽然多普勒超声的发射频率和接收频率都非常高，均在百万赫兹以上，超出人耳的听阈范围，但对多普勒回波信号进行解调所得到的多普勒频移信号一般处于音频范围内。因此，可对多普勒频移信号进行放大并送入扬声器或耳机，转换成声音信号后供诊断医生监听。声音信号的音调与血流速度的关系是：高速血流对应的声音信号的音调高，听上去较为尖锐；低速血流对应的声音信号的音调低，给人的感觉较为沉闷。

除此以外，血液的流动方式对声音信号也有着明显的影响。正常血流对应的频谱为窄带，与此相应的声音信号比较“干净”；一旦出现生理性、病理性及机械性异常情况，血流流动紊乱并出现某种湍流，此时血流对应的频谱变宽，与此相应的声音信号上也就叠加了粗糙混乱的噪声。

多普勒音频监听方式通过声音信号的音调等信息来估计血流的速度和性质，不具备血流的定量测量功能，但它较少受到技术因素的影响，诊断医生还是可利用它来判断血流性质并用于指导辨别声束的方向。

(2)声谱图形输出方式

利用快速傅里叶计算连续采集的多普勒血流信号的功率谱，可获得不同时刻血流信号的功率谱。图 6.37 是利用时间、频率和高度三维坐标系绘制的多普勒功率谱。在这个三维坐标系中，瞬时功率谱计算的结果表现为一条条沿频率轴分布的功率谱密度函数曲线。

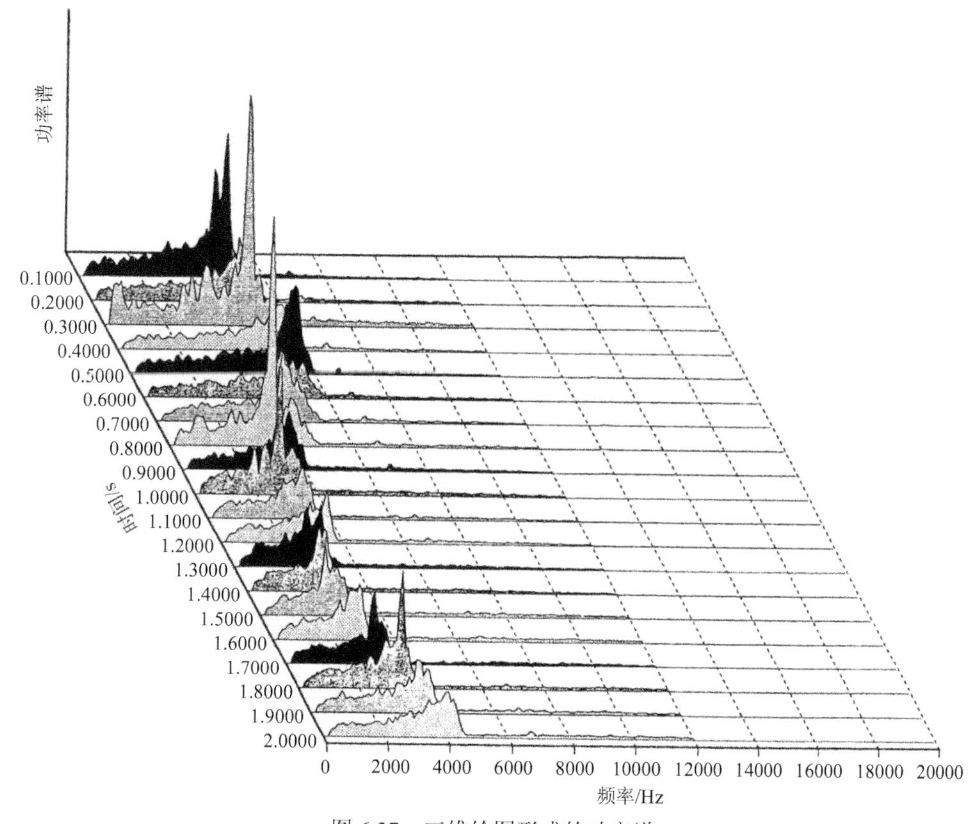

图 6.37 三维绘图形式的功率谱

将功率谱密度函数曲线所包含的信息转换成图像在显示器上显示就得到声谱图(图6.38)。在声谱图中，横坐标代表运动目标的运动时间，单位为秒；纵坐标代表多普

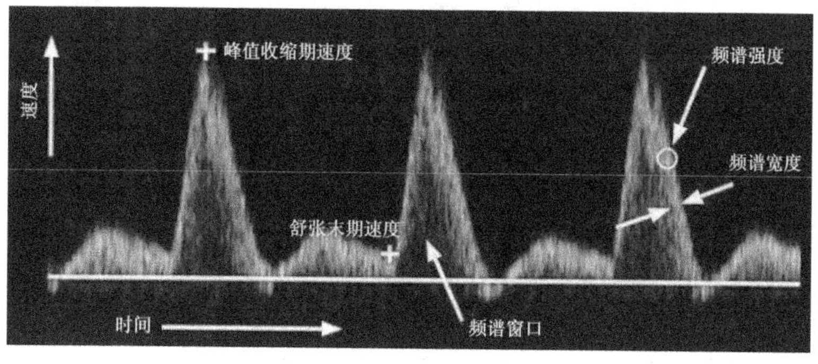

图 6.38 多普勒声谱图

勒频移，单位为赫兹。需要说明，血流的速度与多普勒频移存在确定的对应关系，因此在许多普勒超声系统中，声谱图的纵轴直接用速度单位(m/s)定标而不用频率单位(Hz)定标，以符合诊断医生的使用习惯。

1) 基线(base line) 声谱图中代表零频移线的水平轴线，以此区分血流方向。通常在基线上方的频移为正，表示血流方向迎着换能器而来；基线下方的频移为负，表示血流方向离开换能器而去(图 6.39)。

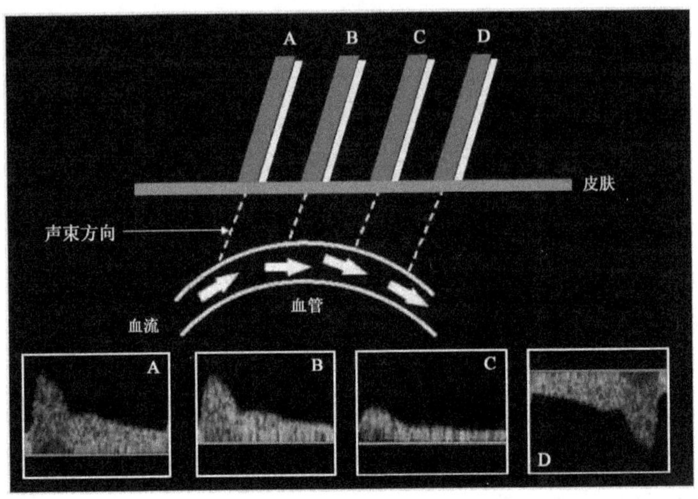

图 6.39 血流方向

2) *频谱灰度* 用灰度值表示功率谱计算值的大小，反映某一时刻取样容积内速度相同的红细胞的数量。速度相同的红细胞数量越多，回波信号强度越强，声谱图的灰阶越深；反之，速度相同的红细胞数量越少，回波信号强度越弱，声谱图的灰阶则越浅。

3) *频谱离散度* 代表某一时刻取样容积内血流速度分布范围的大小。图 6.40(a)显示的是层流(正常血流)对应的频谱。图中频谱稀疏，频谱宽度较窄，具有明确的窗口，说明层流的速度分布均衡，速度梯度小，故层流的频谱离散度较小。而湍流(生理性、或病理性、或机械性异常情况下的血流)对应的频谱如图 6.40(b)所示。图中频谱稠密，频

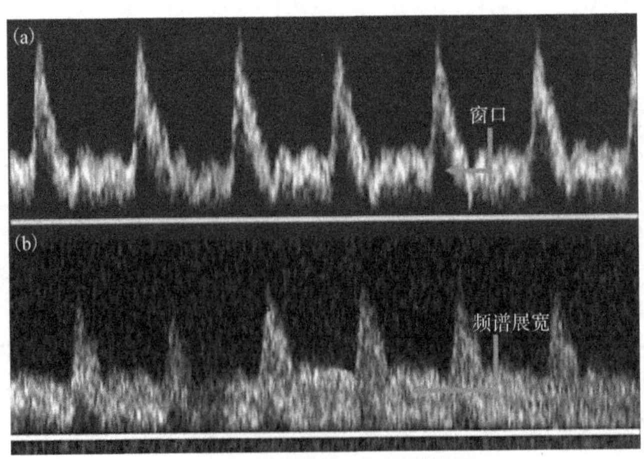

图 6.40 频谱窗口与频谱扩展

谱宽度很宽，甚至不具有明确的窗口，这种现象称为频谱扩展(spectrum broadening)，说明湍流的速度分布起伏明显，速度梯度大。因此，湍流的频谱离散度较大。显然，频谱扩展可作为血液动力学改变的一个重要特征参数。需要说明，在血管弯曲、血管分支和血管分叉处形成的频谱扩展通常被认为是正常的。影响频谱扩展的因素主要是多普勒抽样位置和抽样容积的大小。如果多普勒抽样偏离血管中央[图 6.41(a)]，或者如果在距离选通处的多普勒抽样容积较大，则容易出现频谱扩展现象[图 6.41(b)]。

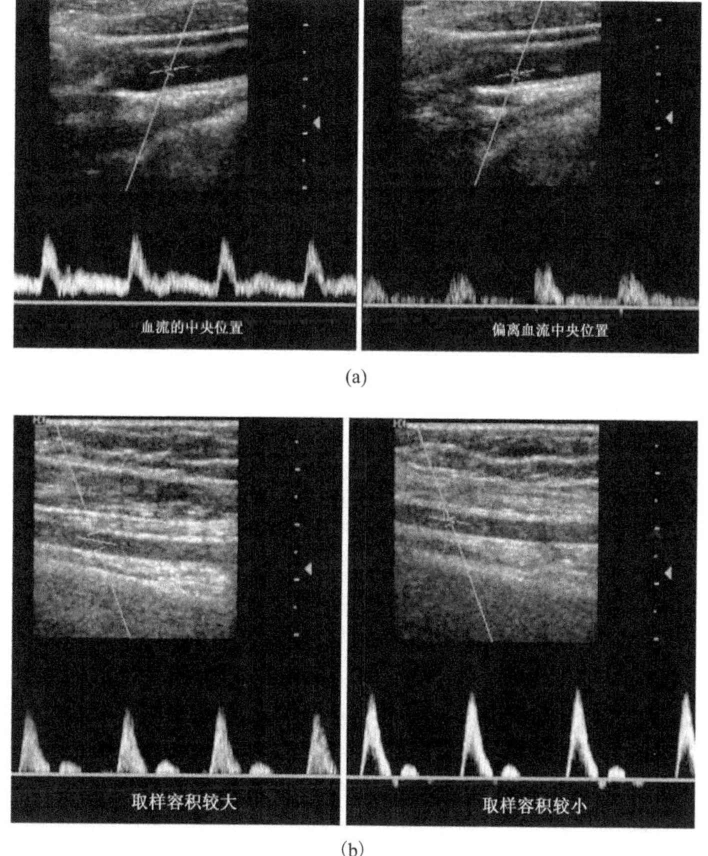

图 6.41
(a)多普勒抽样位置与频谱扩展的关系；(b)多普勒抽样容积与频谱扩展的关系

3. 彩色多普勒血流成像

彩色多普勒血流成像(color Doppler flow imaging，CDFI)结合B型超声和脉冲波多普勒超声的特点，将彩色血流信息重叠在灰阶脉冲回波断面解剖图像上(图 6.42)，实时表现血流的速度及其分布。就技术层面而言，获得血流信息要比产生“静态”解剖信息更加复杂。原则上，解剖信息来自于通过组织的每条扫描线的一次性探查结果，然而为了探测运动和形成彩色图像，必须对每条扫描线在不同时刻和回波相位变化期间进行取样，用于估计朝向或背离超声换能器的血流速度及速度分布等信息。由于超声有限的速

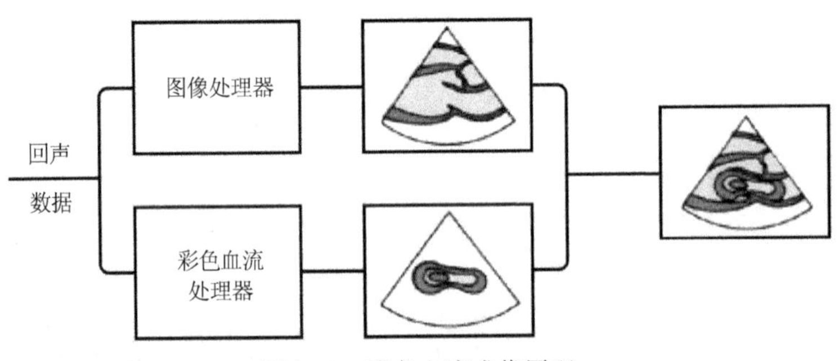

图 6.42 彩色血流成像原理

度，这个过程会面临两个困难：首先，如果速度变化太快，仅有少量个别相移的取样用于产生具有足够时间分辨率的速度估计；其次，对大量不同扫描线的取样需求将导致最大可用帧率的下降。进一步的困难还来自于这样的事实，即最重要的组织运动成像的目标是血流，与周围坚实的组织相比具有非常小的散射截面，因此来自血流所需信号的数量级可能低于来自于周围组织的"混乱"信号。由此看出，为了实现彩色血流成像，需要重点解决数据采集和滤除非血流干扰信号两方面的技术问题。

(1) 彩色多普勒超声系统结构

彩色多普勒超声成像系统主要由相控阵 B 型超声成像系统、带有快速傅里叶变换(FFT)频谱分析器的频谱多普勒血流检测系统、二维彩色血流显示系统等三大模块组成(图 6.43)。可以看到，图中系统采用了两个信号处理途径。系统接收的超声回波分离后

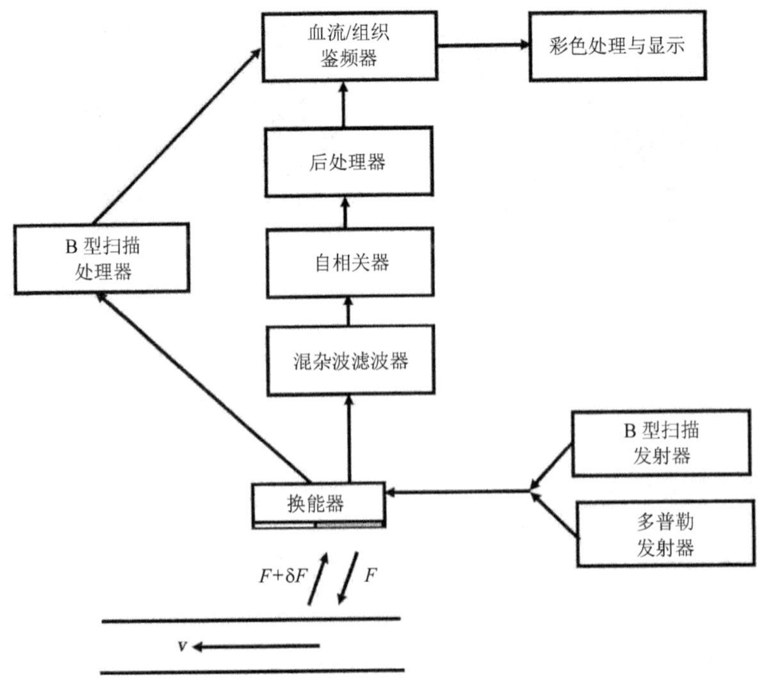

图 6.43 彩色血流成像系统结构图

进入两个通道，一个用于彩色血流图像另一个用于B型扫描图像，处理是并行的。而早期彩色多普勒系统利用相同的超声回波信号，产生 B 型扫描图像和彩色图像。对于 B 型扫描成像，为优化轴向分辨率选择使用短脉冲，然而为获得平均多普勒频率的准确估计及尽量提高血流灵敏度，血流成像又需要使用较长的脉冲。显然，两种成像同时使用单一脉冲，意味着无论对于 B 型扫描图像还是对于彩色血流图像，脉冲长度都不是最优化的。因此，在现代彩色血流成像系统中，采用的方案是B型扫描图像使用短脉冲而彩色血流图像使用较长脉冲。

1) 混杂波滤波器(clutter filter) 去除来自组织(如血管壁、瓣膜等)的高幅值低频信号，同时保留来自血流的低幅值高频信号。

2) 参数估计器(parameter estimator) 估计恰当的多普勒统计量(如多普勒频率平均值或功率)，用于显示。

3) 自相关器(autocorrelator) 从解调数字信号中提取血流平均速度、血流方向、血流速度的离散情况等血流特征信息。

3) 后处理器(post processor) 通过帧平均平滑彩色数据。

4) 血流-组织鉴频器(blood-tissue discriminator) 在真实血流位置写入彩色数据。

(2) 血流检测自相关技术

基于所使用的信号模型，可将血流检测方法分为频率/相位(多普勒)方法、时域方法和追踪方法三种主要类别。有时也将上述方法按窄带与宽带方法进行分类。这里简要介绍第一类方法中的自相关技术。

彩色多普勒血流成像需要处理的信息量远远超过频谱多普勒成像。如果满足实时显示的要求，在 30ms 内每帧图像需要处理至少超过 1 万个采样点的频谱计算，即便采用快速傅里叶变换(FFT)也难以满足这样的要求。彩色多普勒成为临床可行的成像技术，是在 Kasai 等 1985 年提出自相关器之后。

自那时起，许多研究者相继描述了一些其他算法。然而因为自相关器计算简单满足实时性要求而其他方法计算复杂度高，所以许多商品化的彩色多普勒系统普遍使用自相关方法。

自相关检测的依据是，如果在换能器反复发射超声之间以固定深度对回声进行取样，那么从血流所在处取样容积返回的回声将会发生相位的改变。相位改变的速率(或频率)与运动目标的速度成正比，相位改变的正负则指示了血流方向。自相关探测器的输出信号由取样容积内连续两个脉冲产生回波(图 6.44)的相位差衍生而来，因此，回波自身作为参考源用于相位比较，而不是用一个频率固定的参考信号进行相位比较。一个典型的自相关器结构如图 6.45 所示，出于简化图中未包括血流方向探测的细节。在实际中使用一个相位正交处理器提取血流方向信息(参阅血流方向信息提取的正交相位检测法)。自相关器对前向和反向血流信号起作用。来自接收换能器的 RF 回波信号被分成两路，一路直接送入混合乘法器，另一路通过延迟线后再送入混合乘法器，延迟线引入一个与超声脉冲发射间隔严格相等的时移。故混合乘法器的输出是连续两个脉冲产生回波相位差的自相关函数，如果回波对之间不存在相位差异，则输出为常数幅值。选通电路

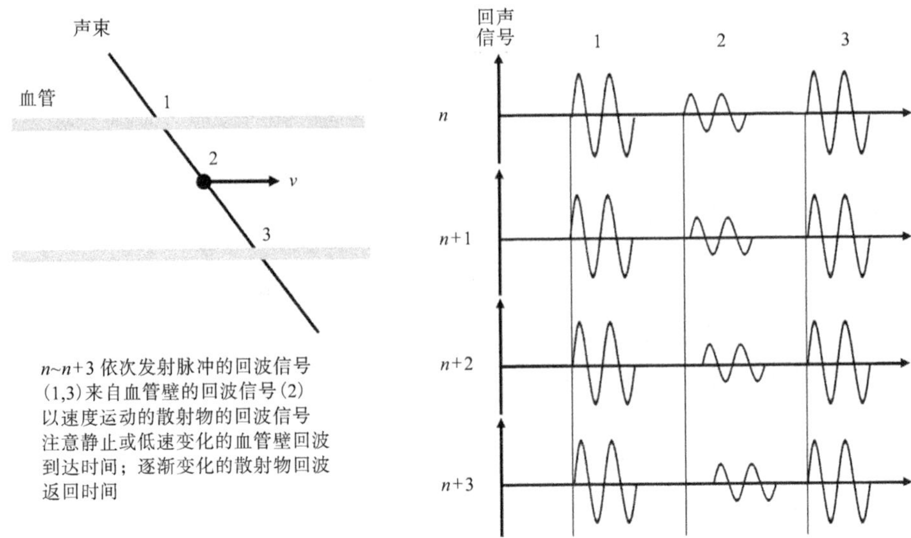

图 6.44　彩色血流图回声信号

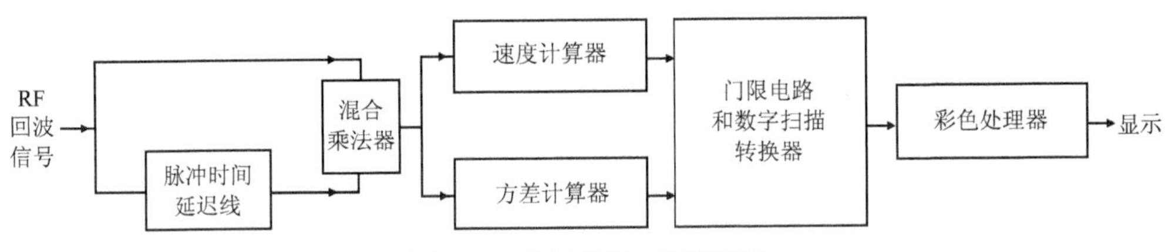

图 6.45　自相关器工作流程图

和数字扫描转换器实现平均频率及方差信号到二维图像平面的映射，对 x 和 y 位置数据的控制来自于相控阵超声换能器。彩色处理器(图 6.46)确定彩色血流图像的色度(hue)、饱和度(saturation)和亮度(intensity)。

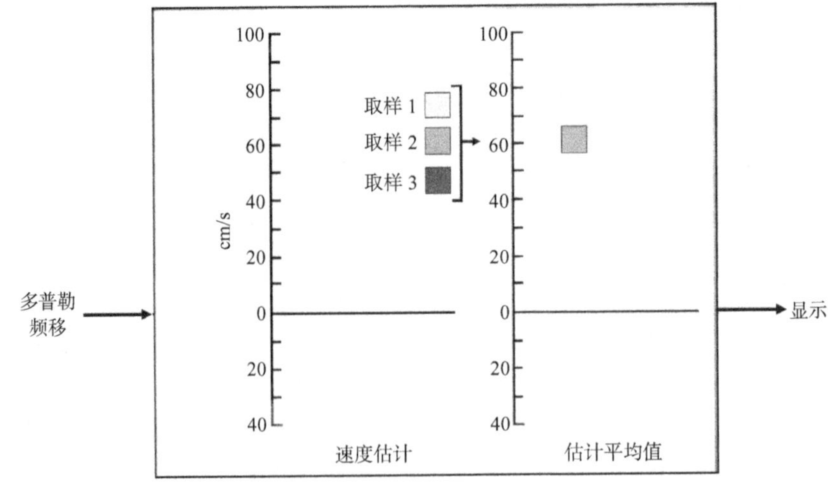

图 6.46　彩色血流处理器

令 $S(t)$ 是从某次特定选通接收到的信号，它的自相关函数 $R(\mathrm{t})$ 定义为

$$R(t) \equiv \int_{-\infty}^{+\infty} S(t+\tau) S^{*}(\tau) \mathrm{d}\tau$$

式中，*是复共轭。另外，基于 Wiener-Khinchine 的理论，功率谱 $P(\omega)$ 是 $R(\mathrm{t})$ 的傅里叶变换，即

$$R(t) \equiv \int_{-\infty}^{+\infty} P(\omega) e^{j\omega t} \mathrm{d}\omega$$

式中，$\omega = 2\pi f$；f 是频率。那么平均频率 ϖ (即一阶矩) 可表示为

$$\varpi = \frac{\int_{-\infty}^{+\infty} \omega P(\omega) \mathrm{d}\omega}{\int_{-\infty}^{+\infty} P(\omega) \mathrm{d}\omega}$$

平均频率 ϖ 表示血流的平均速度。因为

$$R(0) = \int_{-\infty}^{+\infty} P(\omega) \mathrm{d}\omega$$

和

$$-j \frac{\mathrm{d}R(t)}{\mathrm{d}t}\Big|_{t=0} = \int_{-\infty}^{+\infty} \omega P(\omega) \mathrm{d}\omega$$

得

$$\varpi = -j \frac{R'(0)}{R(0)}$$

式中，′是一次导数。以上讨论指出，平均多普勒频移频率可直接使用时域信号进行估计，而不用计算频谱。

以上方程可以进一步简化。令 $R(t) = |R(t)| e^{j\theta(t)}$，由于 $P(\omega)$ 是实函数，所以 $|R(t)|$ 应为偶函数，而 $\theta(t)$ 为奇函数。令 $A(t) \equiv |R(t)|$，得

$$R'(t) = A'(t) e^{j\theta(t)} + j\theta'(t) A(t) e^{j\theta(t)}$$

故

$$R'(0) = jA(0)\theta'(0)$$

和

$$R(0) = A(0)$$

应用以上关系，平均频率 ϖ 可简化为

$$\bar{\omega} = \theta'(0) \approx \frac{\theta(t) - \theta(0)}{T} = \frac{\theta(T)}{T}$$

式中，T 是超声脉冲重复间隔(PRI)。注意 $\theta(t)$ 是奇函数，故 $\theta(0) = 0$。

血流紊乱程度与功率谱的方差有关。方差 σ^2 可表示为

$$\sigma^2 = \frac{\int_{-\infty}^{+\infty} (\omega - \bar{\omega})^2 P(\omega) \mathrm{d}\omega}{\int_{-\infty}^{+\infty} P(\omega) \mathrm{d}\omega} = \overline{\omega^2} - \bar{\omega}^2$$

由于

$$-\frac{\mathrm{d}^2 R(t)}{\mathrm{d}t^2}\Big|_{t=0} \equiv R''(0) = \int_{-\infty}^{+\infty} \omega^2 P(\omega) \mathrm{d}\omega$$

得

$$\sigma^2 = -\frac{R''(0)}{R(0)} + \left[\frac{R'(0)}{R(0)}\right]^2$$

同理，方差也可以进一步简化为

$$R''(0) = A''(0) - A(0)(\theta'(0))^2$$

由此得

$$\sigma^2 = (\theta'(0))^2 - \frac{A''(0)}{A(0)} - (\theta'(0))^2 = -\frac{A''(0)}{A(0)}$$

为了计算 $A(0)$ 和 $A''(0)$，可将 $A(\mathrm{t})$ 展开成泰勒级数，得

$$A(t) = A(0) + \frac{t^2}{2} A''(0) + R$$

式中，R 是余项。应用上述方程，得

$$\sigma^2 \approx \frac{2}{T^2}\left(1 - \frac{A(T)}{A(0)}\right) = \frac{2}{T^2}\left(1 - \frac{|R(T)|}{R(0)}\right)$$

以上讨论表明，血流紊乱程度也可以由所接收的时域信号直接进行估计。

下面通过一个简单例子说明自相关器的工作原理。设来自正交解调电路的两个正交分量分别是 $x(t) = A\cos\omega_{\mathrm{d}} t$、$y(t) = A\sin\omega_{\mathrm{d}} t$，按照图 6.45 的流程分别送入混合乘法器。设置延迟线的延迟时间与超声脉冲发射间隔 T 严格相等。若直接送入混合乘法器的信号相位为 $\varphi_1 = \omega_{\mathrm{d}} t_1$，经过延迟后送入混合乘法器的信号相位为 $\varphi_2 = \omega_{\mathrm{d}} t_2$，注意 $t_1 - t_2 = T$，因此这两组信号的相位差为 $\Delta\varphi = \varphi_1 - \varphi_2 = \omega_{\mathrm{d}} T$。在混合乘法器中，对信号 $\cos\varphi_1$ 及其延迟信号 $\cos\varphi_2$，以及信号 $\sin\varphi_1$ 及其延迟信号 $\sin\varphi_2$ 这 4 个信号进行如下计算

$$A\cos\varphi_1 \cdot A\cos\varphi_2 + A\sin\varphi_1 \cdot A\sin\varphi_2 = A^2\cos(\varphi_1 - \varphi_2) = A^2\cos\omega_{\mathrm{d}}T$$

$$A\sin\varphi_1 \cdot A\cos\varphi_2 + A\sin\varphi_2 \cdot A\cos\varphi_1 = A^2\sin(\varphi_1 - \varphi_2) = A^2\sin\omega_{\mathrm{d}}T$$

结果输出一对正交信号 $A^2\cos\omega_{\mathrm{d}}T$ 和 $A^2\sin\omega_{\mathrm{d}}T$ 。将它们相除，得

$$\mathrm{tg}\Delta\varphi = \frac{A^2\sin\omega_{\mathrm{d}}T}{A^2\cos\omega_{\mathrm{d}}T}$$

式中，$\Delta\varphi$ 是延迟前后信号的相位差，亦可视为某采样容积内连续两个脉冲产生回波的相位差。利用 tg^{-1} 函数可求得相位差 $\Delta\varphi$。再利用 $\Delta\varphi = \omega_{\mathrm{d}}T$ ，并结合公式 $v = \dfrac{c \cdot f_{\mathrm{d}}}{2f_0\cos\alpha}$ ，得

$$v = \frac{c \cdot \Delta\varphi}{2\omega_0 T\cos\alpha}$$

这里还用到了 $\omega_0 = 2\pi f_0$ 和 $\omega_{\mathrm{d}} = 2\pi f_{\mathrm{d}}$。由此可见，通过测定相位差 $\Delta\varphi$ 就能够估计血流速度 v。

(3) 静止或低速目标回波的去除

在自相关器中可能会出现检测到的某些相移并非是由红细胞产生的多普勒频移，如源于血管壁运动形成的相移。由于彩色血流成像所用的自相关方法不能按照脉冲多普勒超声所用的血管壁滤波技术进行处理，所以必须采用其他方法来消除此类相移。一种方法是消除静止或轻微运动结构的回声。在这种方法中，用当前的脉冲回波数据减去先前的脉冲回波数据，通过数据减法消除源自静止或轻微运动结构的回波。另一种方法是设置回波数据阈值，减少来自非血流运动结构“闪烁伪像”(flash artifact)。因为血流的回波强度为 20~40dB，低于其他组织的回波强度，通过合理地设置阈值电路参数，仅让较低强度的回波数据通过并送入自相关电路，就可抑制非血流运动结构产生的回波。后面将会介绍，有一种通常被称为组织多普勒成像(tissue Doppler imaging，TDI)的成像方式，处理方式恰好相反，只允许较强回波信号通过而抑制较弱回波信号，以获得彩色组织运动图像。

(4) 像素色彩与血流信息参数的关系

通过自相关器得到的血流运动方向、平均血流速度和血流速度分布等血流信息，基于国际照明委员会(CIE)的色彩空间定义，用彩色的三个属性色调(H)、饱和度(S)和亮度(I)进行编码。色调代表光的频率(波长)。例如，从红色(R)到绿色(G)到蓝色(B)变化是色调的变化。饱和度代表光的纯净度，如在颜色中加入白光则降低了该颜色的饱和度。亮度代表包含在任何颜色或色调中的强度，即单位时间内穿越垂直单位面积的光能量的大小。随着颜色的强度增加，颜色变得更亮，但无论是色调还是饱和度均不会发生

改变。彩色血流图像彩色的定义如图 6.47(彩图 13)所示。彩色多普勒成像技术将伪彩色血流信息实时叠加在 B 型灰阶图像上，表现为三种显示方式。

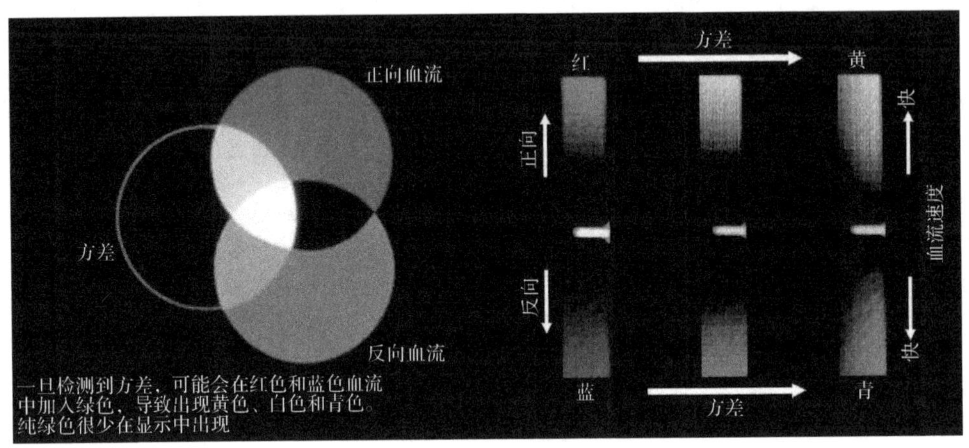

图 6.47　彩色血流图定义

1) *血流方向显示*　编码彩色血流信息的第一步是用色调表示血流的方向。血流方向编码最常见的方法是改变由红色到蓝色的色调。采用这种彩色编码一般允许以红色表达动脉血流而用蓝色表达静脉血流。将血流运动方向编码为两部分：朝向换能器的血流定义为正向血流，用红色表示；背向换能器的血流定义为反向血流，用蓝色表示。与声束垂直的血流速度分量无色彩显示。声束与血流方向发生改变，与之相对应的代表血流方向的色彩也将随之改变。

2) *血流平均速率显示*　以彩色信号的亮度属性表达血流平均速度的大小。血流速度越快色彩越明亮，反之血流速度越慢色彩越暗淡。通过血流色彩的亮度分级，诊断医生可以大致估计血流的平均流速。

3) *血流速度离散度显示*　用绿色与红色、蓝色叠加(即 RGB 彩色空间中的二次色)的程度及亮度表示血流速度的离散度(血流速度估计方差)。若血流速度恒定，彩色图像无绿色分量。一旦血流速度超过显示阈值或血流发生紊乱，则在代表正向血流速度的红色上叠加绿色，显示出一定的黄色(Y)渐变趋势(R+G = Y)；或在代表反向血流速度的蓝色上叠加绿色，显示出一定的青色(C)渐变趋势(B+G = C)。

(5) 彩色多普勒图像的特点与伪影

彩色多普勒在二维超声图像的每条扫描线上采用脉冲波多普勒进行多门选通，再通过对红细胞散射回波的多普勒信息做正交解调并经自相关处理、彩色灰阶编码，将彩色血流信息叠加在 B 型扫描灰阶图像上显示。因此，彩色多普勒不仅可以通过 B 型扫描实现组织(器官)的结构性成像，而且能够以彩色方式显示血流的部位、速度、方向和分布，使超声诊断系统从形态学进入到与血流动力学相结合的“形态生理学”诊断范围。由于彩色多普勒归根结底还是一种多普勒技术所以也无法避免脉冲波多普勒本身固有的局限性。

1）帧频引起的失真　在彩色多普勒系统中，脉冲波多普勒的声束在同一方向多次重复方式发射，帧频（每秒帧数）明显低于 B 型成像，直接影响彩色血流成像的实时性，导致清晰度和分辨率降低。

2）脉冲重复频率引起的失真　彩色多普勒显示血流速度范围受到脉冲重复频率的影响，在显示深部血流时容易出现假湍流，表现为彩色混叠。如果有多个部位在同一画面出现此类情况，同时伴有湍流出现时，很难判断此时的血流状态。

3）仪器调节引起的失真　增益大小对正确显示血流有重要影响。例如，瓣膜反流成像，反流束的形态和大小随着增益的改变而发生变化。

4）不具备峰值流速定量分析功能　彩色多普勒采用的自相关技术是对取样容积内的众多瞬间信号取平均得到平均速度，未提供取样容积内血流速度的瞬时分布，因此也就无法定量分析彩色血流图的峰值流速。

彩色多普勒成像的伪影可导致血流信息的混乱和误读，其形成原因主要是不恰当的设备设置、解剖因素及成像模式本身固有的物理与技术局限性等。不正确的增益、室壁滤波阈值和速度尺度设置可造成临床上重要信息的损失和描绘的轮廓失真。高反射界面的多普勒信号可形成彩色多普勒镜像伪影。血管运动可以使得取样容积在穿越层流状态下的不同速度时引入速度变化伪影。非自主运动可引起一般的多普勒频移。彩色多普勒存在角度依赖性，增加多普勒探查角度会降低血流显示质量并造成频谱扩展的假象。当角度达到 90°时还会出现血流方向的歧义，可提示成双向血流。栅瓣和旁瓣声束会探查与取样容积无关的区域，并引入不相干的多普勒信息到所探查的表观区域。正确认识这些伪影，对于多普勒信息的正确解读和提炼正确诊断是必不可少的。

4. 彩色多普勒能量成像

作为另一种彩色血流成像技术，彩色多普勒能量成像（color Doppler energy imaging，CDEI）或功率多普勒成像（power Doppler imaging，PDI）克服了常规彩色多普勒超声的某些局限性，因此获得了临床的关注。

常规彩色多普勒超声的局限性包括角度依赖性、混叠、低速血流状态下多普勒频移变化很小所导致的真实血流与背景噪声的辨认困难。与彩色多普勒不同，彩色多普勒能量成像利用多普勒信号的幅度（能量或功率）为信息来源，即以多普勒信号幅度的平方值表示其能量而得到能量-频率（速度）曲线。当频率高于某一滤波阈值而且其能量值又高于系统所设定的能量值，即可显示为彩色血流。根据背景噪声具有较低能量的事实，在彩色多普勒能量成像中对背景噪声赋予统一颜色（保持常数），血流信息则赋予背景色的对比色，这种处理有利于使用较高的彩色增益设置，使得背景很容易与真实血流区别开来，改善了彩色多普勒超声的灵敏度，而且不需要在图像质量和对信噪比的不利影响之间做出权衡。故彩色多普勒能量成像可提供目前基于频率的技术所无法探测的对低速血流区域的成像能力。当常规彩色多普勒超声探查无法获得最佳多普勒角度时，彩色多普勒能量成像能够显示出多普勒信号能量与声束角度无关的优势。与使用常规彩色多普勒超声相比，使用彩色多普勒能量成像能够观察到更长的血管片段和更特殊的血管，可较完整地显示血管树或血管网。彩色多普勒能量成像不受奈奎斯特取样理论的限制，无彩色混叠现象。在确认血栓形成或血管闭塞时，彩色多普勒能量成像能够显著增加诊断信心。彩色多普勒能量成像超声还改善了对实质性脏器血流灌注的评价，减少了技术性疑难病例的检查时间。总体而言，彩色多普勒能量成像超越常规彩色多普勒成像的最大优点是，相对于噪声它增强了对含有信息的信号的表达能力，因此它提高了灵敏度。特别当彩色多普勒超声无法充分获得或显示诊断信息的时候，彩色多普勒能量成像是一个非常有用的辅助技术，有助于提高诊断信心。

彩色多普勒能量成像的主要缺陷是它不能表现血流方向、血流速度及性质。这种局限性使得在多重血管区域辨认血管较为困难。能量阈值调节不当会引入伪影，阈值过高导致一些低流量低流速的血管不能显示；阈值过低可能出现非血流性着色。为减少闪动伪影(flash artifact)特别需要患者的配合，这种伪影常发生在呼吸期间器官过分运动的情况下。在靠近心脏或搏动的血管扫描时也会出现闪动伪影。在靠近膈膜附近的囊肿，得到的彩色多普勒能量信号与真正的血流不相对应，而最可能在膈膜内部形成运动或振动伪像。在彩色多普勒能量背景图下不能够观察到灰阶解剖学结构，无法清晰显示血管上的微小斑块，可能导致血管貌似正常的不真实结论。需要提及，有研究者提出彩色多普勒能量成像不存在混叠伪影也可能对诊断不利。例如，混叠对动静脉畸形和高速血流区域的湍流定位特别有帮助，这些区域允许对多普勒取样容积的位置进行优化。

5. 组织多普勒成像

源自运动的心肌组织的多普勒信号，一度被认为只不过是种“噪声”，而它正是TDI的基础。TDI是由McDicken等于1992年提出的一项无创室壁运动分析技术，它可选择性地实时显示心肌运动的速度，为定量分析心肌运动及功能提供了新的方法，代表了人们对多普勒原理的理解和应用的最新进展。

在早期人们就已经认识到源自心脏的超声多普勒信号由两个主要部分组成：低幅值的高频信号和高幅值的低频信号(图6.48)。高频信号含有描述红细胞血流的多普勒频移

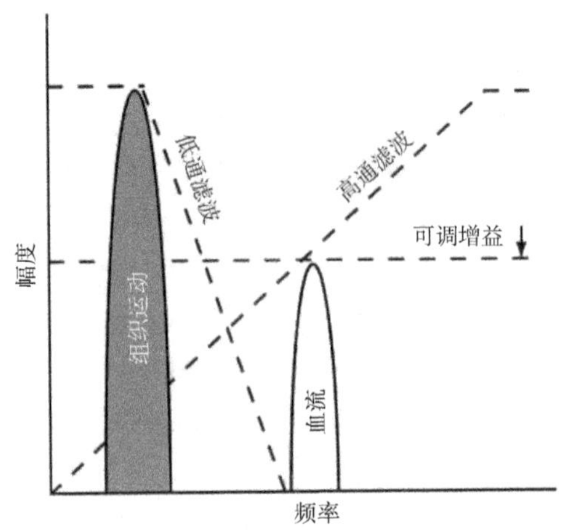

图6.48　心脏反射的超声波的多普勒频移

数据，血流在心血管系统内运动的正常速度高达150cm/s。血流中的红细胞对声波的反射较弱，这就是为什么反射信号具有较低幅值或信号强度的原因(信号强度范围为20~40dB)。低频信号则是由缓慢移动的固体组织产生(速度范围通常为5~15cm/s)。在利用明确包含了有用信息的低幅值高频信号的同时，高幅值低频信号却被认为是一种“噪声”。直到1989年，Karl Isaaz等指出，这种“噪声”实际上包含了有用的信息。其实，多普勒原理既可以用于血流测量也可用于组织速度测量。利用血流信号和固体组织的差异性，采用不同的滤波器就可以将血流信号和固体组织信号分开，即应用高通滤波器测量多普勒血流，使用低通滤波器和(或)通过调节增益选择性地测量组织多普勒信号(图6.48)，输入自相关分析器，进行彩色编码，实时显现心脏室壁的运动信息。

超声TDI主要有如下优势：

1)TDI仅测量多普勒信号频移幅值的大小，而不依赖回波信号的强弱，因此心肌组织成像受胸壁和肺组织衰减的影响较小；

2)TDI能定量分析心肌的低速运动，有很好的速度分辨率(最小可测速度为0.2cm/s)。

但因为TDI基于多普勒原理来反映室壁运动速度和方向，所以还是会受到室壁运动方向和声束夹角、心脏整体位移、呼吸运动、采样容积和系统增益的影响。

6.5 超声图像质量及其评价

影响超声图像质量的主要因素包括系统的结构设计、数字化系统参数的选择及扫描时的定位技术。由系统设置的可调参数包括：超声强度、换能器频率、时间增益补偿(TGC)等。超声图像质量评估主要从超声图像质量指标和伪影两大方面进行。

6.5.1 超声图像质量指标

评价超声图像质量的指标主要是空间分辨率、对比度分辨率、时间分辨率、图像均匀性、灵敏度及穿透力等。

1. 空间分辨率

在超声成像系统中，图像的空间分辨率(spatial resolution)的优劣可由轴向分辨率和横向分辨率来判断。轴向分辨率是指在声束轴线方向上系统对前后相邻两点的分辨能力，具体到超声成像就是指超声传播方向上两界面回波不重叠时的最小距离。横向分辨率表示系统分辨与声束轴线垂直的横向平面上两个点的能力。

1)*轴向分辨率与超声脉冲波形的关系* 为了获得良好的轴向分辨率，一般超声成像系统采用脉冲波而不是选择连续波进行扫描。在声速不变的情况下，轴向分辨率与超声脉冲有效持续时间(脉冲宽度)的关系是

$$轴向分辨率=脉冲有效持续时间(脉冲宽度)\times 声速/2$$

据此公式计算出的数值越小，表示系统的轴向分辨率越好。

如果脉冲有效持续时间较长即脉冲宽度较宽，很难分辨出散射体的位置，那么超声成像系统在此情况下分离各种回波脉冲信号的能力较弱。在图6.49(a)中，两个散射体的回声信号有部分重叠，以至于系统可能无法分辨究竟是一个散射体还是两个散射体，从而导致轴向分辨率相对较低。与此相反，图6.49(b)中脉冲有效持续时间较短即脉冲宽度较窄，两个散射体的回声信号非常明确，因此能清楚地分辨出两个散射体位置，此条件下的轴向分辨率相对较好。

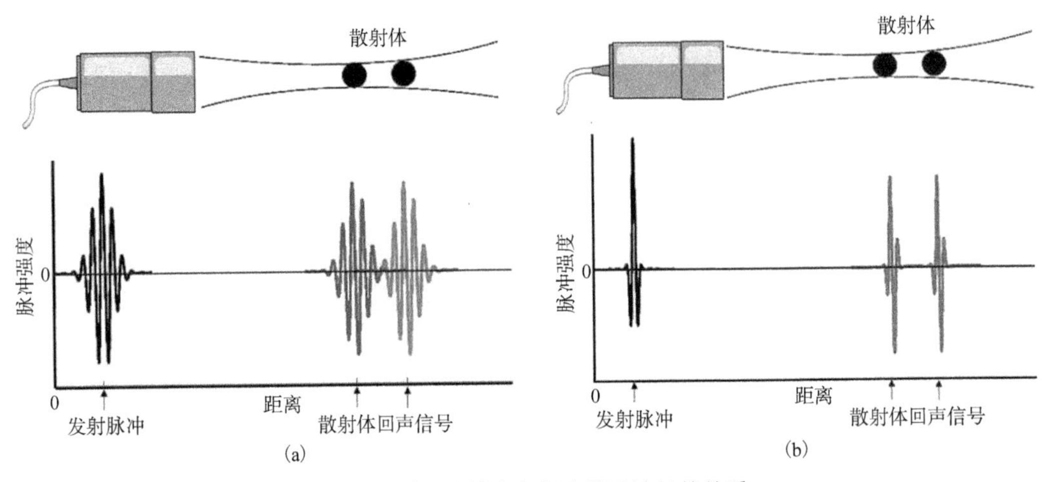

图 6.49　轴向分辨率与超声脉冲波长的关系

(a)两个回声信号重叠；(b)两个回声信号无重叠

注意到超声波频率越高则脉冲宽度可以越小，显然，提高超声波频率有助于改善轴向分辨率。

2)横向分辨率与超声束宽度的关系　横向分辨率主要受声束宽度的影响，发射的声束宽度越窄，系统的横向分辨率越高。而影响声束宽度大小的关键在于探头的大小，它们之间的关系是

$$声束宽度=波长\times聚焦深度/探头大小$$

当探头直径较小时，其声束聚焦能力较弱，声束宽度相对较大；而当探头直径较大时，其声束聚焦能力较强，声束宽度相对较小。在图6.50(a)中，较小探头产生了较宽的声束，声束宽度大于两散射体的间距，因此当探头移动时，系统不会扫描到两个散射体，而是视为一个散射体。图6.50(b)则是较大探头的情形，其声束宽度小于两散射体的间距，探头同样移动时，系统可以清楚地分辨两个散射体。

另外前已述及，在超声场的近场处，超声束宽度与探头晶片的直径大致相同；而在远场中的超声束因为扩散角存在于是随着距离增大逐渐扩散，这时横向分辨率将随着探查距离加大而不断降低。也就是说，横向分辨率的降低与探查深度的增加呈现正相关。

显然，也可以通过提高超声波频率来改善超声成像的横向分辨率。

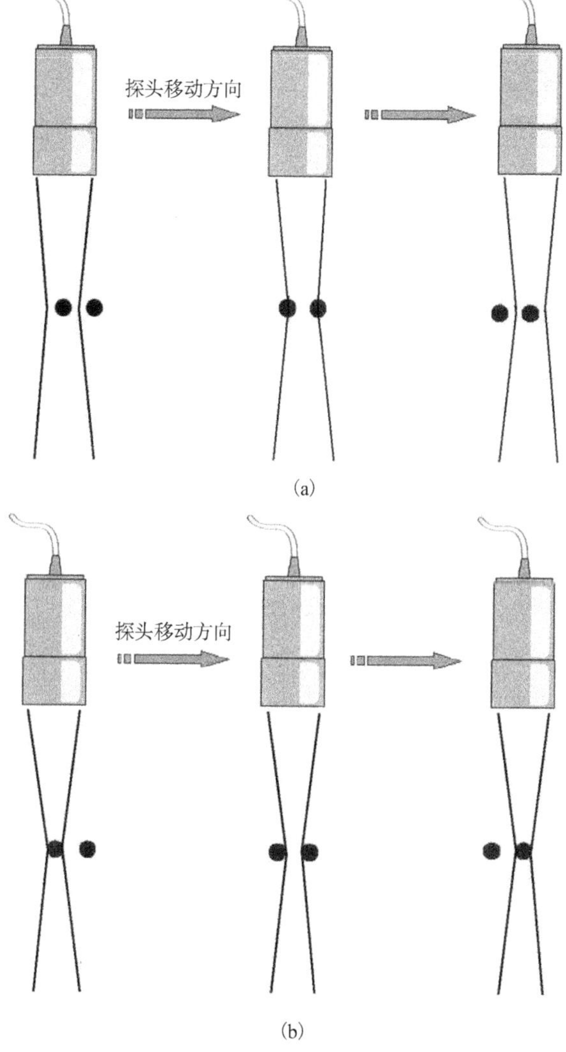

图 6.50 横向分辨率与声束宽度的关系

2. 对比度分辨率

对比度反映两种不同声阻抗组织用灰度图像表达时的视觉差异。对比度越大，图像上的两种组织就越容易分辨。对比度分辨率(contrast resolution)可代表超声成像系统显示不同灰阶细微差别的能力，主要取决于空间分辨率特别是斑点噪声水平，它们之间存在制约关系。

1) 斑点噪声(speckle noise) 由于人体组织中的结构大都小于入射的超声波的波长，故超声波主要是利用散射的方式将人体组织的信息回传给接收换能器。而且因为超声成像属于相干性成像(coherent imaging)方式，造成其对信号的相位较为敏感，所以接受换能器收到的散射回波信号可能由相位的影响而产生亮度不定的干扰，使得原本均匀的组织表现为亮暗不规则的改变，这种现象称为超声图像的斑点噪声[图 6.51(b)]。可通过去相干处理(incoherent processing)降低斑点噪声[图 6.51(a)]。

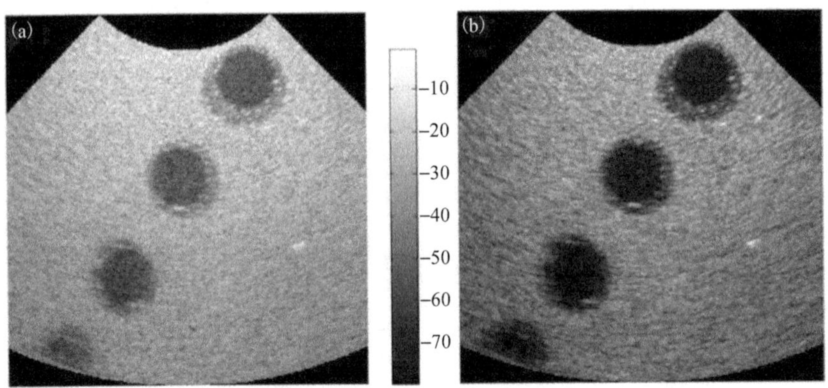

图 6.51　超声图像的斑点噪声

2) 对比噪声比(contrast-to-noise ratio，CNR)　超声成像系统的对比度分辨率可用 CNR 进行评价。CNR 定义为局部的能量变化与背景噪声平均能量的标准差之比，可用下列公式表示

$$\mathrm{CNR}=\frac{\langle \Delta I\rangle}{\sigma_{\mathrm{I}}}\sqrt{N}$$

式中，σ_{I} 是斑点噪声的变化程度；N 是区域内斑点的数目；ΔI $(=I_1-I_2)$ 是局部的能量变化。或者写成对数形式

$$\mathrm{CNR}=\frac{10\lg\dfrac{I_1}{I_2}}{\sigma_D}\sqrt{N}=\frac{10\lg\dfrac{I_1}{I_2}}{4.34}\sqrt{N}$$

3) 空间分辨率与对比度分辨率的关系　对比噪声比随着斑点噪声的降低而增加，通常导致空间分辨率降低。对比噪声比和空间分辨率指标可通过减小扫描体积获得改善。

3. 时间分辨率

时间分辨率(temporal resolution)是指对同一目标进行的相邻两次探查观察的最小时间间隔，代表了超声成像系统显现运动目标的能力，其值越高，对运动器官的成像就越清晰。时间分辨率通常由时间带宽(temporal band-width)定量表达，并且由帧率(frame rate)决定，同时还与空间奈奎斯特准则有关。时间分辨率基本上受限于声束，但可通过信号处理方法加以改善。时间分辨率与空间分辨率同样也存在制约关系。

4. 图像均匀性

图像均匀性(image uniformity)是指在整个显示画面内系统能提供均匀分布的空间分辨率和灰度对比度的能力。B 型超声属于亮度调制型显像，为了使形成的图像具有更佳的连续性，显示的图像层次更丰富，能区分的组织层数更多，通常对亮度信号的动态范围进行一定的压缩。在扇形扫描的情况下，超声场的近场声束较密而远场声束较稀疏，因此远场相邻的扫描线之间会出现空白。为了提供图像均匀性，采用图像处理中的插值方法，在远场水平扫描线上增加像素，消除像素矩阵中的空白，改善图像均匀性。

5. 灵敏度及穿透力

灵敏度(sensitivity)指的是系统显现微弱回声强度目标的能力，通过测量最低可探测回声强度进行定义。灵敏度既可利用信噪比也可利用穿透深度加以量化。信噪比是参考目标峰值信号与电子噪声水平均方根的比值。电子噪声包括热噪声和量子噪声；参考目标可以是针状物，或者使用组织等效体模。在这种情况下，信噪比定义为信号均方根值与噪声水平均方根值之比。如果是在对数域，则均方根值可以用平均值简化替代。灵敏度取决于换能器设计和系统的动态范围，对于多普勒成像特别重要，可以通过信号处理加以改善。

另一种量化表征灵敏度的方法是定义成像时声束的穿透力(penetration)或者叫深度。其一通过信噪比的测量实现，信噪比下降 6dB 时所对应的深度称为穿透深度。其二采集目标的两幅图像进行互相关运算，利用对静止目标成像的帧间相关性来直接估计，将相关系数低于 0.5 所对应的深度定义为穿透深度(图 6.52)。穿透深度由传输到体内的声功率(acoustic power)和系统接收的动态范围决定。

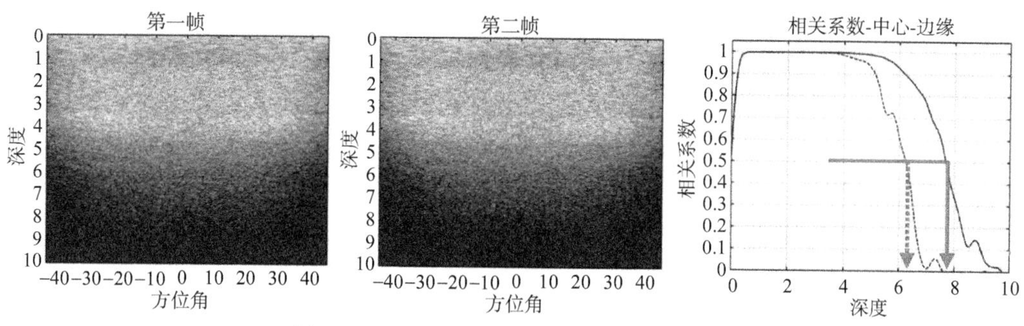

图 6.52 由帧间相关性系数决定的穿透深度

6.5.2 超声伪影

在临床超声中常常会遇到伪影(artifact)问题，它们是由某些物理原因导致的超声图像与真实解剖结构之间的差异。除了操作者的手法原因外，超声伪影一般都能够从超声束的物理性质、超声束在介质中的传播、图像处理采用的方式等方面得到解释。了解伪像非常重要，因为它们从另一个角度提供了组织结构方面的诊断信息。同时，揭示伪影背后的形成机制有助于识别伪影，避免误读及不正确的诊断，有利于防止伪影的产生。

1. 超声图像的特征

入射超声束与许多声阻抗界面作用产生的回波信号构成了超声图像。超声图像并不完全反映被成像目标的轮廓、形态和色彩，而是通过超声与目标的作用，反映目标的位置及其内在性质。以下简要介绍回波信号的一些特征。

(1) 回波强弱

根据图像上显示的不同灰阶将回波信号分为强回波（hyperechoic）、等回波（isoechoic）、低回波（hypoechoic）和无回波（anechoic）4 种。强弱的量度一般以被探测脏器或组织的正常回波为标准，将病变部位回波与周围正常组织回波强度相比较来确定。强回波在图像的灰阶等级中最亮，如脂肪组织回波；等回波在图像的灰阶等级中低于强回波，如正常肝实质回波；低回波表示回波较弱，在图像的灰阶等级汇总低于中等水平，如正常肾皮质和淋巴结回波；无回波在图像上显示为暗区，如正常充盈的膀胱和胆囊回声。

(2) 回波形态

人体各个部位和病变区有不同的回波特征，在图像上表现为相应的形态，大致可以分为团状、斑状、带状、点状和环状 5 种回波类型。

1) 团状回波　回波信号的光点呈现密集明亮的团块状，有一定边界，为实体占位回声图。它们大部分提示为肿瘤、结石等。

2) 斑状回波　回波光点呈明亮不规则的片状灰阶，或者是斑点状，可以是散在分布或弥散分布的。常代表非均质性结构。

3) 带状回波　回波光点显示白色增强的带状或线状。多为韧带、重叠的血管壁、脏器包膜和囊肿的分隔等。

4) 点状回波　回波呈细小点状，可以是比较弥散的、散在的或局限的，是声阻抗相差悬殊的表现。

5) 环状回波　回波光点排列呈圆环形。强回波环是一种增强的线状回波光环，常表现出肿块周围边界；弱回波环表现为图像周围出现一圈暗区，多见于肝内肿瘤的占位病变。

(3) 回波分布

根据图像中光点的分布情况可将超声图像分为均匀性或非均匀性，密集或稀疏等不同类型。

1) 均质性分布　指反射光点大小一致、灰阶一致、分布均匀，多为人体实质性器官，如脾、淋巴结、肾皮质和大脑等。

2) 非均质性分布　存在许多不同声阻抗界面，非均质性分布呈现出不同程度的光点回声。表现为相对不均匀介质的图像，如肝、肾盂等器官内部结构。

3) 实质暗区　为实体占位图像，与所在脏器断面回声比较，实质性暗区回声较弱，呈块状或圆形黑色灰阶，其中有着浅灰色稀疏光点或光带，部分肿瘤早期属于此类图像。

4) 液性暗区　液体为均匀介质时，声阻抗多无差别，该区内无任何回波反射。成为无回声区或纯液性暗区，图像是黑色灰阶，如胸腔积液、腹水、肾盂积水、胆囊积液和心包积蔽或积血等。

5) 囊性暗区　具有液性的囊肿样回声，囊肿内无回声区，呈灰黑灰阶，囊肿后方回声增强。血肿、脓肿和均匀实质性肿物都可能呈现此状态。

2. 超声伪影分类

超声成像是以三个物理假定为基础的：声束及其回波以直线路径传播；人体组织中的声速是一个常数(1540m/s)；超声场的声能衰减是均匀的。在临床超声成像中，这些假定常常不能维持。虽然超声伪影的形成是一个非常复杂的过程，不同的影响因素会形成不同的伪影，但其中的物理因素是产生超声伪影的直接原因。

常见的超声伪影形式多样，大体上可以将它们归为4种类型：与超声束特性有关的伪影，与多重回波有关的伪影，与声束差异有关的伪影，与衰减有关的伪影。

(1)与超声束特性有关的伪影

超声成像基于源自主声束的探测回波。换能器发出的超声束可形象地看成是由一个主声束以及周围离轴的、低能量的声束组成的复杂三维领结样结构(图6.53)，主声束以外的这些声束叫作旁瓣和栅瓣。显然，位于主声束外的强反射体产生的回波也可能会被换能器所探测，但这些回波会被不正确地显示，因为它们与主声束回波似乎同样都是源于主声束内的。当移位的回波覆盖在预期的无回波结构上时，可以识别这些与超声束特性有关的伪影。

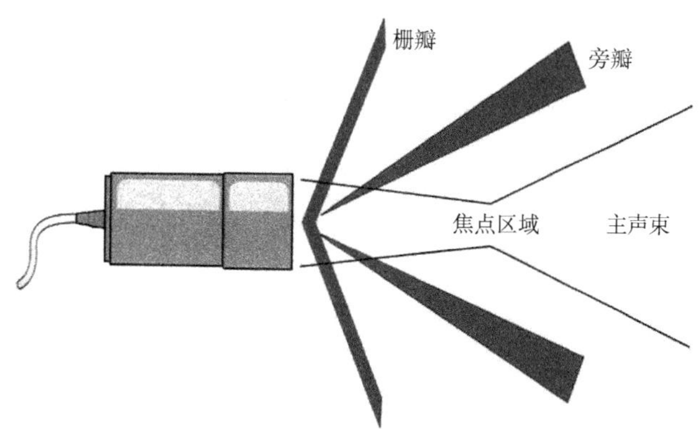

图6.53　超声束结构示意图

1)*部分容积效应伪影*(partial volume effect artifact)　指的是由声束宽度引起周围组织重叠的伪影，也称切片厚度伪影(slice-thickness artifact)。利用超声束的形状特征可以解释其形成原因。

换能器出口处的主超声束的宽度大约与换能器的宽度相同，当到达焦点区域时宽度变窄，从焦点区域离开后再次扩展，远端声束宽度将超出传感器的实际宽度。位于宽度超过换能器尺寸边缘的声束内的高反射目标，可能会产生可探测的回声。成像系统则视这些回声起源于窄的成像平面，从而在一定范围内形成重叠图像，如图6.54所示。改善部分容积效应的方法是调节聚焦区域；改变换能器位置，使之位于感兴趣目标的中心。

2)*旁瓣伪影*(side lobe artifact)　声场中的声压不但随距离而变，同时还随方向角而变，主瓣声束的声压最大，旁瓣声束的声压较小。当主瓣声束作用于目标时，旁瓣声束同时也会形成回声信号，但是旁瓣声束对同一目标测距长、能量小，因而图像模糊，更

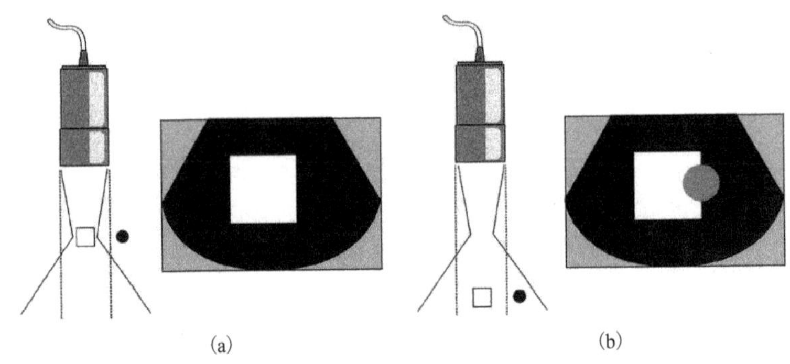

图 6.54　部分容积伪影

(a) 焦点区域窄束情形；(b) 焦点区域外远端宽束情形

重要的问题是旁瓣图像与主瓣图像重叠(图 6.55)，导致图像信噪比降低。改善旁瓣伪影的方法是提高超声频率；改变换能器的方位。

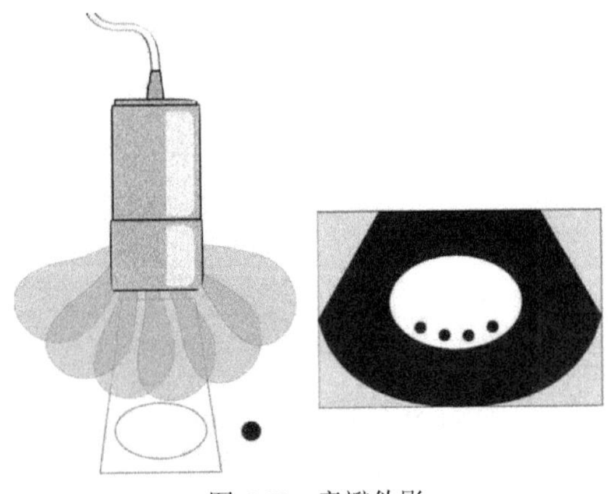

图 6.55　旁瓣伪影

(2) 与多重回波有关的伪影

理论上超声成像系统利用换能器探测从目标反射的单一回波，而且目标的深度与主声束-回波往返的时间有关，据此形成正确的图像。而当介质中存在两个平行的高反射表面时，由主声束产生的回波在返回换能器前，可能因此来回重复反射。此时系统记录和显示的就是这种与多重回波有关的伪影。

1) 混响伪影(reverberation artifact)　如果声束垂直地入射到介质界面上，可能在换能器与界面之间产生多次反射，其中单一反射后返回换能器的回波将在正确位置上显示。而后续的回波需要较长的时间返回换能器，因此延时回波将按照离开换能器的递增距离进行显示，形成等距离的多条样回波图像，并且回波的强度越来越弱。这种现象称为混响(图 6.56)。前已述及，混响也可发生在两个平行的高反射表面上。腹壁部位的回波常出现混响，使膀胱、肾脏、浅表囊肿等部位出现假回波。改善混响的方法是变换换能器与体表间的角度，避免声波垂直腹壁或加压探测，使等距离多次反射间的距离变小，减少混响伪像。

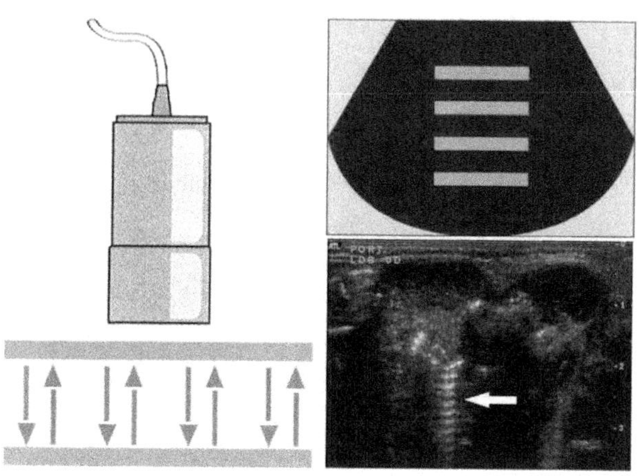
图 6.56 混响伪影

2) 彗尾伪影(comet tail artifact) 彗尾伪影是混响的一种形式，常发生于目标与其周围存在明显的声阻抗差异时。在这种伪影中，两个反射界面及形成的一系列回波相距很近。在显示器上由于它们过于接近，所以显示时可能个别回波信号不能表现。另外，较迟的回波随二次衰减振幅降低，显示上表现为由宽变窄、由亮变暗的彗星尾状图像。因此，这种伪影虽然基于混响原理形成，但其形状与混响伪影的不同而为三角形、锥形。

3) 振铃伪影(ring-down artifact) 传播的超声能量在气泡之间的液体内部引起共振，这些振动形成的连续声波将能量不断传回换能器。这种现象显示为一条直线或者是扩展的系列平行条带。图 6.57 中的左侧卧位超声胆囊图像显示了十二指肠内的空气和液体引起的振铃伪影。需要指出，振铃伪影曾经一直被认为是彗尾伪影的变种。尽管彗尾伪影与振铃伪影具有类似的图像表现，但这两种伪影却具有不同的机制。

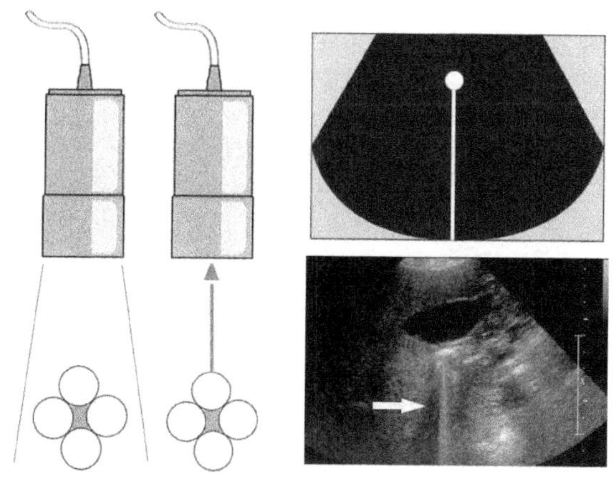
图 6.57 振铃伪影

4) 镜面伪影(mirror image artifact) 是指当声束遇到强反射界面时，声波在该界面返回至换能器，如同光遇镜面被反射一样，产生虚像。镜面伪影常见于膈肌上方(图 6.58)。改变探查角度可避免镜面伪影。

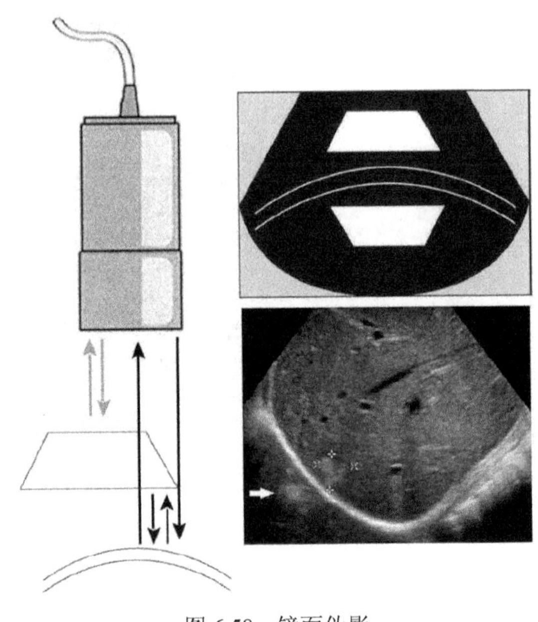

图 6.58 镜面伪影

(3) 与声速差异有关的伪影

1) 声速差异伪影(velocity errors artifact) 在某种介质内部的声速取决于介质的密度和弹性。超声成像以假定人体组织中的声速是一个常数(1540m/s)为前提，而在临床超声成像中，超声束可能会遇到各种介质，如气体、液体、脂肪、软组织及骨骼等。表 6.5 列出了这些介质内部的声速量值。当超声束以明显低于 1540m/s 的速度穿越组织时，回声返回换能器的时间将有所延长。因为单一往返的时间长度仅仅与回声运行的距离有关，所以图像上显示的回声比它们实际的要深一些(图 6.59)，这种现象称为速度差异伪影。临床成像中比较典型的是脂肪。脂肪中较低的声传播速度引起穿过脂肪后信号回波的延迟，导致其深度失真。

表 6.5 典型介质的密度和超声速度

介质类型	介质密度/(kg/m^3)	超声速度/(m/s)
空气	1.2	330
脂肪	924	1450
软组织	1050	1540
骨骼	1912	4080

2) 折射伪影(refraction artifact) 超声束穿过具有不同密度和弹性的两个相邻组织时的声速改变，可能导致折射伪影产生。非垂直入射的超声能量与具有不同声速的两种材料的界面相遇，或者说声束通过两种声速不同的组织所构成的斜面时，入射超声束改变方向，改变的角度取决于入射超声束的角度和两种介质间的声速差别。超声图像上表现为超声束以直线传播，于是信号回声从它们真实的位置错开。折射伪影可能导致显现

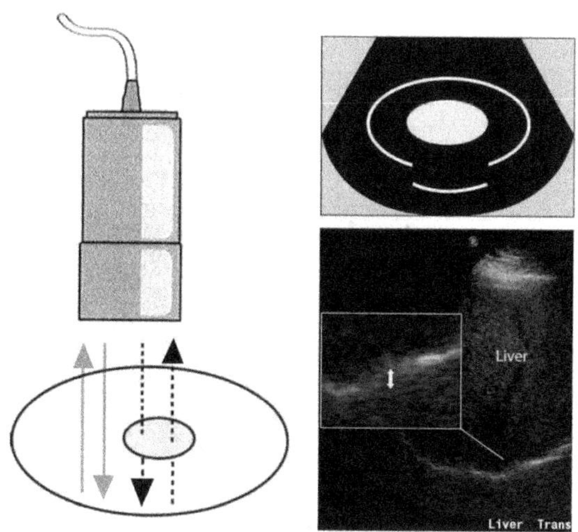

图 6.59 声速差异伪影

的结构比它们实际的要宽或可能造成明显的结构重复。在图 6.60 中，折射伪影产生于卵巢(短箭头)和囊状卵胞(长箭头)弯曲的前表面。

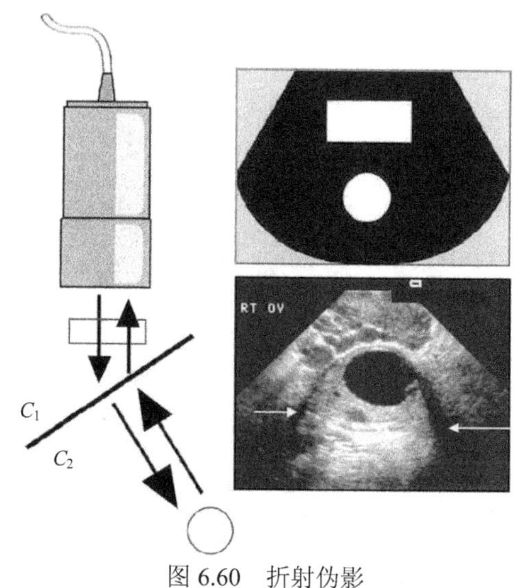

图 6.60 折射伪影

(4)与衰减有关的伪影

随着超声束在人体内的传播，吸收和散射会使得声束能量不断的衰减。传播距离较长的回波比能量相近但传播距离较短的回波的衰减要大，为此超声成像对需要较长时间返回换能器的回波进行了“补偿放大”。在这过程中，与较早返回的回波相比，较迟返回的回声获得了更大的增益，这使得声场深部的图像显示更为均匀。当超声束遇到一个比周围组织声衰减程度大得多或小得多的结构时，对该结构而言，声束远端的强度要么明显弱于周围声场要么明显强于周围声场。

1)声影(acoustic shadowing) 在扫描成像中，由于声束前方有声衰减很大的结构存在，致使在其后方出现声束不能到达的地方，在该区域内探查不到回波，表现为回声缺少的条状暗区，使其后方的结构无法显示，这种现象称为声影(图 6.61)。声影伪影也有其有利的作用，利用声影可以识别体内的结石、钙化灶及骨骼等。

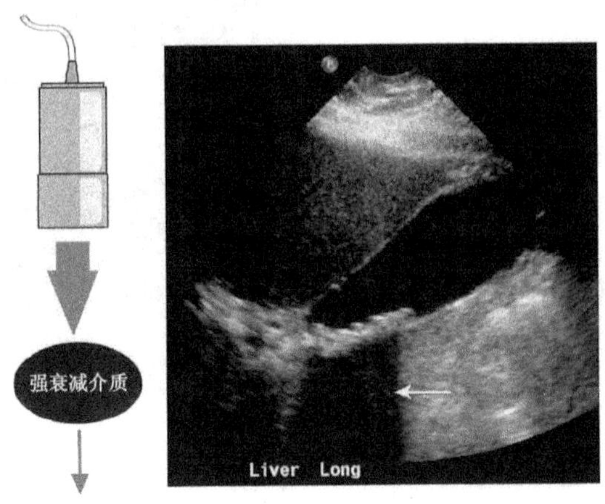

图 6.61 声影伪影

2) *后方回声增强*(enhancement of behind echo) 当超声穿透某结构时，该结构的声衰减值低于周围介质的声衰减值，使得该结构后方的回波信号高于其周围同等深度介质的回波信号，图像上显示后方明亮(图 6.62)。

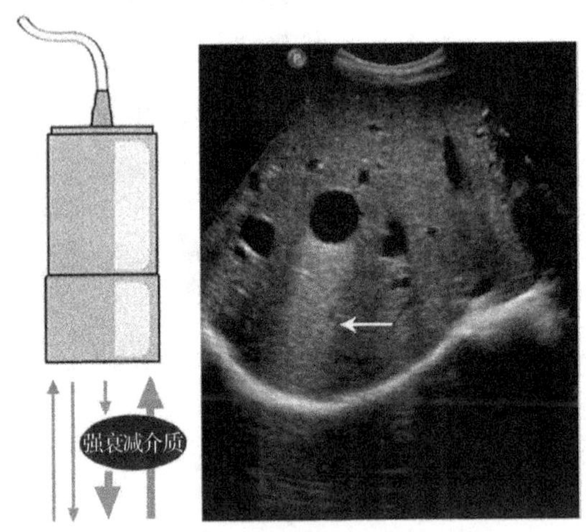

图 6.62 后方回声增强伪影

这种现象称为后方回声增强。如果后方回波增强过于明显，可使图像变得模糊。后方回声增强伪影可以通过分段增益控制加以调节。

衰减也依赖于超声波的频率，频率提高衰减随之增大。在软组织中衰减与频率的关系是线性的。而在骨骼和水中，衰减则按照频率的平方关系而增加。在临床成像中，超声束遇到的不同组织具有不同的衰减。如果介质衰减系数大，如脂肪，则声束可能无法穿透成像的视野。在这种情况下，深部结构可能无法看到。为了有利于穿透，应该选择合适频率的换能器。

6.6 超声成像新模式

总体而言，超声成像新模式的研究与应用主要分布在三个领域：超声非线性技术的应用，利用组织谐波和对比谐波成像；三维图像重建技术的应用，利用二维剖面图像构建三维数据场，从而重建和显示三维超声图像；弹性力学方法的应用，利用弹性对组织施加一个激励，利用组织产生的力学响应以灰阶或彩色编码成像。

6.6.1 谐波成像

在临床超声的最初20~30年，一直认为超声的医学应用是一种线性技术。而只是在超声束以非常大的功率工作条件下，如水下声学领域，才认为超声具有非线性方式。自从1997年Christopher提出使用超声波在传播过程中产生的谐波成分进行医学成像以来，谐波成像方法和技术的研究得到重视并逐步应用于临床诊断。目前的谐波成像技术可以分为两种类型：组织谐波成像和对比谐波成像。组织谐波成像与常规B型超声成像相比，改善了空间和对比度分辨率；基于超声对比剂的对比谐波成像则提供了评估血流灌注的潜在能力。

1. 组织谐波成像

谐波是由超声束通过组织时产生的。超声脉冲的波峰和波谷引起组织的交替扩张、收缩和变形，因为组织的弹性是非线性的，所以其收缩小于膨胀。在组织收缩期间，组织的密度增加，从而导致了波峰处声波的运动略快于波谷处，这种非线性转播的结果是声波逐渐变得不对称，非对称失真导致了谐波的产生。尽管在任何特定的瞬间，组织产生的谐波数量很小，但随着脉冲在组织中的传播，谐波会逐渐增强。这与海浪接近沙滩时的情景相似。海上的波浪是平滑和匀称的，当它们到达浅层海面时，摩擦力使波浪底部的运动放缓，而波浪上端部分仍以原来的速度继续运动，当波浪逐步接近岸边时，形成波涛直至波涛拍岸。因此，超声波传播中涉及的组织越多，组织产生的谐波也越多。高强度发射波一方面产生强度较高的谐波，另一方面产生更多的谐波。谐波的生成与基本声束强度的平方成正比。基本声束强度增加3dB将导致谐波强度增加9dB。基于此原因，主发射波束对于谐波产生具有决定性的影响。谐波生产的最大区域位于声束强度最高的主声束地带，而在较弱的区域很少或没有谐波的产生，如声束旁瓣、散射回声及主超声束的边缘等。由此可知，组织谐波信号所形成的声束一定具有较小的旁瓣，更小的噪声，而且改善了对比度分辨率。

组织谐波成像(tissue harmonic imaging，THI)单独利用超声束在组织内传播时产生的高于基频的高次谐波来形成图像。组织谐波利用各种技术剔除来自于主发射超声束(基频)的回声信息，从前述内容已知，回声信息是常规脉冲-回波超声成像的基础，一旦剔除基频，那么用于成像的就仅是保留下来的回波信号中的谐波成分。因此，组织谐波成像的图像质量主要依赖于能否完全剔除来自声束回波信号中的基频成分。与常规脉冲-回波超声成像相比，组织谐波成像技术具备了一些明显的优势，包括改善对比度分辨率、降低噪声、改善横向分辨率、减少层厚、减少旁瓣、混响伪影等，在许多方面提高了信噪比。

2. 对比谐波成像

利用超声对比剂的非线性特性和瞬态物理条件对含对比剂的组织或其周围组织成像，称为对比谐波成像(contrast harmonic imaging，CHI)。超声对比剂在临床诊断上可用于微血管显像时提升血管的可见度，增强正常组织及病变之间的对比度。在临床治疗方面，可将药物加入微泡中然后注入患者体内，代谢过程中在特定位置发射足够强度的超声波作用至微泡，使之破裂释放药物，达到治疗目的。

在 6.1.3 超声波的传播特性与生物效应中曾经提及，超声对比剂由许多微小气泡构成，它们的大小并非均匀，直径大小为 7~10μm。这些微泡在液体中会对超声波产生强烈的回声信号，这是其用来提高超声图像质量的主要原因。除微泡自身就能产生强烈的回声信号外，当入射声波的频率在微泡共振频率附近时，微泡还会产生共振现象，呈现收缩膨胀交替变化的状态(图 6.63)，从而产生更强烈的回声信号。

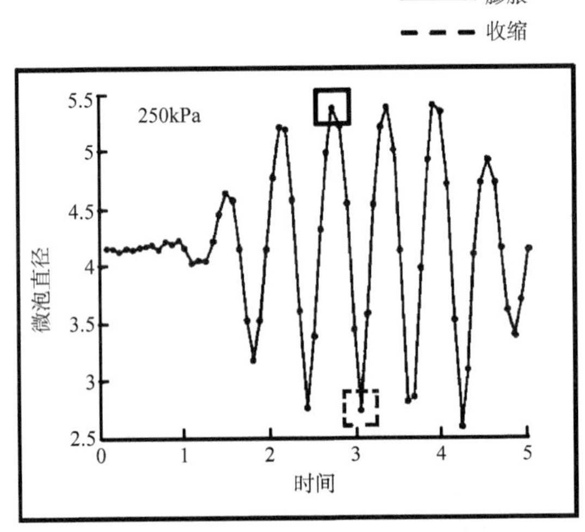

图 6.63 微泡直径随时间变化的曲线

在超声波作用下的微泡可应用弹簧质量衰减(spring-mass-damping)模型进行描述，即把微泡等效为一个谐振器，于是其共振频率 f_0 为

$$f_0=\frac{1}{2\pi R_0}\sqrt{\frac{3\gamma p_0}{\rho_0}}$$

式中，γ 是理想气体常数；R_0 是微泡的半径；p_0 是微泡周围介质的压力；ρ_0 是周围介质密度。由公式可见，微泡基频共振频率与微泡大小成反比关系。鉴于对比剂在制作时就已经基本固定其微泡的半径大小，因此若要获得更明显的共振现象，可通过调整超声波的发射强度实现。超声波强度越大，共振现象越明显，微泡收缩膨胀程度就越剧烈，回声信号中所包含的基频以外的谐波成分就越多。根据超声波强度的不同，可以将谐波

成分分为弱非线性区域和强非线性区域。前者主要以二次谐波成分居多；后者除了高次谐波成分以外，还会产生 $f_0/2$ 的次谐波(subharmonic)和 $3f_0/2$、$5f_0/2\cdots$的超谐波(ultraharmonic)。这两种频率成分在微泡的弱非线性区域和组织谐波中不会出现。

3. 谐波成像方法

组织谐波成像利用具有较低频率的基础声束的传播进行。当基础脉冲在体内组织中传播时，产生了高频谐波信号。理解组织谐波成像的关键是，图像只能由更高频率的谐波信号产生。即剔除来自基频的回声，使之不用于产生图像。事实上，若没有限制较高幅值的基础回声，它们将明显降低图像的信噪比。如果不剔除这些基础声束的回波，谐波就会淹没在更强的基波回声信号中。这表明，产生高质量的谐波图像，必须具备先进的发射波束形成和信号探测技术。

一些技术目前被用于探测谐波和剔除基频回声信息。滤波技术滤掉基频回声并且允许谐波频率通过，以便形成谐波图像。其他剔除基础回声的技术包括脉冲反向、并列去相位、传输脉冲编码。这些技术都需要优异的超声束形成性能。

1) *滤波*(filtration) 通过滤波剔除回波中的基频信息是目前使用最普遍的获得组织谐波图像的技术。滤波技术使用完善的发射声束形成机制来构建窄带，使用信号处理技术剔除可能来自于基本声束的频谱。基本超声脉冲的频率不是单一的，实际上分布在以某个平均频率为中心的频率区间。正因为如此，来自基本信号的信息和谐波信号会在某个频率上有所重叠。

如果系统产生较宽的带宽，那么谐波回声与基本信号的重叠就越多。在这种环境下，滤波器会在剔除非期望的基频回声的同时也剔除了重要的谐波信息。而使用较窄带宽将减少重叠，使用窄带宽的超声束，滤波能够从基本信号中更干净地分离出与谐波有关的信息。

2) *脉冲逆转*(pulse inversion，PI) 脉冲逆转是一种将来自两个相反极性的脉冲回声相加，以消除基本声束回声仅保留谐波信息的技术。初始脉冲被射入身体并记录返回的回声。第一个脉冲-回波周期由从组织返回的基频和谐波频率共同产生，存储所接收的数据。然后传输第二个反向脉冲(相反的极性或相位)，接收第二个周期的基频和谐波频率并与接收的第一个周期的数据相加。假设患者没有运动，相加的结果将去除线性的基本声束的回声，保留非线性的谐波信息(图6.64)。从而导致未被滤除的谐波信号分布在整个换能器的带宽上。这对成像是有利的，因为获得的图像将不受轴向分辨率退化的影响。但潜在的问题是，这种方法会由组织的运动，导致信号采集时间和幅度不完全准确，导致图像退化。

3) *并列去相位*(side by side phase cancellation) 这种方法与脉冲逆转相类似，但不像脉冲逆转那样沿着同一扫描线在不同时间发射两个相位相反的超声脉冲，而是沿着相邻扫描线在相同时间一起发射两个相位相反的超声脉冲。将相邻扫描线的回声信号进行相加，剔除回声中的基频信息而保留谐波频率，经处理后获得谐波图像。像脉冲逆转方法一样，这种技术保持了良好的谐波带宽。显然，并列去相位技术是一种空间消除技术，而反向脉冲是时间消除技术。

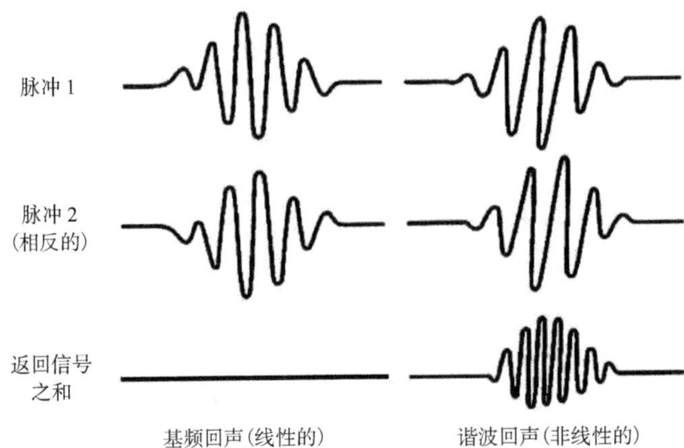

图 6.64　脉冲逆转技术原理图

发射两个相位相反但其他条件完全相同的超声脉冲。缓冲区中返回的回声的求和去除了大部分基频和奇数谐波回声，同时有效地放大了二次谐波

4) 传输脉冲编码(transmit pulse encoding，TPE)　传输超声束脉冲编码是剔除基频回声，加强谐波信号检测的另一种技术。发射脉冲编码使用相对复杂的波形序列，给出每个唯一的、可识别的特征或代码。将编码的脉冲发送到体内感兴趣的组织中，利用特殊解码器从返回的波形中识别出唯一代码。由于线性的基频回波具有特定的代码，所以它们能够被确认并被剔除。保留下的非线性谐波信号经过处理形成图像。这种技术已证明对近场尤其有用。

由于使用了高频分量，脉冲反转(PI)方法往往具有更高的空间分辨率，但是穿透性要比功率调制方式(PM)低。由于实现因素方面的原因，PI 对于组织谐波也更加敏感。功率调制脉冲反转方法(PMPI)则是两者之间的折中办法。在许多情况下，PMPI 信号的能量大致与PI或PM相同，但其约有一半能量在基波分量还有一半能量在二次谐波分量，这就使得它比 PI 更敏感，但比 PM 具有更高的分辨率。

4. 对比谐波成像技术进展

目前临床应用的对比谐波成像依赖于微泡散射的二次谐波成分，与超声造影成像(利用微泡散射的基波频率信号)相比，已经证明对比谐波成像具有更好的图像质量。但二次谐波成像存在一定的局限性。在超声非线性传播期间产生的组织二次谐波信号会干扰对比二次谐波成像，微泡对这些二次(和更高次)谐波分量呈线性散射，导致不易区别含微泡组织和周围其他组织。因此，对比谐波图像的对比组织比(contrast-to-tissue ratio，CTR)较低。研究表明，声束传播过程的非线性程度(组织谐波水平)与频率直接相关。图 6.65 显示了非线性传播期间二次谐波和三次谐波相对于基波频率信号的强度关系，曲线清楚地显示谐波水平随着传播频率的增加而增加。当频率低于 1MHz 时，产生的谐波总量并不显著，而更高次谐波(图中未显示)更不具有意义。该图提示，为减少非线性传播期间的组织谐波水平，即减少组织二次谐波对对比谐波成像的污染作用，超声必须以较低的频率传播，并以此来提高对比谐波图像的对比组织比(CTR)。

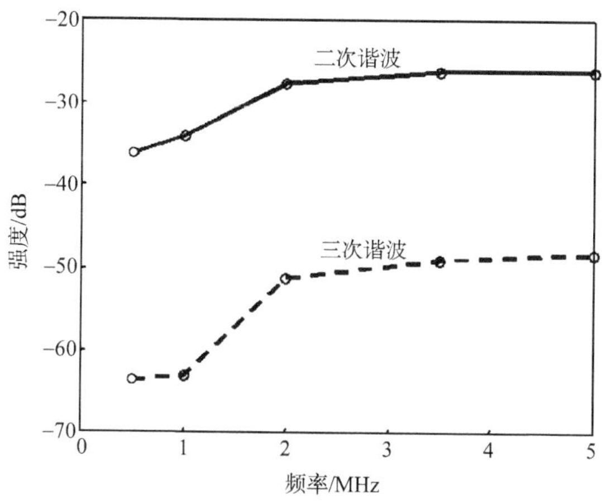

图 6.65 组织谐波与频率的关系曲线

综上所述，来自微泡的非线性信号与声束在组织内传播过程中所产生的非线性信号具有竞争性，也就是说，在对比谐波成像时，背景组织也有着明显的组织谐波信号产生，故使得对比谐波影像的 CTR 受到限制。为了抑制其中的组织二次谐波信号，对比谐波成像可通过降低声束发射频率，接收来自反射信号的更高次谐波特别是三次和四次谐波得到进一步的改善。这也正是对比谐波成像技术研究中的重点与热点课题。

6.6.2 三维超声成像

技术进步推动了三维超声成像(three-dimensional ultrasound imaging，3D US)从研究状态走向临床应用的进程。3D US 具有一些常规超声成像所没有的优势，包括用单一超声束的三维图像重建，虚拟的、任意的可视化方向观，治疗远期效果的准确评估，以及对解剖结构和疾病实体的更精确的、可重复的评价等。3D US 有希望在诊断超声与介入超声中发挥越来越重要的作用。

3D US 通过二维图像采集、对原始图像进行数据处理、三维图像重建和显示等三个基本步骤来实现。首先应用多种方法围绕感兴趣区进行超声扫描，以全面获取该感兴趣区的系列二维图像。然后对采集的原始切面图像进行处理，建立起相应的三维数据集。三维图像重建和显示则根据需要调用三维数据集内的一定数据，重建欲观察的组织结构和切面，同时采用不同三维显像技术，将三维数据集的信息可视化，生成感兴趣部位的三维图像(或二维图像)。

1. 三维超声成像分类

1)静态三维成像(static three-dimensional imaging) 肝、肾、子宫等屏气时活动幅度较小，由不同方位所获取的二维图像上各结构位移很少，易于叠加而重构精确而清晰的三维图像。这种成像方式比较简单，现已基本成熟。不少仪器均附设有相应的软件，可供临床使用。根据不同需要，可以用表面显示法观察脏器的外部轮廓与切面上的组织结构图像，也可以用透明显示法观察实体器官内的血管走向或胎儿骨骼支架的形态正常与否。

2)动态三维成像(dynamic three-dimensional imaging) 如果要显示心脏各结构的活

动，必须将同一时相，不同方位上的解剖结构二维信息组成一幅立体图像，再将不同时相的立体图像顺序显示，方能形成动态三维超声图像，成像过程复杂。由于受心律、呼吸、肋骨、肺等多种因素的影响，图像采集和三维重建的效果尚未尽如人意，技术有待进一步完善。

2. 三维超声图像数据采集

在 CT、MRI 的三维成像技术中采用都是像切面包片一样的多层平行切片方法，取得系列二维数据后再通过插值构成三维数据集。由于肋骨和肺叶的影响，在超声心脏成像中不能采用这一方式，为此让探头通过适当"窗口"进行图像采集。目前常采用的窗口有：胸骨旁(parasternal)，探头两个扫描方向是长轴和短轴；心尖部位(apical)探头的扫描方向是长轴和"四室"。

进行三维成像首先要取得足够的三维数据，显然采集系列图像是关键的步骤。三维图像可用二维超声阵列来构造，因为这种方式形成三维图像数据最为直接。但更为常见的方法是用一系列由一维超声阵列产生的二维图像来进行重建。无论使用何种方法，系统都必须做到以下两点：准确地知晓每幅二维图像间的相对位置和角度，以确保重建的三维图像无失真；快速采集图像或采用门控技术，以避免或减少由患者自主和非自主运动导致的伪影。

三维超声数据采集系统的 4 个主要类型分别是：轨迹追踪手持系统、无轨迹追踪手持系统、机械扫描器和二维换能器阵列。

(1) 轨迹追踪手持系统(tracked freehand system)

手持操作方法因为换能器可自由移动，不受任何装置的限制，所以非常引人注目。使用时操作者手持由换能器和位置感受器组成的装置，扫描检查部位，采集二维图像数据并数字化(图 6.66)。过程的关键是对于每一幅数字图像，必须知道超声换能器确切的相对位置和角度；操作者必须做到在扫描时不留下明显的间隔(gap)。换能器的空间位置和方向的检测，则由连接在探头上的轨迹追踪装置完成。轨迹追踪装置目前有三种主

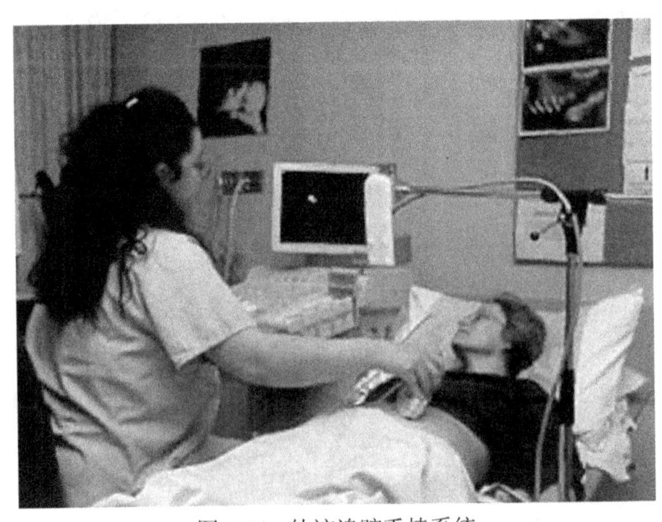

图 6.66　轨迹追踪手持系统

要模式：声学追踪(acoustic tracking)、关节臂追踪(articulated-arm tracking)和磁场追(magnetic-field tracking)。

1)*声学追踪* 换能器上安装有3个声音发射器，患者的上方设置有传声器。一旦操作者移动换能器，声音发射装置就被激活。通过测量声音脉冲的时间飞行关系(time-of-flight，TOF)来连续监测换能器的位置和角度(图6.67)。

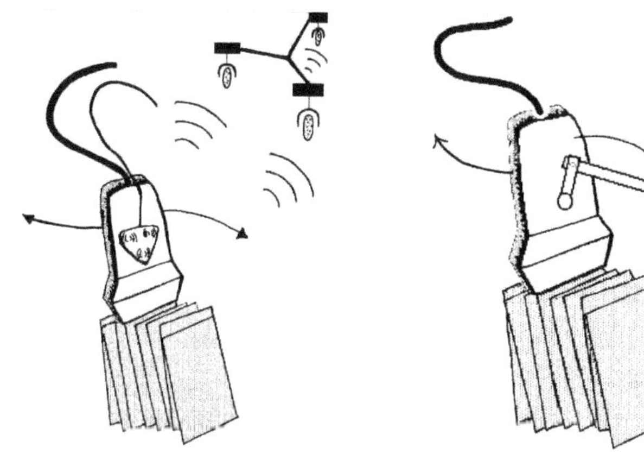

图6.67 声学追踪三维扫描

图6.68 关节臂追踪三维扫描

2)*关节臂追踪* 换能器安装在一个带有多维运动关节的机械臂系统上(图6.68)。关节上的电位计用来测量关节的旋转，可实现换能器位置和角度的连续测量。

3)*磁场追踪* 基于六自由度磁场传感器的磁场空间定位扫描方式[图6.69(a)]成为近年来三维超声成像研究的热点。该系统包括一个产生空间变化磁场的发射器，一个用于测量场强的由三组正交线圈组成的接收器。通过测量局部磁场来确定接收器相对于发射器的位置和角度。为了获得准确的三维重建， 要求环境对系统的电磁干扰尽可能小，发射器与接收器的距离尽可能短，周围没有高传导性的金属(铁磁材料)。该系统可与任何探头方便配接，体积小重量轻，扫描方式灵活，采样操作方便。图6.69(b)是一幅用磁场追踪设备进行腹部扫描的图像，发射器与换能器组合在一起，用黑色塑料外壳封装，盒型探测器安装于扫描架上。

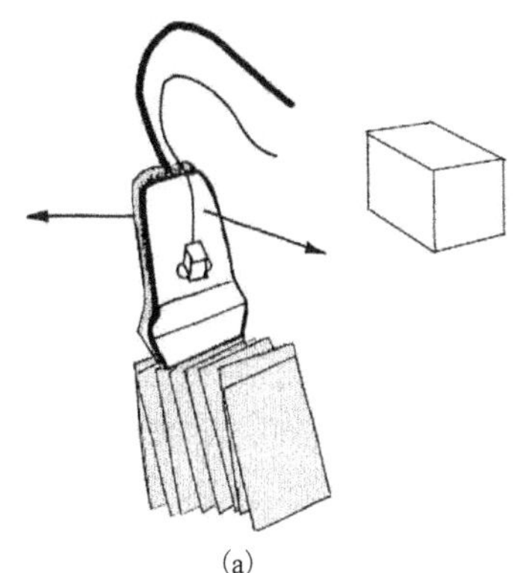

(a)

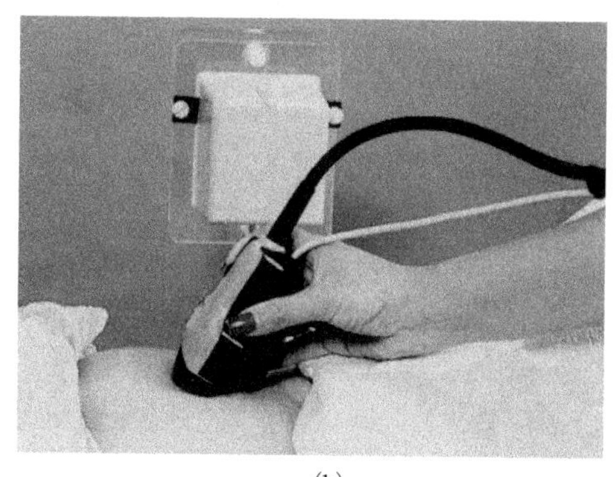

(b)

图6.69 磁场追踪三维扫描系统

(a)系统示意图；(b)系统实物图

(2) 无轨迹追踪手持系统(untracked freehand system)

利用无轨迹追踪系统，在操作者平滑、稳定地移动换能器的过程中，实现二维图像的数字化。对于操作者而言，虽然这种技术通常是最方便的，但是图像质量不稳定，在很大程度上取决于操作者如何平滑、稳定地移动换能器。为了重建三维图像，需要设定数字图像间的长度或角度间隔。因为没有关于数字图像位置的直接信息，所以像距离或体积的几何测量可能不准确。

(3) 机械扫描器(mechanical scanner)

在这种方法中，使用电机驱动的机械设备平移、倾斜或旋转常规的换能器来扫描解剖部位。伴随扫描过程，系统快速地获得系列二维超声图像，生成感兴趣容积，并由计算机记录下来。由于扫描策略是预先定义和精确控制的，所以可以准确知道每幅二维图像的相对位置和方向。

利用现有的计算机技术，扫描获得的二维图像或者以原来的数字格式存储在超声系统的计算机中，或者对超声系统的模拟视频输出数字化后存储在外部计算机中。在三维图像容积内部使用预先定义的能够描述每一幅二维图像方向和位置的几何参数，三维图像的重建与显示既可以在超声系统的计算机上进行，也可以在外部计算机上实现。通常情况下，贯序的二维图像之间的角度或空间间隔可调，以便能够进行优化，在依然保持合适的抽样容积的同时尽量地减少扫描时间。

机械三维扫描可分为一体化容积换能器(integrated volume transducer)和外部换能器固定驱动装置(external transducer fixation drive device)两种主要形式。一体化容积换能器在外罩内整合了三维探头和扫描机械装置，与常规探头相比体积较大分量也较重，它可在很大程度上消除外部换能器固定驱动装置带来的准直性和准确度不佳的问题。但是与一体化三维探头匹配，需要专门的三维超声系统。在外固定驱动换能器系统中，换能器被安装在特殊的机械装置上，扫描时可精确运动，在可控范围内按设定的方式扫描整个容积。采用这种方式的最大优势是，不需要专用三维超声系统，利用任何常规超声系统也能够实现三维成像。外部换能器固定驱动装置常见的形式有线性扫描(linear scanning)、倾斜扫描(tilting scanning)和旋转扫描(rotating scanning)等。线性扫描是将探头安装在一机械支架的平移机构上，在步进电机驱动下换能器在被检查者感兴趣区体表线性地平移，采集一系列平行的二维图像[图 6.70(a)]。这种方式的优势是，因为二维图像平行，且采集间隔是预先设定好的，所以使三维重建时间缩短，能够在一次线性扫描结束后迅速获得容积图像。倾斜扫描中，换能器扫描面倾斜，按照预设的角度间隔进行数字化成像[图 6.70(b)]。倾斜扫描的优势在于扫描设备通常很小，手控操作方便自如。但由于该方法采集的二维图像为扇形排列，所以如果增加扫描深度则会导致层面间隔加大，分辨率下降。旋转扫描中，将换能器固定于某一透声窗，换能器围绕与之垂直的轴旋转[图 6.70(c)]，通过探头匀速旋转采集系列二维图像。但随着与旋转轴之间的距离变远，采样距离随之增加，分辨率亦会降低。

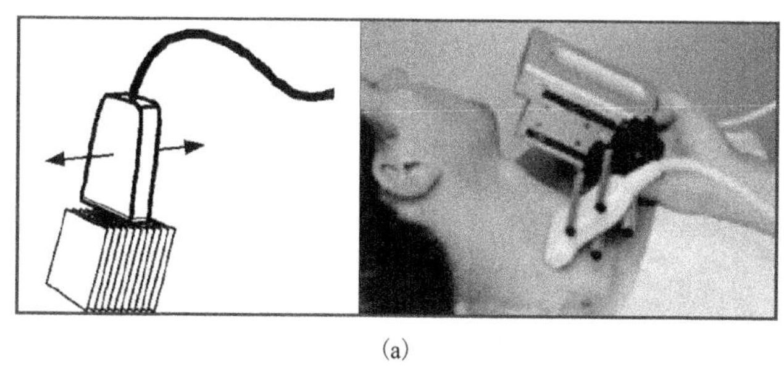

(a)

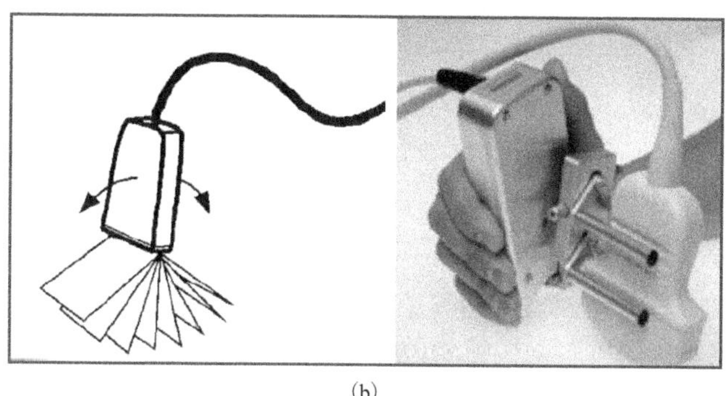

(b)

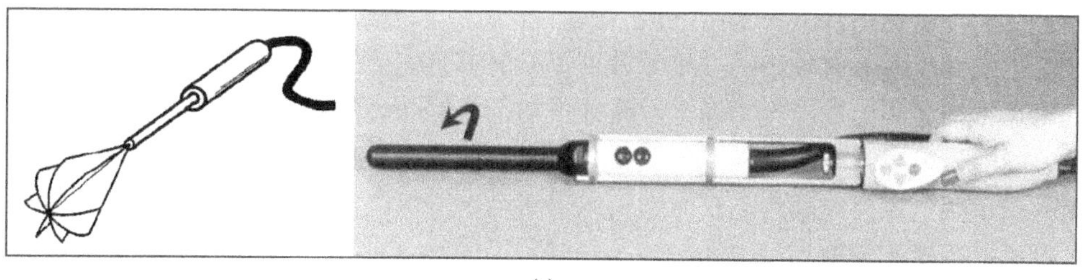

(c)

图 6.70 机械三维扫描的各种方式

(a)线性扫描；(b)倾斜扫描；(c)旋转扫描

(4)二维超声阵列(2D array)

以上所描述的用于三维超声成像的机械和手持扫描方法，都需要利用一维换能器阵列机械移动或手持移动地扫描解剖部位，由常规换能器产生二维超声图像。但是使用二维换能器阵列，借助电子扫描产生覆盖整个探查体积的宽超声束，换能器则可保持静止状态，而且用二维换能器阵列扫描获得的是真三维数据。在这种方法中，二维相控阵列发射出随距探头的距离而不断发散的宽超声束，声束形状与被截去顶端的金字塔形类似(图 6.71)。二维阵列检测的回波经处理实时地从该容积中选择不同的平面进行显示，为了让操作者能探查整个容积，这些平面一般是可以交互处理的。

3. 三维重建方法

三维重建是指利用数字化的二维图像数据集产生三维图像的过程。在超声三维重建中主要采用两种方法：三维表面模型(3D surface model)和基于体素的体积模型

(voxel-based volume model)。

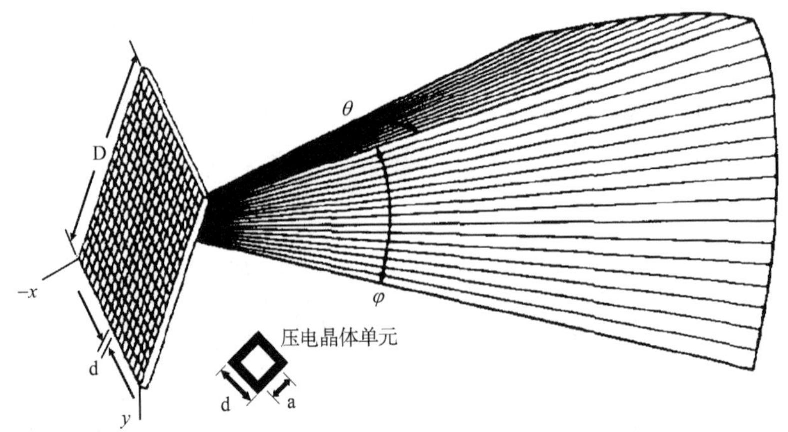

图 6.71　源自方阵换能器二维阵列的金字塔形脉冲(后面观)

1) 三维表面模型　采用三维表面模型，操作者可以手工方式或者采用专门设计的用于探测和勾画感兴趣区的软件算法，在二维图像上勾画感兴趣区的边界。然后给这些边界赋值或赋予某种颜色，以区别它们和邻近组织，建立和显示解剖部位的三维表面模型。这种方法的主要优点是减少了所需的三维数据量，仅需要一些少量的边界和结构信息。因此三维表面模型具有较短的三维重建时间和较高的效率。该方法的另一优点是，可人为地增加结构之间的对比度。但是，这种增加也可能会使细微的图像特征失真或不正确表达，同时可能导致有价值信息的丢失，特别是在具有精细的组织差异的区域。此外，手工方式识别边界显得较为繁琐和费时。

2) 基于体素的容积模型　采用更为流行的基于体素的体积模型，把每一幅数字化的二维图像置入体积中的相关位置，由计算机生成三维基于体素的体积(三维网格)。这个过程保留了在三维重建时的原始信息，并允许多种绘制技术。这种方法的最大问题是，过程将产生非常大的数据文件，从而降低处理速度并需要消耗大量的计算机内存。

4. 三维图像显示技术

三维图像上探测疾病的能力在一定程度上也取决于如何采用合适的绘制技术。目前使用的绘制技术的 4 个基本类型分别是表面绘制、多平面重组、组合的表面绘制与多平面重组、体绘制。

1) 面绘制(surface rendering)　基于二维图像边缘或轮廓线提取，由三维空间数据场构造出中间几何图元，通过几何单元拼接拟合物体三维结构,借助传统图形学技术及硬件实现画面绘制。首先，操作者或者用手工方式或者用算法确定有关结构的边界，接着计算机创建出这些区域的线状框架描述，边界被加上阴影和照明，以给出结构表面的形状。面绘制技术虽构造出的可视化图形不能反映整个原始数据场的全貌和细节，但可对感兴趣的等值面产生清晰的图像，并且可利用现有图形硬件实现绘制功能，使图像生成及变换的速度加快。图 6.72 是以二维图像为基础采用面绘制得到的胎儿三维图像的一个实例。面绘制方法成像存在的缺点是，因超声数据的信噪比较小，原始数据中存在大量斑点噪声，故基于等值面的绘制结果表面非常粗糙，有些细小的解剖结构难以被准确地显示。另外，面绘制方法只能表现三维数据场中一个等值面的信息，观察者看到的只是某一个等值面的情况，对形状特征不明显、有亮度变化特性的软组织及血管等精细结构的三维显示欠佳。

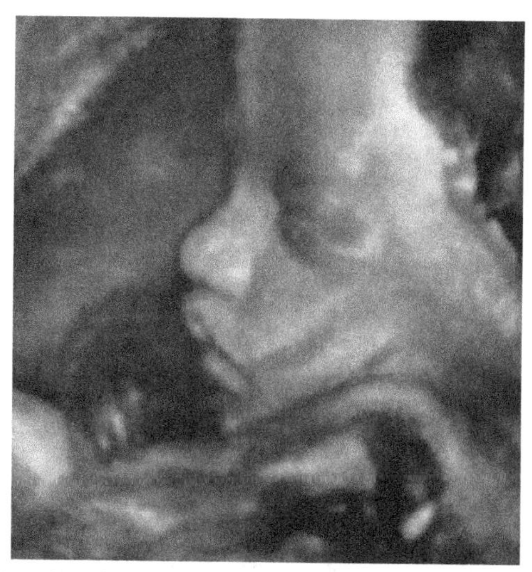

图 6.72 以二维图像为基础利用面绘制技术得到的胎儿面部三维图像

2) 多平面重组(multi-planar reformatting) 一旦基于体素的三维容积得到重建，成像信息可以用两种多平面重组技术进行可视化。第一种是从容积中提取三个正交平面，利用计算机用户界面(computer-user- interface，CUI)，操作者可旋转和重新定位这些平面，以便能够探查全部的数据容积。这种技术的主要优点是它的速度和简洁性。第二种技术(纹理映射)，三维图像显示为一个多面体。适当的成像平面“画”在多面体的每个面上，它可以旋转以获得所需的图像方向，还有任何平面可以进入或进移出多面体(即获得某个断面)。这种技术的优点是操作者总能够将所处理的平面与解剖关系相关联，获取二维超声不能得到的与探头表面平行的平面的回声信息。此外，通过平行切割或沿 x、y、z 轴方向上的旋转，可对感兴趣区进行逐层、多角度的观察。图 6.73(彩图 14)显示了纹理映射的多平面重组图像。颈动脉的三维彩色多普勒超声图像显示了血管壁的不规则性，动脉运动节律导致的轻微变换所引起的颜色模式。采集这类图像一般要使用心脏门控(cardiac gating)，以提高三维图像的质量，但会增加的总成像时间。

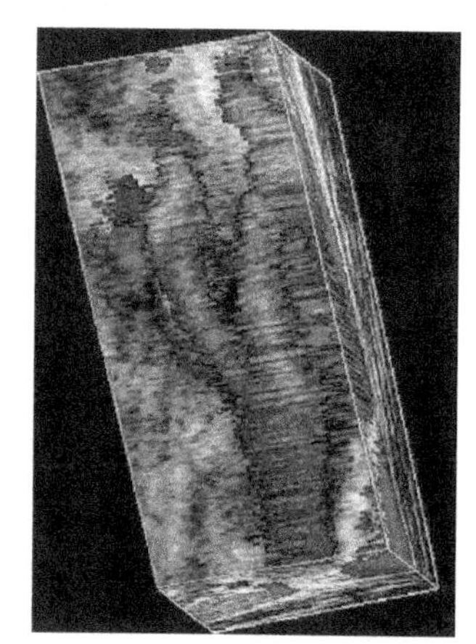

图 6.73 纹理映射的多平面重组图像

3) 组合的表面绘制与多平面重组 随着现代技术的发展，表面绘制与多平面重组技术的组合实现已成为可能。这种技术用多平面重组观察三维超声数据部分，其余采用表面绘制技术进行显示。

4) 体绘制(volume rendering)　直接由三维数据场产生，应用视觉原理直接将体素投射到显示平面，通过对体数据三维重建，直接由三维数据场产生屏幕上的二维图像(图 6.74)。体绘制能产生三维数据场的整体图像，包括每个细节，且图像质量高、便于并行处理，能显示出对象体丰富的内部细节。

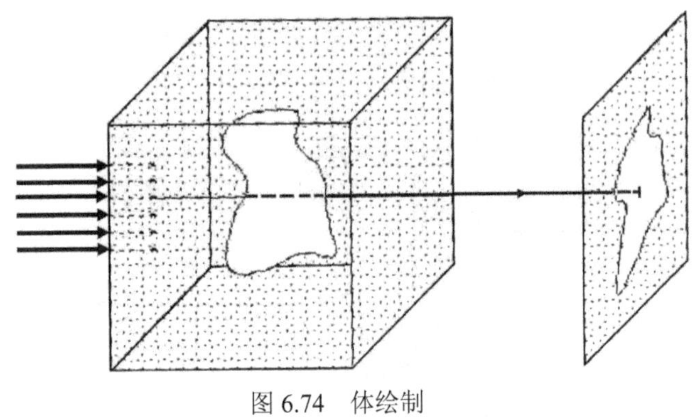

图 6.74　体绘制

在图 6.75 中，体绘制三维超声图像清楚地表现了胎儿的手指。

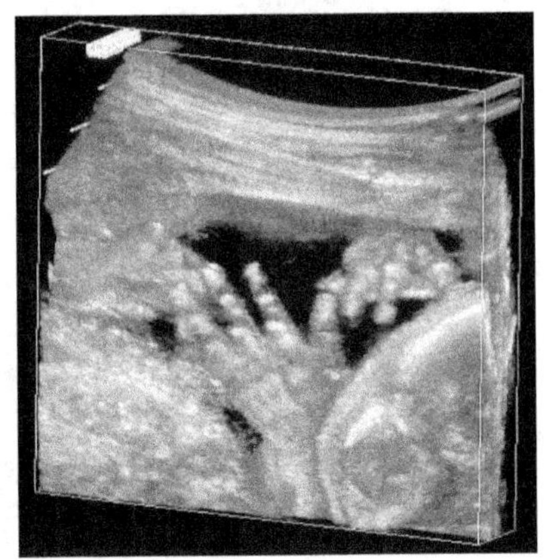

图 6.75　体绘制三维图像，清楚地表现了胎儿的手指

体绘制处理的局限性在于数据量和计算量大，虽具高度保真性，能显示对象所包含的丰富内在信息，难于利用传统图形硬件实现绘制，图像处理时间较长。取决于算法如何与透射光线所相遇的每个体素相互作用，体绘制能够产生范围广泛的视觉效果。例如，如果每个体素值与 1 相乘并且值相加，则能产生 X 射线照片样的图像。体素值与所选择的参数相乘而且相加，可构造出不同程度的半透明感图像。而当仅显示沿着每条光线上具有最大密度的体素时，可形成最大密度投影(maximum intensity projection，MIP)图像。如果组织与邻近结构之间具有好的对比度，可以获得最佳的结果。

5. 三维超声与二维超声的比较

二维超声是一种灵活的工具，使得诊断医生操控换能器能实时地探查待观察的解剖断面。但这种优势也正是三维成像试图要解决的弱点之一。

使用二维超声，操作者需要通过大脑活动将多幅二维图像整合成解剖结构和病灶的三维印象。一般认为这个过程是耗时和效率低下的，而且在观察者间存在相当大的不确定性。与此相反，三维图像可利用超声束在所涉及器官上单一摆动获得的数据重建三维图像。无论是超声信息还是每一个断层剖面的相对位置都能准确记录。因此，三维图像能够准确地记录解剖结构间确切的关系。

由于患者的解剖或位置原因，二维超声有时无法实现最佳成像平面的超声换能器取向。三维超声则可以不受限制地获得一些在二维超声成像中无法探查的平面。

二维超声在显示器或胶片上显示的是“平面”化的解剖断面。三维超声，不同的可视化算法允许用不同的技术显示数据，包括表面绘制、体绘制和多平面重组等。

二维超声的定量容积估计一般是基于近乎正交的图像间的，这可能导致结果的不准确和可变性。很多的临床应用表明，三维超声可提供更准确和具有重复性的评估解剖结构和疾病实体的方法。

此外，二维超声并不适合用于在一段长时间内监测治疗效果。为了减少伪影，在呼吸过程中的不同时相，通常采用非标准的患者定位方式获得二维超声图像。随访期间为准确评估长期疗效，理想的做法是将能够最能表现异常的超声图像复制下来。虽然可能与早期图像接近，但较难确定后来图像上出现的变化是实质性的，还是仅仅反映了成像技术上的微小差别。三维超声则能够比较随时间推移的两套完整的数据集，从而改善评估的准确性。

6. 三维超声的局限性

虽然三维超声显示出令人鼓舞的应用前景，但为了将其成功地整合到临床实践中，必须正视这种技术存在的一些局限性和缺陷。

1)从逻辑上讲，三维图像采集除了与二维超声数据采集的基础不同，图像对比度来源则是完全相同的，仍然是由声阻抗差异决定，因此目前的对比度限制仍然适用。例如，产科的超声三维超声成像，羊水提供胎儿表面和背景之间的高对比度，三维表面绘制提供了令人印象深刻的逼真度，但在其他器官系统，效果却没有那么引人注目。

2)现有的三维超声成像系统操作界面还不太友好，其操作过程过于专业化，操作者需要掌握有关三维超声成像的技术原理，执行复杂的操作才能最终获得较为理想的超声三维图像。迄今为止仍没有形成重建图像标准化显示的技术规范，因此图像的方位很难确定。作为特征使用的常见伪影(如后方回波增强)在同时存在的多个换能器指向环境下更加难以解释。

3)大多数二维探查时对于每个器官或每个适应证要点都是标准化的，目前还未出现针对三维数据采集或解释的方法学标准。

4)利用体绘制或面绘制实现三维数据可视化可能引入潜在的伪影，从而改变诊断结论，对此缺乏标准化的验证方法。

5)尽管三维图像质量比传统的二维断面更直观，但关于三维超声成像定量化的临床优点的数据有限，特别是与二维成像已有的数量巨大的文献和适用的专业知识相比。因此，需要更多的研究来确认三维成像的优势与适应证。

7. 三维超声成像面临的问题

从诊断的角度看，大多数三维超声成像是一种折中的解决方案。为了帮助诊断，通常期望获得尽可能大的数据集，尽可能显示围绕在病变周围的正常组织。例如，扫描中所能包含的肝脏越多，就越容易将病变划入特定的 Couinaud 分段。另外，更高分辨率的三维图像，使得对病变或器官中结构的描述更详尽。如果对待探查区域欠采样，有可能遗漏细微的异常表现。越来越大的数据量也带来了巨大的技术挑战。数据集越大，一般需要的计算机内存越大，处理器的速度越快，长期存储和短期存储的计算机系统存储能力越大，接口必须设计成允许大批量数据以快速和直观的方式进行交换及解释。此外，更大的数据集通常更容易导致运动和重建伪影的产生，而且通过网络传输这些大数据集会对网速提出更高的要求。

6.6.3 超声弹性成像

超声弹性成像(ultrasound elastography)是超声成像与生物力学研究相结合的产物，它基于常规 B 型超声，探测对“超声触诊”做出响应的组织的相对硬度信息，正成为目前医学超声成像领域研究的热点之一。

超声弹性成像的概念是由 Ophir 等于 1991 年首先提出的，其基本思想是：对组织施加一个纵向压力(低频振动或静态/准静态压力)，通过多次加压减压过程，采集组织压缩前后的射频(RF)信号，并由此估算组织内部的应变分布，再将应变分布通过编码形成图像。

1. 与超声弹性成像有关的力学参数

超声反射和散射信号反映的是组织的声学特性，与组织的弹性模量没有直接关系。但是，组织轻微移动后，超声散射信号的变化包含了组织的运动信息，而该运动信息又与组织的弹性模量有关，所以对超声散射信号进行分析、处理能够得到组织的弹性模量信息。

(1) 应变

任何介质在外力的作用下它们的形状和大小都要发生变化，即产生形变(deformation)。应力和应变是为研究形变引入的两个概念。

1) 应力　反映介质发生形变时的内力情况。如图 6.76(a)所示，当介质处于张力状态下，其内部任一截面上都有张力存在。定义分布在截面上的张力与截面积之比为介质在此截面处的应力，用符号 σ 表示：

$$\sigma = \frac{\mathrm{d}F}{\mathrm{d}S}$$

还有一种情况如图 6.76(b)所示，立方体底面固定在一个平面上，在其上施加一个与表面平行的力，立方体处于平衡状态，因此立方体底面要受到一个与上表面受力大小相同但方向相反的力的作用。此时单位截面上的力称为切应力(shearing stress)，用符号τ表示。

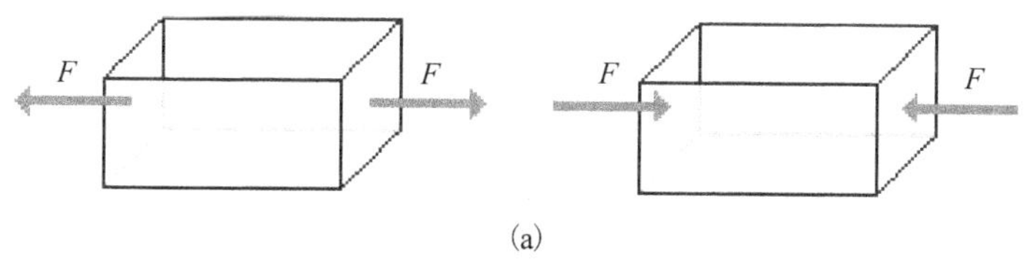

(a)

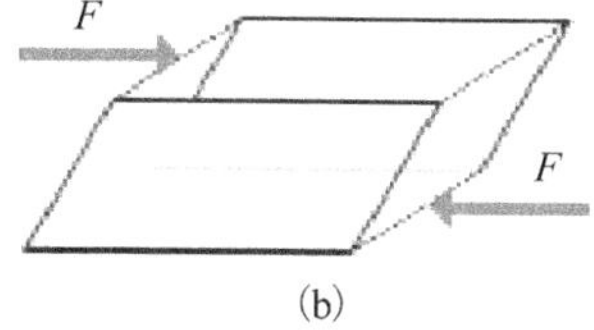

(b)

图 6.76 介质形变及其应力

2) 应变 介质受到应力作用时，它的大小、形状、体积都要发生变化。这种变化与它原来的大小、形状、体积之比叫应变(strain)。

张应变 $\varepsilon=\dfrac{\mathrm{d}L}{L_0}$ $\mathrm{d}L$：长度改变量，L_0：原长度；

体应变 $\theta=\dfrac{\mathrm{d}V}{V_0}$ $\mathrm{d}V$：体积改变量，V_0：原长度；

切应变 $\gamma=\dfrac{\mathrm{d}x}{h}=\mathrm{tg}\varphi$ $\mathrm{d}x$：最上层截面位移量，h：上下界面的垂直距离。

(2) 弹性模量

通过引入弹性模量，描述应力与应变的关系。

1) 胡克定律 当不超过应力-应变曲线直线段(线性关系)的上端极限值时，应力与应变成正比，这一规律称为胡克定律(Hooke's law)。

2) 弹性模量 在应力与应变遵循线性关系时，应力与应变之比称为弹性模量(elastic modulus)，单位与应力相同。

杨氏模量(Young's elastic modulus) $E=\dfrac{\sigma}{\varepsilon}$；

剪切模量(shearing modulus) $G=\dfrac{\tau}{\gamma}$；

体变模量(bulk modulus) $K=-\dfrac{P}{\theta}$ P：压强，负号表示体积缩小时压强增大。

2. 超声弹性成像的基本原理

弹性是人体组织重要的物理特性之一。人体不同组织具有不同的弹性。例如，软组织的杨氏模量为 1~1000kPa，结缔组织和软骨的杨氏模量为 100~1000kPa，骨骼的杨氏模量>108kPa。而同一组织在不同病理状态下的弹性模量与病灶的生物学特性紧密相关，因此组织的弹性特征检测，对于疾病的诊断具有重要的参考价值。

一种具体的检测方法是利用换能器或者换能器-压缩器组合装置，沿着换能器的纵向压缩组织(图 6.77)。分别采集组织压缩前、后的射频超声散射信号。在被压缩的组织内将会产生一个沿压缩方向的应变分布，如果组织内部弹性模量分布不均匀，则组织内的应变分布就会表现出明显的差异。在较硬的组织(如所描绘圆形病灶)中，回声信号的变形与周围组织的相比更少，从而其应变也更小。通过互相关分析等方法估计出组织内部不同位置的位移，然后经过数学计算得到组织内部的应变分布情况，从而间接描述组织内部的弹性模量分布。

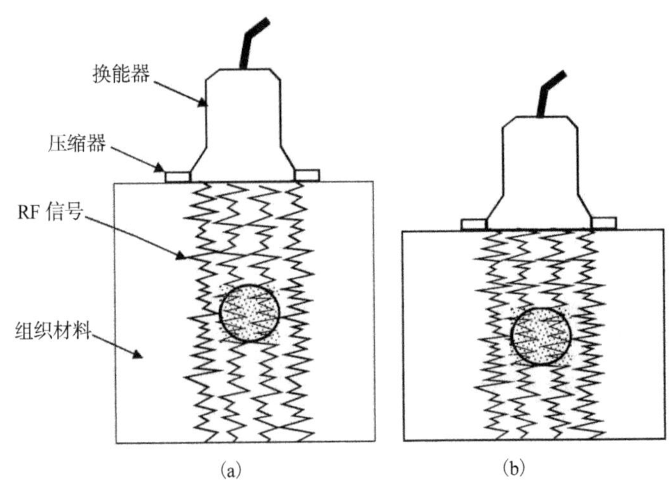

图 6.77　超声弹性成像原理

(a) 压缩前；(b) 压缩后

(1) 互相关分析

互相关分析(cross-correlation analysis)进行位移估计的原理如图 6.78 所示。使用两组 RF 信号，一组是压缩前信号，另一组是压缩后信号。返回换能器的第一组回波信号在转换为 B 型图像前经过分析，并存储结果。在对组织施加外力期间产生和存储第二组信号。对两组 RF 信号波形进行开窗操作。计算窗口内压缩前信号与压缩后信号的互相关函数，互相关函数的值越大，说明压缩前后的相应信号吻合性越高。互相关函数的最大值用△符号标出，其位置代表了选择的压缩前信号中的窗口信号在压缩后对应的位置，从而可以求出该窗口信号的位移，也就是该窗口信号对应的组织的位移。重复操作可以求出组织内不同位置的位移分布。

组织压缩前后超声散射信号的互相关函数 $R(\tau)$ 的计算公式为

$$R(\tau)=\frac{\sum_{k=t_1}^{t_1+T-1} s_1(k)s_2(k+\tau)}{\sqrt{\sum_{k=t_1}^{t_1+T-1} s_1^2(k)\cdot\sum_{k=t_1}^{t_1+T-1} s_2^2(k+\tau)}}$$

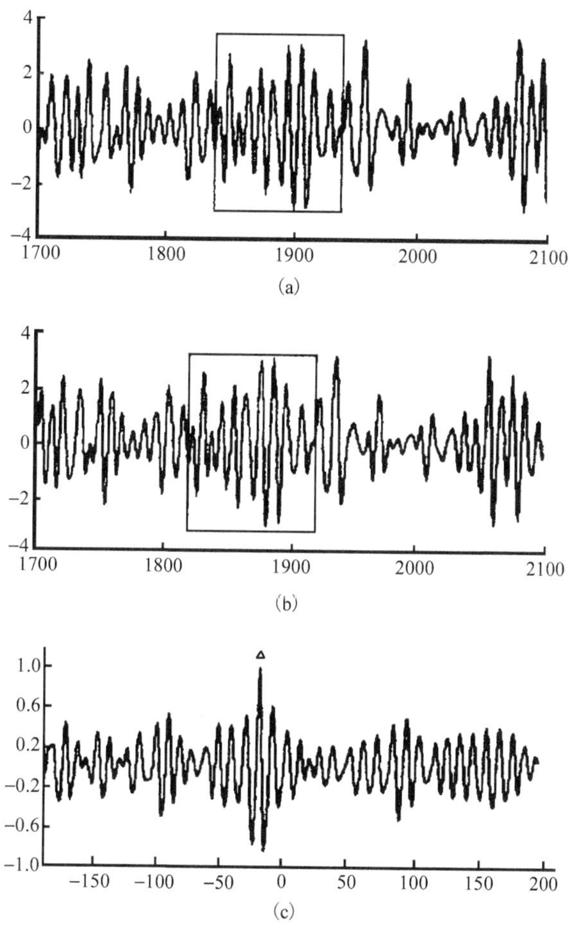

图 6.78 求互相关函数估计位移示意图

(a)压缩前 RF 信号；(b)压缩后 RF 信号；(c)互相关函数

式中，$s_1(k)$ 和 $s_2(k+\tau)$ 分别是组织压缩前后超声散射信号；t_1 和 T 分别是选取的窗口信号的位置及长度，互相关函数计算的范围($\tau_1 \leqslant \tau \leqslant \tau_2$)由组织压缩的先验知识确定。为消除超声散射信号幅度的影响，式中对能量进行了归一化。

组织的局部应变的计算公式是

$$e_{11} = \frac{\Delta t_{\mathrm{b}} - \Delta t_{\mathrm{a}}}{\Delta T} = \frac{(t_{1\mathrm{b}} - t_{2\mathrm{b}}) - (t_{1\mathrm{a}} - t_{2\mathrm{a}})}{t_{1\mathrm{b}} - t_{1\mathrm{a}}}$$

式中，$t_{1\mathrm{a}}$ 和 $t_{1\mathrm{b}}$ 分别是压缩前散射信号中相邻两窗口信号的位置；$t_{2\mathrm{a}}$ 和 $t_{2\mathrm{b}}$ 分别是这两窗口信号在压缩后散射信号中的相应位置；Δt_{a} 和 Δt_{b} 分别是这两窗口信号的位移；ΔT 是相邻两窗口信号的间隔。

(2) 弹性图像

使用 B 型超声线阵换能器，采集组织压缩前后的换能器每一条扫描线的超声散射信号，先分别进行前述的位移估计，得到每一条扫描线对应组织的一维应变分布；最后按扫描线顺序基于所有扫描线对应的一维应变分布生成一个二维应变分布，再以灰阶或伪彩色编码成像，从而间接描述组织内部的弹性模量分布。

1) 灰阶图　较硬组织的运动作为一个单位而且其压缩时的位移量接近相等，因此较硬组织相对于深度的位移变化率趋于零。而软组织越是靠近压缩换能器就存在更多的位移，即相对于深度表现出较大的位移变化率。故在软组织内的硬区域表现为较低的应变值，显示较暗；但软组织区域表现为较高的应变值，而且在弹性图上显示较亮。

2) 彩色编码图　以伪彩色方式实时显示组织的二维应变分布，从红色到蓝色表示感兴趣组织由“软”到“硬”的变化。弹性系数小的组织位移变化率大，显示为红色；弹性系数大的组织位移变化率小，显示为蓝色，弹性系数中等的组织显示为绿色。目前临床较多采用的评分标准如下：

病灶与周围组织完全为绿色覆盖——1 分；

病灶内部内蓝绿混杂，以绿色为主——2 分；

病灶以蓝色为主，周边见部分绿色——3 分；

病灶完全为蓝色覆盖——4 分；

病灶本身及周围组织均为蓝色——5 分。

大于等于 4 分以上诊断为恶性病变；小于等于 3 分诊断为良性病变。

3. 超声弹性成像技术

根据纵向压力的施加方式，超声弹性成像技术目前主要有压迫性弹性成像、间歇性弹性成像和振动性弹性成像三种类型。

1) 压迫性弹性成像(strain elastography)　通过操作者手法施加一定的压力，在多次加压-减压过程中，感兴趣区中的组织产生应变而位移，比较组织压缩前后的变化得到相关的弹性图。已经商业化的弹性成像系统是在实时两维超声成像的基础上再收集组织的弹性信息，将弹性成像叠加在实时两维超声图像上，因此可同时实时显示常规超声图像与弹性图像进行相互比较。但手法加压法人为影响因素较多，产生的应变与位移可因施加压力的大小不同而不同，也可因施加外力频率的快慢而变化。

2) 间歇性弹性成像(transient elastography)　应用一个低频率的间歇振动造成组织位移，然后用组织反射回来的超声波去发现组织的移动位置。通过这种方法可得到感兴趣区中不同弹性系数的组织的相对硬度图。该技术具有无痛、无创、无并发症的优点，采用超声系统，价格便宜，检查速度快，临床方便应用检查时不依赖于操作者，具有较好的重复性。

3) 振动性弹性成像(vibration elastography)　是一种目标对定点动态辐射力产生力学响应的弹性成像方法。该方法用两束有微小频差的共聚焦超声波聚焦于生物组织内部某处，使共聚焦区组织受到一交变辐射力作用而振动，从而向外辐射频率为微小差频的信号。这种信号包括共聚焦区组织的弹性信息和声衰减信息，将其信号用于成像就可以得到振动性弹性图像。振动性弹性成像目前研究还处于初始阶段，仅对离体组织有实验研究。

4. 超声弹性成像的分类

1)血管内超声弹性成像 利用气囊、血压变化或者外部挤压来激励血管，估计血管的纵向位移，得到血管的应变分布，以此表征血管的弹性。血管内超声弹性成像技术是Ophir等在1991年提出的，它是一种针对血管壁和动脉硬化斑局部力学特性的成像技术。过程采用一种较软的离心硬化斑和较硬管壁的血管仿真体模。首先，采集一帧在低压硬化斑和管壁都没有位移时的超声图像；然后再采集一帧对管腔内施加一定压力后的超声图像，该图像中硬化斑和管壁其余部分存在不同程度的形变。比对两幅图像得到血管截面的弹性图，由此定位硬化斑的位置。研究一般采用基于包络的方法和基于射频的方法来测量应变。血管弹性成像可用于估计粥样斑块的组成成分、评价粥样斑块的易损性、估计血栓的硬度和形成时间，甚至观察介入治疗和药物治疗的效果，体现出感兴趣的临床价值。

2)组织超声弹性成像 多采用静态/准静态的组织激励方法。利用换能器或者换能器-挤压板装置，沿着探头的纵向(轴向)压缩组织，给组织施加一个微小的应变。根据各种不同组织的弹性系数不同，再加外力或交变振动后其应变也不同，采集被测体某时间段内的各个信号，利用互相关方法对压缩前后反射的回波信号进行分析，估计组织内部不同位置的位移，从而计算出形变程度，再以灰阶或伪彩色编码成像。

组织弹性成像可有效鉴别实质性肿瘤的良恶性，对于恶性病变诊断具有较高的特异性和敏感性。目前主要应用于乳腺、前列腺、甲状腺等小器官，尤其在乳腺疾病方面研究更为深入，技术更加成熟。此外，组织弹性成像还可应用于肝纤维化的诊断、局部心肌功能评价及高强度聚焦超声(HIFU)与射频消融(RFA)引起的损害的检测与评估。

一种特殊的组织弹性成像方法是心肌弹性成像，其原理与采用静态压缩的弹性成像类似，但采用的激励方式是自身的心脏收缩-舒张。估计组织沿换能器径向的位移，从而得到心肌的应变、应变率和速度等参数的空间分布及随时间的变化。心肌弹性成像能够准确客观地对局部心肌功能进行定量评价，具有精度高、时间分辨率和空间分辨率高、角度无关性及重复性好等优点，可应用于心肌梗死和心肌缺血的定位。

5. 超声弹性成像临床应用实例

图6.79显示了一个弹性成像临床应用的典型例子。良性和恶性肿瘤都能与周围的正常组织相区别，更重要的是，通过比较超声图像和对应的超声弹性图像，能够反映它们的类型特征。在良性肿瘤的情形下，超声图像中的病灶几乎与弹性图像中的大小相当。而在恶性肿瘤情形下，恰恰相反，弹性图像中的病灶看上去更大些。这可能是由于恶性肿瘤引起促纤维增生性反应，导致肿瘤周围致密纤维组织弥漫性生长，在评定应变时，肿瘤运动使得肿瘤显得更大。已经表明这是一个与肿瘤内部所估计的应变量值同样重要的特征，基于此特征超声弹性成像可作为癌症探测的一种工具。

虽然大量的临床实验证明，超声弹性成像对乳腺肿瘤良恶性的鉴别具有较好的潜在价值，但仍存在一些明显的局限性，如对硬度较小的髓样癌可能误诊、对浸润性小叶癌诊断的假阴性率较高。另外，目前的研究都是在灰阶超声图像上发现病灶后再进行弹性

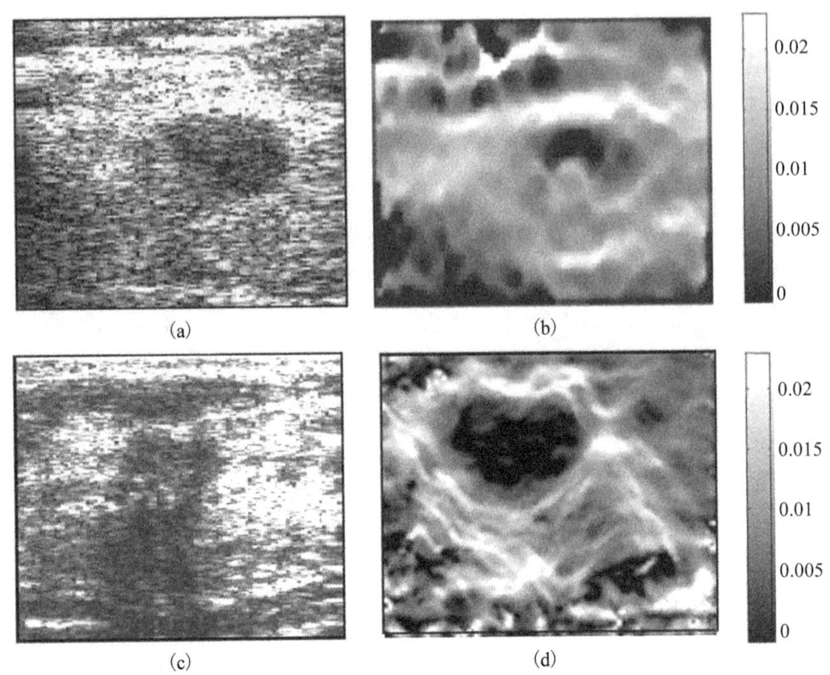

图 6.79 在体的良恶性乳腺肿瘤超声图像与超声弹性图像的对比

(a) 良性乳腺肿瘤超声图像(纤维腺瘤)；(b) (a)对应的超声弹性成像；(c) 恶性乳腺肿瘤超声图像(浸润性导管癌)；(d) (c)对应的超声弹性成像

成像，以帮助鉴别良恶性。而乳房的内部结构呈现多样性，且灰阶超声图像与弹性成像的纵向分辨率一致，因此弹性成像是否有助于发现灰阶超声所不能发现的隐匿性病灶，弹性分数的高低是否与肿瘤分化程度有关、是否能提示预后，都有待进一步的研究。

从技术层面看，目前绝大多数超声弹性成像都是直接从换能器获取加压前后的超声回波射频信号来进行分析处理，而不是使用常规超声成像系统生成的超声图像。诚然，射频信号可以携带比超声图像更丰富的信息，但它直接从换能器获取，这就需要专门的设备，目前医院所用的超声仪器都难以获得这个射频信号。随着 1998 年雷达图像处理中的视差映射技术(disparity mapping)的引入，通过计算加压前后的两幅灰阶超声图像之间的斑点运动来获取乳腺肿瘤的弹性信息，实现了使用普通灰阶超声图像也能够进行乳腺肿瘤的弹性分析。无疑，这种技术对于推动超声弹性成像在临床上的应用具有积极的意义。

第 7 章　其他医学成像模式

从前面的介绍中看到，位于可利用的电磁谱顶端的γ射线和 X 射线在医学成像领域已经取得了令人瞩目的成就，并获得了广泛的临床应用。沿着电磁谱的能量标段向下移动，通过紫外区域后便到达了可见光和近红外光区域。本章将介绍基于这些能量标段的一些较新的成像技术，如光学与红外成像、三维共聚焦成像及电子显微成像和电阻抗成像等。虽然其中的一些技术目前尚处于实验室阶段，但可以预见的是，这些已经显示出成功端倪的技术在不久的将来一定会在临床上广泛使用。

7.1　光学与红外成像

不同物体对不同的光波有选择性的吸收、散射、透射和反射，人体或生物组织同样也会对光有反射、吸收、散射等作用。当把一束光射向手指，人们之所以能够看到手指是因为光在手指表面发生了漫反射，同时会在手指背面的不同方向上隐约地看到有光透过，这说明光被组织散射而改变了方向。光学方法的临床应用在很大程度上取决于对存在于人体或生物组织中待提取信息最终以图像表达的能力，主要集中在减少成像接收器散射水平方面的努力。

7.1.1　光与生物组织体相互作用的基本形式

图 7.1 显示了光和生物组织相互作用的几种表现形式或现象，包括吸收、反射、折

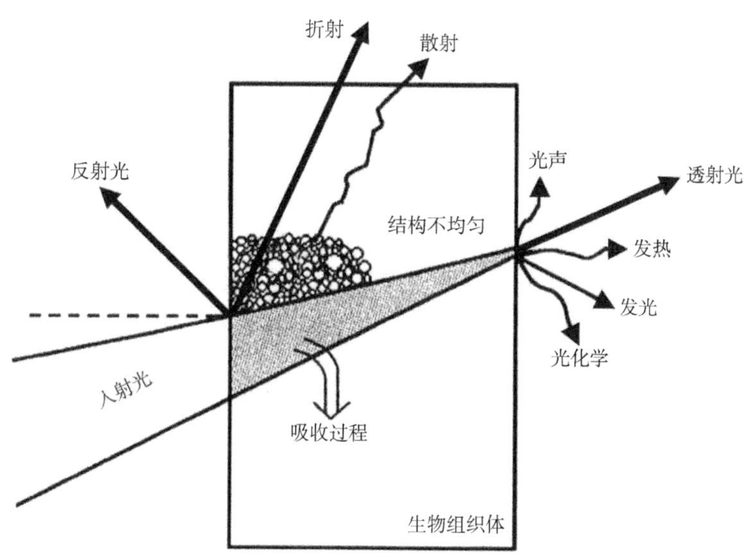

图 7.1　光子与生物组织的作用

射、散射、发光、光化学、光声等现象。尽管光和生物组织体相互作用的形式很多，但影响光在组织体中传播的三个基本物理过程是反射(折射)、散射及吸收。对于某一种生物组织体这三个过程以哪个为主，取决于生物组织的类型和入射光的波长。定量地描述生物组织体在某一波长下具有某种光学行为能力的量是光学参数。除了折射率可以描述反射和折射外，还用吸收系数和散射系数来分别描述组织体对光的吸收及散射能力。当研究光与生物组织相互作用时，主要应用麦克斯韦尔电磁理论和量子理论来定量地描述光和生物组织相互作用的不同过程。

1. 光的吸收

光的吸收(absorption)是指光在通过生物组织体时由于部分光能转换成热运动或分子的某种振动从而导致光强度的衰减。生物组织体可根据其对光的吸收能力分为透明和不透明体，所谓透明是指允许光通过，而完全不被吸收，即进入组织体的总辐射能量与出射的能量相等；与此相对应，使入射辐射能量降为零的组织体被称为不透明的。除了真空，没有一种媒质对任何波长的光是完全透明的，只能是对某些波长范围的光透明，而对另一些波长的光不透明。例如，人体组织中的角膜和晶状体在可见光波段近似于透明体，但在红外波段却表现出强烈的吸收。根据吸收波段的不同，生物组织也可被分为一般吸收和选择性吸收，对一定光谱范围内的所有波长的光的衰减程度相同或相似的被称为一般吸收生物组织，而只对某些特定波长的光有吸收或吸收比较强的被称为选择性吸收组织。

用吸收系数和吸收截面描述人体或生物组织对光的吸收能力。吸收截面σ_a的定义是被吸收的光功率P与入射光强I之比，即

$$\sigma_a = \frac{P}{I}$$

吸收系数μ_a则代表在单位程长上一个光子被吸收的概率，即

$$\mu_a = \rho\sigma_a$$

式中，ρ是组织的密度。吸收系数越大，代表人体或生物组织对该波长的光的吸收也越大。μ_a的倒数称为吸收平均自由程，代表两次吸收之间光子所行进的平均距离。

2. 光的反射、折射和散射

当光在两种具有不同折射率的媒质间传播时,会发生光的反射和折射(图 7.2)。反射遵守菲涅耳(Fresnel)定律，即入射角等于反射角且入射光线和反射光线在同一个平面内。折射遵守斯涅耳(Snell)定律，即

$$n_1 \sin\theta = n_2 \sin\alpha$$

在通常的不透明介质如绝大多数的生物组织中，由于吸收和散射的作用，折射效应是难以测量的。由于生物组织表面的粗糙度大于辐射的波长，所以会出现漫反射，此时被反射的许多光束并不一定与入射光线处于同一平面内，因此漫反射不遵守反射定律。

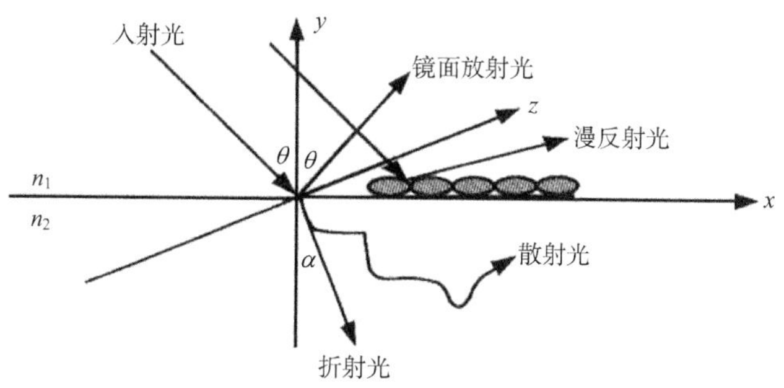

图 7.2　反射、折射、漫反射和散射

除了反射和折射之外，还有散射(scattering)也会改变光的传播方向。在人体或生物组织内部发生的散射，源于组织的密度、折射率、介电常数等在空间的杂乱分布。对于具有散射特性的物质，通常用漫射(diffuse)来描述光通过该物质后发生的方向不定的出射。当检测器与光源处于样品的同一侧时，检测器可以得到规则反射光(符合反射定律的镜面反射)和漫反射光。此时的漫反射光不但包含了由表面粗糙度大于辐射波长而在组织体表面产生的漫反射光，而且包括了经过样品内部的多次散射、吸收等过程后返回到组织体表面的散射光。同理当光源和探测器处于具有散射特性的样品的两侧时，探测器可以得到准直透射和经过了样品内部的多次散射、吸收等的漫透射光。组织表面发生的漫反射因不携带或较少携带组织内部的信息而不作为研究对象。在临床上，散射现象对诊断和治疗可能都具有重要的作用，由于散射取决于组织中的各种成分的大小和形貌，由疾病造成的这些成分的变化会影响散射特性，所以可以通过测定携带了这些结构信息的漫射光进行疾病的诊断和确定最佳的治疗光剂量。

根据光量子和被测分子是否有能量的交换(能量吸收)，可将散射分为弹性散射和非弹性散射。

1) 弹性散射(elastic scattering)　在散射过程中入射光量子和被测分子间没有能量的交换，表现为散射光和入射光具有相同的波长及波矢。

2) 非弹性散射(inelastic scattering)　在散射过程中入射光量子和被测分子之间进行能量交换，散射电磁波的频率和入射电磁波的频率不相等，称这类散射为非弹性散射。当光被移动着的微粒所散射(如多普勒频移)属于非弹性散射；分子振动态的变化导致散射光产生频移，即出射光频率与激发光频率出现差值(拉曼散射)，也属于非弹性散射。拉曼散射与入射光的波长无关，仅与物质本身的分子结构和振动有关。因此，拉曼光谱包含了分子振动的信息，可被用于研究物质结构尤其是介质中分子的振动能级。

现在已有将拉曼散射应用于医学研究的报道，有证据表明拉曼光谱技术是一种很有前途的无创或微创、实时肿瘤诊断的新工具，因为它在检测与癌症有关的小分子改变上非常灵敏，如细胞核与细胞质的比例、染色质紊乱、更高的代谢活性、脂质和蛋白质水平的变化等。目前拉曼光谱技术主要应用在对皮肤、乳腺、胃肠道和子宫颈 4 种不同组织类型的癌症诊断中。多变量统计分析和鉴别算法允许光谱自动分类进入相关的临床病理学分类。尽管还存在局限性，但拉曼光谱技术的应用研究显示了其在临床肿瘤诊断方面的作用前景。

图 7.3(彩图 15)是采用拉曼光谱学基于化学成分诊断人乳腺组织良性和恶性病变的研究结果示例。在这项研究中，130 个拉曼光谱样本取自 58 个患者的体外乳腺组织(包括正常、纤维囊性变、纤维腺瘤和浸润癌)。数据适配采用线性组合模型，其中 9 个基础光谱代表乳腺组织的形态学和化学特性。由此产生的适配系数提供对组织形态和化学成分的探测，并被用于诊断算法的开发。在诊断算法中用于脂肪和胶原蛋白的适配系数是关键参数，该算法根据特异的病理诊断进行样本分类，诊断算法从正常和良性肿瘤组织中识别癌性组织的敏感性和特异性分别达到了 94%及 96%。出色的结果表明，拉曼光谱学具有在体(*in vivo*)地准确分类乳腺病变的应用潜力，从而可减少施行乳房活检的数量。

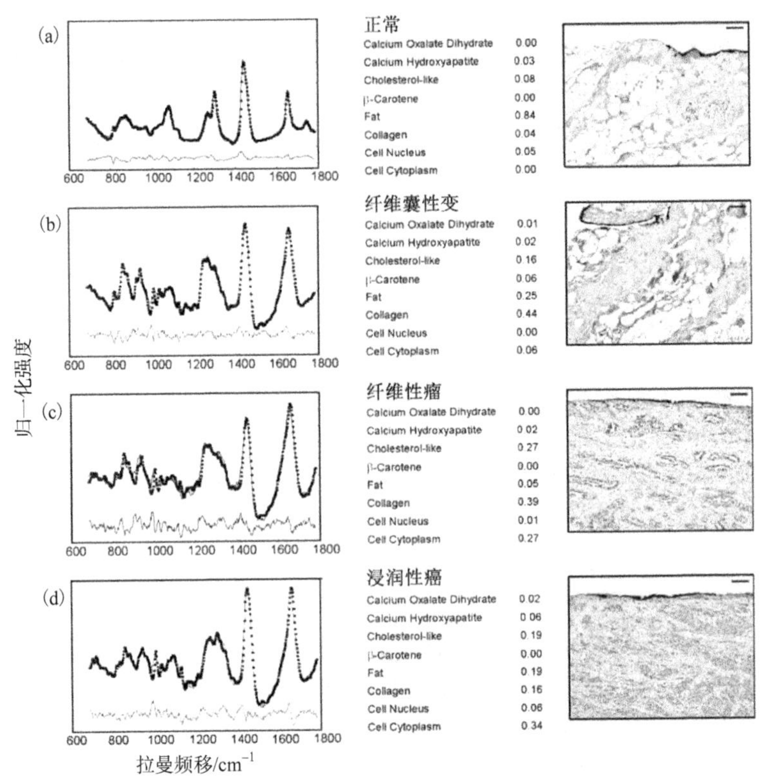

图 7.3　应用 Raman 光谱学诊断乳腺癌研究

7.1.2　OCT 成像与 DOT 成像

光学成像技术探测感兴趣目标组织在某种光波波长下的二维甚至三维光学及生理参数的改变，进而重建组织的某一个横断面甚至整个三维空间的光学或生理参数图像。

光学相干层析成像(optical coherence tomography，OCT)采用适当的滤波或选通技术，区分组织中的早期到达光与漫射光。早期到达光在组织中近似地呈直线传播，它携带了较好的空间分辨和对比度分辨的信息。因此，OCT 技术发展的关键是从组织中提取早期到达光，而且信号应具有较高的信噪比。随着组织光传输模型理论和超快光学检测技术的进步，扩散光学层析成像(diffuse optical tomography，DOT)方法应运而生。针对不同的目标尺度和分辨率要求，OCT 和 DOT 代表了当前生物组织光学成像研究的两个基本方向。OCT 可实现浅层的高分辨率显微结构层析成像，提供了介于激光共聚焦显微成像和高频超声成像之间的补充模式；DOT 技术则利用扩散光在组织中的相对穿透深度，可实现器官级的临床诊断用层析成像，形成了基于组织重要生化成分的无创功能检测新模式。从一定意义上说，OCT 和 DOT 技术构成了下一代医学成像模态的研究焦点。

1. 光学相干层析成像

OCT 成像系统主要由低相干光源、光纤迈克尔逊干涉仪和光电探测器等组成。光源一般选用低相干光源或飞秒激光光源。光源发出的低相干光经过光纤耦合器后被均匀地分成两束，分别照射在样品臂的样品上和参考臂上的反光镜上。参考臂上的反光镜反射回来的参考光和样品臂上被样品背景反射回来的信号光之间形成一定的光程差，当光程差处在光源的一个相干长度范围内时，这两束光将产生相干信号，而这种相干信号携带了一定的样品组织信息。利用光电探测器接收这种干涉信号，再经过信号放大、滤波、信号采集与处理，最后在计算机上呈现清晰的图像(图 7.4)。

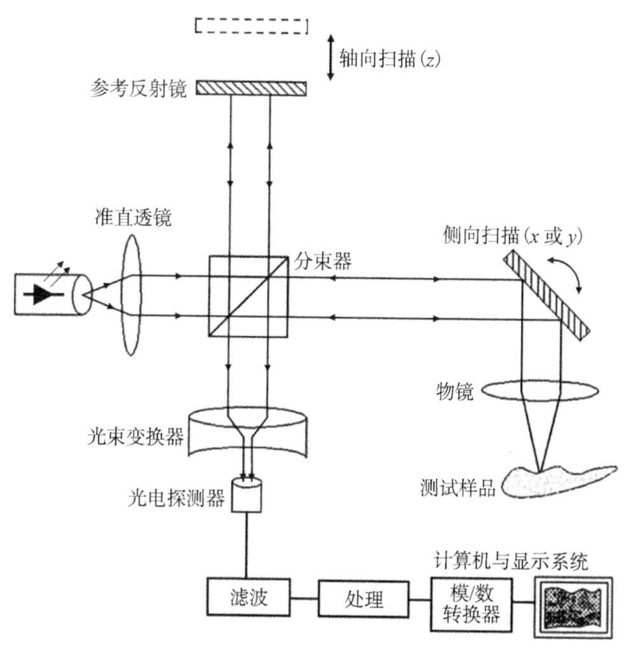

图 7.4　OCT 原理框图

OCT 技术的临床应用首先在眼科医学领域进行。常规检查方法不能探测眼底组织的细微变化，而 OCT 具有较高的纵向分辨率，可以测定视神经纤维的厚度、测量视网膜结构、拍摄黄斑疾病、诊断和监测视网膜疾病等(图 7.5，彩图 16)，并且 OCT 比超声波、核磁共振及 X 射线更加安全。近年来，OCT 已经发展了一系列成熟的技术，在基础医学研究和其他疾病诊断方面的应用价值正日益显现。例如，应用 OCT 技术对大鼠乙酸胃溃疡模型的愈合过程进行的研究，探讨了光学层析成像技术在消化性溃疡疾病中的诊断价值及其意义。实验中首先建立大鼠胃溃疡模型，应用 OCT 系统对模型复制后的不同时期进行扫描，观察其在自然愈合过程中溃疡组织的变化情况，并且对其图像进行比较分析。利用 OCT 技术能够很准确地区别正常和非正常的胃组织，并且能够区分不同的愈合时期胃溃疡组织的图像，以及对病变组织进行一定深度的扫描。

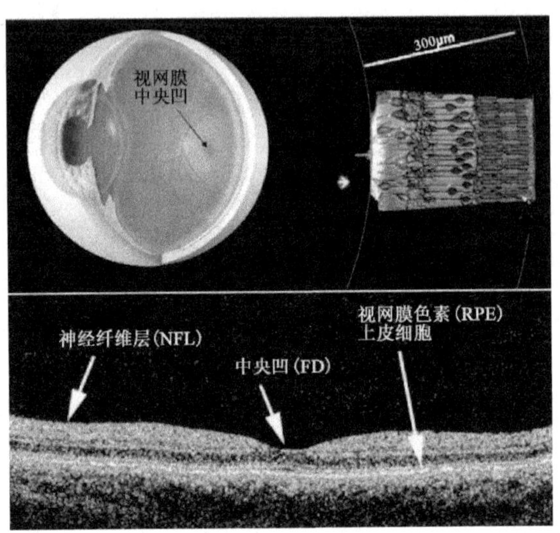

图 7.5　OCT 测量视网膜结构

目前 OCT 成像技术在临床应用上所面临的主要问题是成像速度和探测深度。OCT 成像速度较慢，因此尚不能实现对大区域生物组织的成像；OCT 探测深度小，因此对于深层组织的病变诊断存在困难。而解决上述问题也成为当前 OCT 技术发展的主流方向。

2. 扩散光学层析成像

要实现对高散射的器官组织厘米级厚度的探测，必须利用扩散光所携带的信息。DOT 技术又称光学 CT，利用光对人体组织血氧变化的高度灵敏性，提供反映组织生化功能信息的全无损检测方案。该技术被认为是对发展已相对成熟的组织扩散光谱技术 (diffuse optical spectroscopy，DOS) 的一个重要扩展。

DOT 采用 650~1000nm 的近红外 (NIR) 光，以 1~5mm 的分辨率产生深度可达约 10cm 组织的定量功能图像。在这种扩散机制中，组织吸收长度约为 10cm，而散射长度为 20~40μm。在这些条件下，多重散射在光的传播时占主导地位并可以建模为一个扩散过程，其中光子的行为如同随机粒子。使用空间或时间调制光子迁移 (spatially-or temporally-modulated photon migration) 技术，通过从散射中分离光吸收可获得定量的组织测量结论。该过程是以光吸收事件的物理原理为基础的，与光散射相比较可能较少地出现，它们是分子间相互作用的结果。利用定量的吸收与散射测量，可以分别确定组织分子组成，包括含氧和脱氧血红蛋白浓度、水、血脂及外源性分子探针等。近年的研究成果表明，近红外扩散光学检测技术具有很大的临床应用潜力，重要应用包括乳腺肿瘤早期诊断、新生儿脑发育监护、脑功能成像和光动力疗法反应信息获取等诸多领域。在这些领域，虽然有现成可用的成像模态，但也常受到安全性、特异性及环境适应性等多方面的制约，或是尚无有效的检测方法。DOT 作为一种基于组织体生化功能信息的无创检测技术，则可能提供医学诊断应用的最为有效的解决方案。可以预见，以 DOT 为代表的光学 CT 技术将逐渐成熟并进入正式临床应用阶段，成为现有医学成像技术的一个重要补充。

根据测量时激励光源的不同，DOT 通常分为时域(time-domain，TD)、频域(frequency-domain，FD)和稳态域(steady-state-domain，SSD)三种测量模式。

(1) 时域 DOT 系统

在时域分析方法中，用一个超短激光脉冲作为探针信号。通过组织传播的光作为时间的函数被记录下来。与输入脉冲相比，传输的脉冲通常表现为扩张，并具有较低的峰值强度。达到最大响应函数的时间表达了光子的平均路径长度。散射系数越高，平均路径长度越长，而且达到的最大值越靠后。响应曲线斜率的下降量给出了关于吸收系数的信息，吸收系数越高，斜率越是陡峭。

时域 DOT 中获得时间分辨最常用的技术是时间相关的单光子计数。图 7.6 显示了这种类型测量的基本组成。通常光源是由皮秒(picosecond)光脉冲发生器驱动的激光二极管，在 10~50ps 持续时间(半峰值宽度)内以 1~50MHz 重复频率发射光脉冲，峰值功率达到 100mW 附近。一般情况下，使用的波长为 780~830nm。通过光纤将光引导到组织上的不同位置。光纤收集重新发射的光子并将它们导入微通道光电倍增管(MCP-PMT)。MCP-PMT 信号经由放大器和衰减器输入到一个恒定系数鉴别器(CFD)。CFD 的输出作为一个“开始计数”的信号馈入至时间幅度转换器(TAC)。TAC 的输出通过脉冲幅度分析器(PHA)作为一个离散事件被计数和累积，直到峰计数达到 10^5~10^6 为止。获得的时间响应曲线然后存储到电脑中。通过相对于彼此之间直接放置探测器和光源纤维，对度量前后的仪器函数进行测量，并对测量结果解卷积，以获得校正的随时间变化的响应函数。

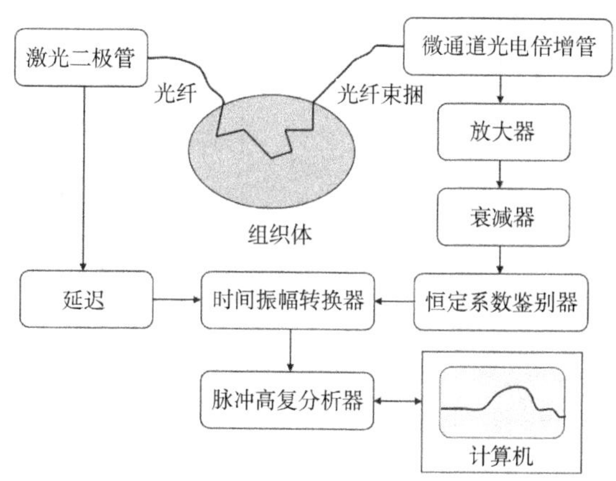

图 7.6　时域 DOT 系统

(2) 频域 DOT 系统

如图 7.7 所示，一个频域 DOT 系统基本上由 4 个部分组成：光源和强度调制；从二极管到组织的光传输系统；光收集和探测；用于测量相移 Φ 和解调制 M 的互相关技术。

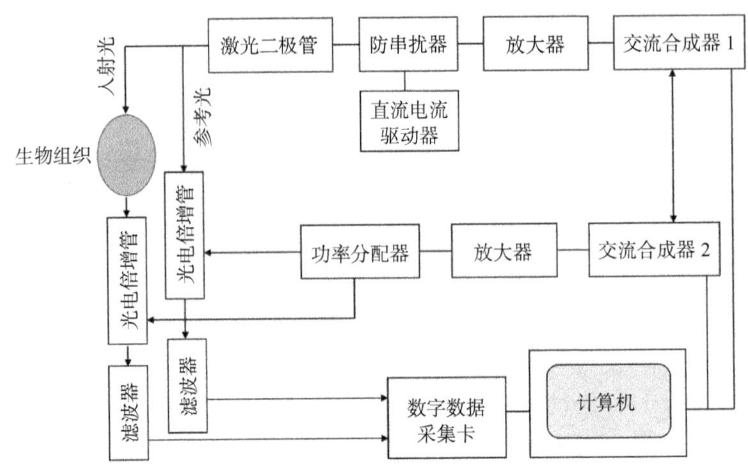

图 7.7　频域 DOT 系统

取代使用超短光脉冲，频域 DOT 系统使用正弦幅度调制光源，典型的调制频率为 100~1000MHz。强度调制光在组织内传播形成光子密度波(photon density wave, PDW)，测量参数是相对于入射光的光通过组织的相移(phase shift) Φ 和解调制 $M=(AC_o/DC_o)/(AC_i/DC_i)$，其中，$AC_i$ 和 DC_i 分别代表交流电流振幅和送入介质内光强的直流电流偏移量；AC_o 和 DC_o 分别是已经光穿越介质到达探测器后测量的交流电流振幅和直流电流偏移量。实际上频域 PDW 与时域点扩散函数(TPSF)互为傅里叶变换，即通过对所有频率的 Φ 和 M 进行测量，利用傅里叶反变换即可获得时域 TPSF 信号。频域 DOT 测量技术的优点在于它的简易性及更高的性价比硬件设计。

(3)稳态域 DOT 系统

稳态域 DOT 现在是所有临床装置中使用最广泛的系统。在 SSD 系统中，光源连续地发射光进入组织，然后测量投射光强度。图 7.8 给出了这种动态近红外光断层扫描(DYNOT)

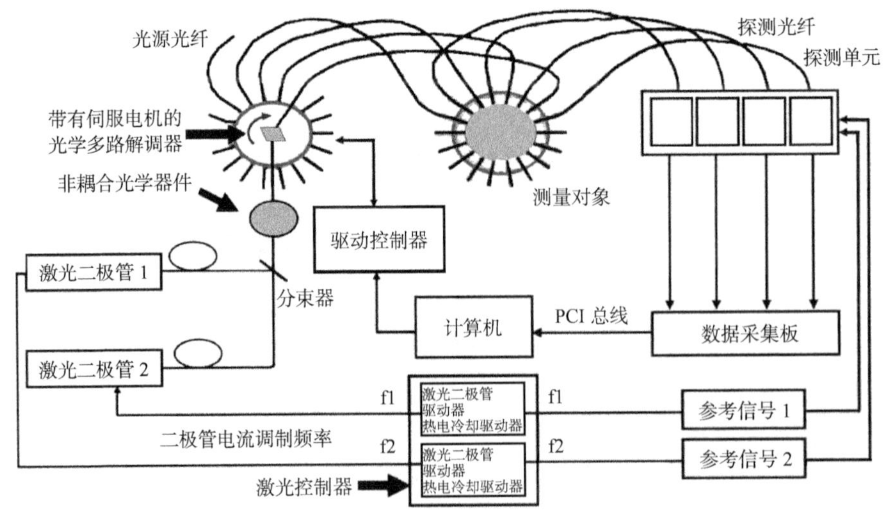

图 7.8　稳态域 DOT 系统

仪器的框图。在这个系统中，两个激光二极管提供 700~850nm 的两种波长。光顺序地耦合到 32 根不同的纤维束，这些纤维束将引入到待研究组织表面上的不同位置。利用光学多路解调器在不同的源位置之间进行快速切换，其中旋转的反射镜由微处理器控制的无刷直流伺服电机驱动。一个运动控制单元允许高达每秒 50 次的启停动作。每根探测器的纤维束终止在多通道检测单元的一个光电二极管上。该模块采用模拟信号调节硬件，例如，能够增加检测动态范围的可调增益级，4 个锁相放大器及采样和保持电路。这些调节手段对于提高信号质量和计时都是必需的。探测器通道的输出电压由数据采集板进行测量，数字化后存入计算机。发送到目标的光功率约为 10mW。可在约 0.5s 内获得一个完整的层析数据集。

3. 图像重建算法

(1)反投影方法

虽然已知光在生物介质中具有强烈的散射，光在光源与探测器之间不是以直线传播的。但这里仍然可以采用反投影算法实现图像重建。在这种情况下，介质表面上测量的光学信号采用基于扩散理论的解析表达就十分适合。因为扩散理论分别给出了有效吸收与转运散射系数 μ_a 和 μ_s'。类似于 X 射线断层成像的反投影算法，这些有效值被反投影到光源和探测器之间的直线或最有可能的路径上(可能是弯曲的)。这将获得研究介质的内部与空间相关的光学性质的分布关系图。假设光子通过组织内某个位置存在一个空间上的变化概率，那么这种方法并不是对反投影到直线上的一个概括而是涉及整个的体积。因此，根据概率的大小被研究组织的不同区域将会有不同的权重分配。

近年来，以反投影算法为基础的地形学方法(topographic method)已经得到了广泛的应用，尤其是在功能成像上。当各种方法与表面血管改变合起来时，地形学方法将皮层响应投射到一个二维表面图上。通常通过反投影测量对应的光源-探测器对之间的光强乘以适当的光程因子得到结果，进而获得沿路径的吸收系数的变化。在所有这些方法得到的结果中，非均匀性的位置常常能快速地得到恢复，并具有相对地较好精度。然而，吸收和散射的绝对值一般都未能以良好的准确度进行重建，而且分辨率比用下面将要介绍的迭代方法获得的结果要低。

(2)基于模型的迭代方法

如果应用基于模型的迭代图像重建算法(model-based iterative image reconstruction, MOBIIR)，可获得一个更精确的重建。迭代重建方案将较为费时，通常由三个部分组成(图7.9)。第一部分是一个前向模型，提供了一个基于系统参数(μ_a 和 μ_s' 的空间分布)假设的测量预测。第二部分，启动比较预测数据和测量数据的过程，产生被经常称为目标函数或基准的某种误差函数。第三部分是一个前向模型的更新系统参数的有效方式，该方式反过来提供了一组新的预测数据。

基于模型的光学断层成像算法近年来有了较大的发展，来自不同研究的代码的主要区别在于所使用的前向模型类型、更新方案类型及光学性质最初设定值进行多少次的迭代更新。

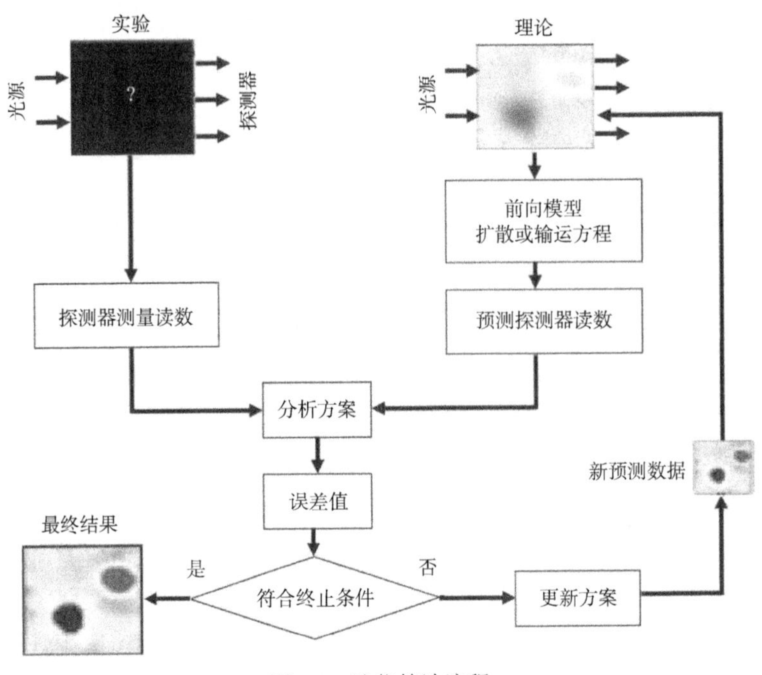

图 7.9　迭代算法流程

7.1.3　红外线成像

红外线，尤其是近红外线经过人体组织后会携带组织内主要吸收体的信息，并反映在光强、方向和相位等物理参数上。因此，通过测量经过组织的透射、反射或散射的红外线，可定量地研究人体的生理、病理状态。红外线成像(infrared imaging)是唯一的无源医学成像方式，利用的是人体自身产生的辐射能量，基于对体表温度空间分布的估计，目前只在特定的临床学科获得应用。

1. 红外线成像的物理原理

已知人体皮肤表面的辐射行为使用的波长为2~10μm，可近似为一种300k的黑体(热辐射系数-0.98~0.99)。温度在绝对零度以上的目标都会因自身的分子运动而辐射出红外能量，该能量的大小及分布与温度成正比。通过红外探测器将目标红外热辐射的功率信号转换成电信号后，经成像装置的放大处理输出信号就可完全对应地模拟扫描对象表面温度的空间分布，形成视频信号传至显示器上，得到与目标表面热分布相应的热像图(thermo image)。反过来说，有可能将获得的图像解释为体表温度，从而相应地定位热源，如血管或接近体表的病理组织(如水肿)区域。

热像图的获得依赖于对目标表面温度的测量及对温度空间分布的表达。这里主要介绍全辐射测温和比色测温两种温度采集方式。

(1) 全辐射测温原理

基于对目标发出的整个光谱范围内的全部辐射能量来测度目标的温度的方法，称为全辐射测温。

由斯蒂芬-波尔兹曼定律

$$M_T = \varepsilon\sigma T^4$$

可知，目标表面的辐射出射度 M_T 不仅取决于温度 T，而且还受到目标表面的发射率 ε 的影响。不同目标的发射率可能差异明显，因此仅通过单一地测量辐射出射度来代表测温显然是不充分的。修正原则是利用黑体定标。设黑体的温度为 T_b，对应的辐射出射度为

$$M_{bT} = \sigma T_b{}^4$$

如果测量目标与黑体两者的辐射出射度相同，则

$$\varepsilon\sigma T^4 = \sigma T_b^4$$

于是目标的辐射温度为

$$T = \frac{T_b}{\sqrt[4]{\varepsilon}}$$

公式表明，目标的发射率 ε 越小，则测得的辐射温度与真实温度相差越大。

(2) 比色测温原理

比色测温是通过测量目标的两个不同波长 λ_1、λ_2（或波段）的辐射亮度之比来测量目标的温度。由维恩定律，温度为 T_b 的黑体，对应于波长 λ_2 与 λ_2 的单色辐射亮度之比 R 由下式表示：

$$\begin{aligned} R = \frac{L_{\lambda_1}}{L_{\lambda_2}} &= \frac{(C_1/\pi)\lambda_1^{-5}\exp(-C_2/\lambda_1 T_b)^{-1}}{(C_1/\pi)\lambda_2^{-5}\exp(-C_2/\lambda_2 T_b)^{-1}} \\ &= \left(\frac{\lambda_2}{\lambda_1}\right)^5 \exp\left[\frac{C_2}{T_b}\left(\frac{1}{\lambda_2}-\frac{1}{\lambda_1}\right)\right] \end{aligned}$$

两边取对数，得

$$\ln R = 5\ln\frac{\lambda_2}{\lambda_1} + \frac{C_2}{T_b}\left(\frac{1}{\lambda_2}-\frac{1}{\lambda_1}\right)$$

令

$$A = 5\ln\frac{\lambda_2}{\lambda_1};\ B = C_2\left(\frac{1}{\lambda_2}-\frac{1}{\lambda_1}\right)$$

则有

$$\ln R = A + BT_B^{-1}$$

即波长确定后，就可以根据测得的 R 计算出黑体的温度 T_b：

$$T_b = \frac{B}{\ln R - A}$$

根据比色温度的概念，目标的实际温度 T 与黑体温度 T_b 的关系应为

$$\frac{1}{T} - \frac{1}{T_b} = \frac{\ln \dfrac{\varepsilon(\lambda_1, T)}{\varepsilon(\lambda_2, T)}}{C_2\left(\dfrac{1}{\lambda_2} - \dfrac{1}{\lambda_1}\right)}$$

式中，L_{λ_1}、L_{λ_2} 分别是波长为 λ_1、λ_2 的单色辐射亮度；C_1、C_2 分别是第一、第二辐射常数；$\varepsilon(\lambda_1,T)$、$\varepsilon(\lambda_2,T)$ 分别是波长为 λ_1、λ_2 时目标的单色发射率。因此，若已知 λ_1、λ_2、$\varepsilon(\lambda_1,T)$、$\varepsilon(\lambda_2,T)$ 并测得 T_b，则可根据以上公式求得目标的真实温度 T。

2. 影响温度测量的因素

但是由于较多因素及其组合的存在，如多源的影响、体外温度影响及体表温度的外部制冷不平衡、人体辐射的非兰伯特辐射特性、部分皮肤组织对于特定波长范围的短波极限的透明效应等，组织内的复合热传导会导致体表温度类型解读的困难与复杂程度。利用盲目反卷积和其他类似方法，试图获得更精确图像的努力并不是很成功，因此红外成像未能在临床医学获得较多应用。图 7.10(彩图 17)显示了红外成像在乳腺癌早期检测成像能力评估试验，由于体表温度较低，测得的差异也较小，因此还需要更敏感、更稳定的装置及更精确的室温调节环境。

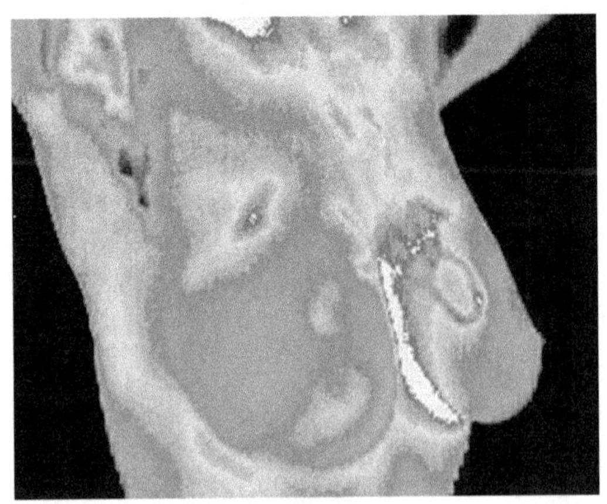

图 7.10　乳房红外成像检查

3. 红外线成像探头

红外探头通常是基于使用单探测器(如测辐射热型、半导体光阻型或光伏型探测器)

的扫描原理，配合振荡或旋转镜面或棱镜，在探测器前移动红外成像范围以覆盖全视野形成二维图像。这些系统常需要通过如液氮进行高强度制冷。单探测器探头的优势是易于校准，以及基于已知参考辐射体进行比较测量以获得绝对红外辐射值评估的能力。另外，如果使用半导体探测器的集成线路就只需要一维扫描。最新的红外摄像机使用二维集成的区域探测器(320~240 像素)，从而实现了几乎与可见光设备同等程度的灵活性，尽管由于光学系统性能和较低的像素数，该系统的分辨率还较低。成像系统的基本参数，除了空间分辨率，还有光谱灵敏度和温度分辨率，它们应该由制造商用特定的技术参数保证，或者在对测得的图像数据进行任何解释或分析之前就需要首先通过实验予以确立。

4. 红外线成像的医学应用

当人体某处存在疾患或功能发生改变时，该处血流和细胞代谢会发生变化，导致局部温度改变，表现为温度偏高或偏低。如果全身或局部的温度偏离正常，可能提示存在疾病或损伤。

作为一种新的图像诊断技术，红外成像目前在以下的临床专科已经获得了积极的应用。例如，对乳腺癌的早期诊断、伤口愈合的红外观察、风湿性关节炎和发病状况的诊断、牙科治疗初步研究、耳鼻喉疾病的诊断、胸部肿块的红外诊断等。

7.2　激光扫描共聚焦成像

细胞与组织具有三维结构，在使用荧光显微成像系统观察样品时，观察者所看到的位于焦平面的图像不仅含有来自焦平面的样品结构信息，而且还包括了位于焦平面上下的样品结构对成像的贡献。这些非焦平面上样品结构信息的存在，影响了对样品光学成像细节的理解，当样品较厚时尤甚。利用激光扫描共聚焦显微镜(laser scanning confocal microscope，LSCM)可以解决较厚样品成像的有关问题，使得在不需要制备样品物理切片的前提下，仅利用光学切片就能够获得厚样品中结构的清晰图像，而且还能通过三维重建建立厚样品的立体图像。

7.2.1　厚生物样品观察遇到的问题

共聚焦方法的关键是使用了空间滤波技术以消除样品中与共聚焦平面靠得非常近的上下结构产生的光线的干扰。图 7.11 描绘了通过普通显微成像系统与共聚焦成像系统观察一个厚生物样品时的成像性质的差别。用前者观察时，处在焦平面上的清晰结构与处在样品不同深度的模糊结构都出现在同一幅图像上；而后者由于采用了点照明和点检测成像方式，因此在共聚焦成像系统中只能看到样品中位于一个薄层共焦平面上的结构。显然，共聚焦图像的分辨率和信噪比要高于标准宽野荧光显微图像，而且具备了控制视场深度的能力，能够消除和减少导致图像退化的来自非共焦平面的背景信息，并能实现对厚样品的连续光学切片。

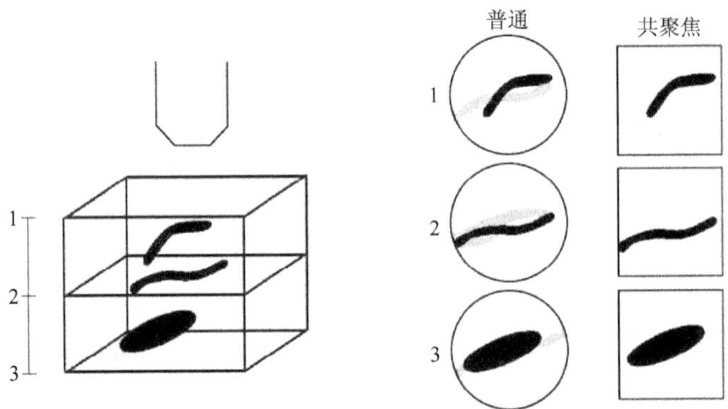

图 7.11 两种显微技术对厚样品成像的差异

7.2.2 激光扫描共聚焦成像原理及系统结构

激光扫描共聚焦成像原理如图 7.12 所示。激光源发射出激光，经过照明针孔形成点光源，利用激发滤片按照波长进行分离，激光以不同的角度入射至二色分光镜，反射后的激光经物镜聚焦于样品的焦平面上，其上受激发的点发射的荧光再次由物镜会聚并经二色分光镜选通，然后穿过探测针孔到达光电探测器，获得与荧光强度成正比关系的电信号。通过光学扫描系统实现对样品中某个共焦平面上的所有荧光点的采集。虽然不在焦平面上的样品也会受激发产生荧光，但由于探测针孔的空间定位作用，所以无法到达光电探测器而形成电信号。这种技术可以深入到样品内部并具体到某一个层面，对于观察较厚的生物样品显得尤为合适。

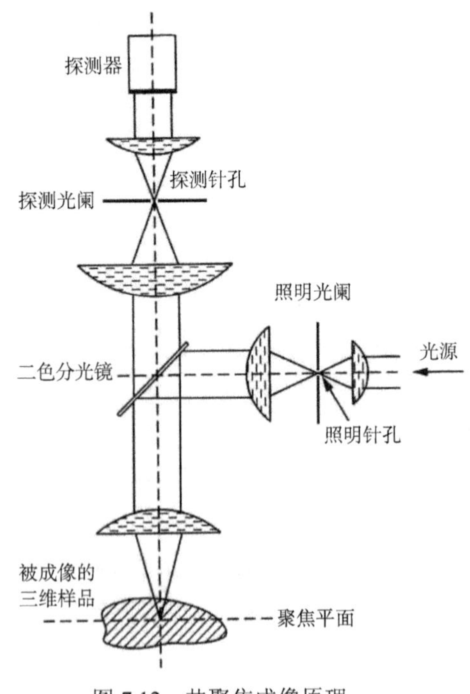

图 7.12 共聚焦成像原理

激光扫描共聚焦成像采用共轭焦点技术，使光源、样品扫描层面、探测器处在彼此对应的共轭位置，照明针孔和探测针孔具有共同的焦平面，这就是“共聚焦”的真正含义(图 7.13)。当载物台沿与样品断层垂直的方向做微距移动时，系统就会连续获得不同层面的共聚焦图像，利用图像三维重建算法，对存储在计算机中的序列断层图像进行重建，便可获得样品真实的三维结构显示。

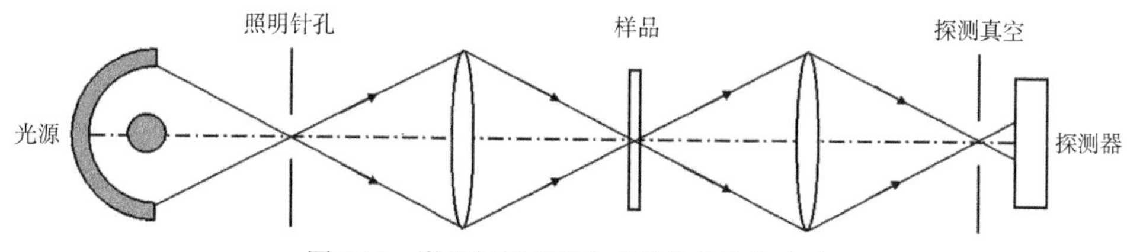

图 7.13　激光扫描共聚焦成像的共聚焦光路

共聚焦扫描方式与共聚焦成像系统相关的其他技术在近年有了快速的发展。这些相关技术主要包括稳定的多波长激光器提供亮度更大的点光源、高灵敏度的光电检测器、高性能的个人计算机及功能强大的图像处理与分析软件、高分辨率图像显示技术及数码打印技术及亮度更大、更稳定的荧光探针等。典型的激光扫描共聚焦成像系统主要由激光光源、扫描单元、荧光显微镜、数字图像处理系统及计算机控制系统组成(图 7.14)。

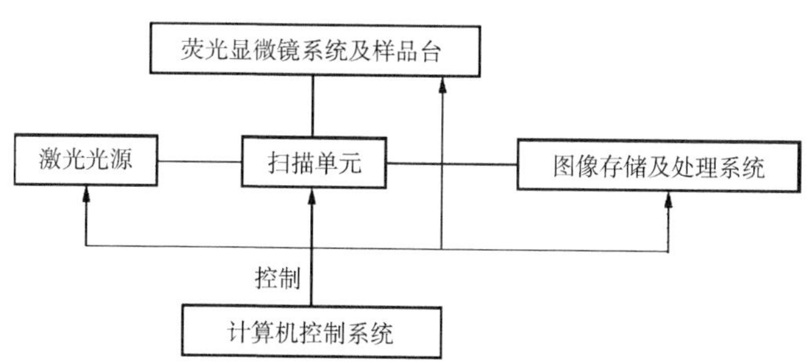

图 7.14　典型的激光扫描共聚焦成像系统

7.2.3　激光扫描共聚焦成像的主要应用

激光扫描共聚焦成像系统是在荧光显微镜成像的基础上加装激光扫描装置，使用紫外光或可见光激发荧光探针，利用计算机进行图像处理，从而得到细胞或组织内部微细结构的荧光图像。利用该系统的高灵敏度、高分辨率、高放大倍数特性，可以在亚细胞水平上开展动态研究，检测细胞生物质和离子通道的变化，观察细胞在生理、病理和药理情况下对外界因素作用的快速反应，进行定性、定量、定时和定位的分析测量。

1. 细胞定量荧光测定

激光扫描共聚焦成像系统克服了普通荧光显微镜只能测定细胞内的荧光总量的缺陷，以激光为光源，借助光学切片功能，可以测量样品深层的荧光分布及细胞光学切片的生物化学特性的变化，具有非常好的重复性。利用激光扫描共聚焦成像系统进行活细胞的定量分析，可测定细胞内溶酶体、线粒体、DNA 含量、RNA 含量、酶及结构性蛋白质等物质含量和分布。细胞定量荧光测定可选用单荧光、双荧光方式，能自动测定细胞面积、平均荧光强度、积分荧光强度及形状因子等多种参数。

2. 细胞内钙离子 pH 和其他离子的动态分析

由于细胞内钙离子为传递信息的第二信使，对细胞生长分化起着重要作用，所以通过特异性的荧光探针，对细胞内钙离子和其他离子及 pH 等做荧光标记，并进行比率值和浓度梯度变化测定，具有非常重要的研究意义。激光扫描共聚焦显微镜通过单标记或双标记方法，对细胞内钙离子和其他离子的荧光强度和分布所做的精确测定，其测定样品可达到毫秒级的快速变化。利用时间坐标，激光扫描共聚焦成像系统可进行细胞内离子的扩散速率的测定，实现对细胞内离子响应肿瘤启动因子、生长因子等刺激的过程的动态分析

3. 细胞胞间通信和膜的流动性

缝隙连接介导的细胞间通信(gap-junctional intercellular communication，GJIC)在维持细胞间信息的传递，调节细胞增殖、分化及维持组织内环境的稳态等过程中起着十分重要的作用。目前，荧光光漂白恢复(fluorescence redistribution after photobleaching，FRAP)技术能够借助高强度的脉冲式激光照射细胞的某一区域，造成该区域荧光分子的光淬灭，再用低强度激光扫描，可通过检测该区域周围的非淬灭荧光分子向受照射区域扩散的速率来研究细胞间缝隙连接通信。利用具备 FRAP 技术要求的所有软硬件配置的激光扫描共聚焦成像系统，可以定量地检测细胞间通讯的功能，为研究缝隙连接介导的细胞间通讯提供有效手段。

4. 细胞及组织的三维重建

由于激光扫描共聚焦成像系统的横向分辨率高，且具备纵向分辨率，可对细胞及组织进行非损伤的光学切片，获得样品的系列光学切片及样品中不同深度、不同层面的信息，通过三维重建和显示功能，可以准确观察特异生物分子的空间作用位点及不规则细胞的形态特征，深入地了解细胞结构之间的空间关系、细胞基本结构与靶分子(基因或蛋白质)之间的空间关系。

7.3 电子显微镜成像

光学显微镜的发展最终囿于可见光的波长而无法进一步提高空间分辨率。而电子显微镜(electron microscope，EM)的信息载体是具有实际能量的电子，其有效波长可达到 10^{-9} m。因此，电子成像理论上可以实现更高的空间分辨率。应该提到的是，EM 也常用于光学显微镜分辨率就已足够的低倍率应用领域，除了不同成像参数的可选性，其无可比拟的焦点深度也是受到青睐的原因之一。

电子显微镜有两种不同的形式：透射型电子显微镜(transmission EM，TEM)和扫描

型电子显微镜(scanning EM，SCM)。TEM 适用于非常薄的相对于电子束透明或半透明的样本；而 SEM 主要对任意厚度的不透明样本表面进行分析。TEM 显示透过样本后的电子束所携带的信息，而 SEM 根据电子束与样品表面的相互作用的不同结果实现探测和分析。

透射原理使得电子透镜系统可以一次照射整个视野，并直接形成放大的电子图像，进而转换成有形的图像或图像数据。另外，SEM 与样本相互作用的结果不能被直接聚焦和投射。因此，成像时必须以高度聚焦的(点)电子束扫描物体表面，进而连续地探测相互作用的结果。应注意的是，扫描原理也可用在 TEM 上，甚至还有一些测量方面的优势。

7.3.1　样本中的散射现象

当电子穿过样本体积内时，它们受到物质的作用并发生散射。可将散射事件分为两种基本类型：弹性散射和非弹性散射。

1. 弹性散射

弹性散射的特点是电子能量损失相对较低。电子原路径和与其相互作用的原子间的距离不同会形成不同的作用机制，因此电子的散射程度有所不同。卢瑟福散射导致很大的散射角度，有的电子甚至会背向散射(这对 SEM 较重要)。虽然 TEM 在很大程度上失去了背向散射电子，但大多数电子的路径离原子足够远，从而可以小的散射角前向散射。基于不同的物镜孔径，这些电子在 TEM 中的作用也不尽相同。

2. 非弹性散射

非弹性散射是入射电子与目标原子相互作用时涉及电子壳层的结果。当目标原子的一个内壳层电子(核心电子)被击出并取得几十电子伏特或几百电子伏特的能量，入射电子就失去相应的能量并轻微地散射(<1°)。事件导致随之而来的重组，会产生 X 射线光子，其波长标示了物质的特性；或者也可能产生一个电子(即俄歇电子)，并由物质中逃逸出去。与原子外壳层电子(导带电子)的相互作用只会降低入射电子的很少能量，相应的散射角度也比较小(<0.1°)。外壳层的电子可获取最多数十电子伏特的能量从而成为自由电子，再从样本物质中发射出去而成为二次电子(SEM 中最重要)。非弹性散射电子会显著地影响通过样本后由 TEM 处理的电子束，因为它们的散射角度包含在投影系统可接受的范围内。

散射现象导致样本材料中的电子平均自由行程较短。因此，在 TEM 中样本的厚度必须相应地小，以使大多数的电子能够通过。同样的原因，空气中的自由行程较短，导致电镜系统要求具有良好的真空度，自然这会对生物制品等样本产生一些不利的影响。

7.3.2　透射电子显微镜

TEM 的结构示意图如图 7.15 所示。电子枪产生电子并由电压通常为 50~150kV 的高压进行加速，因此电子可获得 10^2~10^6eV 的相应的能量。电子枪产生的电子束由采用电磁透镜的聚光镜进行会聚准直，从而提供了一个理想的样本照明常量。电镜中高压范围的上下限根据不同的要求会有所变化，如高分辨率电镜会使用高达 3MV 的电压，而主要是在 SEM 中也可能会使用几百伏的低电压。

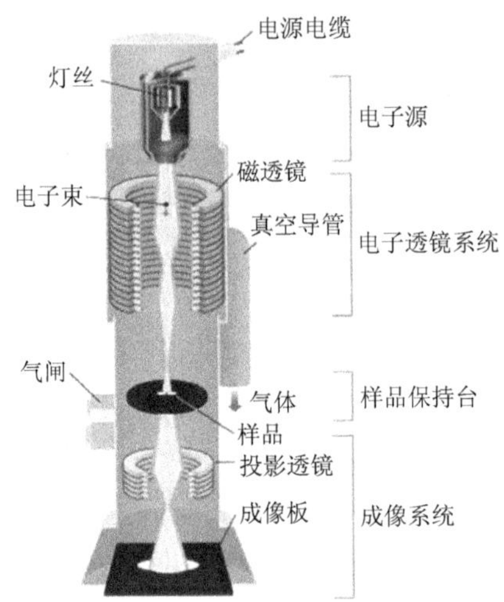

图 7.15　TEM 基本结构

入射电子束在通过样本时会受到样品物质的影响，这从粒子物理的角度可被描述为单个电子的散射，使通过样本后输出的电子束包含不同方向不同速度的电子。这些分散的电子能否在随后的投影系统中被利用，取决于其在不同投影透镜孔径下的散射角。磁透镜的大孔径会导致过大的畸变，通常其孔径值都比较低，在 0.3~1.5°(5×10^{-3}~25×10^{-3} 弧度)，因此只有低于这一角度的散射电子能被处理，其他的则被置于透镜后焦平面的光栅阻隔。图像的对比度可被解释为样本局部散射不同导致的因限制光栅阻隔而引起的不同程度的电子丢失(散射对比)。

同样的现象也可以使用波动的观点来解释。入射电子束可被视为平面波，受到样本影响而改变其局部的强度和相位，进而在样本输出平面形成(复数值)图像。根据惠更斯原理，波阵面上的每一个点会变成一个新的波源，进而转移到物镜的其他焦平面上，并与其他基波相干涉，从而产生傅里叶变换图像。这个二维谱函数进一步被成像系统处理产生最终的输出图像。由此可知，图像的对比度可归结到依赖于相位关系的波的干涉(可以证明，相位对比度依赖于某些投影的散焦)。通过改变投影系统的聚焦，无论是描述图像的形成还是谱函数的实现均可在输出平面上得到，其衍射图案可提供样本的三维空间结构信息，特别对透明样本更能获得丰富的信息。

加速电子的波函数的等效波长为

$$\lambda=\frac{h}{\sqrt{2vem_0\left(\dfrac{ve}{2m_0c}+1\right)}}\approx\frac{1.2261\times10^{-9}}{\sqrt{v}}(\text{m})$$

式中，h 是普朗克常数；v 是加速电压，单位为伏特(V)；e 是电子电荷，单位为库仑(C)；

m_0是电子的静止质量，单位为千克(kg)；而c是光速，单位为米/秒(m/s)；第二项表达式则是非相对论的速度近似值(加速电压约 100kV)。标准 100kV 时波长非常短，约 0.004nm，加速电压为 500V 时也依然大约有 0.06nm。但这并不代表分辨率的极限。由于 TEM 成像存在的许多缺陷，实际上分辨率要更差一些。这些缺陷主要是透镜像差(即球面像差)及由此导致的对透镜孔径的限制，这两者都对成像的非点源的点扩散函数(PSF)有影响。特别地，因物镜有限孔径α(弧度)的衍射导致的分辨率极限可以用衍射图的有效直径d进行描述

$$d=\frac{0.61\lambda}{\sin\alpha}$$

由以上公式可知，若$\alpha=5\times10^{-3}$弧度，100kV 加速电压时d约为 0.5nm；500V 电压时则d约等于 7nm。必须考虑到联合分辨率极限现象，同时还应使用某种逆向滤波方法对后处理进行部分补偿。

另外，小孔径提供了一个与分辨率极限R有关的出色的聚焦深度D

$$D=\frac{R}{\mathrm{tg}\alpha}$$

作为一个经验法则，可以认为电子显微镜的焦深的深度一般与图像的宽度差不多。

以上所描述的是被称为电镜明场成像[图 7.16(a)]的标准模式。相应的互补模式称为暗场成像，主要是基于更大散射角的电子，同时小角度的散射电子被阻隔。识别大、小散射角的电子由一个更宽但中间不透明的光阑来实现[图 7.16(b)]。另外一种模式可提供额外的信息，如强调高度散射的区域。

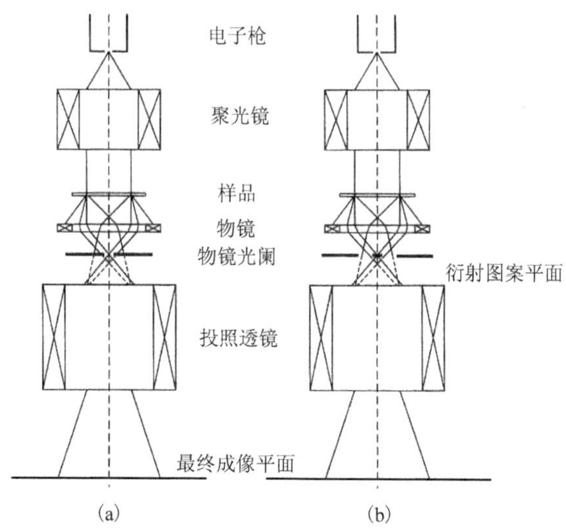

图 7.16 TEM 的两种成像模式

(a)明场成像；(b)暗场成像

TEM 的输出图像早先是利用荧光屏或感光乳剂介质实现可视化的，目前可以直接经半导体光学探测器阵列(CCD 型或 MOS 型)进行离散化，具有约 10^5 的相当大的动态范

围。传感器的输入平面与有害电子束图像的分离通过闪烁发光层实现，该层将电子能量转换成光子。但由于存在光的侧向泄漏，实际上部分降低了分辨率。嵌入式(或外置式)A/D 转换器提供可用标准矩阵形式存储的数据。

7.3.3　扫描电子显微镜

图 7.17 描绘了一个 SEM 的基本结构。该电子枪提供能量在 10~50keV 的加速电子，然后再由聚光镜系统聚焦至对象(样本)平面。聚焦电子束的一个重要属性是收敛角非常小(约 1mrad=0.05°等级)，在轴向深度(约 100 倍电子束直径或更大)的一个相对大范围内，侧向电子束宽度几乎一直保持很窄(1~3nm)的状态。电子束聚焦能力至关重要，因为它决定了分辨率和显微镜的焦深。

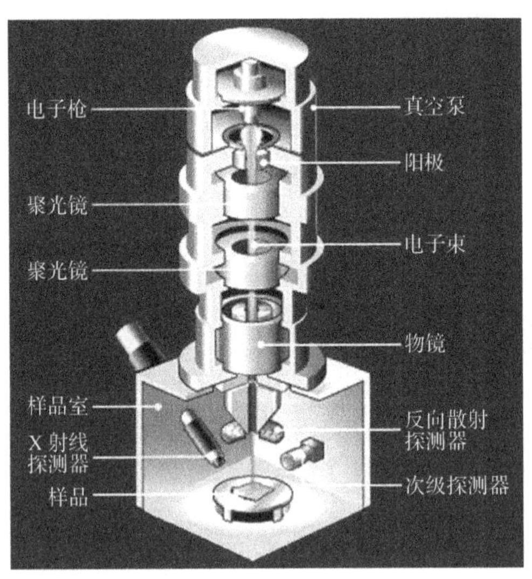

图 7.17　SEM 基本结构

偏转线圈的辅助磁场实现电子束的偏转，它提供了样本表面所选区域的二维扫描，常用矩形逐行扫描方式(一行接着一行地扫描整个视场，扫描线有数百条，每次行扫描含多至 1000 个点)。瞬时响应由置于样本上方的探测器测量，从而描述一个微小的样本面积，也就是正好受到照射的点，大约等于电子束的横截面尺寸。由此可以用所选参数顺序地采集数据，同时还必须与偏转线圈中的电流同步。由于次级和三级效应，上述普通型 SEM 会受到照射点外甚至是样本外的次级电子和背向散射电子的高背景噪声干扰。改进的方法是将样本放置在浸入式透镜的电极片之间，而探测器位于透镜上方的位置。

如上所述，探测到的量可能是次级电子，形成次级电子成像(SEI)；或背向散射电子，形成背向散射电子成像(BEI)；或 X 射线光子(有可能利用能量甄别手段，基于标识辐射的谱分析测定化学元素)的计数率。其他不太经常使用的量有俄歇电子率、光电效应，或流经样本的结果电流。由这些数据重建的图像在很大程度上取决于成像参数的类型，不仅涉及图像的外貌(对比度)，还影响到侧向 (x,y) 分辨率和结果空间(深度)解读。最后需要指出：不同的测量值描述属于同一照射点的不同大小的区域。如图 7.18 所示，次级电子成像(SEI)或俄歇电子成像可获得最好的侧向分辨率(可达纳米单位)，这两者在样本量的有效深度上并不相同。背向散射电子(BEI)模式的特点是大大地增加激活的样本容积的广度(可达微米单位)和深度，限制了侧向分辨率，同时也描述了亚表面结构。进一步深层的是产生特征 X 射线的有效样本容积，而韧致辐射依然来源于更深层结构。解读所获得的图像时应考虑这些事实。

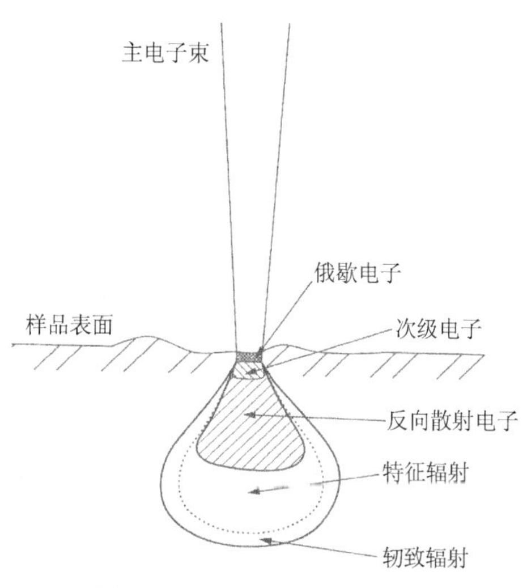

图 7.18　SEM 样品容积的范围

电子闪烁探测器都能应用于 SEI 和 BEI 模式，模式的选择由探测器输入窗口的可选电位决定。但高能量的背向散射电子也可能被半导体探测器独立地检测出来。X 射线光子探测器应具备波长识别能力，无论是基于较低的判别但更快的能量色散 X 射线分析(EDX)，即脉冲幅值的检测、分类；还是基于合适晶体及随后置于不同位置计数探测器的 X 射线衍射分析，更灵敏的则是波能量色散分析(WDX)。

使用薄金属涂层(1~2nm)可将有效容积局限于样品表面，并防止老化充电效应，特别是在低原子序数和低导电的样品上，能更好地定义样本容积的范围。这是 EM 样品制备的一般方法，也许还要包括去污、上光和干燥等。

电镜图像可能会含有较多噪声，尤其是当使用窄束斑点和低电流或 SEM 中的快速扫描时，而图像平均方法可以用来提高信噪比。如果由成像时的任何不稳定因素导致序列图像未能很好地对准，则可能有必要启动图像配准过程。当对周期性结构成像时，有可能在单一图像帧中对周期性样品从头至尾地进行平均，为此需要单独的样品确认及利用相关分析进行配准。类似的和更复杂的任务是从两幅或更多图像对中产生差异图。当具体的电镜像差确定后便可尝试图像数据的复原，旨在改善分辨率和抑制噪声抑制，或者动态线性化、几何补偿等。在 TEM 中除采集原图像之外再得到其傅里叶变换(衍射模式)是很有用的，因为这会在某种意义上弥补可用信息且获得更满意的整复效果。

SEM 的一个主要功能是要实现样品三维信息的可视化。三维表面重建基于样品的一对(或一系列)图像，这些图像来自相对于光轴有着不同倾斜程度的样品。重建算法为每个(x,y)的像素提供了 z 坐标。某些样品在所使用的成像模式中也许可被视为(半)透明类型，逐渐倾斜的序列样品图像可被看成是一系列投影，可利用基于投影进行图像数据重建的方法获得样品完整的三维结构。

自然地，所有的图像增强方法，如对比度增强、假颜色再现、背景抑制等，以及图像分析程序，如分割、纹理分析、形态学变换、颗粒大小测定、计数、定方位等，都会在 EM 图像的处理与分析中经常使用。

7.4 电阻抗成像

电阻抗断层扫描(electrical impedance tomography，EIT)是通过对组织内反映导电能力的电导率$\sigma(x,y,z)$空间分布的测量，基于相应的快速重建算法重建目标内部结构与功能图像的一种技术。这种 EIT 图像不仅包含了丰富的解剖学信息，而且可以获得与组织和器官电特性相应的生理、病理状态及功能信息，在研究人体组织与器官功能变化和疾病诊断方面有重要的临床价值。

7.4.1 人体的阻抗特性

细胞是人体的基本构造单位。细胞被一层具有特殊结构和功能的细胞膜所包被，细胞膜的性质及其变化从细胞层次上反映了人体的生理、病理状态及变化。由于细胞膜的存在，人体组织的阻抗特性可由图 7.19 所示的等效电路表示。其中 R_0、R_1和 C 分别为细胞外液电阻、细胞内液电阻和细胞膜电容。相应的人体组织阻抗 Z 可由下式表示

$$Z = R_0 \mathbin{/\!/} (Z_C + R_1)$$

$$Z_C = \frac{1}{j\omega C}$$

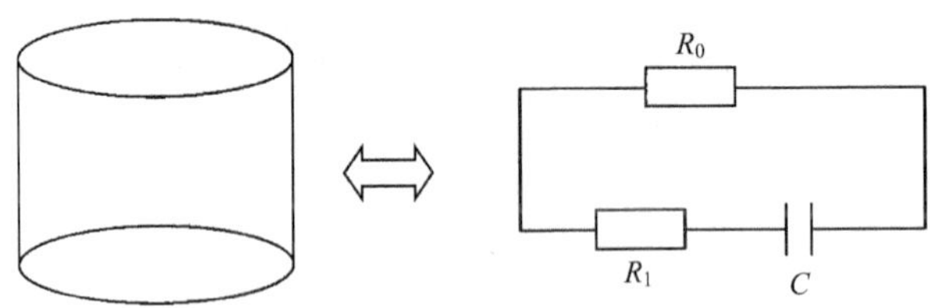

图 7.19 人体组织等效阻抗图

由于极化现象的干扰，测量不能用直流(DC)方法进行，所以测量的量是由使用交流(AC)方式在测量频率f下得到的与频率相关的阻抗 Z 衍生而来，而不是来自纯电阻 R。然而，由于测量过程中的杂散电容的原因，精确地测量 Z 的虚数部分是不可行的，故经常使用同步探测法得到其实数部分。由于复杂的导电机制，即使这些数值由电阻率$\rho = 1/\sigma$ 决定，仍与电导率本身一样是频率相关的。另外，已知的频率依赖性可能被利用进行多种测量，使测量误差得到部分的抑制。

身体的导电性通常定义为一个标量，认为任意方向的电流流动(或阻碍)相当，即各向同性的。这样的定义在组织的微观层面上可能是正确的，但并不适用 EIT 测量，因为

测量通常在宏观层面上进行，具有重要的各向异性。例如，肌肉纤维走行方向与其垂直方向上有着显着不同的电导率，形成了明显的差异。鉴于以上考虑，成像参数就不再是标量而是一个矢量。到目前为止这被视为一种限定，却具有进行改进以使用更复杂的测量方法提高图像诊断价值的潜力，可实现带有方向性的矢量值图像重建，并以伪彩色来表达方向性度数(彩色 EIT)。

7.4.2　电压测量与问题求解

电阻抗成像实现过程如图 7.20 所示。从中可以看出，EIT 技术主要的研究内容包括测量及其过程、正问题求解、反问题求解等。所谓正问题，是指已知电阻抗分布和激励电流(或电极上的电压)，求电极上的电压(或激励电流)；而反问题为已知激励电流和电极上的电压求电阻抗的分布。

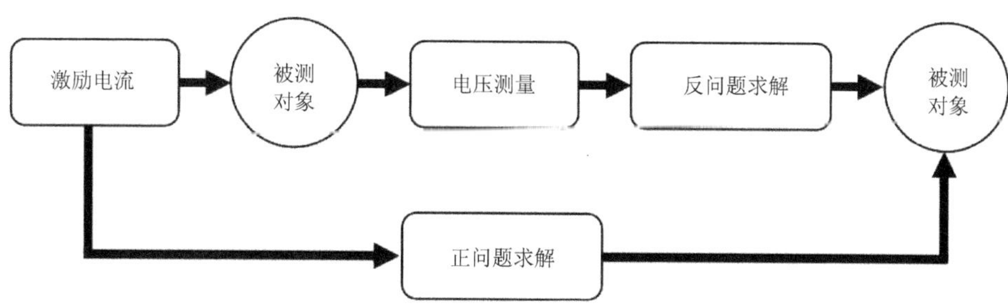

图 7.20　EIT 理论结构图

二维(断面)成像测量过程如图 7.21 所示。一组 N 个电极(通常是 $N=16$ 或 32)置于成像对象周围的边界。对其中一些电极来说一个最简单的例子是一对相邻电极连接上电源，引起测量对象内的电流。这反过来又产生了电势场 $\varphi(x,y,z)$。通过电极上的电压测量可以感应这种电势场的存在与变化。

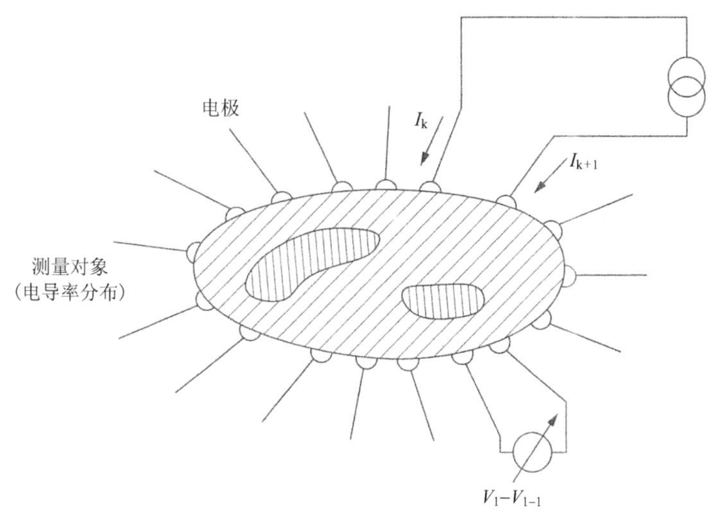

图 7.21　电压测量示意图

在一组电极上，一般定义外部控制输入电流的矢量为

$$\boldsymbol{I}=[I_1,I_2,\cdots,I_N]^T$$

很明显，有

$$\sum_{k=1}^{N} I_k=0$$

测量的电压矢量为

$$\boldsymbol{V}=[V_1,V_2,\cdots,V_N]^T$$

假设过程是线性的，得

$$\boldsymbol{V}=\mathbf{A}[\sigma(x,y,z)]\boldsymbol{I}$$

式中，$N\times N$ 矩阵 $\mathbf{A}$ 的元素由电导率分布确定。如同 $\sigma(x,y,z)$ 待确定一样，矩阵 $\mathbf{A}$ 最初也是未知的。为了确定 $\mathbf{A}$，必须在外部电源控制的不同电流模式下进行许多次的独立测量。当用 ($\boldsymbol{V}_n$、$\boldsymbol{I}_n$)，$n=1$，…，M 表示个体的测量对矢量时，方程 $\boldsymbol{V}=\mathbf{A}[\sigma(x,y,z)]\boldsymbol{I}$ 可扩展为线性方程系统

$$\bar{\bar{\boldsymbol{V}}}=\mathbf{A}[\sigma(x,y,z)]\bar{\bar{\boldsymbol{I}}},\ \bar{\bar{\boldsymbol{V}}}=[\boldsymbol{V}_1,\boldsymbol{V}_2,\cdots,\boldsymbol{V}_M],\ \bar{\bar{\boldsymbol{I}}}=[\boldsymbol{I}_1,\boldsymbol{I}_2,\cdots,\boldsymbol{I}_M]$$

因为测量并不能完全被看做是独立的，所以 M 必须足够高以利用伪反演（pseudoinversion）保证 $\mathbf{A}$ 有解。不过，即使很好地估计了 $\mathbf{A}$，推导相应的电导率 $\sigma(x,y,z)$ 分布的问题仍然存在。

电流密度分布 $i(x,y,z)$ 由偏微分方程组决定，关联了电势场 $\varphi(x,y,z)$ 与电流场

$$i(x,y,z)=\sigma(x,y,z)\mathrm{grad}\varphi(x,y,z)$$
$$\mathrm{div}\ i(x,y,z)=0$$

获得上述方程组的数值解，接着就可解所谓的正问题，即如果已知电导率分布和驱动电流，则可解得电流和电压分布。使用有限元方法，将空间分布离散为微小的空间元素指针 i,j（用于二维处理），每一个元素含一个常量 $\sigma_{i,j}$，进而构成矩阵 $\boldsymbol{\sigma}$，于是解决正问题就归结为寻找正向算子 F

$$\varphi(x,y,z)=\mathrm{F}\{\boldsymbol{I},\sigma\}$$

因此，可依据相对于参考电极的电势差确定一组电极电压，参考电极的电位被定义为 $\phi_0=0$。

已知 $\mathbf{I}$ 和 ϕ 求 σ 是一个反问题求解过程，无法直接求解，需要使用测量数据通过迭代过程来重建一个 $\sigma(x,y,z)$ 的合理近似数。算子 F 可以表示为矩阵形式

$$\boldsymbol{V}=\mathbf{B}(\boldsymbol{I},\sigma)\bar{\sigma}$$

式中，$\bar{\sigma}$ 是电导率值的向量(σ 的元素)；$\boldsymbol{V}$ 矢量的分量是 $V_i = \varphi_i - \varphi_0$。可以证明矩阵 **B** 的元素是依赖于电导率分布的，因此该方程显然是与 σ 值有关的非线性方程。这再次表明上述方程直接反演是不可能的。

测量得到配对的 $\boldsymbol{I}$ 和 $\boldsymbol{V}$，在某些先验估计值 $\bar{\sigma}_j$ 基础上，可由上述方程预测电压矢量 $\boldsymbol{V}_{\text{pred}}$ 并与测量值进行比较。得到误差矢量

$$\Delta\boldsymbol{V} = \boldsymbol{V} - \boldsymbol{V}_{\text{pred}}$$

基于矩阵 **B** 与的 $\bar{\sigma}$ 的敏感性，将其用于确定校正矢量 $\Delta\bar{\sigma}$ 的公式中，于是 $\bar{\sigma}$ 的新估计值为

$$\bar{\sigma}_{j+1} = \bar{\sigma}_j + \Delta\bar{\sigma}$$

重复使用所有测量数据进行连续迭代，直至校正值可忽略为止。在每次迭代步骤中，原则上都要解前面给出的偏微分方程系统，因此这个过程是相当复杂的。

7.4.3　电阻抗成像的医学应用

从理论角度看，电导率分布的信息有可能会为其他成像模态的诊断数据提供一个有益的补充。EIT 具有无损伤、低成本、操作简单和信息丰富等特点，在临床上可用于功能检测和图像监测[图 7.22(彩图 18)]。EIT 临床应用研究方面的一些新进展包括

1) 区域性肺通气不同兴趣区定义的比较；

2) 肺功能监测；

3) 心搏出量监测；

4) 多频电阻抗断层成像(MFEIT)能区别缺血性和出血性中风；

5) 癫痫发作期的神经成像；

6) 冷冻手术切除组织存活性检测。

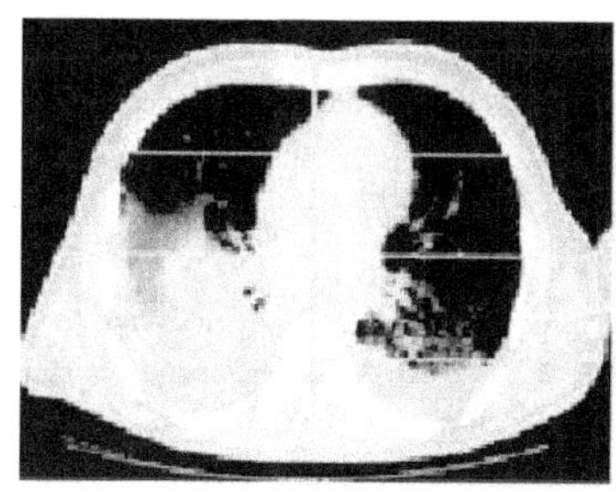
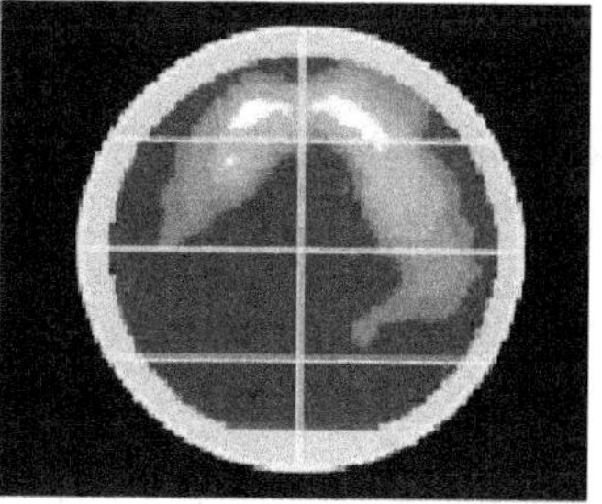

图 7.22　肺部 CT 图像与电阻抗图像

然而，迄今为止获得的 EIT 图像质量还不能令人满意，临床经验也不多。一个有前途的方法是前面提及的对两幅存在差异的电导图像实现的减影成像，这种差异或者是时间变化导致的(如通过呼吸)，或者是使用不同的测量频率形成的。在这种情况下，通过减去几乎相同的结果，可去除扰动现象的影响。三维 EIT 成像则代表了另一个可能的发展方向，虽然到目前为止，与二维 EIT 相比还更多的停留在实验阶段。

参 考 文 献

黄力宇. 医学成像的基本原理. 北京: 电子工业出版社, 2009.

刘德明. CT 扫描的剂量指数及有效剂量分析. 中国卫生工程学, 2008, 12(7): 337-341.

马静. 电阻抗断层成像技术的研究及软件实现. 南京理工大学学位论文, 2007: 6.

Rinck P A. 医学磁共振. 宋英儒, 译. 北京: 人民卫生出版社, 2007.

亓恒涛. CT 值线性的测量. 中华放射医学与防护杂志, 2007, 12(27): 587-588.

汤乐民. 生物科学图像处理与分析. 北京: 科学出版社, 2005.

王希明. 前列腺癌分子水平成像: MRSI. 国外医学临床放射学分册, 2005, 28(5): 340-343.

熊国欣. 核磁共振成像原理. 北京: 科学出版社, 2007.

徐可欣. 生物医学光子学. 北京: 科学出版社, 2007.

张东平. 一种基于 Grengeat 公式的锥束 CT 重建算法研究. 中国图像图形学报, 2008, 13(9): 1649-1654.

张泽宝. 医学影像物理学. 第二版. 北京：人民卫生出版社，2006.

Barrett J F, Keat N. Artifacts in CT: Recognition and avoidance. RadioGraphics, 2004, 24: 1679-1691.

Downey D B, Fenster A, Jacqueline C, et al. Clinical utility of three-dimensional US. RadioGraphics, 2000, 20(2): 559-571.

Fernand J J, Sorzano C O S, Marabini R, et al. Image processing and 3-D reconstruction in electron microscopy. IEEE Sig Proc Magazine, 2006, 5: 84-94.

Flohr T G, Schaller S, Stierstorfer K, et al. Multi-detector row CT systems and image reconstruction techniques. Radiology, 2005, 235: 756-773.

Fuchsjäger M, Akin O, Shukla-Dave A, et al. The role of MRI and MRSI in diagnosis, treatment selection, and post-treatment follow-up for prostate cancer. Clinical Advances in Hematology & Oncology, 2009, 7(3): 193-202.

Goldman L W. Principles of CT: radiation dose and image quality. J Nucl Med Technol, 2007, 35(4): 213-225.

Herzog H, Pietrzyk U, Shah N J, et al. The current state, challenges and perspectives of MR-PET. NeuroImage, 2010, 49: 2072-2082.

Hielscher A H, Bluestone A Y, Abdoulaev G S, et al. Near-infrared diffuse optical tomography. Disease Markers, 2002, 18: 313-337.

Jezzard P, Toosy A. “Functional MRI, ” in quantitative MRI of the brain. Paul Tofts. Chichester: John Wiley & Sons Ltd. , 2003: 413-455.

Jou L D, Mohamed A, Lee D H, et al. 3D rotational digital subtraction angiography may under-estimate intracranial aneurysms: findings from two basilar aneurysms. AJNR, 2007, 28: 1690-1692.

Keller M D, Kanter E M, Mahadevan-Jansen A. Raman spectroscopy for cancer diagnosis. Spectroscopy, 2006, 21(11): 33-41.

Kim Y M, Jeong J M, Kim J G.Image processing of atomic resolution transmission electron microscope images. Journal of the Korean Physical Society, 2006, 48(2): 250-255.

Klucznik R P. Current technology and clinical applications of three-dimensional angiography. Radiologic Clinics of North America, 2002, 40(4): 711-728.

Körner M, Weber C H, Wirth S. Advances in digital radiography: physical principles and system overview. RadioGraphics, 2007, 27: 675-686.

Laub G, Gaa J, Drobnitzky M. Magnetic resonance angiography techniques. Electromedica, 1998, 66(2): 68-75.

San ds M J, Levitin A. Basics of magnetic resonance imaging. Seminars in Vascular Surgery, 2004,17(2): 66-82

Lonsdale M N, Beyer T. Dual-modality PET/CT instrumentation-today and tomorrow. European Journal of Radiology, 2010, 73: 452-460.

Masutani Y, Aoki S, Abe O, et al. MR diffusion tensor imaging: recent advance and new techniques for diffusion tensor visualization. European Journal of Radiology, 2003, 46: 53-66.

Feldman M K, Katyal S, Blackwood M S. US artifacts. RadioGraphics, 2009, 29: 1179-1189.

Neitzel U. Status and prospects of digital detector technology for CR and DR. Radiation Protection Dosimetry, 2005, 114(1-3): 32-38.

Petersilka M, Bruder H, Kraussa B, et al. Technical principles of dual source CT. Eur J Radiol, 2008, 68: 362-368.

Pichler B J, Kolb A, Nägele T, et al. PET/MRI: Paving the way for the next generation of clinicalmultimodality imaging applications. J Nucl Med, 2010, 51: 333-336.

Polzehl J, Tabelow K. Structural adaptive smoothing in diffusion tensor imaging: the R package dti. Journal of Statistical Software, 2009, 31(9): 1-23.

Smith T B, Nayak K S. MRI artifacts and correction strategies. Imaging Med, 2010, 2(4): 445-457.

Uta Schnöckel, Sevn Hermann, Lars Stegger, et al. Small-animal PET: a promising, non-invasive tool in preclinical research. European Journal of Pharmaceutics and Biopharmaceutics, 2010,74: 50-54.

Vicenzini E, Galloni L, Ricciardi M C, et al. Advantages and pitfalls of three-dimensional ultrasound imaging of carotid bifurcation. Eur Neurol, 2011, 65(6): 309-316.

Wang X Z, Wang B, Gao Z Q, et al. ^{1}H-MRSI of prostate cancer: the relationship between Metabolite ratio and tumor proliferation. European Journal of Radiology, 2010, 73(2): 345-351.

Yazdi M, Beaulieu L. Artifacts in spiral X-ray CT scanners: problems and solutions. International Journal of Biological and Life Sciences, 2008, 4: 135-139.

Yoo T S, Chen H, Fuller S S, et al. Medical Informatics: knowledge management and data mining in biomedicine. New York: Springer Science+Business Media, Inc. , 2005: 333-355.

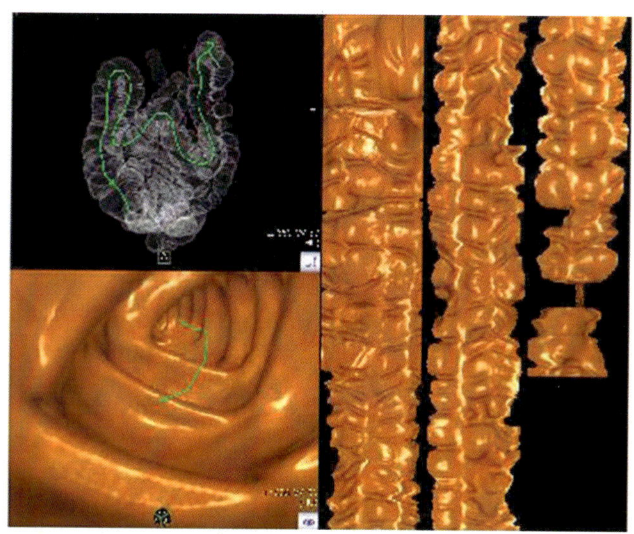

彩图1 虚拟内窥镜图像

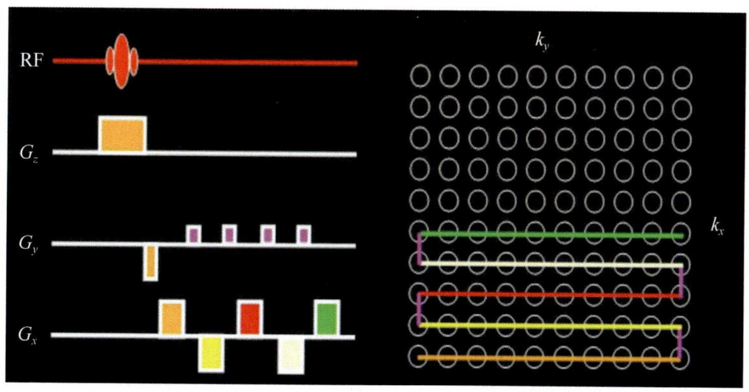

彩图2 EPI脉冲序列与k空间填充示意图

脉冲序列图(左)和回波平面成像的k空间轨迹(右)。射频脉冲激发后，x梯度交替显示正向和负向的幅度，负责沿水平方向的往返k空间填充。y梯度显示一系列在k空间边界上沿着向上坐标移动的点

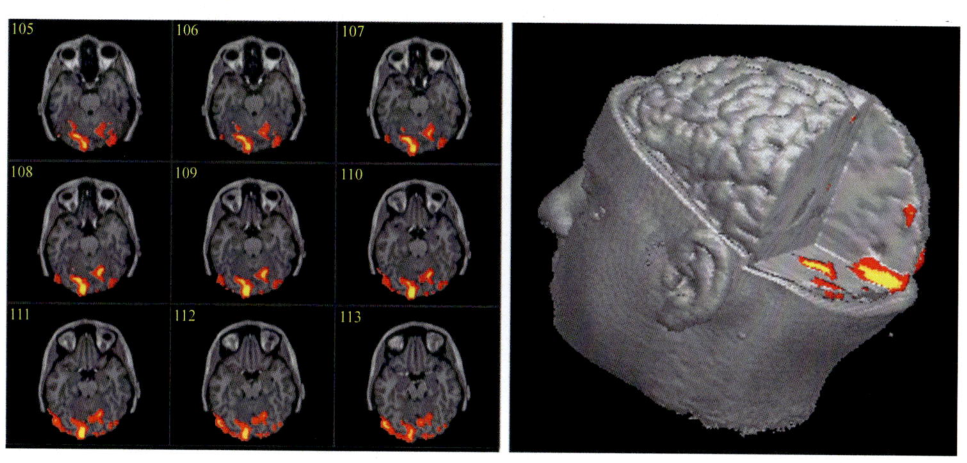

彩图3 BOLD-fMRI图像：从2D到3D

图版II

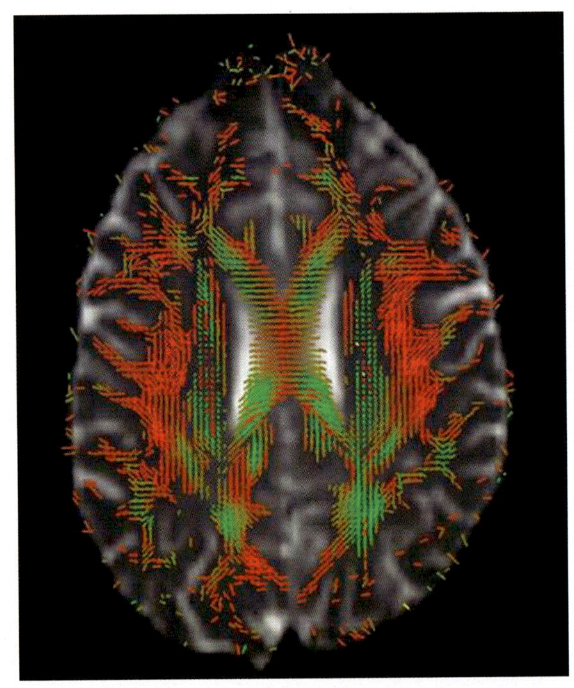

彩图4　线条表示的纤维束走向

在矢量图中每根线条的长度和方向分别代表相对各向异性及最大弥散方向。矢量的颜色被用来显示方向的z分量(上–下)，红色表示轴向平面内的纤维；绿色表示垂直轴向平面的纤维。矢量图覆盖在一幅T_2加权图像上

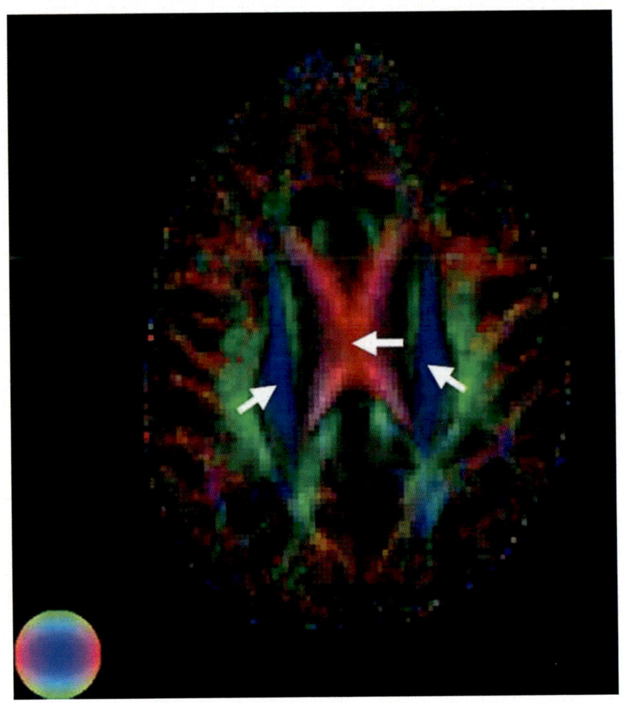

彩图5　复合彩色图表达纤维方向和各向异性程度

亮度对应于相对各向异性；色调对应于最大的弥散方向(红色 = 右–左，绿色 = 前–后，蓝色 = 上–下)。可看出皮质脊髓束是上–下移行的(蓝色)；胼胝体是右–左移行的(红色)

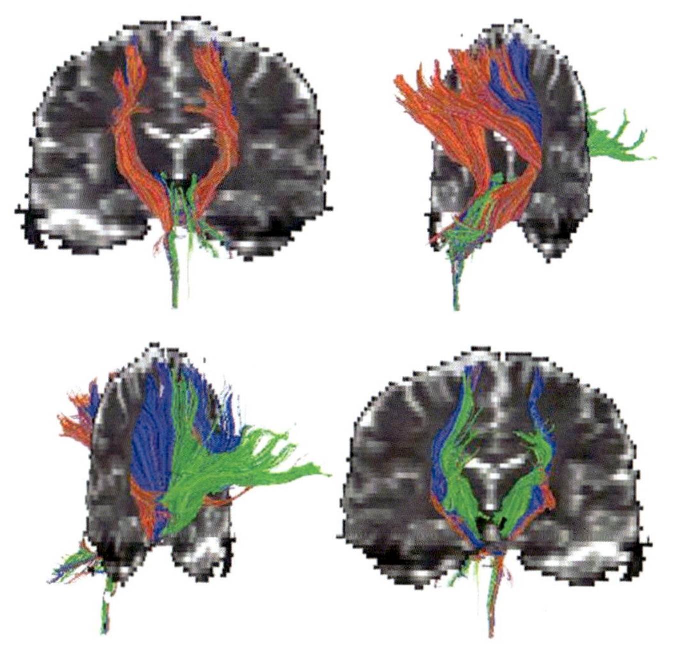

彩图6　从前-后到后-前不同投影角度的皮质脊髓束纤维跟踪

纤维束叠加在冠状位平面T2加权图像上

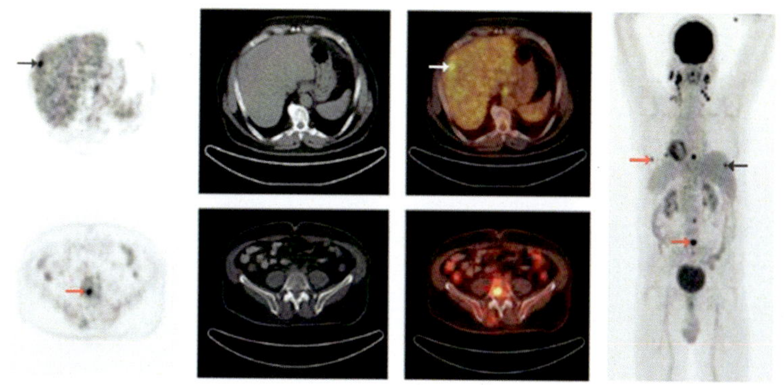

彩图7　头颈部肿瘤患者肿瘤分期的PET/CT图像

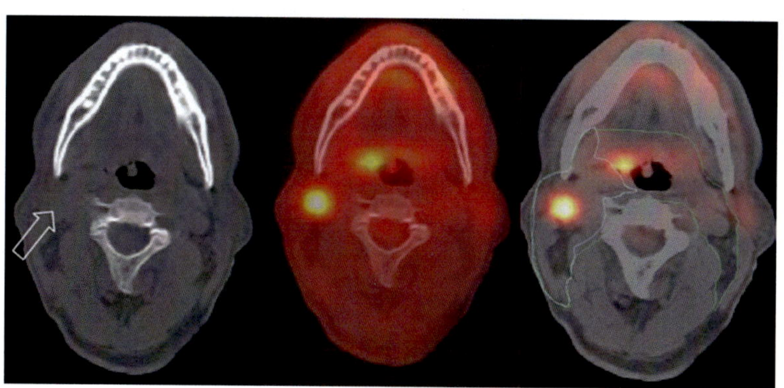

彩图8　用PET/CT图像指导放疗靶区勾画

图版IV

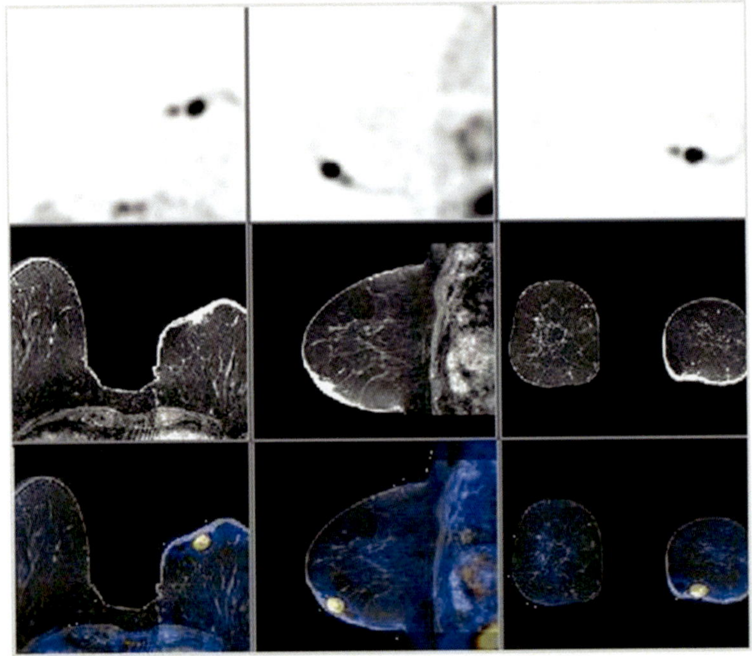

彩图9　飞利浦PET/MRI扫描显示的乳腺癌病灶

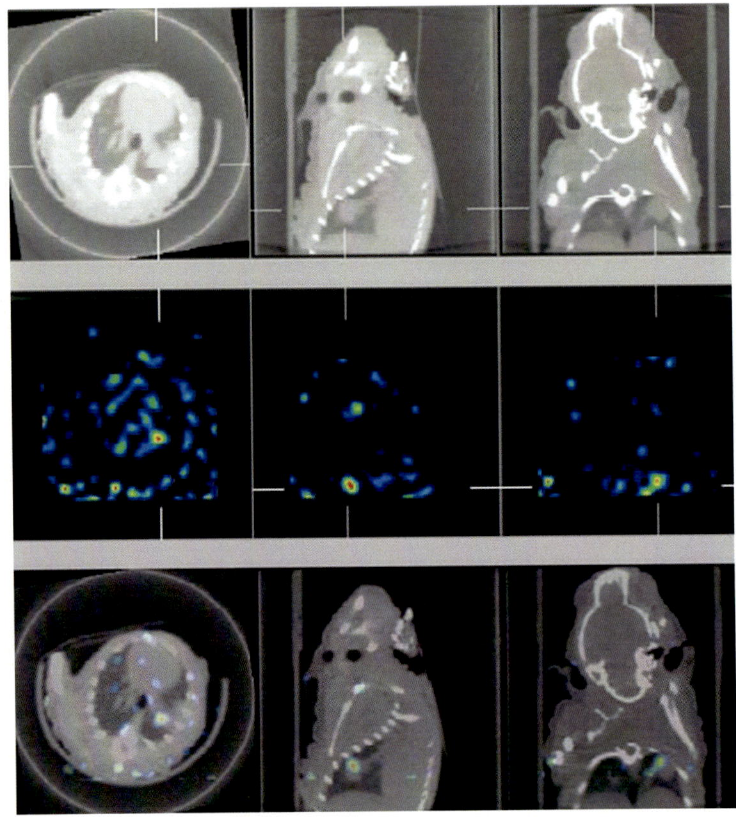

彩图10　肺癌大鼠模型的SPECT/CT图像

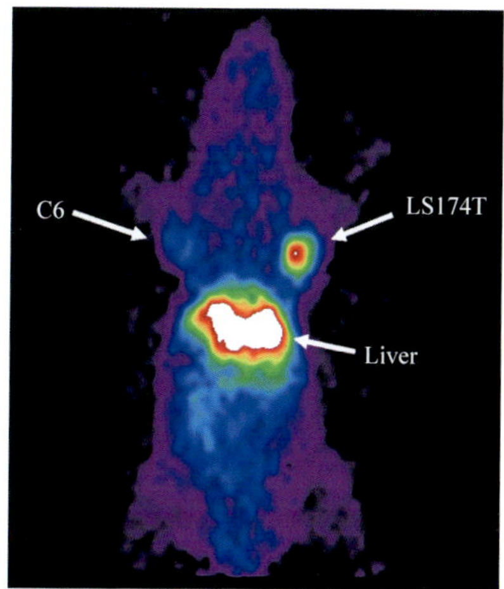

彩图11　^{64}Cu标记的单克隆抗体片段在肿瘤中的滞留

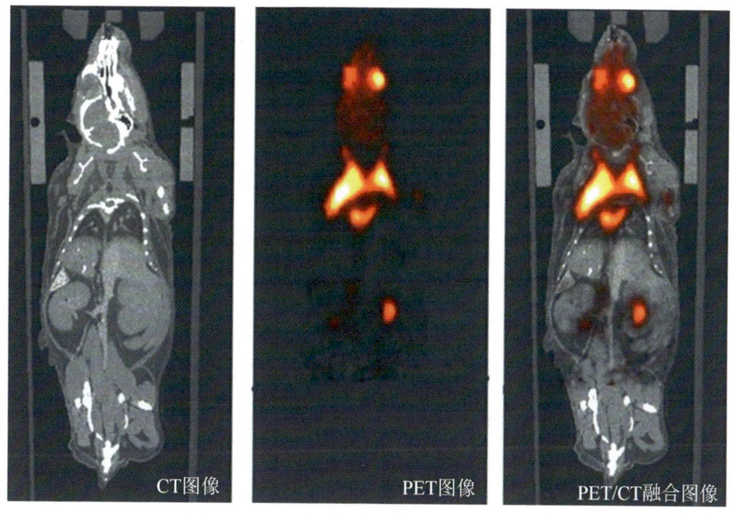

彩图12　小动物PET/CT图像融合

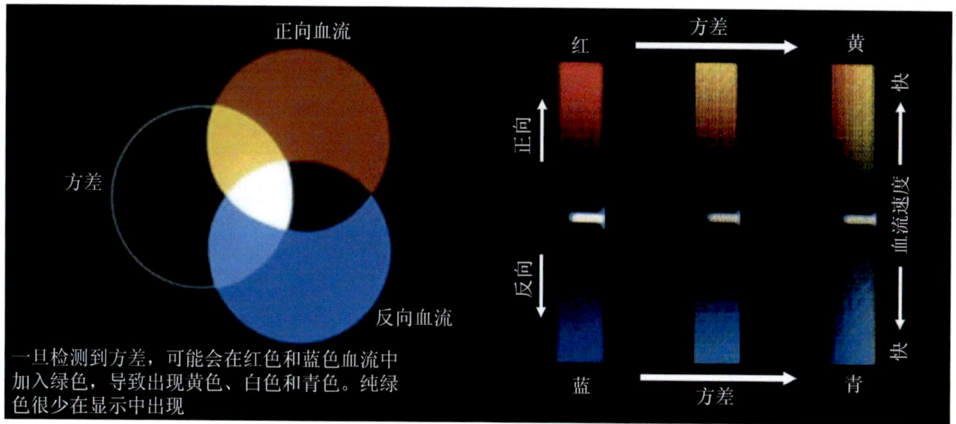

彩图13　彩色血流图定义

图版VI

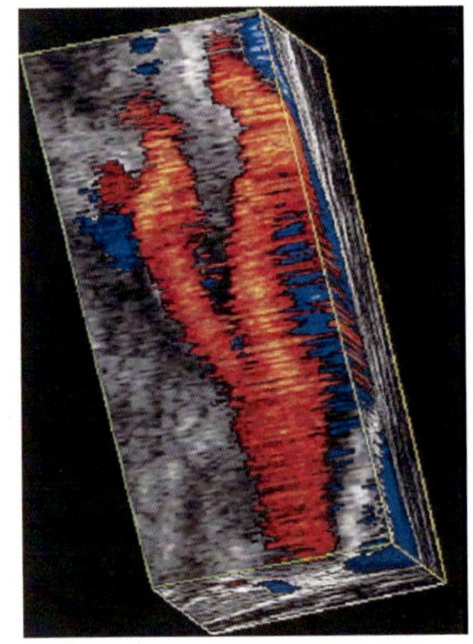

彩图14　纹理映射的多平面重组图像

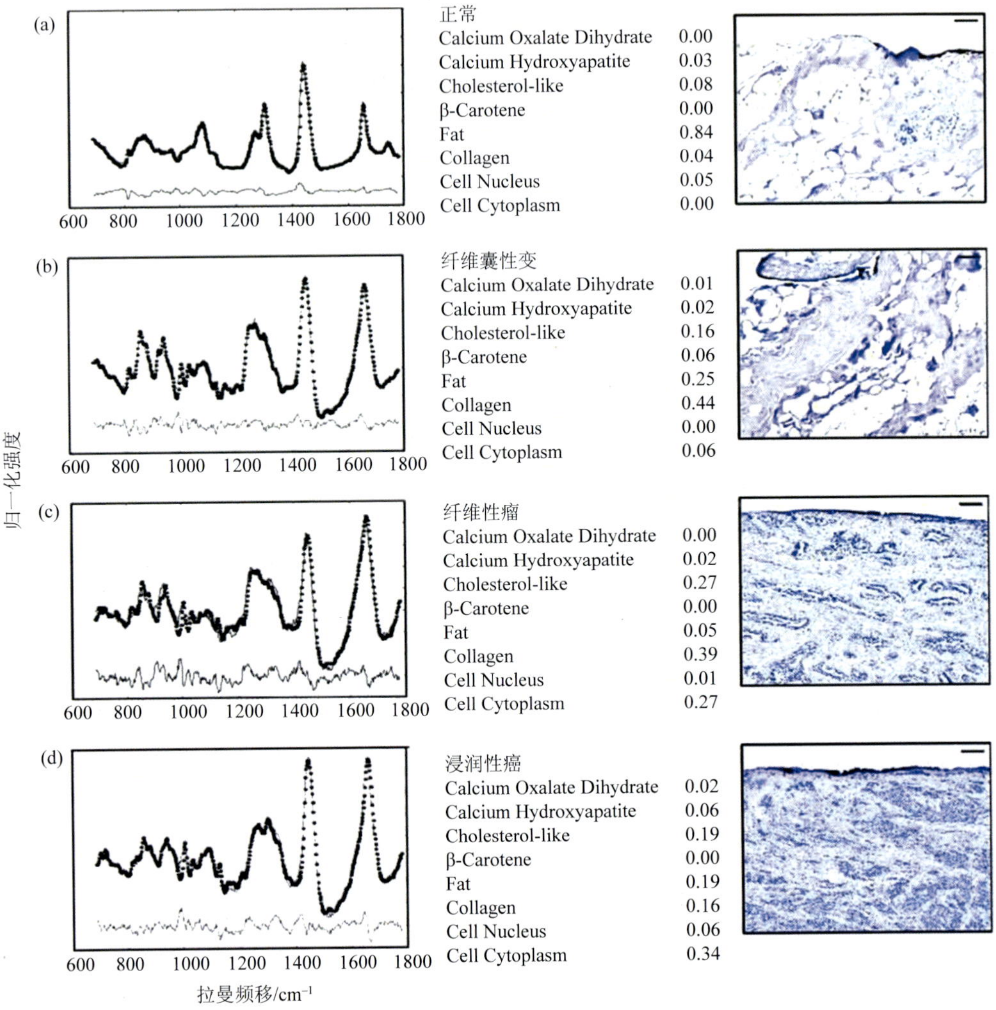

(a)
600 800 1000 1200 1400 1600 1800
正常
Calcium Oxalate Dihydrate 0.00
Calcium Hydroxyapatite 0.03
Cholesterol-like 0.08
β-Carotene 0.00
Fat 0.84
Collagen 0.04
Cell Nucleus 0.05
Cell Cytoplasm 0.00
(b)
600 800 1000 1200 1400 1600 1800
纤维囊性变
Calcium Oxalate Dihydrate 0.01
Calcium Hydroxyapatite 0.02
Cholesterol-like 0.16
β-Carotene 0.06
Fat 0.25
Collagen 0.44
Cell Nucleus 0.00
Cell Cytoplasm 0.06
归一化强度
(c)
600 800 1000 1200 1400 1600 1800
纤维性瘤
Calcium Oxalate Dihydrate 0.00
Calcium Hydroxyapatite 0.02
Cholesterol-like 0.27
β-Carotene 0.00
Fat 0.05
Collagen 0.39
Cell Nucleus 0.01
Cell Cytoplasm 0.27
(d)
600 800 1000 1200 1400 1600 1800
浸润性癌
Calcium Oxalate Dihydrate 0.02
Calcium Hydroxyapatite 0.06
Cholesterol-like 0.19
β-Carotene 0.00
Fat 0.19
Collagen 0.16
Cell Nucleus 0.06
Cell Cytoplasm 0.34
拉曼频移/cm⁻¹

彩图15　应用Raman光谱学诊断乳腺癌研究

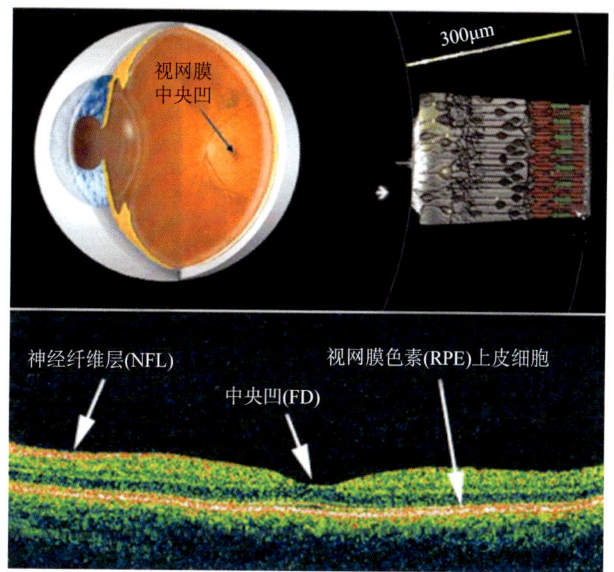

彩图16　OCT测量视网膜结构

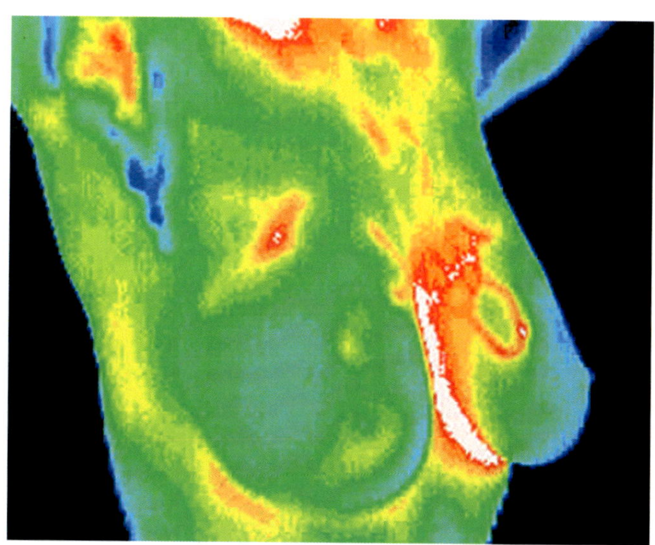

彩图17　乳房红外成像检查

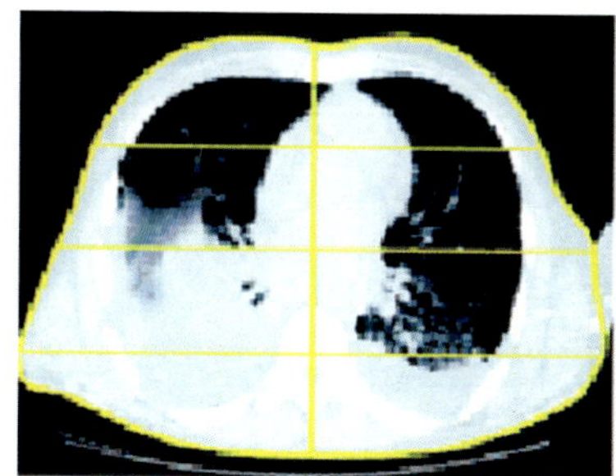
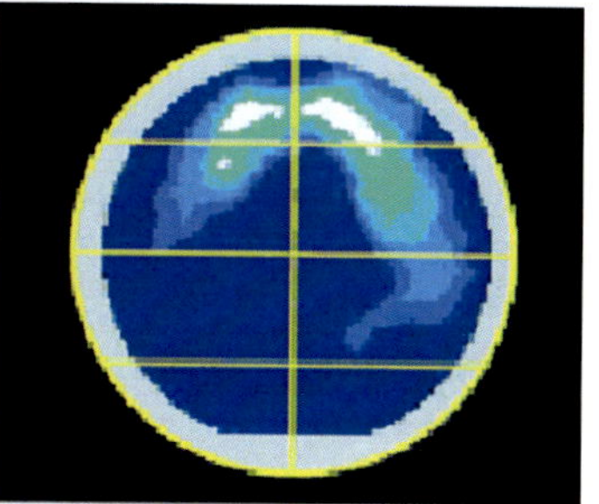

彩图18　肺部CT图像与电阻抗图像